本草纲目

中华传世藏书

【图文珍藏版】

李时珍⊙著

闫松⊙主编

线装書局

U0392336

本草纲目兽部第五十一卷

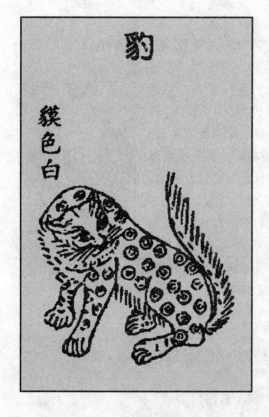

豹

貘色白

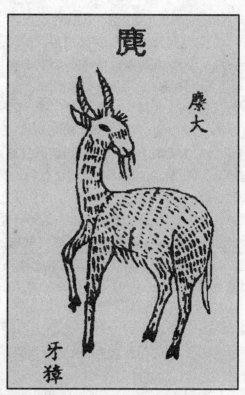

麂

麈大

牙獐

本草纲目兽部第五十一卷

狮（《纲目》）

【释名】狻猊（音酸倪。《尔雅》作狻麑）、虓（许交切）。

时珍曰：狮为百兽长，故谓之狮。虓，象其声也。《梵书》谓之僧伽彼。《说文》云：一名白泽。今考《瑞应图》，白泽能言语，非狮也。

【集解】时珍曰：狮子出西域诸国。状如虎而小，黄色。亦如金色猱狗，而头大尾长。亦有青色者。铜头铁额，钩爪锯牙，弭耳昂鼻，目光如电，声吼如雷。有髯鬣，牡者尾上茸毛大如斗，日走五百里，为毛虫之长。怒则威在齿，喜则威在尾。每一吼则百兽辟易，马皆溺血。《尔雅》言其食虎豹。虞世南言其拉虎吞貔，裂犀分象。陶九成言其食诸禽兽，以气吹之，羽毛纷落。熊太古言其乳入牛羊马乳中，皆化成水。虽死后虎豹不敢食其肉，蝇不敢集其尾。物理相畏如此。然《博物志》载：魏武帝至白狼山，见物如狸，跳至狮子头杀之。《唐史》载：高宗时，伽毗耶国献天铁兽，能擒狮象。则狮虽猛悍，又有制之者也。西域畜之，七日内取其未开目者调习之，若稍长则难驯矣。

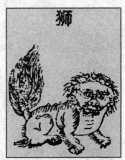

狮

屎

时珍曰：陶氏注苏合香，误以为狮屎。陈氏正其误，言狮屎极臭，赤黑色。今考补于此。

【主治】服之，破宿血，杀百虫。烧之，去鬼气（藏器）。

虎（《别录》中品）

【释名】乌䖘（音徒。《左传》作于菟，《汉书》作乌桦）、大虫（《肘后》）、李耳。

时珍曰：虎，象其声也。魏子才云：其文从虍从几，象其蹲踞之形。从人者非也。扬雄《方言》云：陈魏宋楚之间，或谓之李父。江淮南楚之间，谓之李耳，或谓之虪䖘。自关东西或谓之伯都。珍按李耳当作狸儿。盖方音转狸为李，儿为耳也。今南人犹呼虎为猫,即此意也。郭璞谓虎食物,值耳则止,故呼李耳,触其讳;应邵谓南郡李翁化为虎,故呼李耳,皆穿凿不经之言也。《尔雅》云:虎,浅毛曰虦猫(音栈),白虎曰甝(音含),黑虎曰虪(音育),似虎而五指曰貙(音区),似虎而非真曰彪,似虎而有角曰虒(音嘶)。

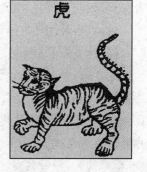

【集解】颂曰:虎,《本经》不载所出,今多山林处皆有之。

时珍曰:按《格物论》云:虎,山兽之君也。状如猫而大如牛,黄质黑章,锯牙钩爪,须健而尖,舌大如掌(生倒刺),项短鼻齆。夜视,一目放光,一目看物。声吼如雷,风从而生,百兽震恐。《易通卦验》云:立秋虎始啸。仲冬虎始交。或云:月晕时乃交。又云:虎不再交,孕七月而生。又云:虎知冲破,能画地观奇偶以卜食。今人效之,谓之虎卜。虎噬物,随月旬上下而啮其首尾。其搏物,三跃不中则舍之。人死于虎,则为伥鬼,导虎而行。虎食狗则醉,狗乃虎之酒也。闻羊角烟则走,恶其臭也。虎害人、兽,而猬、鼠能制之,智无大小也。狮、驳、酋耳、黄腰、渠搜能食虎,势无强弱也。《抱朴子》云:虎五百岁则变白。又海中有虎鲨能变虎,古有貙虎变人、貙人变虎之说,亦自有是理也。

【附录】酋耳

《瑞应图》云:酋耳似虎绝大,不食生物,见虎豹即杀之,太平则至。郭璞云:即驺虞也。白虎黑纹,尾长于身。

驳

《山海经》云:驳状如马,白身黑尾,一角锯牙,能食虎豹。《周书》谓之兹白。《说苑》云:师旷言鹊食猬,猬食骏驳,骏驳食豹,豹食驳,驳食虎。

渠搜

《逸周书》云:渠搜,西戎露犬也。能食虎豹。一云犴,胡犬也。能逐虎。

黄腰

《蜀志》名黄腰兽。鼬身狸首,长则食母,形虽小而能食虎及牛、鹿也。又孙愐云:毂(音斛),似豹而小,腰以上黄,以下黑,形类犬,食猕猴,又名黄腰。

鼥鼠

见猬下。

虎骨

【修治】颂曰:虎骨用头及胫骨,色黄者佳。凡虎身数物,俱用雄虎者胜。药箭射杀者,不可入药,其毒浸溃骨血间,能伤人也。

时珍曰:凡用虎之诸骨,并捶碎去髓,涂酥或酒或醋,各随方法,炭火炙黄入药。

【气味】辛,微热,无毒。

之才曰:平。

【主治】除邪恶气,杀鬼疰毒,止惊悸,治恶疮鼠瘘。头骨尤良(《别录》)。治筋骨毒风挛急,屈伸不得,走注疼痛,治尸疰腹痛,伤寒温气,温疟,杀犬咬毒(甄权)。杂朱画符,疗邪。头骨作枕,辟恶梦魇。置户上,辟鬼(陶弘景)。煮汁浴之,去骨节风毒肿。和醋浸膝,止脚痛肿,胫骨尤良。初生小儿煎汤浴之,辟恶气,去疮疥,惊痫鬼疰,长大无病(孟诜)。追风定痛健骨,止久痢脱肛,兽骨鲠咽(时珍)。

【发明】颂曰:李绛《兵部手集》有虎骨酒,治臂胫痛。崔元亮《海上方》,治腰脚不随,并有虎胫骨酒方。

宗奭曰:风从虎者,风,木也;虎,金也。木受金制,焉得不从? 故虎啸而风生,自然之道也。所以治风病挛急,屈伸不得,走疰,骨节风毒,癫疾惊痫诸病,皆此义也。

汪机曰:虎之强悍,皆赖于胫,虽死而胫犹矻立不仆,故治脚胫无力用之。

时珍曰:虎骨通可用。凡辟邪疰,治惊痫温疟,疮疽头风,当用头骨;治手足诸风,当用胫骨;腰背诸风,当用脊骨,各从其类也。按吴球《诸证辨疑》云:虎,阴也;风,阳也。虎啸风生,阳出阴藏之义,故其骨能追风定痛。虎之一身筋节气力,皆出前足,故以胫骨为胜。

【附方】旧十一,新七。健忘惊悸:预知散:用虎骨(酥炙)、白龙骨、远志肉等分为末。生姜汤服,日三服。久则令人聪慧。(《永类钤方》)臂胫疼痛:虎骨酒治之,不计深浅皆效。用虎胫骨二大两(捣碎炙黄),羚羊角(屑)一大两,新芍药二大两(切)。三物以无灰酒浸之,养至七日,秋冬倍之。每日空腹饮一杯。若要速服,即以银器物盛,于火炉中暖养三二日,即可服也。(《兵部手集》)腰脚不随,挛急冷痛:取虎胫骨五六寸,刮去肉膜,涂酥炙黄捣细,绢袋盛之,以瓶盛酒一斗浸之,糠火微温。七日后,任情饮之,当微利便效也。又方:虎腰脊骨一具,前两脚全骨一具,并于石上以斧捶碎,安铁床上,文炭火炙,待脂出则投无灰浓酒中密封,春夏七日,秋冬三七日。任性日饮三度。患十年以上者,不过三剂;七年以下者,一剂必瘥。(崔元亮《海上方》)白虎风痛走注,两膝热肿:用虎胫骨(涂酥炙黄)、黑附子(炮裂去皮)各一两,为末。每服二钱,酒下,日再服。(《经验后方》)历节痛风:虎胫骨(酒炙)三两,没药半两。为末。每服二钱,温酒下,日三服。(《圣济总录》)历节走痛:百节皆痛不可忍。用虎头骨一具,涂酥炙黄捶碎,绢袋盛,置二斗清酒中,浸五宿。随性饮之,妙。(《圣惠方》)筋骨急痛:虎骨和通草煮汁,空肚服半升。覆卧,少时汗出为效。切忌热食,损齿。小儿齿生未足,不可与食,恐齿不生。(《食疗》)休息痢疾经时不愈:取大虫骨炙黄焦,捣末。饮服方寸匕,日三,取效。(张文仲方)痔漏脱肛:虎胫骨两节,以蜜二两炙赤,捣末,蒸饼丸梧桐子大。每凌晨温酒下二十丸,取效。(《胜金》)肛门凸出:虎骨烧末,水服方寸匕,日三。(《外台》)兽骨鲠咽:虎骨为末,水服方寸匕。(《外台》)狂犬咬伤:虎骨刮末,水服方寸匕,并敷之。(《小品方》)汤火伤灼:虎骨炙焦研敷,神效。(龚氏《易简方》)月蚀疳疮:虎头骨二两捣碎,猪脂一斤,熬膏涂之。(《集验方》)小儿白秃:虎骨末,油调涂之。(《普济》)足疮嵌甲:以橘皮汤浸洗,轻剪去甲。以虎骨末敷之,痛即止。(《便民图纂》)臁胫烂疮:以麻汁洗拭,刮虎骨末敷之。(《便民图纂》)

威骨

藏器曰:虎有威骨如乙字,长一寸,在胁两旁,破肉取之。尾端亦有,不及胁骨。令人有威,带之临官佳。无官则为人所憎。

肉

【气味】酸,平,无毒。

宗奭曰:微咸。

弘景曰:俗方言:热食虎肉,坏人齿。

诜曰:正月勿食虎,伤神。

时珍曰:虎肉作土气,味不甚佳。盐食稍可。

【主治】恶心欲呕,益气力,止多唾(《别录》)。食之治疟,辟三十六种精魅。入山,虎见畏之(孟诜)。

【附方】新一。脾胃虚弱:恶心不欲饮食。虎肉半斤切,以葱、椒、酱调,炙熟,空心冷食。(《寿亲养老》方)

膏

【主治】狗啮疮(《别录》)。纳下部,治五痔下血(孟诜)。服之,治反胃。煎消,涂小儿头疮白秃(时珍)。

【附方】新一。一切反胃:虎脂半斤切,清油一斤,瓦瓶浸一月,密封勿令泄气。每以油一两,入无灰酒一盏,温服,以瘥为度。油尽再添。(《寿域神方》)

血

【主治】壮神强志(时珍曰:猎人李次口云:热刺虎之心血饮之,能壮神志。又《抱朴子》云:三月三日,杀取虎血、生驼血、白虎头皮、紫绶、履组、流萍合种之。初生草似胡麻子,即取此实种之。一生辄一异,凡七种之。取其实合用,可以移形易貌)。

肚

【主治】反胃吐食。取生者勿洗存滓秽,新瓦固煅存性,入平胃散末一两和匀。每白汤服三钱,神效(时珍。出《保寿堂方》)。

肾

【主治】瘰疬(时珍曰:《千金》治瘰疬,雌黄芍药丸中用之。袁达《禽虫述》云:虎肾悬于腹,象口隐于颐)。

胆

【主治】小儿惊痫(藏器)。小儿疳痢,神惊不安,研水服之(孟诜)。

睛

【修治】颂曰:虎睛多伪,须自获者乃真。

敩曰:凡使虎睛,须问猎人,有雌有雄,有老有嫩,有杀得者。惟中毒自死者勿用之,能伤人。虎睛,以生羊血浸一宿漉出,微火焙干,捣粉用。

时珍曰:《千金》治狂邪,有虎睛汤、虎睛丸,并用酒浸炙干用。

【主治】癫疾(《别录》)。疟病,小儿热疾惊悸(孟诜)。惊啼,客忤,疳气,镇心安神(《日华》)。明目去翳(时珍)。

【附方】旧二,新二。虎睛丸:治痫疾发作,涎潮搐搦,时作谵语。虎睛一对(微炒),犀角屑、大黄、远志(去心)各一两,栀子仁半两,为末,炼蜜丸绿豆大。每温酒服二十丸。小儿惊痫掣疭:用虎睛细研,水调灌之,良。(《经验后方》)小儿夜啼:用大虫眼睛一只,为散。以竹沥调少许与吃。(姚和众方)邪疟时作:生虎睛一枚,腊月猪血少许,朱砂、阿魏各一分,为末。端午日取粽尖七枚和,丸黍米大。每绵包一丸,塞耳中,男左女右。(《圣惠方》)

虎魄

藏器曰:凡虎夜视,一目放光,一目看物。猎人候而射之,弩箭才及,目光即堕入地,得之如白石者是也。

宗奭曰:陈氏所谓乙骨及目光堕地之说,终不免于诬也。

时珍曰:乙骨之说不为怪。目光之说,亦犹人缢死则魄入于地,随即掘之,状如麸炭之义。按《茅亭客话》云:猎人杀虎,记其头项之处,月黑掘下尺余方得,状如石子、琥珀。此是虎之精魄沦入地下,故主小儿惊痫之疾。其说甚详。寇氏未达此理耳。

【主治】惊邪,辟恶镇心(藏器)。

鼻

【主治】癫疾,小儿惊痫(《别录》)。悬户上,令生男(弘景。时珍曰:按《龙鱼河图》

云:虎鼻悬门中一年,取烧作屑,与妇饮,便生贵子。勿令人及妇知,知则不验。又云:悬于门上,宜官,子孙带印绶。此与古者胎教欲见虎豹,皆取其勇壮之义同也。)

牙

【主治】丈夫阴疮及疽瘘(孙思邈)。杀劳虫,治猘犬伤,发狂。刮末,酒服方寸匕(时珍)。

【附方】新一。白虎风痛:大虎牙一副(四个),赤足蜈蚣十条(酒浸三日,晒干),天麻二两,乳香、没药各一两,麝香半两,为末。每服二钱,温酒下,一日三服。(《圣济总录》)

爪

颂曰:爪并指、骨、毛俱可用,以雄虎为胜。

【主治】系小儿臂,辟恶魅(《别录》)。时珍曰:《外台》辟恶魅,用虎爪、蟹爪、赤朱、雄黄为末,松脂和丸。每正旦焚之)。

皮(一名皋毗。见《庄子》)

【主治】疟疾(藏器)。辟邪魅(时珍)。

【发明】时珍曰:按应劭《风俗通》云:虎者阳物,百兽之长,能辟鬼魅。今人猝中恶病,烧皮饮之,或系衣服,亦甚验也。《起居杂记》云:虎豹皮上睡,令人神惊。其毛入疮,有大毒。

须

【主治】齿痛(弘景。《酉阳杂俎》云:许隐齿痛,仙人郑思远拔虎须令插之,痛即愈)。

屎

【主治】恶疮(《别录》)。鬼气(藏器)。疗瘰疬痔漏。烧研酒服,治兽骨鲠(时珍)。

【附方】旧一。瘰疬:着手、足、肩、背,累累如米起,色白,刮之汁出,愈而复发:虎屎白者,以马尿和之,晒干烧灰粉之。(《千金》)

屎中骨

【主治】为屑,治火疮(《别录》)。破伤风(时珍)。

【附方】新一。断酒:虎屎中骨烧灰,酒服方寸匕,即不饮。(《千金方》)

豹(《别录》中品)

【释名】程(《列子》)、失剌孙。

时珍曰：豹性暴，故曰豹。按许氏《说文》云：豹之脊长，行则脊隆矛矛然，具司杀之形，故字从矛、从勺。王氏《字说》云：豹性勺物而取，程度而食，故字从勺，又名曰程。《列子》云：青宁生程，程生马。沈氏《笔谈》云：秦人谓豹为程，至今延州犹然。东胡谓之失刺孙。

肉

【气味】酸，平，无毒。

思邈曰：温，微毒。正月勿食，伤神损寿。

【主治】安五脏，补绝伤，轻身益气，久服利人（《别录》）。壮筋骨，强志气，耐寒暑，令人猛健（《日华》）。辟鬼魅神邪，宜肾（孙思邈）。

【发明】诜曰：豹肉令人志性粗豪，食之便觉，少顷消化乃定。久食亦然。

宗奭曰：此兽猛捷过虎，故能安五脏，补绝伤，轻身，壮筋骨也。

脂

【主治】合生发膏，朝涂暮生（孟诜）。亦入面脂（时珍）。

鼻

【主治】狐魅。同狐鼻，水煮服（藏器。时珍曰：按《外台》治梦与鬼交及狐狸精魅，载崔氏方中用之。）

头骨

【主治】烧灰淋汁，去头风白屑（孟诜）。作枕辟邪（时珍。出《五行志》）

皮

藏器曰：不可藉睡，令人神惊。其毛入人疮中，有毒。

时珍曰：按《林邑记》云：广西南界有唼腊虫，食死人尸，不可驱逐。惟以豹皮覆之，则畏而不来。

貘（音陌。亦作貊。宋《图经》）

【校正】原附豹下，今分出。

【释名】时珍曰：按陆佃云：皮为坐毯卧褥，能消膜外之气，故字从膜省文。

【集解】颂曰：郭璞云：似熊而头小脚卑，黑白驳纹，毛浅有光泽。能舐食铜铁，及竹骨

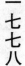

蛇虺。其骨节强直，中实少髓。或云与《尔雅》貘、白豹同名。唐世多画貘作屏，白乐天有赞序之。今黔、蜀及峨眉山中时有。貘，象鼻犀目，牛尾虎足。土人鼎釜，多为所食，颇为山居之患，亦捕以为药。其齿骨极坚，以刀斧椎锻，铁皆碎，落火亦不能烧。人得之诈充佛牙、佛骨，以诳俚俗。

时珍曰：世传羚羊角能碎金刚石者即此，物相畏耳。按《说文》云：貘似熊，黄白色，出蜀中。《南中志》云：貘大如驴，状似熊，苍白色，多力，舐铁消千斤，其皮温暖。《埤雅》云：貘似熊，狮首豺髮，锐鬐卑脚，粪可为兵切玉，尿能消铁为水。又有啮铁、豻、昆吾兔，皆能食铜铁，亦貘类也。并附之。

【附录】啮铁

时珍曰：按《神异经》云：南方有兽，角足大小状如水牛，毛黑如漆，食铁而饮水，粪可为兵，其利如钢，名曰啮铁。《唐史》云：吐火罗献大兽，高七尺，食铜铁，日行三百里。

豻

《禽书》云：豻应井星，胡狗也。状似狐而黑，身长七尺，头生一角，老则有鳞，能食虎、豹、蛟、龙、铜、铁。猎人亦畏之。

狡兔

《拾遗记》云：狡兔生昆吾山，形如兔，雄黄雌白，食丹、石、铜、铁。昔吴王武库兵器皆尽，掘得二兔，一白一黄，腹中肾、胆皆铁，取铸为剑，切玉如泥。

皮

【主治】寝之，可驱温疠，辟湿气、邪气（苏颂）。

膏

【主治】痈肿，能透肌骨（时珍曰：段成式云：貘膏性利，铜、铁、瓦器盛之悉透，惟以骨盛则不漏）。

尿

【主治】吞铜、铁入腹者，水和服之，即化为水。

象（宋《开宝》）

【释名】时珍曰：许慎《说文》云：象（字篆文），象耳、牙、鼻、足之形。王安石《字说》云：象牙感雷而文生，天象感气而文生。故天象亦用此字。《南越志》云：象闻雷声则牙花暴出，逡巡复没。《古语》云：犀因望月纹生角，象为闻雷花发牙。伽耶（出《北户录》）。

牙

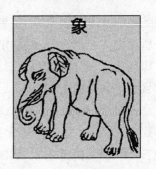

《真腊风土记》云：象牙，杀取者上也，自死者次之，蜕于山中多年者下矣。或谓一岁一换牙者，非也。

【气味】甘，寒，无毒。

【主治】诸铁及杂物入肉，刮牙屑和水敷之，立出。治痫病，刮齿屑，炒黄研末，饮服（《开宝》）。生煮汁服，治小便不通。烧灰饮服，治小便多。（《日华》）诸物刺咽中，磨水服之，亦出，旧梳屑尤佳（苏颂）。主风痫惊悸，一切邪魅精物，热疾骨蒸及诸疮，并宜生屑入药（时珍）。

【发明】时珍曰：世人知然犀可见水怪，而不知沉象可驱水怪。按周礼·壶涿氏掌水虫。欲杀其神者，以樺木贯象齿而沉之，则其神死而渊为陵。注云：樺木，山榆也。以象齿作十字，贯于木而沉之，则龙、罔象之类死也。又按陶贞白云：凡夏月合药，宜置象牙于旁；合丹灶，以象牙夹灶，得雷声乃能发光。观此，则象之辟邪，又不只于驱怪而已，宜乎其能治心肝惊痫、迷惑邪魅之疾也；而昔人罕解用之，何哉？

【附方】旧二，新四。小便不通胀急者：象牙生煎服之。（《救急》）小便过多：象牙烧灰，饮服之。（《总录》）痘疹不收：象牙屑，铜铫炒黄红色为末。每服七八分或一钱，白水下。（《王氏痘疹方》）诸兽骨鲠：象牙磨水吞之。（《永类方》）骨刺入肉：象牙刮末，以水煮白梅肉调涂，自软。（《简要济众》）铁箭入肉：象牙刮末，水和敷之，即出也。

肉

【气味】甘、淡，平，无毒。

【主治】烧灰，和油涂秃疮。多食，令人体重（《开宝》）。

【发明】时珍曰：按《吕氏春秋》云：肉之美者，旄象之约。又《尔雅翼》云：象肉肥脆，少类猪肉，味淡而含滑。则其通小便者，亦淡渗滑窍之义。烧之则从火化，故又能缩小便也。

胆

【修治】敩曰：凡使勿用杂胆。其象胆干了，上有青竹纹斑光腻，其味微带甘。入药勿便和众药，须先捣成粉，乃和众药。

【气味】苦，寒，微毒。

【主治】明目治疳（《日华》）。治疮肿，以水化涂之。治口臭，以绵裹少许贴齿根，平旦漱去，数度即瘥（《南海药谱》）。

【发明】时珍曰：象胆明目，能去尘膜也，与熊胆同功。雷敩《炮炙论序》云"象胆挥粘"是矣。

【附方】新一。内障目翳:如偃月,或如枣花。用象胆半两,鲤鱼胆七枚,熊胆一分,牛胆半两,麝香一钱,石决明末一两,为末,糊丸绿豆大。每茶下十丸,日二。(《总录》)

睛

【主治】目疾,和人乳滴目中(藏器)。

皮

【主治】下疳,烧灰和油敷之。又治金疮不合(时珍)。

【发明】时珍曰:象肉臃肿,人以斧刃刺之,半日即合。故近时治金疮不合者,用其皮灰。

骨

【主治】解毒(时珍)。胸前小横骨,烧灰酒服,令人能浮(《开宝》)。

【附方】新一。象骨散:治脾胃虚弱,水谷不消,噫气吞酸,吐食霍乱,泄泻脓血,脐腹疼痛,里急频并,不思饮食诸证。用象骨四两(炒),肉豆蔻(炮)、枳壳(炒)各一两,诃子肉(炮)、甘草各二两,干姜半两(炮),为末。每服三钱,水一盏半,煎至八分,和滓热服,食前,日三次。(《宣明方》)

犀(《本经》中品)

【释名】兕。

时珍曰:犀字,篆文象形。其牸名兕,亦曰沙犀。《尔雅翼》云:兕与牸字音相近,犹羖之为牯也。大抵犀、兕是一物,古人多言兕,后人多言犀,北音多言兕,南音多言犀,为不同耳。详下文。《梵书》谓犀曰朅伽。

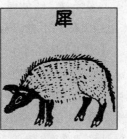

犀

犀角(番名低密)

【修治】弘景曰:入药惟雄犀生者为佳。若犀片及见成器物皆被蒸煮,不堪用。

颂曰:凡犀入药有黑白二种,以黑者为胜,角尖又胜。生犀不独未经水火者,盖犀有捕得杀取者为上,蜕角者次之。

宗奭曰:鹿取茸,犀取尖,其精锐之力尽在是也。以西番生犀磨服为佳,入汤、散则屑之。

斆曰:凡使,勿用奴犀、牸犀、病水犀、奆子犀、无润犀。惟取乌黑肌皱,坼裂光润者,剉屑,入白杵,细研万匝乃用。

李珣曰：凡犀角锯成，当以薄纸裹于怀中蒸燥，乘热捣之，应手如粉。故《归田录》云：翡翠屑金，人气粉犀。

【气味】苦、酸、咸，寒，无毒。

《别录》曰：微寒。

李珣曰：大寒，无毒。

甄权曰：牸犀角，甘、辛，有小毒。

张元素曰：苦、酸，寒，阳中之阴也。入阳明经。

之才曰：松脂为之使。恶雷丸、藋菌。

时珍曰：升麻为之使。恶乌头、乌喙。

敩曰：忌盐，及妊妇勿服，能消胎气。

【主治】百毒蛊疰，邪鬼瘴气，杀钩吻、鸩羽、蛇毒，除邪，不迷惑魇寐。久服轻身（《本经》）。伤寒温疫，头痛寒热，诸毒气。令人骏健（《别录》）。辟中恶毒气，镇心神，解大热，散风毒，治发背痈疽疮肿，化脓作水，疗时疾，热如火，烦闷，毒入心中，狂言妄语（《药性》）。治心烦，止惊，镇肝明目，安五脏，补虚劳，退热消痰，解山瘴溪毒（《日华》）。主风毒攻心，毷氉热闷，拥毒赤痢，小儿麸豆，风热惊痫（《海药》）。烧灰水服，治猝中恶心痛，饮食中毒，药毒热毒，筋骨中风，心风烦闷，中风失音，皆瘥。以水磨服，治小儿惊热。山犀、水犀，功用相同（孟诜）。磨汁，治吐血、衄血、下血，及伤寒畜血，发狂谵语，发黄发斑，痘疮稠密，内热黑陷，或不结痂，泻肝凉心，清胃解毒（时珍）。

【发明】时珍曰：犀角，犀之精灵所聚，足阳明药也。胃为水谷之海，饮食药物必先受之，故犀角能解一切诸毒。五脏六腑，皆禀气于胃，风邪热毒，必先干之。故犀角能疗诸血，及惊狂斑痘之证。《抱朴子》云：犀食百草之毒，及众木之棘，所以能解毒。凡蛊毒之乡，有饮食，以此角搅之，有毒则生白沫涌起，无毒则否。以之煮毒药，则无复毒势也。《北户录》云：凡中毒箭，以犀角刺疮中，立愈。由犀食百毒棘刺也。昔温峤过武昌牛渚矶，下多怪物。峤然犀角照之，而水族见形。《淮南万毕术》云：犀角置穴，狐不敢归。则犀之精灵辟邪不惑，于此益可见矣。

【附方】旧六，新七。吐血不止，似鹅鸭肝：用生犀角、生桔梗各二两为末。每酒服二钱。（《总录》）中忤中恶鬼气：其证或暮夜登厕，或出郊外，蓦然倒地，厥冷握拳，口鼻出清血，须臾不救，似乎尸厥，但腹不鸣，心腹暖尔。勿移动，令人围绕，烧火打鼓，或烧苏合香、安息香、麝香之类，候醒乃移动。用犀角五钱，麝香、朱砂各二钱五分，为末。每水调二钱服，即效。（华佗方）卧忽不寤：若以火照之则杀人。但唾其面，痛啮其踵及大趾甲际，即活。以犀角为枕，即令不魇。（《肘后》）小儿惊痫不知人，嚼舌仰目者：犀角浓磨水服之，立效。为末亦可。（《广利方》）痘疮稠密：不拘大人小儿。生犀，于涩器中，新汲水磨浓汁，冷饮服之。（《钱氏小儿方》）消毒解热：生犀角尖，磨浓汁，频饮之。（同上）服药过剂：犀角烧末，水服方寸匕。（《外台》）中毒烦困：方同上。食雉中毒：吐下不止。用生犀角末方寸匕，新汲水调服，即瘥。(《圣惠方》)蝬蝜尿疮：状如茱萸，中央白脓，恶寒壮热。磨犀角汁涂之。(《千金方》)瘭疽毒疮：喜着十指，状如代指，根深至肌，能坏筋骨，毒气入脏杀人。宜烧铁烙之，或灸百壮，日饮犀角汁取瘥。(《千金方》)山岚瘴气：犀角磨水服之，良。(《集简方》)下痢鲜血：犀角、地榆、生地黄各一两，为末，炼蜜丸弹子大。每服一丸，水一升，煎五合，去滓温服。(《圣惠方》)

犛牛(毛、俚、来三音。《纲目》)

【释名】毛犀(《广志》)、猫牛(《汉书注》)、摩牛(音麻)、犌牛(音作)、竹牛(《昨梦录》)犪牛(音抽)。

时珍曰：犛者髦也，其髦可为旌旄也。其体多长毛，而身角如犀，故曰毛犀。《汲冢周书》作犛牛，颜师古作猫牛，《尔雅》作摩牛，音皆相近也。《山海经》作犌牛，西人呼为竹牛，因角理如竹也。或云竹即犌音之转，而犪又竹音之转也。杨慎《丹铅录》云：毛犀即象也。状如犀而角小，善知吉凶。古人呼为猫猪，交、广人谓之猪神是矣。

【集解】时珍曰：犛牛出西南徼外，居深山中野牛也。状及毛、尾俱同牦牛，牦小而犛大，有重千斤者。其尾名曰牦，亦可为旌旄缨帽之用。唐、宋西徼诸州贡之。《中山经》云：荆山多犛牛。郭璞注云：犛牛之属也，其色黑。又《昨梦录》云：西夏竹牛，重数百斤。角甚长而黄黑相间，制弓极劲。彼人以伪犀角，卒莫能辨。曹昭《格古论》云：毛犀即犛牛也。角之花斑，皆类山犀，而无粟纹。其理似竹，不甚为奇，故谓毛犀。观此，则犛之角胜于牦，而牦之毛尾胜于犛也。又有野牛与此相类者，并附于下：

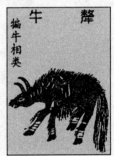

犛牛

牦牛相类

【附录】犪牛(音危)

又名犪牛。如牛而大，肉重数千斤，出蜀山中。

犩牛

《广志》云：出日南及浔州大宾县。色青黄，与蛇同穴。性嗜盐，人裹手涂盐取之。其角如玉，可为器。

海牛

《齐地志》云：出登州海岛中。形似牛，鼍脚鮎毛。其皮甚软，可供百用。脂可燃灯。《寰宇志》名潜牛，《广志》名牭牛。

月支牛

《玄中记》云：出西胡及大月氏国。今日割取肉，明日其创即复合也。

山牛

状如牛，而角有枝，如鹿茸。

角

【气味】酸、咸，凉，无毒。

【主治】惊痫热毒，诸血病（时珍）。

黄

【气味】原缺。

【主治】惊痫癫狂。

【发明】时珍曰：犛牛亦有黄，彼人以乱牛黄，但坚而不香，云功用亦相近也。其角亦可乱犀，但无粟纹，苏颂《图经》误以为牯犀角者是也。亦可用，而功不及犀，《昨梦录》、《格古论》说之详矣。

牦牛（音毛。《纲目》）

【释名】犣牛（音鬣。《尔雅》）、犏牛（音偏）。

时珍曰：牦与旄同。或作毛。《后汉书》云：冉駹夷出牦牛，一名犣牛，重千斤，毛可为旄。观此则旄牛之名，盖取诸此。颜师古云：牦牛即犏牛也。而叶盛《水东日记》云：毛牛与封牛合，则生犏牛。亦类毛牛，偏气使然，故谓之犏。然则犏又毛之遗种耶？

【集解】时珍曰：牦牛出甘肃临洮，及西南徼外，野牛也，人多畜养之。状如水牛，体长多力，能载重，迅行如飞，性至粗梗。髀、膝、尾、背、胡下皆有黑毛，长尺许。其尾最长，大如斗，亦自爱护，草木钩之，则止而不动。古人取为旌旄，今人以为缨帽。毛杂白色者，以茜染红色。《山海经》云：潘侯之山有旄牛，状如牛而四足节生毛。即此也。其肉味美，故《吕氏春秋》云：肉之美者，牦、象之肉也。

喉屬

【主治】项下瘿气（时珍）。

【发明】时珍曰：牦牛，古方未见用者。近世瞿仙《寿域方》载治瘿气方，用其喉屬，亦因类之义也。其方用犏牛喉脆骨二寸许一节，连两边扇动脆骨取之，或煮或烧，仰卧顿服。仍取巧舌（即屬子也），嚼烂嚼之，食顷乃咽。病人容貌必瘦减，而瘿自内消矣。不过二服即愈，云神妙无比也。

野马(《纲目》)

【集解】时珍曰:按郭璞云:野马似马而小,出塞外。今西夏、甘肃及辽东山中亦有之。取其皮为裘。食其肉,云如家马肉,但落地不沾沙耳。《尔雅》云:騉如马,一角(似鹿茸)。不角者,騉也。《山海经》云:北海有兽,状如马,色青,名曰駒驿。此皆野马类也。

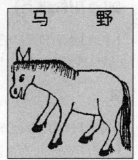

肉

【气味】甘,平,有小毒。

【主治】人病马痫,筋脉不能自收,周痹肌肉不仁(思邈。《心镜》治上证,用肉一斤,豉汁煮熟,入五味、葱白,作腌腊及羹粥,频食之。白煮亦可)。

阴茎

【气味】酸、咸,温,无毒。

【主治】男子阴痿缩,少精(思邈)。

【发明】时珍曰:野马,孙思邈《千金方》载有功用,而本草不收,今采补之。

野猪(《唐本草》)

【集解】宗奭曰:野猪,陕、洛间甚多。形如家猪,但腹小脚长,毛色褐。作群行,猎人惟敢射最后者;若射中前者,则散走伤人。其肉赤色如马肉,食之胜家猪,牝者肉更美。

诜曰:冬月在林中食橡子。其黄在胆中,三岁乃有,亦不常得。

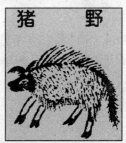

时珍曰:野猪处处深山中有之,惟关西者时或有黄。其形似猪而大。牙出口外,如象牙。其肉有至二三百斤者。能与虎斗。或云:能掠松脂、曳沙泥涂身,以御矢也。最害田稼,亦啖蛇虺。《淮南子》曰:野彘有艽莦槎枒,窟虚连比,以象宫室,阴以防雨,景以蔽日。亦其知也。范致能《虞衡志》云:岭南一种懒妇,似山猪而小,善害田禾。惟以机轴纺织之器置田所,则不复近也。

肉

【气味】甘,平,无毒。

宗奭曰:微动风。

诜曰:不发病,减药力,与家猪不同。但青蹄者不可食,微动风。

时珍曰：服巴豆药者忌之。

【主治】癫痫，补肌肤，益五脏，令人虚肥，不发风虚气（孟诜）。炙食，治肠风泻血，不过十顿（《日华》）。

【附方】旧一。久痔下血：野猪肉二斤，着五味炙，空腹食之。作羹亦得。（《食医心镜》）

脂（腊月炼过取之）

【主治】炼净和酒日三服，令妇人多乳，十日后，可供三四儿。素无乳者亦下（孟诜）。悦色，除风肿毒疮疥癣（《日华》）。

黄

【气味】辛、甘，平，无毒。

【主治】金疮，止血生肉。疗癫痫，水研如枣核许服之，日二服，效（《唐本》）。研水服，治血痢疰病（藏器）。治恶毒风，小儿疳气，客忤天吊（《日华》）。

胆

【主治】恶热毒气（孟诜）。鬼疰癫痫，小儿诸疳，水研枣许服，日二（时珍。出《卫生方》）。

齿

【主治】烧灰水服，治蛇咬毒（藏器）。

头骨

【主治】邪疟（《圣惠方》中用之）。

【附方】新一。积年下血：野猪头一枚，桑西枝一握，附子一枚，同入瓶内煅过为末。每服二钱，粥饮空心服。（《圣惠方》）

外肾

【主治】连皮烧存性研，米饮服，治崩中带下，及肠风泻血，血痢（《日华》）。

皮

【主治】烧灰，涂鼠瘘恶疮（时珍。《外台》方中用）。

豪猪(《纲目》)

【释名】蒿猪(《唐本》)、山猪(《通志》)、貒貐(音原俞)、貆猪(音丸)、鸾猪。

时珍曰:《说文》云:豪,豕鬣如笔管者。能激毫射人故也。郭璞曰:吴楚呼为鸾猪。《星禽》云:壁水貐,豪猪也。

【集解】颂曰:豪猪,陕、洛、江东诸山中并有之。髦间有豪如箭,能射人。

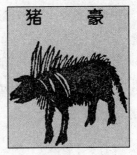

时珍曰:豪猪处处深山中有之,多者成群害稼。状如猪,而项脊有棘鬣,长近尺许,粗如箸。其状似笄及帽刺,白本而黑端。怒则激去,如矢射人。羌人以其皮为靴。郭璞云:貆猪自为牝牡而孕也。张师正《倦游录》云:南海有泡鱼,大如斗,身有棘刺,能化为豪猪。巽为鱼,坎为豕,岂巽变坎乎?

肉

【气味】甘,大寒,有毒。

颂曰:不可多食。发风,令人虚羸。

【主治】多膏,利大肠(苏颂)。

肚及屎

【气味】寒,无毒。

【主治】水病,热风,鼓胀。同烧存性,空心温酒服二钱匕。用一具即消(孟诜)。干烧服之,治黄疸(苏恭)。连屎烧研,酒服,治水肿,脚气,奔豚(时珍)。

【发明】诜曰:此猪多食苦参,故能治热风水胀,而不治冷胀也。

时珍曰:豪猪本草不载,惟孟氏《食疗本草》猬条说之。

熊(《本经》上品)

【释名】时珍曰:熊者雄也。熊字篆文象形。俗呼熊为猪熊,罴为人熊、马熊,各因形似以为别也。《述异记》云:在陆曰熊,在水曰能(即鲧所化者)。故熊字从能。《续搜神记》云:熊居树孔中,东土人击树,呼为"子路"则起,不呼则不动也。又狒狒亦名人熊,见本条。

【集解】《别录》曰:熊生雍州山谷。十一月取之。

弘景曰:今东西诸山县皆有之,自非易得。

颂曰:今雍、洛、河东及怀庆、卫山中皆有之。形类大豕,而性轻捷,好攀缘,上高木,

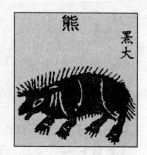

熊
黑大

见人则颠倒自投于地。冬蛰入穴，春月乃出。其足名蹯，为八珍之一，古人重之，然胹之难熟。熊性恶盐，食之即死（出《淮南子》）。

时珍曰：能如大豕而竖目，人足黑色。春夏膘肥时，皮厚筋弩，每升木引气，或堕地自快，俗呼跌膘，即《庄子》所谓熊经鸟申也。冬月蛰时不食，饥则舐其掌，故其美在掌，谓之熊蹯。其行山中，虽数十里，必有跧伏之所，在石岩枯木，山中人谓之熊馆。刘敬叔《异苑》云：熊性恶秽物及伤残，捕者置此物于穴，则合穴自死。或为棘刺所伤，出穴爪之，至骨即毙也。陆佃《埤雅》云：其胆春近首，夏在腹，秋在左足，冬在右足。熊、黑皆壮毅之物，属阳，故书以喻不二心之臣，而诗以为男子之祥也。

脂

【释名】熊白。

弘景曰：脂即熊白，乃背上肪，色白如玉，味甚美，寒月则有，夏月则无。其腹中肪及身中脂，煎炼过亦可作药，而不中啖。

【修治】敩曰：凡取得，每一斤入生椒十四个，同炼过，器盛收之。

【气味】甘，微寒，无毒。

《别录》曰：微温。

《日华》曰：凉。其脂燃灯，烟损人眼，令失光明。

【主治】风痹不仁筋急，五脏腹中积聚，寒热羸瘦，头疡白秃，面上皯疱。久服强志不饥，轻身长年（《本经》）。饮食呕吐（《别录》）。治风，补虚损，杀劳虫，酒炼服之（《日华》）。长发令黑，悦泽人面（苏恭）。治面上皯黯及疮（《药性》）。

【附方】旧二，新一。令发长黑：熊脂、蔓荆子（末）等分和匀，醋调涂之。（《圣惠方》）发毛黄色：以熊脂涂发梳散，入床底，伏地一食顷，即出，便尽黑。不过用脂一升效。（《千金翼》）白秃头癣：熊白敷之。（《杨氏产乳》）

肉

【气味】甘，平，无毒。

《别录》曰：微温。

弘景曰：有痼疾不可食熊肉，令终身不除。

鼎曰：若腹中有积聚寒热者食之，永不除也。十月勿食之，伤神。

【主治】风痹，筋骨不仁，功与脂同（孙思邈）。补虚羸（孟诜）。

【发明】时珍曰：按刘河间云：熊肉振羸，兔目明视。因其气有余，以补不足也。

【附方】旧二。中风痹疾：中风，心肺风热，手足风痹不随，筋脉五缓，恍惚烦躁。熊肉

一斤切入豉汁中,和葱、姜、椒、盐作腌腊,空腹食之。脚气风痹,五缓筋急:用熊肉半斤,如上法食之。(并《食医心镜》)

掌

【修治】《圣惠方》云:熊掌难腍,得酒、醋、水三件同煮,熟即大如皮球也。

【主治】食之可御风寒,益气力(《日华》)。

胆

颂曰:熊胆阴干用。然多伪者,但取一粟许滴水中,一道若线不散者为真。

时珍曰:按钱乙云:熊胆佳者通明。每以米粒点水中,运转如飞者良。余胆亦转,但缓尔。

周密《齐东野语》云:熊胆善辟尘。试之以净水一器,尘幕其上,投胆米许,则凝尘豁然而开也。

【气味】苦,寒,无毒。

权曰:恶防己、地黄。

【主治】时气热盛,变为黄疸,暑月久痢,疳䘌心痛疰忤(苏恭)。治诸疳、耳鼻疮、恶疮,杀虫(《日华》)。小儿惊痫瘛疭,以竹沥化两豆许服之,去心中涎,甚良(孟诜)。退热清心,平肝明目去翳,杀蛔、蛲虫(时珍)。

【发明】时珍曰:熊胆,苦入心,寒胜热,手少阴、厥阴、足阳明经药也。故能凉心平肝杀虫,为惊痫疰忤、翳障疳痔、虫牙蛔痛之剂焉。

【附方】旧五,新五。赤目障翳:熊胆丸,每以胆少许化开,入冰片一二片,铜器点之,绝奇。或泪痒,加生姜粉些须。(《齐东野语》)初生目闭,由胎中受热也:以熊胆少许蒸水洗之,一日七八次。如三日不开,服四物加甘草、天花粉。(《全幼心鉴》)小儿鼻蚀:熊胆半分,汤化抹之。(《圣惠方》)十年痔疮:熊胆涂之神效,一切方不及也。(《外台》)肠风痔瘘:熊胆半两,入片脑少许研,和猪胆汁涂之。(《寿域方》)蛔虫心痛:熊胆一大豆,和水服之,大效。(《外台》)小儿惊痫:方见主治。风虫牙痛:熊胆三钱,片脑四分,每以猪胆汁调少许搽之。(《摄生方》)水弩射人:熊胆涂之。更以雄黄同用酒磨服,即愈。(《斗门方》)诸疳羸瘦:熊胆、使君子末等分研匀,瓷器蒸溶,蒸饼丸麻子大。每米饮下二十丸。(《保幼大全》)

脑髓

【主治】诸聋(苏恭)。疗头旋。摩顶,去白秃风屑,生发(《日华》)。

血

【主治】小儿客忤(苏恭)。

骨

【主治】作汤,浴历节风,及小儿客忤(孟诜)。

【附录】罴、魋(音颓)

时珍曰:熊、罴、魋,三种一类也。如豕色黑者,熊也;大而色黄白者,罴也;小而色黄赤者,魋也。建平人呼魋为赤熊,陆玑谓罴为黄熊,是矣。罴,头长脚高,猛憨多力,能拔树木,虎亦畏之。遇人则人立而攫之,故俗呼为人熊。关西呼䝔熊。罗愿《尔雅翼》云:熊有猪熊,形如豕;有马熊,形如马。即罴也。或云罴即熊之雄者。其白如熊白,而理粗味减,功用亦同。

麢羊(《本经》中品)

【释名】羚羊(俗)、麠羊(音钤)、九尾羊。

时珍曰:按王安石《字说》云:鹿则比类,而环角外向以自防;麢则独栖,悬角木上以远害,可谓灵也。故字从鹿,从灵省文。后人作羚。许慎《说文》云:麢,山羊也,大而细角。《山海经》作羬,云:状如羊而马尾。费信《星槎胜览》云:阿丹国羚羊,自胸中至尾,垂九块,名九尾羊。

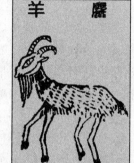

羚羊角

【修治】敩曰:凡用,有神羊角甚长,有二十四节,内有天生木胎。此角有神力,可抵千牛。凡使不可单用,须要不拆元对,绳缚,铁锉锉细,重重密裹,避风,以旋旋取用,捣筛极细,更研万匝入药,免刮人肠。

【气味】咸,寒,无毒。

《别录》曰:苦,微寒。

甄权曰:甘,温。能缩银。

【主治】明目,益气起阴,去恶血注下,辟蛊毒恶鬼不祥,常不魇寐(《本经》)。除邪气惊梦,狂越僻谬,疗伤寒时气寒热,热在肌肤,温风注毒伏在骨间,及食噎不通。久服,强筋骨轻身,起阴益气,利丈夫(《别录》)。治中风筋挛,附骨疼痛。作末蜜服,治猝热闷,及热毒痢血,疝气。摩水涂肿毒(孟诜)。治一切热毒风攻注,中恶毒风,猝死昏乱不识人,散产后恶血冲心烦闷,烧末酒服之。治小儿惊痫,治山瘴及噎塞(《药性》)。治惊悸烦闷,心胸恶气,瘰疬恶疮溪毒(藏器)。平肝舒筋,定风安魂,散血下气,辟恶解毒,治子痫痉疾(时珍)。

【发明】时珍曰:羊,火畜也,而羚羊则属木,故其角入厥阴肝经甚捷,同气相求也。肝主木,开窍于目;其发病也,目暗障翳,而羚羊角能平之。肝主风,在合为筋;其发病也,小儿惊痫,妇人子痫,大人中风搐搦,及筋脉挛急,历节掣痛,而羚角能舒之。魂者,肝之神也;发病则惊骇不宁,狂越僻谬,魇寐卒死,而羚角能安之。血者,肝之藏也;发病则瘀滞下注,疝痛毒痢,疮肿瘰疬,产后血气,而羚角能散之。相火寄于肝胆,在气为怒;病则烦懑气逆,噎塞不通,寒热及伤寒伏热,而羚角能降之。羚之性灵,而筋骨之精在角;故又能辟邪恶而解诸毒,碎佛牙而烧烟走蛇虺也。《本经》、《别录》甚著其功,而近俗罕能发扬,惜哉!

【附方】旧七,新四。噎塞不通:羚羊角屑为末,饮服方寸匕,并以角摩噎上。(《外台》)胸胁痛满:羚羊角烧末,水服方寸匕。(《子母秘录》)腹痛热满:方同上。堕胎腹痛,血不出:羚羊角烧灰三钱,豆淋酒下。(《普济》产后烦闷汗出,不识人:《千金》:用羚羊角烧末,东流水服方寸匕。未愈再服。又方:加芍药、枳实等分(炒),研末,汤服。血气逆烦:羚羊角烧末,水服方寸匕。(《肘后方》)临产催生:羚羊角一枚,刮尖为末,酒服方寸匕。(《产宝》)小儿下痢:羚羊角中骨烧末,饮服方寸匕。(《秘录》)遍身赤丹:羚羊角烧灰,鸡子清和,涂之,神效。(《外台》)赤瘢如疮,瘙痒,甚则杀人:羚羊角磨水,摩之数百遍为妙。(《肘后方》)山岚瘴气:羚羊角末,水服一钱。(《集简方》)

肉

【气味】甘,平,无毒。

【主治】恶疮(藏器)。和五味炒熟,投酒中,经宿饮之,治筋骨急强,中风。北人恒食,南人食之,免蛇、虫伤(孟诜)。

肺

【气味】同肉。

【主治】水肿鼓胀,小便不利(时珍)。

【发明】时珍曰:羚羊肺本草不收。《千金翼》载太医山连治韦司业水肿葶苈丸用之,盖取其引药入肺,以通小便之上源也。其方用羚羊肺一具,沸汤微炸过,曝干为末。葶苈子一升,用三年醋浸一伏时,蒸熟捣烂和,丸梧桐子大。每用四丸,麦门冬汤食后服,候口中干、妄语为验。数日小便大利,即瘥。无羚羊,以青羊肺代之亦可。

胆

【气味】苦,寒,无毒。

【主治】面上皯䵟,如雀卵色,以酒二升,同煮三沸,涂四五次良(时珍)。

【附方】新一。面䵟:羚羊胆、牛胆各一枚,醋二升,同煮三沸,频涂之。(《外台》)

鼻

【主治】炙研,治五尸遁尸邪气(时珍。《外台》方中用之)。

【附录】山驴

恭曰:见上文。

时珍曰:《南史》云:滑国出野驴,有角。《广志》云:驴羊似驴。《山海经》云:晋阳悬瓮之山、女几之山、荆山、纶山,并多间。郭璞注云:间即羭也,似驴而歧蹄,马尾,角如羚羊,一名山驴。俗人亦用其角以代羚羊。又《北山经》云:太行之山,有兽名䗃,状如羚羊,而四角马尾,有距善旋,其鸣自叫。此亦山驴之类也。

山羊(《日用》)

【释名】野羊(《图经》)、羱羊。

时珍曰:羊之在原野者,故名。

【集解】弘景曰:山羊即《尔雅》羱羊,出西夏,似吴羊而大角、角椭者。能陟峻坂,羌夷以为羚羊,角极长,惟一边有节,节亦疏大,不入药用。

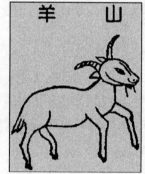

恭曰:山羊大如牛,或名野羊,善斗至死,角堪为鞍桥。

颂曰:闽、广山中一种野羊,彼人谓之羚羊。其皮厚硬,不堪炙食,其肉颇肥软益人。

吴瑞曰:山羊似羚羊,色青。其角有挂痕者为羚羊,无者为山羊。

时珍曰:山羊有二种:一种大角盘环,肉至百斤者;一种角细者,《说文》谓之莧羊(音桓)。

陆氏云:羱羊状如驴而群行,其角甚大,以时堕角,暑天尘露在上,生草戴行。故《代都赋》云:羱羊养草以盘桓。

肉

【气味】甘,热,无毒。

颂曰:南方野羊,多啖石香薷,故肠藏颇热,不宜多食之。

【主治】南人食之,肥软益人,治冷劳山岚疟痢,妇人赤白带下(苏颂)。疗筋骨急强、虚劳,益气,利产妇,不利时疾人(吴瑞)。

鹿(《本经》中品)

【校正】《本经》上品白胶,中品鹿茸,今并为一条。

【释名】斑龙。

时珍曰:鹿字篆文,象其头、角、身、足之形。《尔雅》云:鹿,牡曰麚(音加),牝曰麀(音攸),其子曰麛(音迷),绝有力曰麉(音坚)。斑龙名出《澹寮方》。按《乾宁记》云:鹿与游龙相戏,必生异角。则鹿得称龙,或以此欤?《梵书》谓之密利迦罗。

鹿茸

【气味】甘,温,无毒。

《别录》曰:酸,微温。

甄权曰:苦,辛。麻勃为之使。

诜曰:鹿茸不可以鼻嗅之,中有小白虫,视之不见,入人鼻必为虫颡,药不及也。

【主治】漏下恶血,寒热惊痫,益气强志,生齿不老(《本经》)。疗虚劳,洒洒如疟,羸瘦,四肢酸疼,腰脊痛,小便数利,泄精溺血,破瘀血在腹,散石淋痈肿,骨中热疽,养骨安胎下气,杀鬼精物,久服耐老。不可近丈夫阴,令痿(《别录》)。补男子腰肾虚冷,脚膝无力,夜梦鬼交,精溢自出,女人崩中漏血,赤白带下,炙末,空心酒服方寸匕(甄权)。壮筋骨(《日华》)。生精补髓,养血益阳,强筋健骨,治一切虚损,耳聋目暗,眩晕虚痢(时珍)。

【发明】时珍曰:按《澹寮方》云:昔西蜀药市中,尝有一道人货斑龙丸,一名茸珠丹。每大醉高歌曰:尾闾不禁沧海竭,九转灵丹都漫说。惟有斑龙顶上珠,能补玉堂关下穴。朝野遍传之。其方盖用鹿茸、鹿角胶、鹿角霜也。又戴原礼·证治要诀:治头眩晕,甚则屋转眼黑,或如物飞,或见一为二,用茸珠丹甚效。或用鹿茸半两,无灰酒三盏,煎一盏,入麝香少许,温服亦效。云茸生于头,类之相从也。

【附方】旧一,新八。斑龙丸:治诸虚。用鹿茸(酥炙,或酒炙亦可)、鹿角胶(炒成珠)、鹿角霜、阳起石(煅红,酒淬)、肉苁蓉(酒浸)、酸枣仁、柏子仁、黄芪(蜜炙)各一两,当归、黑附子(炮)、地黄(九蒸九焙)各八钱,辰朱砂半钱,各为末,酒糊丸梧桐子大。每空心温酒下五十丸。(《澹寮》)鹿茸酒:治阳事虚痿,小便频数,面色无光。用嫩鹿茸一两(去毛切片),山药(末)一两,绢袋裹,置酒瓶中,七日开瓶,日饮三盏。将茸焙作丸服。(《普济方》)肾虚腰痛,不能反侧:鹿茸(炙)、菟丝子各一两,舶茴香半两,为末,以羊肾二对,法酒煮烂,捣泥和,丸梧桐子大,阴干。每服三五十丸,温酒下,日三服。(《本事方》)精血耗涸:面色黧黑,耳聋,目昏口渴,腰痛,脚弱白浊,上燥下寒,不受峻补者。鹿茸(酒蒸)、当归(酒浸)各一两。焙为末,乌梅肉煮膏捣,丸梧桐子大。每米饮服五十丸。(《济生方》)腰膝疼痛伤败者:鹿茸涂酥炙紫为末,每温酒服一钱。(《续十全方》)小便频数:

鹿茸一对,酥炙为末。每服二钱,温酒下,日三服。(《郑氏家传方》)虚痢危困,因血气衰弱者:鹿茸(酥炙)一两为末,入麝香五分,以灯心煮枣肉和,丸梧桐子大。每空心米饮下三五十丸。(《济生方》)饮酒成泄,骨立不能食,但饮酒即泄:用嫩鹿茸(酥炙)、肉豆蔻(煨)一两,生麝香五分。为末,陈白米饭丸梧桐子大。每米饮下五十丸。名香茸丸。(《普济方》)室女白带,因冲任虚寒者:鹿茸(酒蒸焙)二两,金毛狗脊、白蔹各一两。为末,用艾煎醋,打糯米糊,丸梧桐子大。每温酒下五十丸,日二。(《济生》)

角

颂曰:七月采角。以鹿年久者,其角更好。煮以为胶,入药弥佳。

敩曰:鹿角要黄色紧重尖好者。此鹿食灵草,所以异众鹿也。

【修治】诜曰:凡用鹿角、麋角,并截段剉屑,以蜜浸过,微火焙,令小变色,曝干,捣筛为末。或烧飞为丹,服之至妙。以角寸截,泥裹,于器中大火烧一日,如玉粉也。

时珍曰:按崔行功《纂要方》·鹿角粉法:以鹿角寸截,炭火烧过,捣末,水和成团,以绢袋三五重盛之,再煅再和,如此五度,以牛乳和,再烧过研用。

【气味】咸,温,无毒。杜仲为之使。

【主治】恶疮痈肿,逐邪恶气,留血在阴中(《本经》)。除少腹血急痛,腰脊痛,折伤恶血,益气(《别录》)。猫鬼中恶,心腹疰痛(苏恭)。水磨汁服,治脱精尿血,夜梦鬼交。醋磨汁,涂疮疡痈肿热毒。火炙热,熨小儿重舌、鹅口疮(《日华》)。蜜炙研末酒服,轻身强骨髓,补阳道绝伤。又治妇人梦与鬼交者,清酒服一撮,即出鬼精。烧灰,治女子胞中余血不尽欲死,以酒服方寸匕,日三夜一,甚妙(孟诜)。

【发明】时珍曰:鹿角,生用则散热行血,消肿辟邪;熟用则益肾补虚,强精活血;炼霜熬膏,则专于滋补矣。

【附方】旧十六,新十九。服鹿角法:鹿角屑十两,生附子三两(去皮脐),为末。每服二钱,空心温酒下。令人少睡,益气力,通神明。(彭祖方)肾消尿数:鹿角一具,炙捣筛。温酒每服方寸匕,日二。(《外台》)骨虚劳极:面肿垢黑,脊痛不能久立。血气衰惫,发落齿枯,甚则喜唾。用鹿角二两,牛膝(酒浸焙)一两半,为末,炼蜜丸梧桐子大。每服五十丸,空心盐酒下。(《济生》)肾虚腰痛,如锥刺不能动摇:鹿角屑三两,炒黄研末。空心温酒服方寸匕,日三。(《肘后方》)猝腰脊痛不能转侧:鹿角五寸烧赤,投二升酒中,浸一宿饮。(《梅师》)妇人腰痛:鹿角屑熬黄研,酒服方寸匕,日五六服。(杨氏《产乳》)妊娠腰痛:鹿角截五寸长,烧赤,投一升酒中。又烧又浸,如此数次,细研。空心酒服方寸匕。(《产宝》)产后腹痛,血不尽者:鹿角烧研,豉汁服方寸匕,日二。(《子母秘录》)妊娠下血不止:鹿角屑、当归各半两,水三盏,煎减半,顿服。不过二服。(《普济方》)胎死腹中:鹿角屑三寸匕,煮葱豉汤和服,立出。(《百一方》)堕胎血瘀不下,狂闷寒热:用鹿角屑一两为末,豉汤服一钱,日三。须臾血下。(《圣惠方》)胞衣不下:鹿角屑三分为末,姜汤调下。(《产乳》)产后血晕:鹿角一段,烧存性,出火毒,为末。酒调,灌下即醒。(杨拱《医方摘要》)妇人白浊,滑数虚冷者:鹿角屑炒黄为末,酒服二钱。(《妇人良方》)筋骨疼痛:鹿角烧存性,为末。酒服一钱,日二。食后喜呕:鹿角(烧末)二两,人参一两,为末。姜汤服方寸匕,日三。(《肘后方》)小儿哕疾:鹿角粉、大豆末等分,相和乳调,涂乳上饮之。(《古今录验》)小儿疟疾:鹿角生研为末,先发时以乳调一字服。(《千金》)小儿滞下赤白者:用鹿角灰、发灰等分,水服三钱,日二。《千金方》小儿重舌:鹿角末涂舌下,日三。(姚和众方)小儿流涎:脾热也。鹿角屑末,米饮服一字。(《普济方》)面上䵟疱:鹿角尖磨浓汁,厚涂之,神效。面上风疮:鹿角尖磨酒涂之。(《圣惠》)咽喉骨鲠:鹿角为末,含之咽津。(《斗门方》)蹉跌损伤,血瘀骨痛:鹿角末,酒服方寸匕,日三。(《千金方》)竹木入肉不出者:鹿角烧末,水和涂上,立出。久者不过一夕。(《千金方》)蝼蛄尿疮:鹿角烧末,苦酒调敷。(《外台》)五色丹毒:鹿角烧末,猪脂和敷。(《肘后方》)发背初起:鹿角烧灰,醋和涂之,日五六易。(《千金方》)乳发初起,不治杀人:鹿角磨浓汁涂之,并令人嗍去黄水,随手即散。(《梅师方》)吹奶掀痛:鹿角屑炒黄为末,酒服二钱。仍以梳梳之。(唐氏《经验方》)下注脚疮:鹿角烧存性,入轻粉同研,油调涂之。(《集要》)疔毒肿毒:鹿角尖磨浓汁涂之,甚妙。(濒湖方)痈疽有虫:鹿角烧末,苦酒和涂。磨汁亦可。妖魅猫鬼,病人不肯言鬼:以鹿角屑捣末,水服方寸匕,即言实也。(《录验》)

白胶

一名鹿角胶(《本经》)、粉名鹿角霜。

甄权曰:白胶一名黄明胶。

时珍:正误见黄明胶。

【修治】《别录》曰:白胶生云中,煮鹿角作之。

弘景曰:今人少复煮作,惟合角弓用之。其法:先以米渖汁渍七日令软,煮煎如作阿胶法耳。又一法:刬角令细,入干牛皮一片,即易消烂。不尔,虽百年无一熟也。

恭曰:鹿角、麋角,但煮浓汁重煎,即为胶矣,何必使烂?欲求烂亦不难,陶未见耳。

诜曰:作胶法:细破寸截,以馈水浸七日令软,方煮之。

敩曰:采全角锯开,并长三寸,以物盛,于急水中浸一百日取出,刀刮去黄皮,拭净。以醶醋煮七日,旋旋添醋,勿令少歇。戌时不用着火,只从子至戌也。日足,角白色,软如粉。捣烂,每十两入无灰酒一镒,煮成胶,阴干研筛用。

时珍曰:今人呼煮烂成粉者,为鹿角霜;取粉熬成胶,或只以浓汁熬成膏者,为鹿角胶。按胡㻛《卫生方》云:以米泔浸鹿角七日令软,入急流水中浸七日,去粗皮,以东流水、桑柴火煮七日,旋旋添水,入醋少许,捣成霜用。其汁,加无灰酒,熬成胶用。又邵以正《济急方》云:用新角三对,寸截,盛于长流水浸三日,刮净,入楮实子、桑白皮、黄蜡各二两,铁锅中水煮三日夜,不可少停,水少即添汤。日足,取出刮净,晒研为霜。韩懋《医通》

云:以新鹿角寸截,囊盛,于流水中浸七日,以瓦缶入水,桑柴火煮。每一斤,入黄蜡半斤,以壶掩住,水少旋添。其角软,以竹刀刮净,捣为霜用。

【气味】甘,平,无毒。

《别录》曰:温。得火良,畏大黄。

【主治】伤中劳绝,腰痛羸瘦,补中益气。妇人血闭无子,止痛安胎。久服,轻身延年(《本经》)。疗吐血下血,崩中不止,四肢酸疼,多汗淋露,折跌伤损(《别录》)。男子肾脏气,气弱劳损,吐血。妇人服之,令有子,安胎去冷,治漏下赤白(《药性》)。炙捣酒服,补虚劳,长肌益髓,令人肥健,悦颜色;又治劳嗽,尿精尿血,疮疡肿毒(时珍)。

【发明】敩曰:凡使,鹿角胜于麋角。

颂曰:今医家多用麋茸、麋角,云力紧于鹿也。

时珍曰:苏东坡《良方》云:鹿阳兽,见阴而角解;麋阴兽,见阳而角解。故补阳以鹿角为胜,补阴以麋角为胜。其不同如此,但云鹿胜麋,麋胜鹿,疏矣。按此说与沈存中"鹿茸利补阴,麋茸利补阳"之说相反。以理与功推之,苏说为是。详见茸下。

【附方】旧三,新五。异类有情丸:《韩氏医通》云:此方自制者。凡丈夫中年觉衰,便可服饵。盖鹿乃纯阳,龟、虎属阴,血气有情,各从其类,非金石草木比也。其方用鹿角霜(治法见上)、龟板(酒浸七日,酥炙研)各三两六钱,鹿茸(熏干,酒洗净,酥涂炙,研)、虎胫骨(长流水浸七日,蜜涂酥炙)各二两四钱,水火炼蜜,獖猪猪脊髓九条捣,丸梧桐子大。每空心盐汤下五、七、九十丸。如厚味善饮者,加猪胆汁一二合,以寓降火之义。盗汗遗精:鹿角霜二两,生龙骨(炒)、牡蛎(煅)各一两,为末,酒糊丸梧桐子大。每盐汤下四十丸。(《普济》)虚劳尿精:白胶二两炙为末,酒二升和,温服。(《外台》)虚损尿血:白胶三两炙,水二升,煮一升四合,分再服。(《外台》)小便不禁,上热下寒者:鹿角霜为末,酒糊和,丸梧桐子大。每服三四十丸,空心温酒下。(《普济》)小便频数:鹿角霜、白茯苓等分为末,酒糊丸梧桐子大。每服三十丸,盐汤下。(梁氏《总要》)男子阳虚,甚有补益:方同上。汤火灼疮:白胶水煎,令稀稠得所,待冷涂之。(《斗门方》)

齿

【主治】鼠瘘,留血,心腹痛。不可近丈夫阴(苏恭)。

骨

【气味】甘,微热,无毒。

【主治】安胎下气,杀鬼精物,久服耐老,可酒浸服之(孟诜)。作酒,主内虚,续绝伤,补骨除风(思邈)。烧灰水服,治小儿洞注下痢(时珍)。

【附方】新一。补益虚羸:鹿骨煎:用鹿骨一具,枸杞根二升,各以水一斗,煎汁五升,和匀,共煎五升,日二服。(《千金》)

肉

【气味】甘,温,无毒。

诜曰:九月以后,正月以前,堪食。他月不可食,发冷痛。白臆者、豹文者,并不可食。鹿肉脯,炙之不动,及见水而动,或曝之不燥者,并杀人。不可同雉肉、蒲白、鲍鱼、虾食,发恶疮。《礼记》云:食鹿去胃。

【主治】补中,益气力,强五脏。生者疗中风口僻,割片薄之(《别录》。华陀云:中风口偏者,以生肉同生椒捣贴,正即除之)。补虚羸瘦弱,调血脉(孟诜)。养血生容,治产后风虚邪僻(时珍。《外台》有鹿肉汤)。

【发明】思邈曰:壶居士言鹿性多警烈,能别良草,止食葛花、葛叶、鹿葱、鹿药、白蒿、水芹、甘草、荠苨、齐头蒿、山苍耳,他草不食,处必山冈,故产则归下泽。飨神用其肉者,以其性烈清净也。凡药饵之人,久食鹿肉,服药必不得力,为其食解毒之草制诸药也。

弘景曰:野兽之中,獐、鹿可食生,则不膻腥。又非十二辰属,八卦无主,且温补,于人生死无尤,道家许听为脯。过其余,虽鸡、犬、牛、羊补益,于亡魂有怨责,并不足食。

宗奭曰:三祀皆以鹿腊,亦取此义,且味亦胜他肉。

时珍曰:邵氏言:鹿之一身皆益人,或煮,或蒸,或脯,同酒食之良。大抵鹿乃仙兽,纯阳多寿之物,能通督脉,又食良草,故其肉、角有益无损,陶说亦妄耳。

头肉

【气味】平。

【主治】消渴,夜梦鬼物,煎汁服,作胶弥善(苏恭。宗奭曰:头可酿酒,须于作浆时,稍益葱、椒)。

【附方】新一。老人消渴:鹿头一个,去毛煮烂,和五味。空心食,以汁咽之。(《鄙事》)

蹄肉

【气味】平。

【主治】诸风,脚膝骨中疼痛,不能践地,同豉汁、五味煮食(孙思邈)。

脂

【主治】痈肿死肌,温中,四肢不随,头风,通腠理。不可近阴(苏恭。时珍曰:此乃《本经》麋脂正文,而苏氏以注鹿脂,二脂功或同耶)。

【附方】新一。面上皯疱:鹿脂涂之,日再。(《圣惠方》)

髓（炼净入药）

【气味】甘，温，无毒。

【主治】丈夫女子伤中绝脉，筋急痛，咳逆，以酒和，服之良（《别录》）。同蜜煮服，壮阳道，令有子。同地黄汁煎膏服，填骨髓，壮筋骨，治呕吐（《日华》）。补阴强阳，生精益髓，润燥泽肌（时珍）。

【发明】颂曰：髓可作酒，唐方多有其法。

时珍曰：鹿髓，近方稀用者。《删繁方》治肺虚毛瘁，酥髓汤用之。《御药院方》滋补药，用其脊髓和酒熬膏丸药，甚为有理。白飞霞《医通》云：取鹿脑及诸骨髓炼成膏，每一两，加炼蜜二两炼匀，瓷器密收，用和滋补丸药剂甚妙。凡腰痛属肾虚寒者，以和古方摩腰膏，姜汁化一粒擦肾俞，则暖气透入丹田如火，大补元阳。此法甚佳，人鲜知之。

【附方】新一。鹿髓煎：治肺痿咳嗽，伤中脉绝。用鹿髓、生地黄汁各七合，酥、蜜各一两，杏仁、桃仁各三两（去皮炒，酒一升，同捣取汁），先煎杏仁、桃仁、地黄汁减半，入三味煎如稀饧。每含一匙，徐徐咽下，日三。（《圣济》）

脑

【主治】入面脂，令人悦泽（苏颂）。刺入肉内不出，以脑厚敷之，燥即易，半日当出（《深师》）。

精

【主治】补虚羸劳损（时珍）。

【发明】韩悉曰：王师授予鹿峻丸方云：鹿禀纯阳，而峻者，天地初分之气，牝牡相感之精也。医书称鹿茸、角、血、髓大有补益，而此峻则入神矣。其法：用初生牡鹿三五只，苑囿驯养。每日以人参煎汤，同一切草药，任其饮食。久之，以硫黄细末和入，从少至多，燥则渐减，周而复始。大约三年之内，一旦毛脱筋露，气盛阳极。却以牝鹿隔苑诱之，欲交不得，则精泄于外；或令其一交，即设法取其精，瓦器收之，香粘如饧，是为峻也。用和鹿角霜一味为丸，空心盐酒下，大起胎峻、虚瘵危疾。凡服滋补丸药，用此入炼蜜和剂绝妙。

时珍曰：按《老子》云：骨弱筋柔而握固，未知牝牡之合而峻作者，精之至也。峻音子催切，赤子阴也。今作鹿精之名，亦未为稳。

血

【主治】阴痿，补虚，止腰痛、鼻衄，折伤，狂犬伤（苏恭）。和酒服，治肺痿吐血，及崩中带下（《日华》）。诸气痛欲危者，饮之立愈（汪颖）。大补虚损，益精血，解痘毒、药毒（时珍）。

【发明】颂曰：近世有服鹿血酒者。云得于射生者，因采捕入山失道，数日饥渴将委顿。惟获一生鹿，刺血数升饮之，饥渴顿除。及归，遂觉血气充盛异人。有效而服之者，刺鹿头角间血，酒和饮之更佳。

时珍曰：近世韩飞霞补益方有斑龙宴法，孙氏解痘毒有阴阳二血丸，皆古所未知者。而沈存中又以刺血代茸为非，亦一说也。

【附方】新三。斑龙宴：用驯养牡鹿一二只，每日以人参一两煎水与饮，将滓拌土产草料米豆，以时喂之，勿杂他水草。百日之外，露筋可用矣。宴法：夜前减食，次早空心。将布缚鹿于床，首低尾昂。令有力者抱定前足，有角者执定角，无角者以木囊头拘之，使头不动。用三棱针刺其眼之大眦前毛孔，名天池穴。以银管长三寸许插向鼻梁，坐定，咂其血，饮药酒数杯。再咂再饮，以醉为度。鼻中流出者，亦可接和酒饮。饮毕避风，行升降工夫，为一宴也。用生肌药敷鹿穴，养之。月可一度，一鹿可用六七年。不拘男女老少，服之终身无疾而寿，乃仙家服食丹方二十四品之一也。药酒以八珍散加沉香、木香煮之。阴阳二血丸：治小儿痘疮，未出者稀，已出者减。用鹿血、兔血（各以青纸盛，置灰上，晒干）、乳香、没药各一两，雄黄、黄连各五钱，朱砂、麝香各一钱。为末，炼蜜丸绿豆大。每服十丸，空心酒下。儿小者减之。（孙氏《集效方》）鼻血时作：干鹿血炒枯，将酒浮熏二三次，仍用酒浮半杯和服之。

肾

【气味】甘，平，无毒。

【主治】补肾气（《别录》）。补中，安五脏，壮阳气，作酒及煮粥食之（《日华》）。

【附方】旧一。肾虚耳聋：用鹿肾一对，去脂膜切，以豉汁入粳米二合煮粥食。亦可作羹。（《圣惠方》）

胆

【气味】苦，寒，无毒。

【主治】消肿散毒（时珍）。

筋

【主治】劳损续绝（苏恭）。尘沙眯目者，嚼烂捘入目中，则粘出（时珍）。

【附方】旧一。骨鲠：鹿筋渍软，搓索令紧，大如弹丸。持筋端吞至鲠处，徐徐引之，鲠着筋出。（《外台》）

䶉

【主治】气瘿，以酒渍，炙干，再浸酒中，含咽汁，味尽更易，十具乃愈（《深师》）。

皮

【主治】一切漏疮,烧灰和猪脂纳之,日五六易,愈乃止(时珍)。

粪

【主治】经日不产,干、湿各三钱,研末,姜汤服,立效(《经验》)。

胎粪

【主治】解诸毒(时珍曰:按范晔《后汉书》云:冉駹夷出鹿,食药草,其胎中麂粪,可疗毒也)。

麋(《本经》下品)

【释名】时珍曰:陆佃云:麋喜音声。班固云:麋性淫迷。则麋之名义取乎此。《尔雅》云:牡曰麐(音咎),牝曰麎(音辰),其子曰麇(音夭)。

【集解】《别录》曰:麋生南山山谷及淮海边。十月取之。

弘景曰:今海陵间最多。千百为群,多牝少牡。

时珍曰:麋,鹿属也。牡者有角。鹿喜山而属阳,故夏至解角;麋喜泽而属阴,故冬至解角。麋似鹿而色青黑,大如小牛,肉蹄,目下有二窍为夜目。故《淮南子》云:孕女见麋而子四目也。《博物志》云:南方麋千百为群,食泽草,践处成泥,名曰麋畯,人因耕获之。其鹿所息处,谓之鹿场也。今猎人多不分别,往往以麋为鹿,牡者犹可以角退为辨,牝者通目为麀鹿矣。

麋脂

一名宫脂(《本经》)

时珍曰:《别录》言十月取脂,炼过收用;而《周礼》冬献狼,夏献麋。注云:狼膏聚,麋膏散。聚则温,散则凉,以顺时也。

【气味】辛,温,无毒。忌桃李,畏大黄。

【主治】痈肿,恶疮,死肌,寒风湿痹,四肢拘挛不收,风头肿气,通腠理(《本经》)。柔皮肤。不可近阴,令痿(《别录》)。治少年气盛,面生疮疱,化脂涂之(时珍)。

【正误】弘景曰:人言麋一牡辄交十余牝,交毕即死。其脂堕地,经年,人得之名曰遁脂,酒服至良。夫麋性乃尔淫快,不应痿人阴。一方言不可近阴,令阴不痿,此乃有理。

恭曰:游牝毕即死者,虚传也。遍问山泽人,无此说。

肉

【气味】甘,温,无毒。

诜曰:多食令人弱房,发脚气。妊妇食之,令子目病。

弘景曰:不可合猪肉,雉肉食,发痼疾。合虾及生菜、梅、李食,损男子精气。

【主治】益气补中,治腰脚(孟诜)。补五脏不足气(禹锡)。

【发明】时珍曰:按陆农师云:鹿以阳为体,其肉食之燠;麋以阴为体,其肉食之寒。观此,则《别录》麋脂令人阴痿,孟诜言多食肉令人弱房,及角、肉不同功之说,亦此意也。

茸

【修治】与鹿茸同。

【气味】甘,温,无毒。

【主治】阴虚劳损,一切血病,筋骨腰膝酸痛,滋阴益肾(时珍)。

麋角

【修治】敩曰:麋角,顶根上有黄毛若金线,兼旁生小尖也、色苍白者为上。

诜曰:凡用麋角,可五寸截之,中破,炙黄为末,入药。

时珍曰:麋鹿茸角,今人罕能分别。陈自明以小者为鹿茸,大者为麋茸,亦臆见也。不若亲视其采取时为有准也。造麋角胶、麋角霜,并与鹿角胶、鹿角霜同法。又《集灵方》云:用麋角一双,水浸七日,刮去皮,锉屑。以银瓶盛牛乳浸一日,乳耗再加,至不耗乃止。用油纸密封瓶口。别用大麦铺锅中三寸,上安瓶,再以麦四周填满。入水浸一伏时,水耗旋加,待屑软如面取出,焙研成霜用。

【气味】甘,热,无毒。

【主治】风痹,止血,益气力(《别录》)。刮屑熬香,酒服,大益人(弘景。出《彭祖传》中)。酒服,补虚劳,添精益髓,益血脉,暖腰膝,壮阳悦色,疗风气,偏治丈夫(《日华》)。作粉常服,治丈夫冷气及风,筋骨疼痛。若猝心痛,一服立瘥。浆水磨泥涂面,令人光华,赤白如玉可爱(孟诜)。滋阴养血,功与茸同(时珍)。

【发明】诜曰:麋角常服,大益阳道,不知何因与肉功不同也。煎胶与鹿角胶同功,茸亦胜鹿茸,仙方甚重之。

恭曰:麋茸功力胜鹿茸,角煮胶亦胜白胶。详见鹿茸、鹿角下。

《日华》曰:麋角属阴,故治腰膝不仁,补一切血病也。

时珍曰:鹿之茸角补阳,右肾精气不足者宜之;麋之茸角补阴,左肾血液不足者宜之。此乃千古之微秘,前人方法虽具,而理未发出,故论者纷纭。又《杨氏家藏方》,治虚损有二至丸,两角并用。但其药性过温,止宜于阳虚寒湿血痹者耳,于左肾无与焉。孙思邈

本草原典

《千金方》言：麋角丸凡一百一十方，惟容成子羔所服者，特出众方之外，子羔服之羽化。今观其方，比二至丸似可常服，并集于下。

【附方】新五。麋角丸：补心神，安脏腑，填骨髓，理腰脚，能久立，聪耳明目，发白更黑，貌老还少。凡麋角，取当年新角连脑顶者为上，看角根有斫痕处，亦堪用。蜕角根下半者，不堪。取角五具，或四具、三具、二具、一具为一剂。去尖一大寸，即角长七八寸，取势截断，量把锓得。即于长流水处，即于净盆中满着水浸，每夜易换。软即将出，削去皱皮，以利锓锓取白处，至心即止。以清粟米泔浸两宿，初经一宿即干，握沥去旧水，置新绢上曝干，择去恶物粗骨皮及锓不匀者。以无灰美酒于大瓷器中浸，经两宿，其药及酒俱入净釜中。初用武火煮一食久，后以文火微煎，如蟹目沸。以柳木篦徐徐搅，不得住手，时时添酒，以成煎为度。煎时皆须平旦下手，不得经宿。仍看屑消如稀胶，即以牛乳五升，酥一斤，以次渐下后项药。仍以麋角一条，炙令黄为末，与诸药同制之。槟榔、通草、秦艽、肉苁蓉、人参、菟丝子（酒浸两宿，晒干别捣）、甘草各一两，上捣为末。将胶再煎一食顷，似稀稠粥即止火。少时投诸药末相和，稠粘堪作丸，即以新器盛贮，以众手一时丸如梧桐子大。如粘手，着少酥涂手。其服饵之法：空腹以酒下之，初服三十丸，日加一丸，加至五十丸为度，日二服。初服一百日内，忌房室。服经一月，腹内诸疾自相驱逐，有微利勿怪。渐后多泄气能食。患气者，加枳实、青木香各一两。服至二百日，面皱光泽。一年，齿落更生，强记，身轻若风，日行百里。二年，令人肥饱少食；七十以上服之，却成后生。三年，肠作筋髓，预见未明。四年，常饱不食，自见仙人。三十下服之不辍，颜一定而不变。修合时须在净室中，勿令阴人、鸡、犬、孝子等见。妇人服之尤佳。如饮酒食面，口干眼涩内热者，即服三黄丸微利之。如此一度发动以后，方始调畅也。（《千金》）二至丸：补虚损，生精血，去风湿，壮筋骨。用鹿角（锓细，以真酥一两，无灰酒一升，慢火炒干，取）四两，麋角（锓细，以真酥二两，米醋一升煮干，慢火炒干，取）半两，苍耳子（酒浸一宿，焙）半斤，山药、白茯苓、黄芪（蜜炙）各四两，当归（酒浸，焙）五两，肉苁蓉（酒浸，焙）、远志（去心）、人参、沉香各二两，熟附子一两，通为末，酒煮糯米糊丸梧桐子大。每服五十丸，温酒、盐汤任下，日二服。（《杨氏家藏方》）麋角丸：《三因方》：治五痿，皮缓毛瘁，血脉枯槁，肌肤薄着，筋骨羸弱，饮食不美，四肢无力，爪枯发落，眼昏唇燥。用麋角屑一斤（酒浸一宿），大附子（生，去皮脐）一两半，熟地黄四两，用大麦米二升，以一半藉底，以一半在上，以二布巾隔覆，炊一日，取出药、麦，各焙为末。以浸药酒，添清酒煮麦粉为糊和，杵三千下，丸如梧桐子大。每服五十丸，食前用温酒或米汤送下，日三服。一方只用麋角（锓屑，酥炒黄色）五两，熟附子（末）半两，酒糊丸服。麋角霜丸：补元脏，驻颜色。用麋角一副（水浸七日，刮去皱皮，锓为屑，盛在一银瓶内，以牛乳汁浸一日，常令乳高二寸，如乳耗更添，直候不耗，用油单数重密封瓶口，别用大麦一斗，安在甑内，约厚三寸，上安麋角瓶，更用大麦周围填实，露瓶口，不住火蒸一复时，如锅内水耗，即旋添热汤，须频看角屑粉烂如面，即住火取出，用细筛子漉去乳，焙干，每料八两），附子（炮裂去皮）、干山药各三两,上为末,蒸枣肉和,丸如梧桐子大。每服十五丸至二十丸,空心用温盐酒送下。炼蜜丸亦可。(《总录》)麇角丸:彭祖云:使人丁壮不老,房室不劳损,气力颜色不衰者,莫过麇角。其法:刮为末十两,用生附子一枚合之,雀卵和丸,日服二十丸,温酒下,二十日大效。亦可单熬为末酒服,亦令人不老,但性缓不及附子者。(《彭祖服食经》)

骨

【主治】虚劳,至良。煮汁酿酒饮,令人肥白,美颜色(禹锡)。

皮

【主治】作靴、袜,除脚气(孟诜)。

双头鹿(《拾遗》)

【释名】荼苜机。

时珍曰:荼苜机,音蔡茂机,番言也,出《博物志》。旧本讹作蔡苴机,又作余义,亦荼苜之讹也。

【集解】藏器曰:按张华《博物志》云:荼苜机出永昌郡,是两头鹿名也,似鹿两头。其胎中屎,以四月取之。范晔《后汉书》云:云南县有神鹿,两头,能食毒草。《华阳国志》云:此鹿出云南郡熊仓山。即余义也。

时珍曰:按盛弘之《荆州记》云:武陵郡西有阳山,产两头兽,似鹿,前后有头,一头食,一头行,山人时或见之。段成式《杂俎》云:双头鹿胎矢名耶希。夷人谓鹿为耶,谓屎为希。按《唐韵》屎字又音希,即此义也。

胎中屎

【主治】敷恶疮,蛇虺毒(藏器)。

麂(宋《开宝》附)

【释名】麡(即古麂字)。

时珍曰:麂味甘旨,故从旨。又《字说》云:山中有虎,麂必鸣以告,其声几几然,故曰麂。大者曰麠。

【集解】马志曰:麂生东南山谷。

颂曰:今有山林处皆有之,而均、房、湘、汉间尤多,乃獐类也。按《尔雅》云:麂,大麛,旄毛狗足。谓毛长也。南人往往食其肉,然坚韧不及獐味美。其皮作履舄,胜于诸皮。

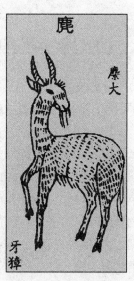

又有一种类麂而大者名麞,不堪药用。《山海经》云:女几之山多麈麂。即此。

宗奭曰:麂,獐属而小于獐。其口两边有长牙,好斗。其皮为第一,无出其右者,但皮多牙伤痕。其声如击破钹。四方皆有,山深处颇多。

时珍曰:麂居大山中,似獐而小,牡者有短角,黧色豹脚,脚矮而力劲,善跳越。其行草莽,但循一径。皮极细腻,靴、袜珍之。或云亦好食蛇。宋书《符瑞志》有银麂,白色;今施州山中出一种红麂,红色。

肉

【气味】甘,平,无毒。

【主治】五痔病。炸熟,以姜、醋进之,大有效(藏器)。

头骨

【气味】辛,平,无毒。

【主治】烧灰饮服,治飞尸(藏器)。

皮

【主治】作靴、袜,除湿气脚痹(时珍)。

獐(《别录》中品)

【释名】麕(音君,亦作麇)。

时珍曰:猎人舞采,则獐、麋注视。獐喜文章,故字从章。陆氏曰:獐性惊憻,故谓之獐。又善聚散,故又名麕。囷,圆仓也。《尔雅》云:麕,牡曰麌(音语),牝曰麜(音栗),其子曰麆(音助)。大者曰麃(音庖),古语云"四足之美有麃",是矣。

【集解】颂曰:獐,今陂泽浅草中多有之。其类甚多,麋乃总名也。有有牙者,有无牙者,其牙不能噬啮。

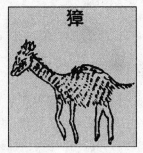

獐

时珍曰:獐,秋冬居山,春夏居泽。似鹿而小,无角,黄黑色,大者不过二三十斤。雄者有牙出口外,俗称牙獐。其皮细软,胜于鹿皮,夏月毛毡而皮厚,冬月毛多而皮薄也。宋·《符瑞志》有银獐白色,云王者刑罚中理则出。春秋《运斗枢》云:枢星散为獐。

【正误】诜曰:獐中往往得香,如栗子大,不能全香,亦治恶病。

时珍曰:獐无香,有香者麝也,俗称土麝呼为香獐是矣。今正之。

肉

【气味】甘,温,无毒。

诜曰:八月至十一月食之,胜羊;十二月至七月食之,动气。多食,令人消渴。若瘦恶者,食之发痼疾。不可合鹄肉食,成症瘕。又不可合梅、李、虾食,病人。

【主治】补益五脏(《别录》)。

【发明】弘景曰:俗云白肉是獐。其胆白,易惊怖也。

诜曰:肉同麋肉酿酒,良。道家以其肉供养星辰,名为白脯,云不属十二辰,不是腥腻,无禁忌也。

时珍曰:獐胆白性怯,饮水见影辄奔,《道书》谓獐鹿无魂也。

藏器曰:人心粗豪者,以其心肝曝干为末,酒服一具,便即小胆;若怯者食之,则转怯不知所为。

【附方】旧二。通乳:獐肉煮食,勿令妇知。(《子母秘录》)消瘤:用獐肉或鹿肉剖如厚脯,炙热拓之。可四炙四易,出脓便愈。不除,再以新肉用之。(《外台秘要》)

髓脑

【主治】益气力,悦泽人面(《别录》)。治虚风(时珍曰:《千金》治暗风,薯蓣煎,治虚损,天门冬煎,并用之。颂曰:唐方有獐髓煎及獐骨酒,并补下)。

骨

【气味】甘,微温,无毒。

【主治】虚损泄精(《别录》)。益精髓,悦颜色(《日华》)。时珍曰:《千金》治产后虚损,有獐骨汤,煮汁煎药。)酿酒,有补下之功(宁源)。

麝(《本经》上品)

【释名】射父(《尔雅》)、香獐。

时珍曰:麝之香气远射,故谓之麝。或云麝父之香来射,故名,亦通。其形似獐,故俗呼香獐。《梵书》谓麝香曰莫诃婆伽。

麝脐香

【修治】敩曰:凡使麝香,用当门子尤妙。以子日开之,微研用,不必苦细也。

【气味】辛,温,无毒。

甄权曰:苦、辛。忌大蒜。

李鹏飞曰:麝香不可近鼻,有白虫入脑,患癞。久带其香透关,令人成异疾。

【主治】辟恶气，杀鬼精物，去三虫蛊毒，温疟痫痓。久服，除邪，不梦寤魇寐（《本经》）。疗诸凶邪鬼气，中恶，心腹暴痛，胀急痞满，风毒，去面䵟、目中肤翳，妇人产难堕胎。通神仙（《别录》）。佩服及置枕间，辟恶梦，及尸疰鬼气。又疗蛇毒（弘景。《抱朴子》云：入山辟蛇，以麝香丸着足爪中有效。因麝㖞蛇，故以厌之也）。治蛇、蚕咬，沙虱溪瘴毒，辟蛊气，杀脏腑虫，治疟疾，吐风痰，疗一切虚损恶病。纳子宫，暖水脏，止冷带下（《日华》）。熟水研服一粒，治小儿惊痫客忤，镇心安神，止小便利。又能蚀一切痈疮脓水（《药性》。又云：入十香丸服，令人百毛九窍皆香）。除百病，治一切恶气及惊怖恍惚（孟诜）。疗鼻窒，不闻香臭（好古）。通诸窍，开经络，透肌骨，解酒毒，消瓜果食积，治中风、中气、中恶，痰厥，积聚癥瘕（时珍）。

【附方】旧七，新十三。中风不省：麝香二钱研末，入清油二两和匀，灌之，其人自苏也。（《济生方》）中恶客忤，项强欲死：麝香少许，乳汁调，涂儿口中取效。醋调亦可。（《广利方》）小儿惊啼，发歇不定：真麝香一字，清水调服，日三。（《广利》）小儿中水：单以麝香如大豆三枚，奶汁调，分三四服。（《杨氏产乳》）破伤风水，毒肿痛不可忍：麝香末一字纳疮中，出尽脓水，便效。（《普济方》）中恶霍乱：麝香一钱，醋半盏，调服。（《圣惠方》）小儿邪疟：以麝香研墨，书"去邪辟魔"四字于额上。（《经验后方》）诸果成积，伤脾作胀，气急：用麝香一钱，生桂末一两。饭和，丸绿豆大。大人十五丸，小儿七丸，白汤下。盖"果得麝则落、木得桂即枯"故也。（《济生》）消渴饮水，因饮酒或食果实过度，虽能食而口渴饮水，数尿：以麝香当门子，酒相和作十余丸，枳椇子煎汤送下。盖麝香败酒坏果，枳椇亦败酒也。（《济生》）偏正头痛久不除者：晴明时，将发分开，用麝香五分，皂角末一钱，薄纸裹置患处。以布包炒盐于上熨之，冷则易。如此数次，永不再发。（《简便单方》）五种蛊毒：麝香、雄黄等分为末，以生羊肝如指大，以刀割开，裹药吞之。（《卫生》）口内肉球有根如线五寸余，如钗股，吐出乃能食物，捻之则痛彻心者：麝香一钱研水服之，日三，自消。（夏子益《奇疾方》）催生易产：《续十全方》：麝香一钱，水研服，立下。《济生》：胜金散：治人弱难产。麝香一钱，盐豉一两，以旧青布裹之，烧红为末。以秤锤淬酒，服二钱即下。郭稽中云：妇人产难及横逆生者，乃儿枕破而败血裹子，服胜金散逐其败血，自生也。死胎不下：麝香（当门子）一枚，桂心末二钱，温酒服，即下。（《本事方》）痔疮肿毒：麝香（当门子）、印城盐等分涂之。不过三次。（《外台》）鼠咬成疮：麝香封之，妙。（《经验后方》）蚕咬成疮：蜜调麝香敷之。（《广利方》）山岚瘴气：水服麝香三分解之。（《集简方》）虫牙作痛：香油抹箸头，蘸麝香末。绵裹炙热咬之。换二三次，其虫即死，断根甚妙。（《医方摘要》）

肉

【气味】甘，温，无毒。

诜曰：蛮人常食之，似獐肉而腥气，云食之不畏蛇毒也。

【主治】腹中癥病(时珍)。

【附方】新一。小儿症病:麝肉二两,切焙,蜀椒三百枚,炒捣末,以鸡子白和,丸小豆大。每服二三丸,汤下,以知为度。(《范汪方》)

灵猫(《拾遗》)

【释名】灵狸(作蛉者非)、香狸(《杂俎》)、神狸(《离骚注》)、类。

时珍曰:自为牝牡,又有香气,可谓灵而神矣。

【集解】藏器曰:灵猫生南海山谷。状如狸,自为牝牡。其阴如麝,功亦相似。按《异物志》云:灵狸一体自为阴阳。刳其水道连囊,以酒洒阴干,其气如麝。若杂入麝香中,罕能分别,用之亦如麝焉。

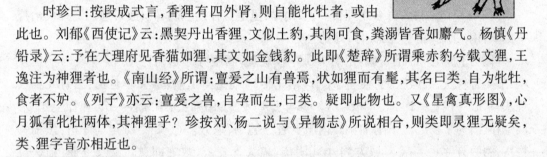

颂曰:香狸出南方,人以作脍生,如北地狐生法,其气甚香,微有麝气。

时珍曰:按段成式言,香狸有四外肾,则自能牝牡者,或由此也。刘郁《西使记》云:黑契丹出香狸,文似土豹,其肉可食,粪溺皆香如麝气。杨慎《丹铅录》云:予在大理府见香猫如狸,其文如金钱豹。此即《楚辞》所谓乘赤豹兮载文狸,王逸注为神狸者也。《南山经》所谓:亶爰之山有兽焉,状如狸而有髦,其名曰类,自为牝牡,食者不妒。《列子》亦云:亶爰之兽,自孕而生,曰类。疑即此物也。又《星禽真形图》,心月狐有牝牡两体,其神狸乎?珍按刘、杨二说与《异物志》所说相合,则类即灵狸无疑矣,类、狸字音亦相近也。

肉

【气味】甘,温,无毒。

阴

【气味】辛,温,无毒。

【主治】中恶鬼气,飞尸蛊疰,心腹猝痛,狂邪鬼神,鬼疟疫气,梦寐邪魇,镇心安神(藏器)。

猫(《蜀本草》)

【释名】家狸。

时珍曰:猫,苗、茅二音,其名自呼。陆佃云:鼠害苗而猫捕之,故字从苗。《礼记》所谓迎猫,为其食田鼠也,亦通。《格古论》云:一名乌圆。或谓蒙贵即猫,非矣。

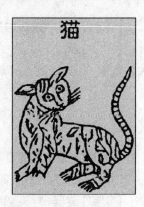

猫

肉

【气味】甘、酸,温,无毒。

【主治】劳疰、鼠瘘、蛊毒。

【发明】时珍曰:本草以猫、狸为一类注解。然狸肉人食,猫肉不佳,亦不入食品,故用之者稀。胡洽《易简方》云:凡预防蛊毒,自少食猫肉,则蛊不能害。此亦《隋书》所谓猫鬼野道之蛊乎?《肘后》治瘰疬核肿,或已溃出脓血者,取猫肉如常作羹,空心食之,云不传之法也。昔人皆以瘰子为鼠涎毒所致。此乃《淮南子》所谓狸头治鼠及鼠啮人疮。又云狐目狸脑,鼠去其穴。皆取其相制之义耳。

头骨

【气味】甘,温,无毒。

【主治】鬼疰蛊毒,心腹痛,杀虫治疳,及痘疮变黑,瘰疬、瘰瘘、恶疮(时珍)。

【发明】时珍曰:古方多用狸,今人多用猫,虽是二种,性气相同,故可通用。孙氏治痘疮倒黡,用人、猫、猪、犬四头骨,方见人类。

【附方】新九。心下鳖瘕:用黑猫头一枚烧灰,酒服方寸匕,日三。(《寿域》)痰齁发喘:猫头骨烧灰,酒服三钱,便止。(《医学正传》)猫鬼野道病,歌哭不自由:腊月死猫头烧灰,水服一钱匕,日二。(《千金方》)多年瘰疬不愈:用猫头、蝙蝠各一个,俱撒上黑豆,同烧存性,为末掺之。干则油调。内服五香连翘汤,取效。(《集要》)走马牙疳:黑猫头烧灰,酒服方寸匕。(《寿域方》)小儿阴疮:猫头骨烧灰,敷之即愈。鼠咬疮痛:猫头烧灰,油调敷之,以瘥为度。(赵氏方)收敛痈疽:猫头一个煅研,鸡子十个煮熟去白,以黄煎出油,入白蜡少许,调灰敷之,外以膏护住,神妙。(《医方摘要》)对口毒疮:猫头骨烧存性,研。每服三五钱,酒服。(吴球《便民食疗方》)

脑(纸上阴干)

【主治】瘰疬鼠瘘溃烂,同莽草等分为末,纳孔中(时珍。出《千金》)。

眼睛

【主治】瘰疬鼠瘘,烧灰,井华水服方寸匕,日三(出《千金》)。

牙

【主治】小儿痘疮倒黡欲死,同人牙、猪牙、犬牙烧炭,等分研末,蜜水服一字,即便发起(时珍)。

【发明】时珍曰：痘疮归肾则变黑。凡牙皆肾之标，能入肾发毒也。内有猫牙，又能解毒，而热证亦可用云。

舌

【主治】瘰疬鼠瘘，生晒研敷（《千金》）。

涎

【主治】瘰疬，刺破涂之（时珍）。

肝

【主治】劳瘵杀虫，取黑猫肝一具，生晒研末，每朔、望五更酒调服之（时珍。出《直指》）。

胞衣

【主治】反胃吐食，烧灰，入朱砂末少许，压舌下，甚效（时珍。出杨氏《经验》）。

皮毛

【主治】瘰疬诸瘘，痈疽溃烂（时珍）。

【附方】新六。乳痈溃烂见内者：猫儿腹下毛，坩锅内煅存性，入轻粉少许，油调封之。（《济生秘览》）瘰疬鼠瘘：以石菖蒲生研盦之，微破，以猫儿皮连毛烧灰，用香油调敷。内服白蔹末，酒下，多多为上。仍以生白蔹捣烂，入酒少许，敷之，效。（《证治要诀》）鬓边生疖：猫颈上毛、猪颈上毛各一把，鼠屎一粒，烧研，油调敷之。（《寿域》）鬼舐头疮：猫儿毛烧灰，膏和敷之。（《千金》）鼻擦破伤：猫儿头上毛剪碎，唾粘敷之。（《卫生易简》）鼠咬成疮：猫毛烧灰，入麝香少许，唾和封之。猫须亦可。（《救急易方》）

尿

以姜或蒜擦牙、鼻，或生葱纤鼻中，即遗出。

【主治】蜒蚰诸虫入耳，滴入即出（时珍。出《儒门事亲》）。

屎

【修治】腊月采干者，泥固，烧存性，收用。

【主治】痘疮倒陷不发，瘰疬溃烂，恶疮蛊疰，蝎螫鼠咬（时珍。痘黡有无价散，见人类）。烧灰水服，治寒热鬼疟，发无期度者，极验（《唐本注》）。

【附方】旧一，新七。小儿疟疾：乌猫屎一钱，桃仁七枚，同煎，服一盏立瘥（《温居士方》）腰脚锥痛支腿者：猫儿屎烧灰，唾津调，涂之。（《永类钤方》）蛊疰腹痛：雄猫屎烧灰,水服。(《外台》)瘰疬溃烂:腊月猫屎,以阴阳瓦合,盐泥固济,煅过研末,油调搽之。(《儒门事亲》)鬼舐头秃:猫儿屎烧灰,腊猪脂和,敷之。(《千金》)鼠咬成疮:猫屎揉之,即愈。(《寿域方》)蝎螫作痛:猫儿屎涂之,三五次即瘥。(《心镜》)齁哮痰咳:猫粪烧灰,砂糖汤服一钱。(叶氏《摘玄》)

狸(《别录》中品)

【释名】野猫。

时珍曰:按《埤雅》云:豸之在里者,故从里,穴居狸伏之兽也。《尔雅》云:狸子曰隶(音曳)。其足蹯,其迹内(音钮,指头处也)。

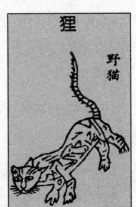

狸

野猫

肉

【气味】甘,平,无毒。

诜曰:温。正月勿食,伤神。

时珍曰:《内则》:食狸去正脊,为不利人也。反藜芦。

【主治】诸疰(《别录》)。治风湿鬼毒气,皮中如针刺(时珍。出《太平御览》)。作羹臛,治痔及鼠瘘,不过三顿,甚妙。(苏颂。出《外台》)。补中益气,去游风(孙思邈)。

【附方】新二。肠风痔瘘,下血年深日近者:如圣散:用腊月野狸一枚,蟠在罐内;炒大枣半升,枳壳半斤,甘草四两,猪牙皂荚二两,同入罐内盖定,瓦上穿一孔,盐泥固济,煅令干。作一地坑,以十字瓦支住罐子,用炭五秤,煅至黑烟尽、青烟出取起,湿土罨一宿,为末。每服二钱,盐汤下。一方:以狸作羹,其骨烧灰酒服。(《杨氏家藏方》)风冷下血,脱肛疼痛:野狸一枚,大瓶盛之,泥固,火煅存性,取研,入麝香二钱。每食前,米饮服二钱。(《圣惠方》)

膏

【主治】蹊鼠咬人成疮,用此摩之,并食狸肉(时珍)。

肝

【主治】鬼疟(时珍)。

【附方】新一。鬼疟经久,或发或止:野猫肝一具,(瓶盛,热猪血浸之,封口,悬干去血,取肝研末),猳狨头骨、虎头骨、狗头骨各一两,麝香一分,为末,醋糊丸芡子大。发时手把一丸嗅之,仍以绯帛包一丸系中指上。(《圣惠方》)

阴茎

【主治】女人月水不通,男子阴癞,烧灰,东流水服(《别录》)。

骨(头骨尤良)

【气味】甘,温,无毒。

【主治】风疰、尸疰、鬼疰、毒气,在皮中淫跃如针刺者,心腹痛,走无常处,及鼠瘘恶疮(《别录》)。烧灰酒服,治一切游风(《日华》)。炒末,治噎病,不通饮食(《药性》)。烧灰水服,治食野鸟肉中毒。头骨炙研或烧灰,酒服二钱,治尸疰、邪气腹痛及痔瘘,十服后见验(孟诜。宗奭曰:炙骨,和雄黄、麝香为丸服,治痔及瘘甚效)。杀虫,治疳痢、瘰疬(时珍)。

【发明】颂曰:华佗治尸疰有狸骨散,用其头。

时珍曰:狸骨、猫骨性相近,可通用之。《卫生宝鉴》治诸风心痫神应丹,用狸全身烧过入药。

【附方】旧一,新一。瘰疬肿痛:久不瘥。用狸头、蹄骨,并涂酥炙黄为散。每日空心米饮下一钱匕。(《圣惠》)瘰疬已溃:狸头烧灰,频敷之。(《千金》)

屎(五月收干)

【主治】烧灰,水服,主鬼疟寒热(孟诜)。烧灰,和腊猪脂,敷小儿鬼舐头疮(《千金》)。

风狸(《拾遗》)

【校正】原附狸下,今分出。

【释名】风母(《纲目》)、风生兽(同)、平猴(同)、猼猔(音吉屈)。

时珍曰:风狸能因风腾越,死则得风复生,而又治风疾,故得风名。猼猔言其诘崛也。

【集解】藏器曰:风狸生邕州以南。似兔而短,栖息高树上,候风而吹至他树,食果子。其尿如乳,甚难得,人取养之乃可得。

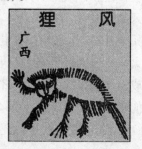

时珍曰:今考《十洲记》之风生兽,《南州异物志》之平猴,《岭南异物志》之风狸,《酉阳杂俎》之猼猔,《虞衡志》之风狸,皆一物也,但纹有大同小异尔。其兽生岭南及蜀西徼外山林中。其大如狸如獭,其状如猿猴而小,其目赤,其尾短如无,其色青黄而黑,其文如豹。或云一身无毛,惟自鼻至尾一道有青毛,广寸许,长三四分。其尿如乳汁。其性食蜘蛛,亦啖薰陆香。昼则蜷伏不动如猬,夜则因风腾跃甚捷,越岩过树,如鸟飞空中。人网得之,见人则如羞而叩头乞怜之态。人挝击之,倏然死矣,以口向风,须臾复活。惟碎其骨、破其脑乃死。一云刀斫不入,火焚不焦,打之如皮囊,虽铁击其头破,得风复起;惟石菖蒲塞其鼻,即死也。一云此兽常持一小杖,遇物则指,飞走悉不能去,见人则弁之。人狄得击扑至极,乃指示人。人取以指物,令所欲如意也。二说见《十洲记》及《岭南志》,未审然否?

脑

【主治】酒浸服,愈风疾(时珍。出《岭南志》)。和菊花服至十斤,可长生(《十洲记》)。

尿

【主治】诸风(藏器)。大风疾(《虞衡志》)。

狐(《别录》下品)

【释名】时珍曰:《埤雅》云:狐,孤也。狐性疑,疑则不可以合类,故其字从孤省。或云狐知虚实,以虚击实,实即孤也,故从孤,亦通。

【集解】弘景曰:江东无狐,狐出北方及益州。形似狸而黄,善为魅。

恭曰:形似小黄狗,而鼻尖尾大,全不似狸。

颂曰:今江南亦时有之,汴、洛尤多。北土作脍生食之。

宗奭曰:其性多疑审听,故捕者多用置。

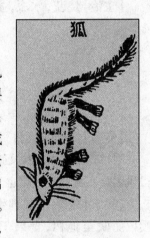

时珍曰:狐南北皆有之,北方最多。有黄、黑、白三种,白色者尤稀。尾有白钱纹者亦佳。日伏于穴,夜出窃食。声如婴儿,气极臊烈。毛皮可为裘,其腋毛纯白,谓之狐白。许慎云:妖兽,鬼所乘也。有三德:其色中和,小前大后,死则首丘。或云狐知上伏,不度阡陌。或云狐善听冰。或云狐有媚珠。或云狐至百岁,礼北斗而变化为男、女、淫妇以惑人。又能击尾出火。或云狐魅畏狗。千年老狐,惟以千年枯木燃照,则见真形。或云犀角置穴,狐不敢归。《山海经》云:青丘之山,有狐九尾,能食人。食之不蛊。

鼎曰:狐魅之状,见人或叉手有礼,或袛揖无度,或静处独语,或裸形见人也。

肉

【气味】甘,温,无毒。

诜曰：有小毒。《礼记》云"食狐去首"，为害人也。

【主治】同肠作臛食，治疮疥久不瘥（苏恭）。煮炙食，补虚损；又主五脏邪气，患蛊毒寒热者，宜多服之（孟诜）。作脍生食，暖中去风，补虚劳（苏颂）。

【附方】旧一。狐肉羹：治惊痫恍惚，语言错谬，歌笑无度，及五脏积冷，蛊毒寒热诸病。用狐肉一片及五脏治净，入豉汁煮熟，入五味作羹，或作粥食，京中以羊骨汁、鲫鱼代豉汁，亦妙。（《食医心镜》）

五脏及肠肚

【气味】苦，微寒，有毒。

【主治】蛊毒寒热，小儿惊痫（《别录》）。补虚劳，随脏而补，治恶疮疥。生食，治狐魅（《日华》）。作羹臛，治大人见鬼（孟诜）。肝烧灰，治风痫及破伤风，口紧搐强（时珍。古方治诸风惊痫，有狐肝散及《卫生宝鉴》神应散、《普济方》治破伤中风金乌散中并用之）。

【附方】新四。劳疟瘴疟：野狐肝一具阴干，重五日更初，北斗下受气为末，粳米饭作丸绿豆大。每以一丸绯帛裹，系手中指，男左女右。（《圣惠》）鬼疟寒热：野狐肝胆一具（新瓶内阴干），阿魏一分，为末，醋煮面糊丸芡子大。发时男左女右把一丸嗅之。仍以绯帛包一丸，系手中指。（《圣惠》）中恶蛊毒：腊月狐肠烧末，水服方寸匕。（《千金》）牛病疫疾：恭曰：狐肠烧灰，和水灌之，胜獭也。

胆（腊月收之）

【主治】人猝暴亡，即取雄狐胆温水研灌，入喉即活。移时者无及矣（苏颂。出《续传信方》）。辟邪疟，解酒毒（时珍。《万毕术》云：狐血渍黍，令人不醉。高诱注云：以狐血渍黍米、麦门冬，阴干为丸。饮时以一丸置舌下含之，令人不醉也）。

【附方】新一。狐胆丸：治邪疟发作无时。狐胆一个，朱砂、砒霜各半两，阿魏、麝香、黄丹、绿豆粉各一分，为末，五月五日午时，粽子尖和，丸梧桐子大。空心及发前，冷醋汤服二丸。忌热物。（《圣惠方》）

阴茎

【气味】甘，微寒，有毒。

思邈曰：平，有小毒。

【主治】女子绝产，阴中痒，小儿阴㿗卵肿（《别录》）。妇人阴脱（时珍）。

【附方】新一。小儿阴肿：狐阴茎炙为末，空心酒服。（《千金方》）

头

【主治】烧之辟邪。同狸头烧灰，敷瘰疬（时珍。《千金》）。

目

【主治】破伤中风(时珍)。

【发明】时珍曰:狐目治破伤风,方见刘氏《保寿堂方》,云神效无比。腊月收取狐目阴干,临时用二目一副,炭火微烧存性,研末,无灰酒服之。又《淮南万毕术》云:狐目狸脑,鼠去其穴。谓涂穴辟鼠也。

鼻

【主治】狐魅病,同豹鼻煮食(时珍)。

唇

【主治】恶刺入肉,杵烂,和盐封之(《圣惠》)。

口中涎液

【主治】入媚药(嘉谟曰:取法:小口瓶盛肉,置狐常行处。狐爪不得,徘徊于上,涎入瓶中,乃收之也)。

四足

【主治】痔漏下血(时珍)。

【附方】新一。痔漏反花泻血者:用狐手足一副(阴干),穿山甲、猬皮各三两,黄明胶、白附子、五灵脂、蜀乌头、川芎劳、乳香各二两,剉细,入砂锅内,固济候干,炭火煅红为末。入木香末一两,以芫荽煎酒调下二钱,日三服,屡效。(《永类钤方》)

皮

【主治】辟邪魅(时珍)。

尾

【主治】烧灰辟恶(《日华》。头尾烧灰,治牛疫,和水灌之)。

雄狐屎

恭曰:在竹、木、及石上,尖头者是也。

【主治】烧之辟恶(《别录》)。去瘟疫气(苏恭)。治肝气心痛,颜色苍苍如死灰状而喘息大者,以二升烧灰,和姜黄三两捣末,空腹酒下方寸匕,日再,甚效(苏颂。出崔元亮《海上方》)。疗恶刺入肉,烧灰,和腊月猪脂封之(《千金》)。

【附方】旧一,新一。鬼疟寒热:雄狐屎、蝙蝠屎各一分为末,醋糊丸芡子大。发时男

左女右,手把一丸嗅之。(《圣惠》)一切恶瘘,中有冷息肉者:用正月狐粪干末,食前新汲水下一钱匕,日二。(《千金》)

貉(音鹤。《衍义》)

【校正】原系貒下,今分出。

【释名】时珍曰:按俗云:貉与獾同穴各处,故字从各。《说文》作貈。亦作狢。《尔雅》:貈子曰貆(音陌),其雌曰貔(音恼)。原本以貈作貍者,讹矣。

【集解】宗奭曰:貉形如小狐,毛黄褐色。

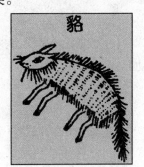

时珍曰:貉生山野间。状如狸,头锐鼻尖,斑色。其毛深厚温滑,可为裘服。与獾同穴而异处,日伏夜出,捕食虫物,出则獾随之。其性好睡,人或蓄之,以竹叩醒,已而复寐,故人好睡者谓之貉睡。俗作渴睡,谬矣。俚人又言其非好睡,乃耳聋也,故见人乃知趋走。《考工记》云:貉逾汶则死,地气使然也。王浚川言北曰狐,南曰貉;《星禽书》言氐土貉是千岁独狐化成者,并非也。

肉

【气味】甘,温,无毒。

【主治】元脏虚劳及女子虚惫(苏颂)。

貒(音湍。《唐本草》)

【释名】獾㹠(藏器)、猪獾。

时珍曰:貒,团也,其状团肥也。《尔雅》云:貒子曰貍。其足蹯,其迹内。蹯,足掌也。内,指头迹也。

【集解】颂曰:貒,似犬而矮,尖喙黑足,褐色。与獾、貉三种而大抵相类,而头、足小别。郭璞注《尔雅》云:貒,一名獾,以为一物,然方书说其形状差别也。

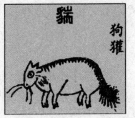

宗奭曰:貒肥矮,毛微灰色,头连脊毛一道黑,短尾,尖嘴而黑。蒸食极美。

时珍曰:貒,即今猪獾也。处处山野间有之,穴居。状似小猪㹠,形体肥而行钝。其耳聋,见人乃走。短足短尾,尖喙褐毛,能孔地食虫蚁瓜果。其肉带土气,皮毛不如狗獾。苏颂所注乃狗獾,非貒也。郭璞谓獾即貒,亦误也。

肉

【气味】甘、酸,平,无毒。

【主治】水胀久不瘥、垂死者,作羹食之,下水大效(苏恭。《圣惠》用粳米、葱、豉作粥食)。服丹石动热,下痢赤白久不瘥,煮肉露一宿,空腹和酱食,一顿即瘥。瘦人煮和五味食,长肌肉(孟诜。宗奭曰:野兽中惟貒肉最甘美,益瘦人)。治上气虚乏,咳逆劳热,和五味煮食(吴瑞)。

膏

【主治】蜣螂蛊毒,胸中哽噎怵怵如虫行,咳血,以酒和服,或下或吐或自消也(崔行功)。

胞

【主治】蛊毒,以腊月者,汤摩如鸡子许,空腹服之(《唐本草》)。

骨

【主治】上气咳嗽,炙研,酒服三合,日二,取瘥(孟诜)。

貆(《食物》)

【释名】狗貛(音欢)、天狗。

时珍曰:貆又作貆,亦状其肥钝之貌。蜀人呼为天狗。

【集解】汪颖曰:狗貛,处处山野有之,穴土而居。形如家狗,而脚短,食果实。有数种相似。其肉味甚甘美,皮可为裘。

时珍曰:貒,猪貛也;貆,狗貛也,二种相似而略殊。狗貛似小狗而肥,尖喙矮足,短尾深毛,褐色。皮可为裘领。亦食虫蚁瓜果。又辽东女直地面有海貛皮,可供衣裘,亦此类也。

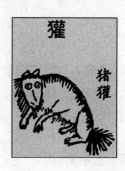

肉

【气味】甘、酸,平,无毒。

【主治】补中益气,宜人(汪颖)。小儿疳瘦,杀蛔虫,宜啖之(苏颂)。功与貒同(时珍)。

木狗(《纲目》)

【集解】时珍曰:按熊太古《冀越集》云:木狗生广东左右江山中。形如黑狗,能登木。其皮为衣褥,能运动血气。元世祖有足疾,取以为裤,人遂贵重之,此前所未闻也。珍尝闻蜀人言:川西有玄豹,大如狗,黑色,尾亦如狗。其皮作裘、褥,甚暖。冬月远行,用其皮包肉食,数日犹温,彼土亦珍贵之。此亦木狗之属也,故附见于此云。

皮

【主治】除脚痹风湿气,活血脉,暖腰膝(时珍)。

豺(音侪。《唐本草》)

【释名】豺狗。

时珍曰:按《字说》云:豺能胜其类,又知祭兽,可谓才矣。故字从才。《埤雅》云:豺,柴也。俗名体瘦如豺是矣。

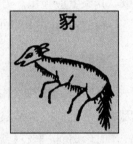

豺

【集解】时珍曰:豺,处处山中有之,狼属也。俗名豺狗,其形似狗而颇白,前矮后高而长尾,其体细瘦而健猛,其毛黄褐色而鬈鬃其牙如锥而噬物,群行虎亦畏之,又喜食羊。其声如犬,人恶之,以为引魅不祥。其气臊臭可恶。罗愿云:世传狗为豺之舅,见狗辄跪,亦相制耳。

肉

【气味】酸,热,有毒。

诜曰:豺肉食之,损人精神,消人脂肉,令人瘦。

皮

【气味】热。

【主治】冷痹软脚气,熟之以缠裹病上,即瘥(苏恭)。疗诸疳痢,腹中诸疮,煮汁饮,或烧灰酒服之。其灰亦可敷䘌齿疮(孟诜。又曰:头骨烧灰和酒灌解槽,牛马便驯良附人)。治小儿夜啼,百法不效,同狼屎中骨烧灰等分,水服少许,即定(时珍。出《普济方》)。

狼(《拾遗》)

【释名】毛狗。

时珍曰:《禽书》云:狼逐食,能倒立,先卜所向,兽之良者也。故宁从良。《尔雅》云:牡曰獾,牝曰狼,其子曰獥(音叫)。

【集解】藏器曰:狼大如狗,苍色,鸣声则诸孔皆沸。

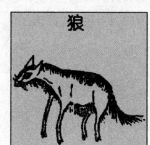

狼

时珍曰:狼,豺属也,处处有之,北方尤多,喜食之,南人呼为毛狗是矣。其居有穴。其形大如犬,而锐头尖喙,白颊骈胁,高前广后,脚不甚高。能食鸡鸭鼠物。其色杂黄黑,亦有苍灰色者。其声能大能小,能作儿啼以魅人,野俚尤恶其冬鸣。其肠直,故鸣则后窍皆沸,而粪为烽烟,直上不斜。其性善顾而食庆践藉。老则其胡如袋,所以跋胡疐尾,进退两患。其象上应奎星。

颖曰:狈足前短,知食所在;狼足后短,负之而行,故曰狼狈。

狼筋

藏器曰:狼筋如织络袋子,又若筋胶所作,大小如鸭卵。人有犯盗者,熏之即脚挛缩,因之获贼也。或言是狼胜下筋,又言是虫所作,未知孰是?

时珍曰:按李石《续博物志》云:唐时有狼巾,一作狼筋,状如大蜗,两头光,带黄色。有段祐失金帛,集奴婢于庭焚之,一婢脸睏,乃窃器者。此即陈氏所谓狼筋也。愚谓其事盖术者所为,未必实有是理,而罗氏《尔雅翼》解为狼胜中筋,大于鸡卵,谬矣。

肉

【气味】咸,热,无毒。

味胜狐、犬。

【主治】补益五脏,厚肠胃,填精髓,腹有冷积者宜食之(时珍。出《饮膳正要》)。

膏

【主治】补中益气,润燥泽皱,涂诸恶疮(时珍)。

【发明】时珍曰:腊月炼净收之。《礼记》云:小切狼臅膏,与稻米为酏。谓以狼胸臆中膏,和米作粥糜也。古人多食狼肉,以膏煎和饮食。故《内则》食狼去肠,《周礼》兽人冬献狼,取其膏聚也。诸方亦时用狼之臅、牙、皮、粪,而本草并不著其功用,止有陈藏器述狼筋疑似一说,可谓缺矣。今通据《饮膳正要》诸书补之云。

牙

【主治】佩之,辟邪恶气。刮末水服,治猘犬伤。烧灰水服方寸匕,治食牛中毒(时珍。出《小品》诸方)。

喉靥

【主治】噎病,晒干为末,每以半钱入饭内食之,妙(《圣惠》)。

皮

【主治】暖人,辟邪恶气。嗉下皮,搓作条,勒头,能去风止痛(《正要》。淮南子《万毕术》云:狼皮当户,羊不敢出)。

尾

【主治】系马胸前,辟邪气,令马不惊(《正要》)。

屎

【主治】瘰疬,烧灰,油调封之。又治骨哽不下,烧灰,水服之(时珍。出《外台》、《千金方》)。

屎中骨

【主治】小儿夜啼,烧灰,水服二黍米大,即定。又能断酒(《千金》)。

【附方】新一。破伤风:狼、虎穿肠骨四钱(炙黄),桑花、蝉蜕各二钱,为末。每服一钱,米汤调下。若口干者,不治。(《经验方》)

兔(《别录》中品)

【释名】明视。

时珍曰:按魏子才《六书精蕴》云:兔字篆文象形。一云:吐而生子,故曰兔。《礼记》谓之明视,言其目不瞬而瞭然也。《说文》兔子曰娩(音万)。狡兔曰㕙(音俊),曰魏(音逸)。《梵书》谓兔为舍舍迦。

肉

【气味】辛,平,无毒。

诜曰:酸,冷。

时珍曰:甘,寒。按《内则》云:食兔去尻,不利人也。《风俗通》云:食兔髌多,令人面生髌骨。

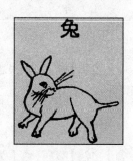

弘景曰：兔肉为羹，益人。妊娠不可食，令子缺唇。不可合白鸡肉及肝、心食，令人面黄。合獭肉食，令人病遁尸。与姜、橘同食，令人心痛、霍乱。又不可同芥食。

藏器曰：兔尻有孔，子从口出，故妊妇忌之，非独为缺唇也。大抵久食绝人血脉，损元气、阳事，令人痿黄。八月至十月可食，余月伤人神气。兔死而眼合者杀人。

【主治】补中益气（《别录》）。热气湿痹，止渴健脾。生食，压丹石毒（《日华》）。腊月作酱食，去小儿豌豆疮（《药性》）。凉血，解热毒，利大肠（时珍）。

【附方】旧一。消渴羸瘦：用兔一只，去皮、爪、五脏，以水一斗半煎稠，去滓澄冷，渴即饮之。极重者不过二兔。（崔元亮《海上方》）

血

【气味】咸，寒，无毒。

【主治】凉血活血，解胎中热毒，催生易产（时珍）。

【附方】新六。蟾宫丸：《乾坤秘韫》：治小儿胎毒，遇风寒即发痘疹，服此可免，虽出亦稀。用兔二只，腊月八日刺血于漆盘内，以细面炒熟和，丸绿豆大。每服三十丸，绿豆汤下。每一儿食一剂，永安甚效。《杨氏经验方》：加朱砂三钱，酒下。名兔砂丸。兔血丸：小儿服之，终身不出痘疮，或出亦稀少。腊月八日，取生兔一只刺血，和荞麦面，少加雄黄四五分，候干，丸如绿豆大。初生小儿，以乳汁送下二三丸。遍身发出红点，是其征验也。但儿长成，常以兔肉啖之，尤妙。（刘氏《保寿堂方》）催生丹：治产难：腊月兔血，以蒸饼染之，纸裹阴干为末。每服二钱，乳香汤下。（《指迷方》）心气痛：《瑞竹堂方》：用腊月兔血和茶末四两，乳香末二两，捣丸芡子大。每温醋化服一丸。谈野翁方：腊月八日，取活兔血和面，丸梧桐子大。每白汤下二十一丸。

脑

【主治】涂冻疮（《别录》）。催生滑胎（时珍）。同膏，治耳聋（苏恭）。

【附方】旧四。催生散：用腊月兔脑髓一个，摊纸上令匀，阴干剪作符子，于面上书"生"字一个。候母痛极时，用钗股夹定，灯上烧灰，煎丁香酒调下。（《博济方》）催生丹：腊月取兔脑髓二个，涂纸上吹干，入通明乳香末二两，同研令匀。于腊日前夜，安桌子上，露星月下。设茶果，斋戒焚香，望北拜告曰：大道弟子某，修合救世上难生妇人药，愿降威灵，佑助此药，速令生产。祷毕，以纸包药，露一夜，天未明时，以猪肉捣和，丸芡子大，纸袋盛，悬透风处。每服一丸，温醋汤下。良久未下，更用冷酒下一丸，即产。乃神仙方也。（《经验方》）手足皲裂：用兔脑髓生涂之。（《圣惠》）发脑发背及痈疽热疖恶疮：用腊月兔

头捣烂,入瓶内密封,惟久愈佳。每用涂帛上厚封之,热痛即如冰也。频换取瘥乃止。(《胜金》)

骨

【主治】热中,消渴,煮汁服(《别录》。颂曰:崔元亮《海上方》:治消渴羸瘦,小便不禁。兔骨和大麦苗煮汁服,极效)。煮汁服,止霍乱吐利(时珍。《外台》用之)。治鬼疰,疮疥刺风(《日华》。藏器曰:醋磨涂久疥,妙)。

头骨(腊月收之)

【气味】甘、酸,平,无毒。

【主治】头眩痛,癫疾(《别录》)。连皮毛烧存性,米饮服方寸匕,治天行呕吐不止,以瘥为度(苏颂。出《必效方》)。连毛、髓烧灰酒服,治产难下胎,及产后余血不下(《日华》。陆氏用葱汤下)。烧末,敷妇人产后阴脱,痛疰恶疮。水服,治小儿疳痢。煮汁服,治消渴不止(时珍)。

【附方】新二。预解痘毒:十二月取兔头煎汤浴小儿,除热去毒,令出痘稀。(《饮膳正要》)产后腹痛:兔头炙热摩之,即定。(《必效》)

肝

【主治】目暗(《别录》)。明目补劳,治头旋眼眩(《日华》)。和决明子作丸服,甚明目。切洗生食如羊肝法,治丹石毒发上冲,目暗不见物(孟诜)。

【发明】时珍曰:按刘守真云:兔肝明目,因其气有余,以补不足也。眼科书云:兔肝能泻肝热。盖兔目瞭而性冷故也。

【附方】新一。风热目暗:肝肾气虚,风热上攻,目肿暗。用兔肝一具,米三合,和豉汁,如常煮粥食。(《普济》)

皮毛(腊月收之)

【主治】烧灰,酒服方寸匕,治产难后胞衣不出,及余血抢心,胀刺欲死者,极验(苏恭)。煎汤,洗豌豆疮(《药性》)。头皮毛:主鼠瘘,及鬼疰毒气在皮中如针刺者。毛灰:主灸疮不瘥(藏器)。皮灰:治妇人带下。毛灰:治小便不利。余见败笔下(时珍)。

【附方】旧二妇人带下:兔皮烧烟尽,为末。酒服方寸匕,以瘥为度。(《外台》)火烧成疮:兔腹下白毛贴之。候毛落即瘥。(《百一方》)

屎(腊月收之)

【释名】明月砂(《圣惠》)、玩月砂(《集验》)、兔蕈(《炮炙论》)。

【主治】目中浮翳,劳瘵五疳,疳疮痔瘘,杀虫解毒(时珍)。

【发明】时珍曰:兔屎能解毒杀虫,故治目疾、疳劳、疮痔方中往往用之。诸家本草并不言及,亦缺漏也。按沈存中《良方》云:江阴万融病劳,四体如焚,寒热烦躁。一夜梦一人腹拥一月,光明使人心骨皆寒。及寤而孙元规使人遗药,服之遂平。扣之,则明月丹也,乃悟所梦。

【附方】旧二,新五。明月丹:治劳瘵,追虫。用兔屎四十九粒,硇砂(如兔屎大)四十九粒,为末,生蜜丸梧桐子大。月望前,以水浸甘草一夜,五更初取汁送下七丸。有虫下,急钳入油锅内煎杀。三日不下,再服。(《苏沈良方》)五疳下痢:兔屎(炒)半两,干蛤蟆一枚,烧灰为末,绵裹如莲子大,纳下部,日三易之。(《圣惠方》)大小便秘:明月砂一匙安脐中,冷水滴之令透,自通也。(《圣惠》)痔疮下血疼痛不止者:用玩月砂,慢火炒黄为末。每服二钱,入乳香五分,空心温酒下,日三服。即兔粪也。(《集验方》)月蚀耳疮:望夜,取兔屎纳蛤蟆腹中,同烧末,敷之。(《肘后》)痘疮入目生翳:用兔屎日干,为末。每服一钱,茶下即安。(《普济方》)痘后目翳:直往山中东西地上,不许回顾,寻兔屎二七粒,以雌、雄槟榔各一个同磨,不落地,井水调服。百无一失,其效如神。

败笔(《唐本草》)

【集解】时珍曰:上古杀青书竹帛,至蒙恬以兔毫作笔,后世复以羊、鼠诸毛为之,惟兔毫入药用。

笔头灰

【气味】微寒,无毒。

【主治】水服,治小便不通,小便数难淋沥,阴肿脱肛,中恶(《唐本》)。酒服二钱,治男子交婚之夕茎萎(《药性》)。酒服二钱,治难产。浆饮服二钱,治咽喉痛,不下饮食(时珍。出《范汪方》)。

【发明】时珍曰:笔不用新而用败者,取其沾濡胶墨也。胶墨能利小便、胎产故耳。

【附方】旧二,新二。小便不通:数而微肿:用陈久笔头一枚烧灰,水服。(《外台》)心痛不止:败笔头三个烧灰,无根水服,立效。(《经验方》)难产催生:《胜金方》圣妙寸金散:用败笔头一枚烧灰研,生藕汁一盏调下,立产。若母虚弱及素有冷疾者,温汁服之。陆氏治难产第一方:用兔毫笔头三个烧灰,金箔三片,以蜡和丸,酒服。

山獭(《纲目》)

【集解】时珍曰:山獭出广之宜州嵾峒及南丹州,土人号为插翘。其性淫毒,山中有此物,凡牝兽皆避去,獭无偶则抱木而枯。瑶女春时成群入山,以采物为事。獭闻妇人气,必跃来抱之,次骨而入,牢不可脱,因扼杀之。负归,取其阴一枚,直金一两,若得抱木死者尤奇贵。峒獠甚珍重之,私货出界者罪至死。然本地亦不常有,方士多以鼠璞、猴胎伪之。试之法,但令妇人摩手极热,取置掌心,以气呵之,即趯然而动,盖为阴气所感故也。此说出范石湖《虞衡志》、周草窗《齐东野语》中,而不载其形状,亦缺文也。

阴茎

【气味】甘,热,无毒。

【主治】阳虚阴痿,精寒而清者,酒磨少许服之。獠人以为补助要药(时珍)。

骨

【主治】解药箭毒,研少许敷之,立消(时珍)。

水獭(《别录》下品)

【释名】水狗。

时珍曰:王氏《字说》云:正月、十月獭两祭鱼,知报本反始,兽之多赖者。其形似狗,故字从犬,从赖。大者曰獱(音宾),曰猵(音编)。又桓宽《盐铁论》以独为猵,群为獭,如猿之与独也。

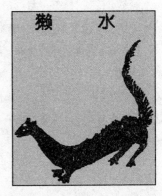

【集解】弘景曰:獭多出溪岸边。有两种:入药惟取以鱼祭天者;一种猭獭,形大而头如马,身似蝙蝠,不入药用。

颂曰:江湖多有之。

宗奭曰:獭,四足俱短,头与身尾皆褊,毛色若故紫帛。大者身与尾长三尺余。食鱼,居水中,亦休木上。尝縻置大水瓮中,在内旋转如风,水皆成旋涡。西戎以其皮饰毳服领袖,云垢不着染。如风霾翳目,但就拭之即去也。

时珍曰:獭状似狐而小,毛色青黑,似狗,肤如伏翼,长尾四足,水居食鱼。能知水信为穴,乡人以占潦旱,如鹊巢知风也。古有"熊食盐而死,獭饮酒而毙"之语,物之性也。今川、沔渔舟,往往驯畜,使之捕鱼甚捷。亦有白色者。或云猭獭无雌,以猿为雌,故云猿鸣而獭候。

肉

【气味】甘、寒,无毒。

思邈曰:甘,温。

弘景曰:不可杂兔肉食。

【主治】煮汁服。疗疫气温病,及牛马时行病(《别录》)。水气胀满,热毒风(《日华》)。骨蒸热劳,血脉不行,荣卫虚满,及女子经络不通,血热,大小肠秘。消男子阳气,不宜多食(苏颂)。

【发明】诜曰:患热毒风水虚胀者。取水獭一头,去皮,连五脏及骨、头,尾等炙干为末。水服方寸匕,日二服,十日瘥。若冷气虚胀者服之,益虚肿甚也。只治热,不治冷,为其性寒耳。

【附方】旧一。折伤:水獭一个支解,入罐内固济,待干煅存性为末。以黄米煮粥摊患处,糁獭末于粥上,布裹之。立止疼痛。(《经验后方》)

肝

颂曰:诸畜肝叶,皆有定数。惟獭肝一月一叶,十二月十二叶,其间又有退叶。用之须见形乃可验,不尔多伪也。

【气味】甘,温,有毒。

甄权曰:咸,微热,无毒。

颂曰:肉及五脏皆寒,惟肝温也。

【主治】鬼疰蛊毒,止久嗽,除鱼鲠。并烧灰酒服之(《别录》)。治上气咳嗽,虚劳瘦病(《药性》)。传尸劳极,虚汗客热,四肢寒疟及产劳(苏颂)。杀虫(时珍)。

【附方】旧二,新一。鬼魅:獭肝末,水服方寸匕,日三。(《千金翼》)肠痔有血:獭肝烧末,水服一钱。(《肘后方》)久痔下血不止:用獭肝一副煮熟,入五味空腹食之妙。(《饮膳正要》)

肾

【气味】同肉。

【主治】益男子(苏颂)。

胆

【气味】苦,寒,无毒。

【主治】眼翳黑花,飞蝇上下,视物不明。亦入点药中(苏颂)。

【正误】宗奭曰:古语云:蟾肪软玉,獭胆分杯。谓以胆涂竹刀或犀角篦上,画酒中即分也。尝试之不验,盖妄传耳。但涂杯唇,使酒稍高于盏面耳。不可不正之。

【附方】新一。月水不通:獭胆丸:用于獭胆一枚,干狗胆、硇砂、川椒(炒去汗、目)各一分,水蛭(炒黄)十枚,为末,醋糊丸绿豆大。每于食前服五丸,当归酒下,日三服。

（《圣惠方》）。

髓

【主治】去瘢痕（时珍）。

【发明】时珍曰：按《集异记》云：吴主邓夫人为如意伤颊，血流啼叫。太医云：得白獭髓，杂玉与琥珀敷之，当灭此痕。遂以百金购得白獭合膏而痊。但琥珀太多，犹有赤点如痣。

骨

【主治】含之，下鱼骨鲠（陶弘景）。煮汁服，治呕哕不止（《药性》）。

足

【主治】手足皴裂（苏恭）。煮汁服，治鱼骨鲠，并以爪爬喉下（《藏器》）。为末酒服，杀劳瘵虫（时珍）。

皮毛

【主治】煮汁服，治水痫病。亦作褥及履屦着之（藏器）。产母带之，易产（张杰）。

屎

【主治】鱼脐疮，研末水和敷之，即脓出痛止（藏器曰：亦主驴马虫颡，及牛疫疾，研水灌之）。治下痢，烧末，清旦饮服一小盏，三服愈。赤用赤粪，白用白粪（时珍。出《古今录验》）。

海獭（《拾遗》）

【集解】藏器曰：海獭生海中。似獭而大如犬，脚下有皮如人胼拇，毛着水不濡。人亦食其肉。海中又有海牛、海马、海驴等，皮毛在陆地，皆候风潮，犹能毛起。说出《博物志》。

时珍曰：大猵小獭，此亦獭也。今人以其皮为风领，云亚于貂焉。如淳注《博物志》云：海猵头如马，自腰以下似蝙蝠，其毛似獭，大者五六十斤，亦可烹食。

鼹鼠（音偃。《别录》下品）

【释名】田鼠（《礼记》）、鼢鼠（音愤）、隐鼠。

时珍曰：田鼠偃行地中，能壅土成垄，故得诸名。

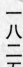

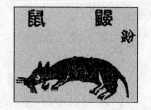

【集解】《别录》曰:鼹鼠在土中行。五月取令干,燔之。

弘景曰:此即鼢鼠也,一名隐鼠。形如鼠大,而无尾黑色,尖鼻甚强,常穿地中行,讨掘即得。今山林中别有大如水牛者,一名隐鼠。

藏器曰:隐鼠,阴穿地中而行,见日月光则死,于深山林木下土中有之。其大如牛者,名同物异耳。

颂曰:处处田垄间多有之。《月令》田鼠化为鴽者即此。其形类鼠而肥,多膏。旱岁为田害。

宗奭曰:鼹,脚绝短,但能行。尾长寸许,目极小,项尤短。最易取,或安竹弓射取饲鹰。陶引如水牛者释之,误矣。

时珍曰:许慎言鼢乃伯劳所化。《月令》季春田鼠化为鴽,《夏小正》八月鴽为鼠,是二物交化,如鹰、鸠然也。鴽乃鹑类。隆庆辛未夏秋大水,蕲、黄濒江之地,鼢鼠遍野,皆枡鱼所化。芦稼之根,啮食殆尽,则鼢之化,不独一种也。

肉

【气味】咸,寒,无毒。

【主治】燔之,疗痈疽、诸瘘蚀恶疮、阴䘌烂疮(《别录》)。久食去风,主疮疥痔瘘(藏器)。治风热久积,血脉不行,结成痈疽,食之可消。又小儿食之,杀蛔虫(苏颂)。

膏

【主治】摩诸恶疮(藏器)。

粪

【主治】蛇虺螫伤肿痛,研末,猪脂调涂(时珍)。

壤土见土部。

隐鼠(《拾遗》)

【释名】鼹鼠(音偃)、偃鼠(《纲目》)、鼠母(同)、鼳(古役反)。(《尔雅》)

【集解】弘景注鼹鼠曰:诸山林中,有兽大如水牛,形似猪,灰赤色,下脚似象,胸前尾上皆白,有力而钝,亦名隐鼠。人取食之,肉亦似牛,多以作脯。乃云是鼠王,其精溺一滴落地,辄成一鼠,灾年则多出也。

藏器曰:此是兽类,非鼠之俦。大如牛而前脚短,皮入鞍鞳用。《庄子》所谓鼹鼠饮河,不过满腹者。陶言是鼠王,精滴成鼠。遍访山人无其说,亦不能土中行。此乃妄说,陶误信尔。

颂曰：鼹鼠出沧州及胡中。似牛而鼠首黑足，大者千斤。多伏于水，又能堰水放沫。彼人食其肉。

时珍曰：按《异物志》云：鼠母头脚似鼠，口锐毛苍，大如水牛而畏狗。见则主水灾。《晋书》云：宣城郡出隐鼠，大如牛，形似鼠，脚类象而驴蹄。毛灰赤色，胸前尾上白色。有力而钝。《金楼子》云：晋宁县境出大鼠，状如牛，土人谓之偃鼠。时出山游，毛落田间，悉成小鼠，苗稼尽耗。《梁书》云：倭国有山鼠如牛，又有大蛇能吞之。据此则隐鼠非无，而陶说有本，诸家辟之太甚者，未深考耳。又《尔雅》云：鼹身似鼠而马蹄，长须而贼，一岁千斤，秦人谓之"小驴"者，即此物也。

膏

【主治】痔瘘恶疮（陶弘景）。

鼫鼠（音石。《纲目》）

【释名】硕鼠（与鼫同。出《周易》）、鼫鼠（音酌。出《广雅》）、雀鼠（出《埤雅》）、鹣鼠（音俊。出《唐韵》）。

时珍曰：硕，大也，似鼠而大也。关西方音转鼫为鼫，讹鼫为雀。蜀人谓之鹣鼠，取其毛作笔。俊亦大也。

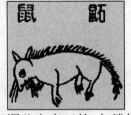

【集解】时珍曰：鼫鼠处处有之，居土穴、树孔中。形大于鼠，头似兔，尾有毛，青黄色。善鸣，能人立，交前两足而舞。好食粟、豆，与鼢鼠俱为田害。鼢小居田，而鼫大居山也。范成大云：宾州鼫鼠专食山豆根，土人取其腹干之入药，名鼫鼠肚。陆玑谓此亦有五技，与蝼蛄同名者，误矣。

肚

【气味】甘，寒，无毒。

【主治】咽喉痹痛，一切热气，研末含咽，神效（时珍。出《虞衡志》）。

竹鼬（留、柳二音。《纲目》）

【释名】竹狑。

时珍曰：鼬状其肥，狑言其美也。

【集解】时珍曰：竹鼬，食竹根之鼠也。出南方，居土穴中。大如兔，人多食之，味如鸭肉。《燕山录》云：煮羊以鼬，煮鳖以蚊。物性相感也。

肉

【气味】甘,平,无毒。

【主治】补中益气,解毒(时珍)。

土拨鼠(《拾遗》)

【释名】鼧鼥(音驼拨)、答剌不花(出《正要》)。

时珍曰:按《唐书》有鼧鼥鼠,即此也。鼧鼥,言其肥也。《唐韵》作鸓鼥,音仆朴,俗讹为土拨耳。蒙古人名答剌不花。

【集解】藏器曰:土拨鼠,生西番山泽间,穴土为窠。形如獭。夷人掘取食之。《魏略》云:"大秦国出辟毒鼠",近似此也。

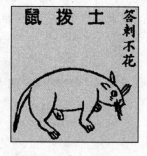

时珍曰:皮可为裘,甚暖,湿不能透。

肉

【气味】甘,平,无毒。

时珍曰:按《饮膳正要》云:虽肥而煮之无油,味短,多食难克化,微动风。

【主治】野鸡瘘疮,煮食肥美宜人(藏器)。

头骨

【主治】小儿夜卧不宁,悬之枕边,即安(时珍)。

貂鼠(《纲目》)

【释名】栗鼠(《尔雅翼》)、松狗。

时珍曰:貂亦作鼦。罗愿云:此鼠好食栗及松皮,夷人呼为栗鼠、松狗。

【集解】时珍曰:按许慎《说文》云:貂,鼠属,大而黄黑色,出丁零国。今辽东、高丽及女真、鞑靼诸胡皆有之。其鼠大如獭而尾粗。其毛深寸许,紫黑色,蔚而不耀。用皮为裘、帽、风领,寒月服之,得风更暖,着水不濡,得雪即消,拂面如焰,拭眯即出,亦奇物也。惟近火则毛易脱。汉制侍中冠,金珰饰首,前插貂尾,加以附蝉,取其内劲而外温。毛带黄色者,为黄貂;白

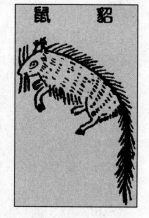

色者,为银貂。

肉

【气味】甘,平,无毒。

毛皮

【主治】尘沙眯目,以裘袖扸之,即去(时珍)。

黄鼠(《纲目》)

【释名】礼鼠(《韩文》)、拱鼠(同上)、𪕌鼠(音浑)、貔狸。

时珍曰:黄鼠,晴暖则出坐穴口,见人则交其前足,拱而如揖,乃窜入穴。即诗所谓相鼠有体,人而无礼;《韩文》所谓礼鼠拱而立者也。古文谓之𪕌鼠。辽人呼为貔狸,或以貔狸为竹𪕌、狸、獾者非。胡人亦名令邦。

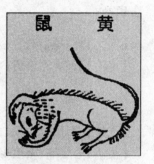

【集解】时珍曰:黄鼠出太原、大同、延、绥及沙漠诸地皆有之,辽人尤为珍贵。状类大鼠,黄色,而足短善走,极肥。穴居有土窖如床榻之状者,则牝牡所居之处。秋时畜豆、粟、草木之实以御冬,各为小窖,别而贮之。村民以水灌穴而捕之。味极肥美,如豚子而脆。皮可为裘领。辽、金、元时以羊乳饲之,用供上膳,以为珍馔,千里赠遗。今亦不甚重之矣。最畏鼠狼,能入穴衔出也。北胡又有青鼠,皮亦可用。银鼠,白色如银,古名颜鼠(音吸)。《抱朴子》言:南海白鼠重数斤,毛可为布也。《百感录》云:西北有兽类黄鼠,短喙无目,性狡善听,闻人足音辄逃匿,不可卒得。土人呼为瞎撞。亦黄鼠类也。

肉

【气味】甘,平,无毒。

《正要》云:多食发疮。

【主治】润肺生津。煎膏贴疮肿,解毒止痛(时珍)。

【发明】时珍曰:黄鼠,北方所食之物,而方书无载。按《经验良方》有灵鼠膏,云治诸疮肿毒,去痛退热。用大黄鼠一个,清油一斤,慢火煎焦,水上试油不散,乃滤滓澄清再煎。次入炒紫黄丹五两,柳枝不住搅匀,滴水成珠,下黄蜡一两,熬黑乃成。去火毒三日,如常摊贴。

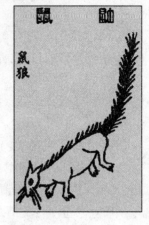

鼬鼠（音佑。《纲目》）

【释名】黄鼠狼（《纲目》）、䶂鼠（音生去声）、鼨鼠（音谷）、地猴。

时珍曰：按《广雅》，鼠狼即鼬也。江东呼为䶂。其色黄赤如柚，故名。此物健于捕鼠及禽畜，又能制蛇虺。《庄子》所谓骐骥捕鼠，不如狸䶂者，即此。

【集解】时珍曰：鼬，处处有之。状似鼠而身长尾大，黄色带赤，其气极臊臭。许慎所谓似貂而大，色黄而赤者，是也。其毫与尾可作笔，严冬用之不折，世所谓鼠须、栗尾者，是也。

肉

【气味】甘，臭，温，有小毒。

【主治】煎油，涂疮疥，杀虫（时珍）。

心、肝

【气味】臭，微毒。

【主治】心腹痛，杀虫（时珍）。

【附方】新一。心腹痛：用黄鼠心、肝、肺一具，阴干，瓦焙为末，入乳香、没药、孩儿茶、血竭末各三分。每服一钱，烧酒调下，立止。（《海上仙方》）

鼷鼠（《拾遗》）

【释名】甘口鼠。

时珍曰：鼷乃鼠之最小者，啮人不痛，故曰甘口。今处处有之。

【集解】藏器曰：鼷鼠极细，卒不可见。食人及牛、马等皮肤成疮，至死不觉。《尔雅》云有螫毒，《左传》云"食郊牛角"者，皆此物也。《博物志》云："食人死肤，令人患恶疮"；《医书》云："正月食鼠残，多为鼠瘘，小孔下血"者，皆此病也。治之之法，以狸膏摩之，及食狸肉为妙。鼷无功用，而为人害，故著之。

食蛇鼠（《纲目》）

【集解】时珍曰：按《唐书》云：罽宾国贡食蛇鼠，喙尖尾赤，能食蛇。有被蛇螫者，以鼠嗅而尿之即愈。今虽不闻说此，恐时有贡者，存此以备考证。

尿

【主治】蛇虺伤螫(时珍)。

猬(《本经》中品)

【校正】旧在虫鱼部,今据《尔雅》移入兽部。

【释名】彙(古猬字,或作蝟)、毛刺(《尔雅》)、蝟鼠。

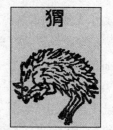

时珍曰:按《说文》彙字篆文象形,头足似鼠,故有鼠名。

宗奭曰:猬皮治胃逆,开胃气有功。其字从虫从胃,深有理焉。

【集解】《别录》曰:猬生楚山川谷田野。取无时,勿使中湿。

弘景曰:处处野中时有此兽。人犯之,便藏头足,毛刺人,不可得捉。能跳入虎耳中,而见鹊便自仰腹受啄,物相制如此。其脂烊铁,中入少水银则柔如铅锡。

《蜀图经》曰:猬状如貒、豚。大者如豚,小者如瓜。脚短多刺,尾长寸余,惟苍白色。脚似猪蹄者佳;鼠脚者次之。去肉,取皮火干。又有山枳鼠,皮正相似,但尾端有两歧为别;又有虎鼠,皮亦相类,但以味酸为别;又有山豚,颇相似,而皮类兔皮,其色褐,味甚苦,俱不堪用。

时珍曰:猬之头、嘴似鼠,刺毛似豪猪,蜷缩则形如芡房及栗房,攒毛外刺,尿之即开。《炙毂子》云:刺端分两头者为猬,如棘针者为㼌。与蜀说不同。《广韵》云:似猬而赤尾者,名暨居。

宗奭曰:干猬皮并刺作刷,治纸帛绝佳。世有养者,去而复来。

【正误】恭曰:猬极狞钝。大如豚,小如瓜。恶鹊声,故反腹受啄,欲掩取之,犹鹬、蚌也。虎耳不受鸡卵,且去地三尺,猬何能跳之而入。野俗鄙言,遂为雅记,深可怪也。

宗奭曰:《唐本》注摈陶,理亦当然。

时珍曰:按《淮南子》云:猬使虎申,蛇令豹止。又云:鹊屎中猬。《纬书》云:火烁金,故鹊啄猬。观此则陶说非妄也,而苏氏斥之,寇氏和之,非矣。蜈蚣制龙、蛇,蜒蚰、蛞蝓制蜈蚣,岂在大小利钝耶? 物畏其天耳。《蜀图经》所谓虎鼠即鼩鼠,亦猬中一种也。孙愐云:鼩,鼠属,能飞,食虎豹。《谈薮》云:虎不敢入山林,而居草薄者,畏木上有趫鼠也。鼠见虎过,则咆噪拔毛投之,虎必生虫疮溃烂至死。鼩、趫音相近耳。猬能制虎,观此益可征矣。今正其误。

皮

【修治】细剉,炒黑入药。

【气味】苦,平,无毒。

甄权曰:甘,有小毒。得酒良。畏桔梗、麦门冬。

【主治】五痔阴蚀,下血赤白,五色血汁不止,阴肿,痛引腰背,酒煮杀之(《本经》)。疗腹痛疝积,烧灰酒服(《别录》)。治肠风泻血,痔病有头,多年不瘥,炙末,白饮服方寸匕。烧灰吹鼻,止衄血。甚解一切药力(《药性》)。

【附方】旧五,新八。五痔下血:《衍义》云:用猬皮合穿山甲等分烧存性,入肉豆蔻一半,末之。空腹热米饮服二钱,妙。《外台》:用猬皮方三指大,熏黄如枣大,熟艾一钱,穿地作坑,调和取便熏之,取口中有烟气为佳。火气稍尽即停,三日将息,更熏之,三度永瘥。勿犯风冷,羹臛将养,切忌鸡、鱼、猪、生冷,二十日后补之。肠痔有虫:猬皮烧末,生油和涂。(《简要济众》)肠风下血:白刺猬皮一枚(铫内煿焦,去皮留刺),木贼半两(炒黑),为末。每服二钱,热酒调下。(《杨氏家藏方》)蛊毒下血:猬皮烧末,水服方寸匕,当吐出毒。(《千金翼》)五色痢疾:猬皮烧灰,酒服二钱。(《寿域方》)大肠脱肛:猬皮一斤(烧),磁石(煅)五钱,桂心五钱,为末。每服二钱,米饮下。(叶氏《摘玄》)塞鼻止衄:猬皮一枚,烧末。每用半钱,绵裹塞之,数易之瘥。(《圣惠方》)鼻中息肉:猬皮炙为末,绵裹塞之三日。(《千金》)眼睫倒刺:猬刺、枣针、白芷、青黛等分为末。随左右目搐鼻中,口含冷水。(《瑞竹堂方》)反胃吐食:猬皮烧灰,酒服。或煮汁,或五味淹炙食。(《普济》)小儿惊啼,状如物刺:用猬皮三寸烧末,敷乳头饮儿。(《子母秘录》)猘犬咬伤:猬皮、头发等分烧灰,水服。(《外台方》)

肉

【气味】甘,平,无毒。

藏器曰:食之去骨。误食令人瘦劣,诸节渐小也。

【主治】反胃,炙黄食之。亦煮汁饮。又主瘘(藏器)。炙食,肥下焦,理胃气,令人能食(孟诜)。

脂

【气味】同肉。

诜曰:可煮五金八石,伏雄黄,柔铁。

【主治】肠风泻血(《日华》)。溶滴耳中,治聋(藏器)。涂秃疮疥癣,杀虫(时珍)。

【附方】新一。虎爪伤人:刺猬脂,日日敷之。内服香油。

脑

【主治】狼瘘(时珍)。

心、肝

【主治】蚁瘘蜂瘘,瘰疬恶疮,烧灰,酒服一钱(时珍)。

胆

【主治】点目,止泪。化水,涂痔疮(时珍)。治鹰食病(寇宗奭)。

【附方】新一。痘后风眼:发则两睑红烂眵泪。用刺猬胆汁,用簪点入,痒不可当,二三次即愈。尤胜乌鸦胆也。(董炳《集验方》)

猕猴(《证类》)

【释名】沐猴(《史记》)、为猴(《说文》)、胡孙(《格古论》)、王孙(《柳文》)、马留(《倦游录》)、狙。

时珍曰:按班固《白虎通》云:猴,候也。见人设食伏机,则凭高四望,善于候者也。猴好拭面如沐,故谓之沐,而后人讹沐为母,又讹母为猕,愈讹愈失矣。《说文》云:为字象母猴之形。即沐猴也,非牝也。猴形似胡人,故曰胡孙。《庄子》谓之狙。养马者厩中畜之,能辟马病,胡俗称马留云。《梵书》谓之摩斯咤。

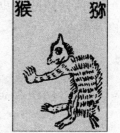

【集解】慎微曰:猕猴有数种,总名禺属。取色黄、面赤、尾长者。用人家养者不主病,为其食杂物、违本性也。按《抱朴子》云:猴八百岁变为猿,猿五百岁变为玃,玃千岁变为蟾蜍。

时珍曰:猴,处处深山有之。状似人,眼如愁胡,而颊陷有嗛。嗛音歉,藏食处也。腹无脾以行消食,尻无毛而尾短。手足如人,亦能竖行。声嗝嗝若咳。孕五月而生子,生子多浴于涧。其性躁动害物,畜之者使坐杙上,鞭掊旬月乃驯也。其类有数种:小而尾短者,猴也;似猴而多髯者,玃也;似猴而大者,玃也;大而尾长赤目者,禺也;小而尾长仰鼻者,狖也;似狖而大者,果然也;似狖而小者,蒙颂也;似狖而善跃越者,獑猢也;似猴而长臂者,猿也;似猿而金尾者,狨也;似猿而大,能食猿、猴者,独也。不主病者,并各以类附之:

【附录】玃(音却)

时珍曰:玃,老猴也。生蜀西徼外山中。似猴而大,色苍黑,能人行。善攫持人物,又善顾盼,故谓之玃。纯牡无牝,故又名玃父,亦曰猳玃。善摄人妇女为偶,生子。又《神异经》云:西方有兽名猳,大如驴,状如猴,善缘木。纯牝无牡,群居要路,执男子合之而孕。此亦玃类,而牝牡相反者。

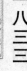

獂(音据)

按郭璞云:建平山中有之。大如狗,状如猴,黄黑色,多髯鬣。好奋头举石掷人。《西山经》云:崇吾之山有兽焉,状如禺而长臂善投,名曰举父。即此也。

肉

【气味】酸,平,无毒。

【主治】诸风劳,酿酒弥佳。作脯食,治久疟(慎微)。食之,辟瘴疫(时珍)。

【发明】时珍曰:《异物志》言:南方以猕猴头为鲊。《临海志》言:粤民喜啖猴头羹。又巴徼人捕猴,盐藏,火熏食,云甚美。

头骨

【主治】瘴疟。作汤,浴小儿惊痫,鬼魅寒热(慎微)。

【附方】旧一。鬼疟进退不定:用胡孙头骨一枚,烧研。空心温酒服一钱,临发再服。(《圣惠方》)

手

【主治】小儿惊痫口噤(慎微)。

屎

【主治】涂蜘蛛咬(慎微)。小儿脐风撮口,及急惊风,烧末,和生蜜少许灌之(时珍。出《心鉴》及《卫生方》)。

皮

慎微曰:治马疫气。

时珍曰:《马经》言:马厩畜母猴,辟马瘟疫。逐月有天癸流草上,马食之,永无疾病矣。

狨(戎、松二音。《拾遗》)

【释名】猱(难逃切)。

时珍曰:狨毛柔长如绒,可以藉,可以缉,故谓之狨,而猱字亦从柔也。或云生于西戎,故从戎也。猱古文作夒,象形。今呼长毛狗为猱,取此象。

【集解】藏器曰:狨生山南山谷中。似猴而大,毛长,黄赤色。人将其皮作鞍褥。

时珍曰:杨亿《谈苑》云:狨出川峡深山中。其状大小类猿,长尾作金色,俗名金线狨。

轻捷善缘木，甚爱其尾。人以药矢射之，中毒即自啮其尾也。宋时文武三品以上许用狨座，以其皮为褥也。

【附录】猿

时珍曰：猨善援引，故谓之猨，俗作猿。产川、广深山中。似猴而长大，其臂甚长，能引气，故多寿。或言其通臂者，误矣。臂骨作笛，甚清亮。其色有青、白、玄、黄、绯数种。其性静而仁慈，好食果实。其居多在林木，能越数丈，着地即泄泻死，惟附子汁饮之可免。其行多群。其雄善啼，一鸣三声，凄切入人肝脾。范氏《桂海志》云：猿有三种：金丝者，黄色；玉面者，黑色；及身面俱黑者。或云纯黑是牡，金丝是牝；牡能啸，牝不能也。王济《日询记》云：广人言猿初生毛黑而雄，老则变黄，溃去势囊，转雄为雌，与黑者交而孕。数百岁，黄又变白也。时珍按此说与《列子》貐变化为猿，《庄子》猵狙以猿为雌之言相合，必不妄也。

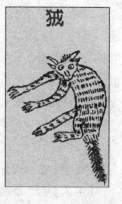

独

时珍曰：独，似猿而大，其性独，一鸣即止，能食猿猴。故谚曰：独一鸣而猿散。独夫盖取诸此。或云即黄腰也，又见虎下。

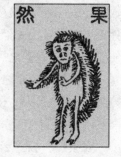

肉及血

【气味】缺。

【主治】食之，调五痔病，久坐其皮亦良（藏器）。

脂

【主治】疮、疥，涂之妙（同上）。

果然(《拾遗》)

【释名】禺(音遇)、狖(音又。或作狖獟)、蜼(狖、垒二音。或作㺄)、仙猴。

时珍曰：郭璞云：果然，自呼其名。罗愿云：人捕其一，则举群啼而相赴，虽杀之不去也；谓之果然，以来之可必也。大者为然，为禺；小者为狖，为蜼。南人名仙猴，俗作猓㺄。

【集解】藏器曰：案《南州异物志》云：交州有果然兽，其名自呼。状大于猿，其体不过三尺，而尾长过头。鼻孔向天，雨则挂木上，以尾塞鼻孔。其毛长柔细滑，白质黑文，如苍鸭胁边斑毛之状，集之为裘褥，甚温暖。《尔雅》蜼，仰鼻而长尾，即此也。

时珍曰：果然，仁兽也。出西南诸山中。居树上，状如猿，白面黑颊，多髯而毛采斑斓。尾长于身，其末有歧，雨则以歧塞鼻也。喜群行，老者前，少者后。食相让，居相爱，生相聚，死相赴。《柳子》所谓仁让孝慈者，是也。古者画蜼为宗彝，亦取其孝让而有智也。或云犹豫之犹，即狨也。其性多疑，见人则登树，上下不一，甚至奔触，破头折胫。故人以比心疑不决者，而俗呼驳愚为痴猱也。

肉

【气味】咸，平，无毒。

【主治】疟瘴寒热，同五味煮臛食之，并坐其皮，取效（藏器）。

【发明】时珍曰：案钟毓《果然赋》云：似猴象猿，黑颊青身。肉非佳品。惟皮可珍。而《吕氏春秋》云：肉之美者，玃猱之炙。亦性各有不同耶？

【附录】蒙颂

时珍曰：蒙颂一名蒙贵，乃蜼之又小者也。紫黑色，出交趾。畜以捕鼠，胜于猫、狸。

猻猢

音惭胡。许氏《说文》作斩貙，乃蝯蜼之属。黑身，白腰如带，手有长毛，白色，似握版之状。《蜀地志》云：猻猢似猴而甚捷。常在树上，欻然腾跃，如飞鸟也。

猩猩（本作狌。音生。《纲目》）

【释名】时珍曰：猩猩能言而知来，犹惺惺也。

【集解】时珍曰：猩猩自《尔雅》《逸周书》以下数十说，今参集之云：出哀牢夷及交趾封溪县山谷中。状如狗及猕猴，黄毛如猿，白耳如豕，人面人足，长发，头颜端正。声如儿啼，亦如犬吠。成群伏行。阮汧云：封溪俚人以酒及草屦置道侧，猩猩见即呼人祖先姓名，骂之而去。顷复相与尝酒著屦，因而被擒，槛而养之。将烹则推其肥者，泣而遣之。西胡取其血染毛罽不黯，刺血必箠而问其数，至一斗乃已。又按《礼记》亦云猩猩能言，而郭义恭《广志》云猩猩不能言，《山海经》云猩猩能知人言，三说不同。大抵猩猩略似人形，如猿猴类耳。纵使能言，当若鹦鹉之属，亦不必尽如阮氏所说也。又罗愿《尔雅翼》云：古之说猩猩者，如豕、如狗、如猴。今之说猩猩者，与狒狒不相远。云如妇人被发袒足，无膝群行，遇人则手掩其形，谓之野人。据罗说则似乎后世所谓野女、野婆者也，岂即一物耶？

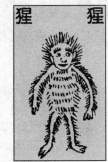
猩猩

【附录】野女

唐蒙《博物志》云：日南出野女，群行不见夫。其状晶且白，裸袒无衣襦。周密《齐东野语》云：野婆出南丹州，黄发椎髻，裸形跣足，俨然若一媪也。群雌无牡。上下山谷如飞猱。自腰以下有皮盖膝。每遇男子必负去求合。尝为健夫所杀，至死以手护腰间。剖之得印方寸，莹若苍玉，有文类符篆也。

时珍曰：合此二说与前阮氏、罗氏之说观之，则野女似即猩猩矣。又雄鼠卵有文如符篆，治鸟腋下有镜印，则野婆之印篆非异也。亦当有功用，但人未知耳。

肉

【气味】甘、咸，温，无毒。

【主治】食之不昧不饥，令人善走，穷年无厌，可以辟谷（时珍。出《逸书》《山海经》《水经》）。

【发明】时珍曰：《逸书》言猩猩肉食之令人不昧，其惺惺可知矣。古人以为珍味。故《荀子》言猩猩能言笑，二足无毛，而人啜其羹，食其肉；《吕氏春秋》云肉之美者，猩猩之唇，獝獝之炙，是矣。

狒狒（音费。《拾遗》）

【释名】𨲩𨲩（与狒同。亦作𧳬）、枭羊（《山海经》）、野人（《方舆志》）、人熊。

时珍曰：《尔雅》作狒。《说文》作𨲩，从昌，从囟，从内，象形。许慎云：北人呼为土蝼。今人呼为人熊。按郭璞谓山都即狒狒，稍似差别，抑名同物异欤？

【集解】藏器曰：狒狒出西南夷。《尔雅》云：狒狒，如人被发，迅走食人。《山海经》云：枭羊，人面，长唇黑身，有毛反踵。见人则笑，笑则上唇掩目。郭璞云：交广及南康郡山中，亦有此物。大者长丈余，俗呼为山都。宋孝建中，獠人进雌雄二头。帝问土人丁銮。銮曰：其面似人，红赤色，毛似猕猴，有尾。能人言，如鸟声。善知生死，力负千钧。反踵无膝，睡则倚物。获人则先笑而后食之。猎人因以竹筒贯臂诱之，俟其笑时，抽手以锥钉其唇着额，任其奔驰，候死而取之。发极长，可为头髲。血堪染靴及绯，饮之使人见鬼也。帝乃命工图之。

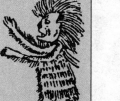

时珍曰：按《方舆志》云：狒狒，西蜀及处州山中亦有之，呼为人熊。人亦食其掌，剥其皮。闽中沙县幼山有之，长丈余，逢人则笑，呼为山大人，或曰野人及山魈也。又邓德明《南康记》云：山都，形如昆仑人，通身生毛。见人辄闭目，开口如笑。好在深涧中翻石，觅蟹食之。珍按邓氏所说，与《北山经》之山𤟤，《述异记》之山都，《永嘉记》之山鬼，《神异经》之山臊，《玄中记》之山精，《海录碎事》之山丈，《文字指归》之旱魃，《搜神记》之治鸟，俱相类，乃山怪也。今并附之，以备考证。

【附录】山都

时珍曰：任昉《述异记》云：南康有神曰山都。形如人，长二尺余，黑色，赤目黄发。深山树中作窠，状如鸟卵，高三尺余，内甚光彩，体质轻虚，以鸟毛为褥，二枚相连，上雄下雌。能变化隐形，罕睹其状，若木客、山猱之类也。

山狒

时珍曰：《北山经》云：山狒状如犬而人面，善投，见人则笑。其行如风，见则天下大风。

木客

又曰：《南康记》云：生南方山中。头面语言不全异人，但手脚爪如钩利。居绝岩间，死亦殡殓。能与人交易，而不见其形也。今南方有鬼市，亦类此。又有木客鸟，见禽部。

山猱

又曰：东方朔《神异经》云：西方深山有人，长尺余，袒身，捕虾、蟹，就人火炙食之，名曰山猱，其名自呼。人犯之则发寒热。盖鬼魅耳，所在亦有之，惟畏爆竹焰爆声。刘义庆《幽明录》云：东昌县山岩间有物如人，长四五尺，裸身被发，发长五六寸，能作呼啸声，不见其形。每从涧中发石取虾、蟹，就火炙食。《永嘉记》云：安国县有山鬼，形如人而一脚，仅长一尺许。好盗伐木人盐，炙石蟹食。人不敢犯之，能令人病及焚居也。《玄中记》云：山精如人，一足，长三四尺。食山蟹，夜出昼伏。千岁蟾蜍能食之。《抱朴子》云：山精形如小儿，独足向后。夜喜犯人，其名曰魃，呼其名则不能犯人。《白泽图》云：山之精，状如鼓，色赤，一足而行，名曰夔，呼之可使取虎豹。《海录杂事》云：岭南有物，一足反踵，手足皆三指。雄曰山丈，雌曰山姑，能夜叩人门求物也。《神异经》云：南方有魃，一名旱母。长二三尺，裸形，目在顶上，行走如风。见则大旱。遇者得之投溷中，则旱除。《文字指归》云：旱魃，山鬼也。所居之处天不雨。女魃入人家，能窃物以出；男魃入人家，能窃物以归。时珍谨按诸说虽少有参差，大抵俱是怪类，今俗所谓独脚鬼者是也。迩来处处有之，能隐形入人家淫乱，致人成疾；放火窃物，大为家害。法术不能驱，医药不能治，呼为五通、七郎诸神而祀之，盖未知其原如此。故备载之，非但博闻而已。其曰呼其名则无害，千岁蟾蜍能食之者，非治法欤？引申触类，必有能制之者。又有治鸟，亦此类，见禽部。精怪之属甚伙，皆为人害。惟《白泽图》、《玄中记》、《抱朴子》、《酉阳杂俎》诸书载之颇悉，起居者亦不可不知。然正人君子，则德可胜妖，自不敢近也。

肉

【气味】无毒。

【主治】作脯,连脂薄割炙热,贴人癣疥,能引虫出,频易取瘥(藏器)。

罔两(《纲目》)

【集解】时珍曰:罔两一作魍魉。又作方良,《周礼》方相氏执戈入圹,以驱方良,是矣。罔两好食亡者肝,故驱之。其性畏虎、柏,故墓上树石虎,植柏。《国语》云:木石之怪,夔、罔两;水石之怪,龙、罔象。即此。《述异记》云:秦时陈仓人猎得兽,若彘若羊。逢二童子曰:此名弗述,又名蜼,在地下食死人脑。但以柏插其首则死。此即罔两也。虽于药石无与,而于死人有关,故录之。其方相有四目,若二目者为魈,皆鬼物也,古人设人像之。昔费长房识李娥药丸用方相脑,则其物亦入辟邪方药,而法失传矣。

彭侯(《纲目》)

【集解】时珍曰:按《白泽图》云:木之精名曰彭侯,状如黑狗,无尾,可烹食。千岁之木有精曰贾胐,状如豚,食之味如狗。《搜神记》云:吴时敬叔伐大樟树血出,中有物,人面狗身。敬叔云:此名彭侯。乃烹而食之,味如狗也。

肉

【气味】甘、酸,温,无毒。
【主治】食之辟邪,令人志壮(《白泽》)。

封(《纲目》)

【集解】时珍曰:按江邻几《杂志》云:徐积于庐州河次得一小儿,手无指无血,惧而埋之。此《白泽图》所谓封,食之多力者也。田汝成《西湖志》云:董表仪撤屋掘土,得一肉块。术士云:太岁也。弃之,亦无害。又《山海经》务隅之山,及开明南、北,东南海外并有视肉。郭璞注云:聚肉形如牛肝,有两目。食之无尽,寻复更生如旧也。此皆封类可食者,但人不知耳。又海中一种土肉,正黑,长五寸,大如小儿臂,有腹无口目,有三十足,可炙食。此又虫、鱼之属,类乎封者也。

本草纲目人部第五十二卷

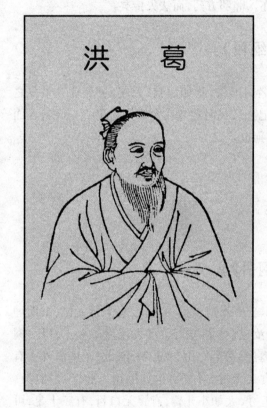

葛洪

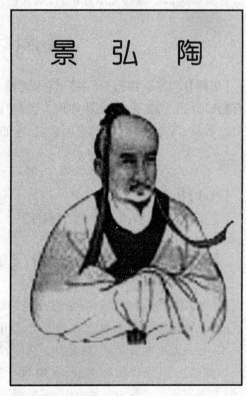

陶弘景

本草纲目人部第五十二卷

发髲（音被。《本经》）

【释名】鬈（音总。甄立言）、髲鬄（音剃。亦作鬎）。

李当之曰：发髲是童男发。

弘景曰：不知发髲审是何物？髲字书记所无。或作蒜音，今人呼斑发为蒜发，书家亦呼乱发为髲，恐即鬈也。童男之理，或未全明。

恭曰：此发髲，根也，年久者用之神效。字书无髲字，即发字误矣。既有乱发，则发髲去病。用陈久者，如船茹、败天公、蒲席，皆此例也。甄立言本草作鬈。鬈，亦发也。髲乃发美貌，有声无质，陶说非矣。

宗奭曰：发髲、乱发，自是两等。发髲味苦，即陈旧经年岁者，如橘皮、半夏取陈者入药更良之义。今人谓之头髲。其乱发条中自无用髲之义，二义甚明，不必过搜索也。

时珍曰：发髲，乃剪鬄下发也；乱发，乃梳栉下发也。按许慎《说文》云：大人曰髡，小儿曰剃。顾野王《玉篇》云：髲，鬄也。鬎，发髲也。二说甚明。古者刑人鬎发，妇人以之被髻，故谓之发髲。《周礼》云：王后夫人之服，有以发鬄为首饰者是矣。又诗云：鬒发如云，不屑鬄也。甄权所谓发鬈，雷敩所谓二十男子顶心剪下发者，得之矣。李当之以为童男发，陶弘景以为鬈发，苏恭以为发根，宗奭以为陈发者，并误矣。且顾野王在苏恭之前，恭不知《玉篇》有髲字，亦欠考矣。《毛苌诗传》云：被之僮僮。被，首饰也。编发为之，即此髲也。

【修治】敩曰：发髲，是男子年二十以来，无疾患，颜貌红白，于顶心剪下者。入丸药膏中用，先以苦参水浸一宿，漉出入瓶子，以火煅赤，放冷研用。

时珍曰：今人以皂荚水洗净，晒干，入罐固济，煅存性用，亦良。

【气味】苦，温，无毒。

《别录》：小寒。

【主治】五癃关格不通，利小便水道，疗小儿痫，大人痓。仍自还神化（《本经》）。合鸡子黄煎之，消为水，疗小儿惊热百病（《别录》）。止血闷血晕，金疮伤风，血痢，入药烧存性。用煎膏，长肉消瘀血（大明）。

【发明】韩保升曰：《本经》云：自还神化。李当之云：神化之事，未见别方。按《异苑》

云：人发变为鳝鱼。神化之异，应此者也。

又藏器曰：生人发挂果树上，乌鸟不敢来食其实。又人逃走，取其发于纬车上却转之，则迷乱不知所适。此皆神化。

时珍曰：发者血之余。埋之土中，千年不朽，煎之至枯，复有液出。误食入腹，变为症虫；煅治服饵，令发不白。此正神化之应验也。

【附方】旧三，新三。石淋痛涩：发髲烧存性，研末。每服用一钱，井水服之。（《肘后方》）伤寒黄病：发髲烧研，水服一寸匕，日三。（《伤寒类要》）胎衣不下：乱发、头发结，撩喉、口中。（孙真人方）小儿客忤，因见生人所致：取来人囟上发十茎、断儿衣带少许，合烧研末。和乳饮儿，即愈。（《千金方》）急肚疼病：用本人头发三十根，烧过酒服。即以水调芥子末，封在脐内，大汗如雨，即安。（谈野翁方）瘭癌恶疮：生发灰，米汤服二钱。外以生发灰三分，皂荚刺灰二分，白芨一分，为末。干掺，或以猪胆汁调。（《直指方》）

乱发（《别录》）

【释名】血余（《纲目》）、人退。

时珍曰：头上曰发，属足少阴、阳明；耳前曰鬓，属手、足少阳；目上曰眉，属手、足阳明；唇上曰髭，属手阳明；颏下曰须，属足少阴、阳明；两颊曰髯，属足少阳。其经气血盛，则美而长；气多血少，则美而短；气少血多，则少而恶；气血俱少，则其处不生。气血俱热，则黄而赤；气血俱衰，则白而落。《素问》云：肾之华在发。王冰注云：肾主髓，脑者髓之海，发者脑之华，脑减则发素。滑寿注云：水出高原，故肾华在发。发者血之余，血者水之类也。今方家呼发为血余，盖本此义也。《龙木论》谓之人退焉。叶世杰《草木子》云：精之荣以须，气之荣以眉，血之荣以发。《类苑》云：发属心，禀火气而上生；须属肾，禀水气而下生；眉属肝，禀木气而侧生。故男子肾气外行而有须，女子、宦人则无须，而眉、发不异也。说虽不同，亦各有理，终不若分经者为的。刘君安云：欲发不落，梳头满千遍。又云：发宜多梳，齿宜数叩。皆摄精益脑之理尔。又昆斋吴玉有白发辨，言发之白，虽有迟早老少，皆不系寿之修短，由祖传及随事感应而已。援引古今为证，亦自有理。文多不录。

【气味】苦，微温，无毒。

【主治】咳嗽，五淋，大小便不通，小儿惊痫，止血。鼻衄，烧灰吹之立已（《别录》）。烧灰，疗转胞，小便不通，赤白痢，哽噎，痈肿，狐尿刺，尸疰，疗肿骨疽杂疮（苏恭）。消瘀血，补阴甚捷（震亨）。

【发明】时珍曰：发乃血余，故能治血病，补阴，疗惊痫，去心窍之血。刘君安以已发合头垢等分烧存性，每服豆许三丸，名曰还精丹，令头不白。又老唐方，亦用自己乱发洗净，每一两入川椒五十粒，泥固，入瓶煅黑研末，每空心酒服一钱，令髭发长黑。此皆补阴之验也。用椒者，取其下达尔。

弘景曰：俗中妪母为小儿作鸡子煎，用其父梳头乱发，杂鸡子黄熬，良久得汁，与儿服，去痰热，疗百病。

【附方】旧十六，新二十五。孩子热疮：乱发一团如梨子大，鸡子黄十个煮熟，同于铫子内熬，至甚干始有液出，旋置盏中，液尽为度。用敷疮上，即以苦参粉粉之，神妙。详见鸡子黄下。（刘禹锡《传信方》）小儿斑疹：发灰，饮服三钱。（《子母秘录》）小儿断脐：即用清油调发灰敷之，不可伤水。脐湿不干，亦敷之。小儿重舌欲死者：以乱发灰半钱，调敷舌下。不住用之。（《简要济众》）小儿燕口，两角生疮：烧乱发，和猪脂涂之。（《子母秘录》）小儿吻疮：发灰，和猪脂涂之。（《圣惠方》）小儿惊啼：乱发烧研，乳汁或酒服少许，良。（《千金》）鼻血眩冒欲死者：乱发烧研，水服方寸匕，仍吹之。（《梅师方》）鼻血不止：血余，烧灰吹之，立止，永不发。男用母发，女用父发。《圣惠》：用乱发灰一钱，人中白五分，麝香少许，为末，搐鼻。名三奇散。肺疽吐血：发灰一钱，米醋二合，白汤一盏，调服。（《三因方》）咳嗽有血：小儿胎发灰，入麝香少许，酒下。每个作一服，男用女，女用男。（《朱氏集验》）齿缝出血：头发切，入铫内炒存性，研，掺之。（华佗《中藏经》）肌肤出血：胎发烧灰，敷之即止。或吹入鼻中。（《证治要诀》）诸窍出血：头发、败棕、陈莲蓬，并烧灰等分。每服三钱，木香汤下。（《仁斋直指》）上下诸血，或吐血，或心衄，或内崩，或舌上出血如簪孔，或鼻衄，或小便出血。并用乱发灰，水服方寸匕，一日三服。（《圣济》）

头垢（《别录》）

【释名】梳上者名百齿霜。

弘景曰：《术》云，头垢浮针，以肥腻故耳。今当用悦泽人者，其垢可丸也。

【气味】咸、苦，温，有毒。

【主治】淋闭不通（《别录》）。疗噎疾，酸浆煎膏用之，立愈。又治劳复（弘景）。中蛊毒、蕈毒，米饮或酒化下，并取吐为度（大明）。

【附方】旧八，新十六。天行劳复：含头垢枣核大一枚，良。（《类要》）预防劳复：伤寒初愈，欲令不劳复者。头垢烧研，水丸梧桐子大，饮服一丸。（《外台秘要》）头身俱痛烦闷者：头垢豆许，水服。囊盛蒸豆，熨之。（《肘后》）小儿霍乱：梳垢，水服少许。小儿哭症：方同上。百邪鬼魅：方同上。（并《千金》）妇人吹乳：百齿霜，以无根水丸梧桐子大。每服三丸，食后屋上倒流水下，随左右暖卧，取汗甚效。或以胡椒七粒，同百齿霜和丸，热酒下，得汗立愈。（《卫生宝鉴》）妇人乳疬：酒下梳垢五丸，即退消。妇人足疮，经年不愈，名裙风疮。用男子头垢，桐油调作隔纸膏，贴之。（并《简便》）臁胫生疮：头垢、枯矾研匀，猪胆调敷。（《寿域方》）下疳湿疮：蚕茧盛头垢，再以一茧合定，煅红，出火毒研，搽。（杨氏）小儿紧唇：头垢涂之。（《肘后方》）菜毒脯毒：凡野菜、诸脯肉、马肝、马肉毒。以头垢枣核大，含之咽汁，能起死人。或白汤下亦可。（《千金方》）自死肉毒：故头巾中垢一钱，热水服，取吐。猘犬毒人：头垢、猬皮等分，烧灰，水服一杯。口噤者灌之。犬咬人疮重发者：以头垢少许纳疮中，用热牛屎封之。诸蛇毒人：梳垢一团，尿和敷上。仍炙梳出汗，熨之。（并《千金方》）蜈蚣螫人：头垢、苦参末，酒调敷之。（《箧中》）蜂虿螫人：头垢封之。虫蚁螫人：同上。（并《集简》）竹木刺肉不出：头垢涂之，即出。（刘涓子）飞丝入目：头上白屑少许，揩之即出。（《物类相感志》）赤目肿痛：头垢一芥子，纳入取泪。（《摘玄方》）噎吐酸浆：浆水煎头垢豆许，服一杯效。（《普济方》）

耳塞（《日华》）

【释名】耳垢（《纲目》）、脑膏（《日华》）、泥丸脂。

时珍曰：《修真指南》云：肾气从脾右畔上入于耳，化为耳塞。耳者，肾之窍也。肾气通则无塞，塞则气不通，故谓之塞。

【气味】咸、苦，温，有毒。

【主治】癫狂、鬼神及嗜酒（大明）。蛇、虫、蜈蚣螫者，涂之良（时珍）。

【附方】新六。蛇虫螫伤：人耳垢、蚯蚓屎，和涂，出尽黄水，立愈。（《寿域方》）破伤中风：用病人耳中膜，并刮爪甲上末，唾调，涂疮口，立效。（《儒门事亲》方）抓疮伤水，肿痛难忍者：以耳垢封之，一夕水尽出而愈。郑师甫云：余常病此，一丐传此方。（《医说》）疔疽恶疮：生人脑（即耳塞也）、盐泥等分，研匀，以蒲公英汁和作小饼封之，大有效。（《圣惠》）一切目疾：耳塞晒干。每以粟许，夜夜点之。（《圣惠方》）小儿夜啼惊热：用人耳塞五分，石莲心、人参各五钱，乳香二分，灯花一字，丹砂一分，为末。每薄荷汤下五分。（《普济》）

膝头垢（《纲目》）

【主治】紧唇疮，以绵裹烧研敷之（《外台》）。

爪甲（《纲目》）

【释名】筋退。

时珍曰：爪甲者，筋之余，胆之外候也。《灵枢经》云：肝应爪，爪厚色黄者胆厚，爪薄色红者胆薄；爪坚色青者胆急，爪软色赤者胆缓；爪直色白无纹者胆直，爪恶色黑多纹者胆结。

【气味】甘、咸、平，无毒。

【主治】鼻衄，细刮搐之，立愈。独不可备，则众人甲亦可（宗奭）。催生，下胞衣，利小便，治尿血，及阴阳易病，破伤中风，去目翳（时珍）。怀妊妇人爪甲，取末点目，去翳障

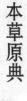

（藏器）。

【附方】旧二，新十八。斩三尸法：《太上玄科》云：常以庚辰日去手爪，甲午日去足爪。每年七月十六日将爪甲烧灰，和水服之。三尸九虫皆灭，名曰斩三尸。一云：甲寅日三尸游两手，剪去手爪甲，甲午日三尸游两足，剪去足爪甲。消除脚气：每寅日割手足甲，少侵肉，去脚气。（《外台秘要》）破伤中风：手足十指甲，香油炒研，热酒调，呷服之，汗出便好。《普济》：治破伤风，手足颤掉，搐摇不已。用人手足指甲（烧存性）六钱，姜制南星、独活、丹砂各二钱，为末。分作二服，酒下，立效。阴阳易病：用手足爪甲二十片，中衣裆一片，烧灰。分三服，温酒下。男用女，女用男。小儿腹胀：父母指爪甲烧灰，敷乳上饮之。（《千金》）小便转胞：自取爪甲，烧灰水服。男女淋疾：同上。（并《肘后》）小便尿血：人指甲半钱，头发二钱半，烧研末。每服一钱，空心温酒下。（《圣济录》）妊娠尿血：取夫爪甲烧灰，酒服。（《千金方》）胞衣不下：取本妇手足爪甲，烧灰酒服。即令有力妇人抱起，将竹筒于胸前赶下。（《圣惠》）诸痔肿痛：蚕茧内入男子指甲令满，外用童子顶发缠裹，烧存性，研末，蜜调敷之。仍日日吞牛胆制过槐子，甚效。（万表《积善堂方》）针刺入肉：凡针折入肉，及竹木刺者。刮人指甲末，同酸枣仁捣烂，唾调涂之。次日定出。（《普济方》）

牙齿（《日华》）

【释名】时珍曰：两旁曰牙，当中曰齿。肾主骨，齿者骨之余也。女子七月齿生，七岁齿龀，三七肾气平而真牙生，七七肾气衰，齿槁发素。男子八月齿生，八岁齿龀，三八肾气平而真牙生，五八肾气衰，齿槁发堕。钱乙云：小儿变蒸蜕齿，如花之易苗。不及三十二齿者，由蒸之不及其数也。

【气味】甘、咸、热，有毒。

【主治】除劳治疟，蛊毒气。入药烧用（大明）。治乳痈未溃，痘疮倒黡（时珍）。

【发明】时珍曰：近世用人牙治痘疮陷伏，称为神品。然一概用之，贻害不浅。夫齿者，肾之标，骨之余也。痘疮则毒自肾出，方长之际，外为风寒秽气所冒，腠理闭塞，血涩不行，毒不能出，或变黑倒黡。宜用此物，以酒、麝达之，窜入肾经，发出毒气，使热令复行，而疮自红活，盖劫剂也。若伏毒在心，昏冒不省人事，及气虚色白，痒塌不能作脓，热痱紫泡之症，只宜解毒补虚。苟误用此，则郁闷声哑，反成不救，可不慎哉？高武《痘疹管见》云：左仲恕言变黑归肾者，宜用人牙散。夫既归肾矣，人牙岂能复治之乎？

【附方】旧一，新七。痘疮倒黡：钱氏小儿方：用人牙烧存性，入麝香少许，温酒服半钱。闻人规《痘疹论》云：人牙散：治痘疮方出，风寒外袭，或变黑，或青紫，此倒黡也。宜温肌发散，使热气复行而斑自出。用人齿脱落者，不拘多少，瓦罐固济，煅过出火毒，研末。出不快而黑陷者，猵猪血调下一钱；因服凉药，血涩倒陷者，入麝香，温酒服之，其效如神。无价散:用人牙、猫牙、猪牙、犬牙等分,火煅研末,蜜水调服一字。乳痈未溃:人牙齿烧研,酥调贴之。(《肘后方》)五般聤耳出脓血水:人牙(烧存性),麝香少许,为末吹之。名佛牙散。(《普济方》)漏疮恶疮,干水生肌:用人牙灰、油发灰、雄鸡内金灰,各等分为末。入麝香、轻粉少许,油调敷之。(《直指方》)阴疽不发,头凹沉黯,不疼无热,服内补散不起:必用人牙(煅过)、穿山甲(炙)各一分,为末。分作两服,用当归、麻黄煎酒下。外以姜汁和面敷之。又方:川乌头、硫黄、人牙(煅过)为末,酒服亦妙。(杨仁斋《直指方》)

人屎(《别录》。附人中黄)

【释名】人粪(《别录》)、大便。

时珍曰:屎粪乃糟粕所化,故字从米,会意也。

【气味】苦,寒,无毒。

【主治】时行大热狂走,解诸毒,捣末,沸汤沃服之(《别录》)。伤寒热毒,水渍饮之,弥善。新者,封疔肿,一日根烂(苏颂)。骨蒸劳复,痈肿发背疮漏,痘疮不起(时珍)。

粪清

【释名】黄龙汤(弘景)、还元水(《蕺园记》)、人中黄。

弘景曰:近城市人以空罂塞口,纳粪中,积年得汁,甚黑而苦,名为黄龙汤,疗瘟病垂死者皆瘥。

大明曰:腊月截淡竹去青皮,浸渗取汁,治天行热疾中毒,名粪清。浸皂荚、甘蔗,治天行热疾,名人中黄。

震亨曰:人中黄,以竹筒入甘草末于内,竹木塞两头,冬月浸粪缸中,立春取出,悬风处阴干,破竹取草,晒干用。

汪机曰:用棕皮绵纸上铺黄土,浇粪汁淋土上,滤取清汁,入新瓷内,碗覆定,埋土中一年取出,清若泉水,全无秽气,年久者弥佳,比竹筒渗法更妙。

【主治】天行热狂热疾,中毒,蕈毒,恶疮(大明)。热毒湿毒,大解五脏实热。饭和作丸,清痰,消食积,降阴火(震亨)。

【附方】旧十三,新二十。劳复食复:人屎烧灰,酒服方寸匕。(《千金方》)热病发狂,奔走似癫,如见鬼神,久不得汗,及不知人事者:以人中黄人大罐内,以泥固济,煅半日,去火毒,研末。新汲水服三钱。未退再服。(《斗门方》)大热狂渴:干陈人屎为末,于阴地净黄土中作五六寸小坑,将末三两匙于坑中,以新汲水调匀,良久澄清,细细与饮即解。世俗谓之地清。(寇宗奭《衍义》)劳极骨蒸,亦名伏连传尸,此方甚验:用人屎(湿者)五升,小便一升,新粟米饭五升,六月六日曲半饼,以瓷瓶盛,封密室中,二七日并消,亦无恶气。每旦服一合,午再服之,神效。(张文仲《备急方》)骨蒸热劳:取人屎干者,烧令外黑,纳水中澄清。每旦服一小升,薄晚服童便一小升,以瘥为度。既常服,可就作坑,烧屎二升,夜以水三升渍之,稍稍减服。此方神妙,非其人莫浪传之。(《外台秘要》)呕血吐痰:心烦骨蒸者。人中黄为末,每服三钱,茜根汁、竹沥、姜汁和匀,服之。(《丹溪心法》)鼻衄不止:人屎尖烧灰,水服一二钱,并吹鼻中。(《千金方》)噎膈反胃,诸药不效:真阿魏一钱,野外干人屎三钱,为末。五更以姜片蘸食,能起死人。乃赵玉渊方也。(《永类钤方》)

小儿胎屎(《纲目》)

【主治】恶疮,食息肉,除面印字,一月即瘥(藏器)。治小儿鬼舐头,烧灰和腊猪脂涂之(时珍)。

人尿(奴吊切,亦作溺。《别录》)

【释名】溲(《素问》)、小便(《素问》)、轮回酒(《纲目》)、还元汤。

时珍曰:尿,从尸从水,会意也。方家谓之轮回酒、还元汤,隐语也。饮入于胃,游溢精气,上输于脾;脾气散精,上归于肺;通调水道,下输膀胱。水道者,阑门也。主分泌水谷,糟粕入于大肠,水汁渗入膀胱。膀胱者,州都之官,津液之府,气化则能出矣。《阴阳应象论》云:清阳为天,浊阴为地;地气上为云,天气下为雨。故清阳出上窍,浊阴出下窍。

【气味】咸,寒,无毒。

【主治】寒热头痛,温气。童男者尤良(《别录》)。主久嗽上气失声,及癥积满腹(苏恭)。明目益声,润肌肤,利大肠,推陈致新,去咳嗽肺痿,鬼气痊病。停久者,服之佳。恐冷,则和热汤服(藏器)。止劳渴,润心肺,疗血闷热狂,扑损,瘀血在内运绝,止吐血鼻衄,皮肤皲裂,难产,胎衣不下。蛇犬咬(大明)。滋阴降火甚速(震亨)。杀虫解毒,疗疟中喝(时珍)。

【附方】旧七,新三十八。头痛至极:童便一盏,豉心半合,同煎至五分,温服。(《圣济总录》)热病咽痛:童便三合,含之即止。(《圣惠方》)骨蒸发热:三岁童便五升,煎取一升,以蜜三匙和之。每服二碗,半日更服。此后常取自己小便服之,轻者二十日,重者五十日瘥。二十日后,当有虫如蚰蜒,在身常出。十步内闻病人小便臭者,瘥也。台州丹仙观道士张病此,自服神验。(孟诜《必效方》)男妇怯症:男用童女便,女用童男便,斩头去尾,日进二次,干烧饼压之,月余全愈。(《圣惠》)久嗽涕唾,肺痿时时寒热,颊赤气急:用童便(去头尾少许)五合,取大粉甘草一寸,炙令热四破浸之,露一夜,去甘草,平旦顿服,或入甘草末一钱同服亦可,一日一剂。童子忌食五辛热物。(姚僧垣《集验》)肺痿咳嗽、鬼气疰病：停久臭溺，日日温服之。(《集验方》)吐血鼻洪：人溺姜汁和匀，服一升。(日华子)齿缝衄血：童便温热含之，立止。(《圣惠方》)消渴重者：众人溺坑中水，取一盏服之。勿令病人知，三度瘥。(《圣惠方》)癥积满腹，诸药不瘥者：人溺一服一升，下血片块，二十日即出也。(苏恭《本草》)绞肠沙痛：童子小便服之，即止。(《圣惠方》)猝然腹痛：令人骑其腹，溺脐中。(《肘后方》)下痢休息：杏仁(去皮，麸炒，研)二两，以猳猪肝一具，切片，水洗血净，置净锅中，一重肝，一重杏仁，铺尽，以童便二升同煎干，放冷，任意食之。(《圣惠方》)疟疾渴甚：童便和蜜，煎沸，顿服。(《简便方》)瘴疠诸疟，无问新久：童便一升，入白蜜二匙，搅去白沫，顿服，取吐碧绿痰出为妙。若不然，终不除也。(《圣惠》)中暍昏闷：夏月人在途中热死，急移阴处，就掬道上热土拥脐上作窝，令人溺满，暖气透脐即苏，乃服地浆、蒜水等药。林亿云：此法出自张仲景，其意殊绝，非常情所能及，本草所能关，实救急之大术也。盖脐乃命蒂，暑喝伤气，温脐所以接其元气之意。中恶不醒：令人尿其面上即苏。此扁鹊法也。(《肘后方》)三十年痫、一切气块、宿冷恶病：苦参二斤，童子小便一斗二升，煎取六升，和糯米及曲，如常法作酒服。但腹中诸疾皆治。酒放二三年不坏，多作救人神效。(《圣惠》)金疮中风：自己小便，日洗二三次，不妨入水。(《圣惠》)金疮血出不止：饮人尿五升。(《千金方》)

溺白垽(音鱼靳切。《唐本草》)

【释名】人中白。

时珍曰：淳淀为垽，此乃人溺澄下白垽也。以风日久干者为良。入药并以瓦煅过用。

【气味】咸，平，无毒。

大明曰：凉。

【主治】鼻衄，汤火灼疮(《唐本》)。烧研，主紧唇疮(苏恭)。治传尸热劳，肺痿，心膈热，羸瘦渴疾(大明)。降火，消瘀血，治咽喉口齿生疮疳䘌，诸窍出血，肌肤汗血(时珍)。

【发明】震亨曰：人中白，能泻肝火、三焦火并膀胱火，从小便中出，盖膀胱乃此物之故道也。

时珍曰：人中白，降相火，消瘀血，盖咸能润下走血故也。今人病口舌诸疮用之有效，降火之验也。张杲《医说》云：李七，常苦鼻衄，仅存喘息。张思顺用人中白散，即时血止。又延陵镇官曾棠鼻血如倾，白衣变红，头空空然。张用人中白药治之即止，并不再作。此皆散血之验也。

【附方】旧二，新十三。大衄久衄：人中白一团鸡子大，绵五两，烧研。每服二钱，温水服。(《圣济总录》)诸窍出血：方同上。鼻衄不止，五七日不住者：人中白，新瓦焙干，入麝香少许，温酒调服，立效。(《经验方》)肤出汗血：方同上。偏正头痛：人中白、地龙(炒)等分为末，羊胆汁丸芥子大。每新汲水化一丸，注鼻中嗜之。名一滴金。(《普济方》）水气肿满：人尿，煎令可丸。每服一小豆大，日三服。（《千金方》）脚气成漏：跟有一孔，深半寸许，其痛异常。用人中白煅，有水出，滴入疮口。（戴原礼《证治要诀》）小儿霍乱：尿滓末，乳上服之良。（《千金方》）鼻中息肉：人中白瓦焙，每温汤服一钱。（《朱氏集验方》）痘疮倒陷：腊月收人中白，火煅为末。温水服三钱，陷者自出。（《儒门事亲》）口舌生疮：溺桶垽七分，枯矾三分，研匀。有涎拭去，数次即愈。（《集简方》）小儿口疳：人中白（煅）、黄柏（蜜炙焦）为末等分，入冰片少许，以青布拭净，掺之，累效。（陆氏《经验方》）走马牙疳：以小便盆内白屑，取下入瓷瓶内，盐泥固济，煅红研末，入麝香少许贴之。此汴梁李提领方也。又方：用妇人尿桶中白垢（火煅）一钱，铜绿三分，麝香一分，和匀贴之，尤有神效。痘疹烦热：人中白或老粪缸白垢，洗净研末。每白汤或酒服二钱。（《痘疹便览》方）

秋石（《蒙筌》）

【释名】秋冰。

时珍曰：《淮南子》丹成，号曰秋石，言其色白质坚也。近人以人中白炼成白质，亦名秋石，言其亦出于精气之余也。再加升打，其精致者，谓之秋冰，此盖仿海水煎盐之义。方士亦以盐入炉火煅成伪者，宜辨之。

嘉谟曰：秋石须秋月取童子溺，每缸入石膏末七钱，桑条搅，澄定倾去清液。如此二三次，乃入秋露水一桶，搅澄。如此数次，滓秽涤净，咸味减除。以重纸铺灰上晒干，完全取起，轻清在上者为秋石，重浊在下者刮去。古人立名，实本此义。男用童女溺，女用童男弱，亦一阴一阳之道也。世医不取秋时，杂收人溺，但以皂荚水澄，晒为阴炼，煅为阳炼。尽失于道，何合于名？媒利败人，安能应病？况经火炼，性却变温耶？

【气味】咸，温，无毒。

【主治】虚劳冷疾，小便遗数，漏精白浊（时珍）。滋肾水，养丹田，返本还元，归根复命，安五脏，润三焦，消痰咳，退骨蒸，软坚块，明目清心，延年益寿（嘉谟）。

【发明】时珍曰：古人惟取人中白、人尿治病，取其散血、滋阴降火、杀虫解毒之功也。王公贵人恶其不洁，方士遂以人中白设法煅炼，治为秋石。叶梦得《水云录》，极称阴阳二炼之妙；而《琐碎录》乃云秋石味咸走血，使水不制火，久服令人成渴疾。盖此物既经煅炼，其气近温。服者多是淫欲之人，借此放肆，虚阳妄作，真水愈涸，安得不渴耶？况甚则加以阳药，助其邪火乎？惟丹田虚冷者，服之可耳。观病淋者水虚火极，则煎熬成沙成石；小便之炼成秋石，与此一理也。

【附方】旧一，新十一。秋石还元丹：久服去百病，强骨髓，补精血，开心益志，补暖下元，悦色进食。久则脐下常如火暖，诸般冷疾皆愈。久年冷劳虚惫甚者，服之亦壮盛。其法：以男子小便十石，更多尤妙。先支大锅一口于空室内，上用深瓦甑接锅口，以纸筋杵石灰泥甃缝并锅口,勿令通风。候干,下小便约锅中七八分以来,灶下用焰火煮之。若涌出,即少少添冷小便。候煎干,即人中白也。入好罐子内,如法固济,入炭炉中煅之。旋取二三两,再研如粉,煮枣瓤和,丸如绿豆大。每服五七丸,渐加至十五丸,空心温酒或盐汤下。其药末常要近火收,或时复养火三五日,则功效更大也。(《经验方》)阴阳二炼丹:世之炼秋石者,但得火炼一法。此药须兼阴阳二炼,方为至药。火炼乃阳中之阴,得火而凝,入水则释,归干无体,盖质去味存,此离中之虚也。水炼乃阴中之阳,得水而凝,遇曝而润,千岁不变,味去质留,此坎中之实也。二物皆出于心肾二脏,而流于小肠,水火螣蛇玄武正气,外假天地之水火,凝而为体。服之还补太阳、相火二脏,实为养命之本。空心服阳炼,日午服阴炼。此法极省力,与常法功用不侔,久疾服之皆愈。有人得瘦疾且嗽,诸方不效,服此即瘳。有人病颠腹鼓,日久加喘满,垂困,亦服此而安也。阳炼法:用人尿十余石,各用桶盛。每石入皂荚汁一碗,竹杖急搅百千下,候澄去清留垽。并作一桶,如前搅澄,取浓汁一二斗滤净,入锅熬干,刮下捣细。再以清汤煮化,筲箕铺纸淋过,再熬。如此数次,直待色白如雪方止。用沙盒固济,火煅成质,倾出。如药未成,更煅一二次,候色如莹玉,细研。入砂盒内固济,顶火养七昼夜,取出摊土上,去火毒,为末,枣膏丸梧桐子大。每空心温酒下三十丸。阴炼法:用人尿四五石,以大缸盛。入新水一半,搅千回,澄定,去清留垽。又入新水搅澄,直候无臭气。澄下如腻粉,方以曝干。刮下再研,以男儿乳和如膏,烈日晒干,盖假太阳真气也。如此九度,为末,枣膏和,丸梧桐子大。每午后温酒下三十丸。(叶石林《水云录》)秋冰乳粉丸:固元阳,壮筋骨,延年不老,却百病。用秋冰五钱,头生男乳晒粉五钱,头生女乳晒粉五钱,乳香二钱五分,麝香一分,为末,炼蜜丸芡子大,金箔为衣,乌金纸包,黄蜡匮收,勿令泄气。每月用乳汁化服一丸,仍日饮乳汁助之。秋冰法:用童男、童女尿垽各一桶,入大锅内,桑柴火熬干。刮下,入河水一桶搅化,隔纸淋过。复熬刮下,再以水淋炼之。如此七次,其色如霜,或有一斤。入罐内,上用铁灯盏盖定,盐泥固济,升打三炷香。看秋石色白如玉,再研,再如前升打。灯盏上用水徐徐擦之,不可多,多则不结;不可少,少则不升。自辰至未,退火冷定。其盏上升起者,为秋冰,味淡而香,乃秋石之精英也,服之滋肾水,固元阳,降痰火。其不升者,即寻常秋石也,味咸苦,蘸肉食之,亦有小补。(《杨氏颐真堂经验方》)《直指》秋石丸:治浊气干清,精散而成膏淋,黄白赤黯,如肥膏、蜜、油之状。用秋石、鹿角胶(炒)、桑螵蛸(炙)各半两,白茯苓一两,为末,糊糊丸梧桐子大。每服五十丸,人参汤下。(《仁斋直指方》)

淋石(宋《嘉祐》)

【校正】自玉石部移入此。

【集解】藏器曰:此是患石淋人溺中出者,正如小石,收之为用。

时珍曰:此是淫欲之人,精气郁结,阴火煎熬,遂成坚质。正如滚水结硇,卤水煎盐,小便炼成秋石,同一义理也。

【气味】咸,温,无毒。

【主治】石淋,水磨服之,当得碎石随溺出(大明)。噎病吐食,俗名涩饭病(藏器)。

癖石(《纲目》)

【集解】时珍曰:有人专心成癖,及病症块,凝结成石。如牛黄、狗宝、鲊答之类,皆诸兽之病也。观夫星陨为石,沙淋石淋,及释氏颅囟结成舍利子,皆精气凝结而然。故《格物论》云:石者,气之核也。群书所载,如宝圭化石,老树化石,皆无情之变异也。鱼、蛇、虾、蟹,皆能化石,乃有情之变异也。世说载贞妇登山望夫,化而为石,此盖志一不分,遂入于无情也。《宋史》载石工采石,陷入石穴,三年掘出犹活,见风遂化为石,此盖吞纳石气,久而与之俱化也。夫生形尚全化石,则顽心症癖之化石,亦其理也。《程子遗书》云:波斯人发古墓,见肌肤都尽,惟心坚如石。锯开,中有山水如画,旁有一女,凭阑凝睇。盖此女有爱山水癖,遂致融结如此。宋濂云:一浮屠行大般舟三昧法,示寂后,焚之,惟心不化,状如佛像,非金非石。又一人行禅观法,及死火葬,心内包观音像悉具。医书云:一人病症死,火化有块如石。此皆症癖顽凝成石之迹,故并录之。

【主治】消坚癖,治噎膈(时珍)。

乳汁(《别录》)

【释名】奶汁(《纲目》)、仙人酒。

时珍曰:乳者化之信,故字从孚、化(省文)也。方家隐其名,谓之仙人酒、生人血、白朱砂,种种名色。盖乳乃阴血所化,生于脾胃,摄于冲任。未受孕则下为月水,既受孕则留而养胎,已产则赤变为白,上为乳汁,此造化玄微,自然之妙也。邪术家乃以童女娇揉取乳,及造“反经为乳”诸说,巧立名谓,以弄贪愚。此皆妖人所为,王法所诛,君子当斥之可也。凡入药并取首生男儿,无病妇人之乳,白而稠者佳。若色黄赤清而腥秽如涎者,并不可用。有孕之乳,谓之忌奶,小儿饮之吐泻,成疳魃之病,最为有毒也。

【气味】甘、咸,平,无毒。

大明曰:凉。

【主治】补五脏,令人肥白悦泽。疗目赤痛多泪,解独肝牛肉毒,合浓豉汁服之,神效(《别录》)。和雀屎,去目赤胬肉(苏恭)。益气,治瘦悴,悦皮肤,润毛发,点眼止泪(大明)。

【附方】旧三,新十一。服乳歌:仙家酒,仙家酒,两个壶卢盛一斗。五行酿出真醍醐,不离人间处处有。丹田若是干涸时,咽下重楼润枯朽。清晨能饮一升余,返老还童天地久。虚损劳瘵：德生丹：用无病妇人乳三酒杯，将瓷碟晒极热，置乳于中，次入麝香末少许，木香末二分，调匀服；后饮浓茶一酒盏，即阳败。次日服接命丹（接命丹：用乳三酒杯，如前晒碟盛人乳，并人胞末一具调服），服毕面、膝俱赤，如醉思睡，只以白粥少少养之。（《集简方》）虚损风疾：接命丹：治男妇气血衰弱，痰火上升，虚损之症；又治中风不语，左瘫右缓，手足疼痛，劲履不便，饮食少进诸症。用人乳二杯，香甜白者为佳，以好梨汁一杯和匀，银石器内顿滚滚。每日五更一服，能消痰补虚，生血延寿。此乃以人补人，其妙无加。（《摄生众妙方》）中风不语，舌根强硬：三年陈酱五合，人乳汁五合，相和研，以生布绞汁。随时少少与服，良久当语。（《圣惠方》）猝不得语：人乳半合，美酒半升，和服。（《范汪方》）失音不语：人乳、竹沥各二合，温服。（《摘玄》）月经不通：日饮人乳三合。（《千金方》）眼热赤肿：人乳半合，古铜钱十文，铜器中磨令变色，稀稠成煎，瓶收，日点数次。或以乳浸黄连，蒸热洗之。（《圣惠方》）初生不尿：人乳四合，葱白一寸，煎滚，分作四服，即利。（《外台》）初生吐乳：人乳二合，籧篨篾少许，盐二粟大，同煎沸，入牛黄粟许，与服。（《外台》）痈脓不出：人乳汁和面敷之，比晓脓尽出。不可近手。（《千金方》）

妇人月水（宋《嘉祐》。附月经衣）

【释名】月经（《素问》）、天癸（《素问》）、红铅。

时珍曰：女子，阴类也，以血为主。其血上应太阴，下应海潮。月有盈亏，潮有朝夕，月事一月一行，与之相符，故谓之月水、月信、月经。经者常也，有常轨也。天癸者，天一生水也。邪术家谓之红铅，谬名也。女人之经，一月一行，其常也；或先或后，或通或塞，其病也。复有变常而古人并未言及者，不可不知。有行期只吐血衄血，或眼耳出血者，是谓逆行。有三月一行者，是谓居经，俗名按季。有一年一行，是谓避年。有一生不行而受胎者，是谓暗经。有受胎之后，月月行经而产子者，是谓盛胎，俗名垢胎。有受胎数月，血忽大下而胎不陨者，是谓漏胎。此虽以气血有余不足言，而亦异于常矣。女子二七天癸至，七七天癸绝，其常也。有女年十二、十三而产子，如《褚记室》所载，平江苏达卿女，十二受孕者；有妇年五十、六十而产子，如《辽史》所载，亟普妻六十余，生二男一女者，此又异常之尤者也。学医者之于此类，恐亦宜留心焉。

【气味】咸，平，无毒。

【主治】解毒箭并女劳复（弘景）。

月经衣

【主治】金疮血涌出，炙热熨之。又主虎狼伤及箭镞入腹（藏器）。

【发明】时珍曰：女人月水，恶液腥秽，故君子远之，为其不洁，能损阳生病也。煎膏治药，出痘持戒，修炼性命者，皆避忌之，以此也。《博物志》云：扶南国有奇术，能令刀斫不入,惟以月水涂刀便死。此是秽液坏人神气,故合药忌触之。此说甚为有据。今有方士邪术,鼓弄愚人,以法取童女初行经水服食,谓之先天红铅,巧立名色,多方配合,谓《参同契》之金华,《悟真篇》之首经,皆此物也。愚人信之,吞咽秽滓,以为秘方,往往发出丹疹,殊可叹恶。按萧了真《金丹诗》云:一等旁门性好淫,强阳复去采他阴。口含天癸称为药,似恁泪沮枉用心。呜呼!愚人观此,可自悟矣。凡红铅方,今并不录。

【附方】旧七,新五。热病劳复:丈夫热病瘥后,交接复发,忽卵缩入肠,肠痛欲死。烧女人月经赤衣为末,熟水服方寸匕,即定。(《梅师方》)女劳黄疸,气短声沉:用女人月经布和血衣烧灰,酒服方寸匕,一日再服,三日瘥。(孟诜《必效方》)霍乱困笃:童女月经衣和血烧灰,酒服方寸匕。百方不瘥者用之。(《千金方》)小儿惊痫发热:取月候血和青黛,新汲水调服一钱,入口即瘥。量儿加减。(《普济方》)令妇不妒:取妇人月水布裹蛤蟆,于厕前一尺,入地五寸埋之。(张华《博物志》)痈疽发背,一切肿毒:用胡燕窠土、鼠坌土、榆白皮、栝蒌根,等分为末,以女人月经衣,水洗取汁和,敷肿上,干即易之。溃者封其四围。五日瘥。(《千金方》)男子阴疮:因不忌月事行房,阴物溃烂。用室女血衲,瓦上烧存性,研末,麻油调,敷之。解药箭毒:交州夷人,以焦铜为镝,涂毒药于镝锋上,中人即沸烂,须臾骨坏。但服月水、屎汁解之。(《博物志》)

人血(《拾遗》)

【集解】时珍曰:血犹水也。水谷入于中焦,泌别熏蒸,化其精微,上注于肺。流溢于中,布散于外。中焦受汁,变化而赤,行于隧道,以奉生身,是之谓血,命曰营气。血之与气,异名同类;清者为营,浊者为卫,营行于阴,卫行于阳;气主煦之,血主濡之。血体属水,以火为用,故曰气者血之帅也。气升则升,气降则降;气热则行,气寒则凝;火活则红,火死则黑。邪犯阳经则上逆,邪犯阴经则下流。盖人身之血,皆生于脾,摄于心,藏于肝,布于肺,而施化于肾也。仙家炼之,化为白汁,阴尽阳纯也。苌弘死忠,血化为碧,人血入土,年久为磷,皆精灵之极也。

【气味】咸,平,有毒。

【主治】羸病人皮肉干枯,身上麸片起,又狂犬咬,寒热欲发者,并刺血热饮之(藏器)。

【发明】时珍曰:肉干麸起,燥病也,不可卒润也。饮人血以润之,人之血可胜刺乎?夫润燥、治狂犬之药亦伙矣,奚俟于此耶?始作方者,不仁甚矣,其无后乎?虐兵、残贼,亦有以酒饮人血者,此乃天戮之民,必有其报,不必责也。诸方用血,惟不悖于理者,收附于下。

【附方】新七。吐血不止:就用吐出血块,炒黑为末。每服三分,以麦门冬汤调服。盖血不归元,则积而上逆;以血导血归元,则止矣。(吴球《诸证辨疑》)衄血不止:《圣济总录》:用白纸一张,接衄血令满,于灯上烧灰,作一服,新汲水下。勿用病人知。《儒门事亲》:就用本衄血,纸捻蘸点眼内,左点右,右点左。此法大妙。金疮内漏:取疮内所出血,以水和,服之。(《千金》)产乳血晕:取酽醋,和产妇血如枣大,服之。(《普济方》)小儿赤疵:针父脚中,取血贴之,即落。(《千金方》)小儿疣目:以针决其四边,取患疮脓汁敷之。忌水三日,即溃落也。(《千金》)

人精(宋《嘉祐》)

【集解】时珍曰:营气之粹,化而为精,聚于命门。命门者,精血之府也。男子二八而精满一升六合。养而充之,可得三升;损而丧之,不及一升。谓精为峻者,精非血不化也;谓精为宝者,精非气不养也。故血盛则精长,气聚则精盈。邪术家蛊惑愚人,取童女交媾,饮女精液;或以己精和其天癸,吞咽服食。呼为铅汞,以为秘方,放恣贪淫,甘食秽滓,促其天年。吁!愚之甚矣,又将谁尤?按鲍景翔云:神为气主,神动则气随;气为水母,气聚则水生。故人之一身,贪心动则津生,哀心动则泪生,愧心动则汗生,欲心动则精生。

【气味】甘,温。

【主治】和鹰屎,灭瘢(弘景)。涂金疮血出,汤火疮(时珍)。

【附方】旧三,新二。面上黡子:人精和鹰屎白涂之,数日愈。(《千金方》)身面粉瘤:人精一合,青竹筒盛,于火上烧,以器承取汁,密封器中。数数涂之,取效止。(《肘后方》)瘰疬肿毒:女人精汁,频频涂之。汤火伤灼:令不痛,易愈无痕。《肘后》:用人精、鹰屎白,日日涂之。《千金》:用女人精汁,频频涂之。

口津唾(《纲目》)

【释名】灵液(《纲目》)、神水(《纲目》)、金浆(《纲目》)、醴泉。

时珍曰:人舌下有四窍,两窍通心气,两窍通肾液。心气流入舌下为神水,肾液流入舌下为灵液。道家谓之金浆玉醴。溢为醴泉,聚为华池,散为津液,降为甘露,所以灌溉脏腑,润泽肢体。故修养家咽津纳气,谓之清水灌灵根。人能终日不唾,则精气常留,颜色不槁;若久唾,则损精气,成肺病,皮肤枯涸。故曰远唾不如近唾,近唾不如不唾。人有病,则心肾不交,肾水不上,故津液干而真气耗也。秦越人《难经》云:肾主五液。入肝为泪,入肺为涕,入脾为涎,入心为汗,自入为唾也。

【气味】甘、咸,平,无毒。

【主治】疮肿、疥癣、皴疱,五更未语者,频涂擦之。又明目退翳,消肿解毒,辟邪,粉水银(时珍)。

【发明】时珍曰:唾津,乃人之精气所化。人能每旦漱口擦齿,以津洗目,及常时以舌舐拇指甲,揩目,久久令人光明不昏。又能退翳,凡人有云翳,但每日令人以舌舐数次,久则真气熏及,自然毒散翳退也。《范东阳方》云:凡人魇死,不得叫呼,但痛咬脚跟及拇指甲际,多唾其面,徐徐唤之,自省也。按《黄震日抄》云:晋时南阳宋定伯夜遇鬼,问之。答曰:我新死鬼也。问其所恶。曰:不喜唾耳。急持之,化为羊。恐其变化,因大唾之,卖得千钱。乃知鬼真畏唾也。

【附方】新四。代指肿痛:以唾和白硇砂,搜面作碗子,盛唾令满,着硇末少许,以指浸之,一日即瘥。(《千金方》)手足发疣:以白粱米粉,铁铛炒赤,研末,以众人唾和,敷厚一寸,即消。(《肘后方》)腋下狐气:用自己唾擦腋下数过,以指甲去其垢,用热水洗手数遍,如此十余日则愈。毒蛇螫伤:急以小便洗去血,随取口中唾,频频涂之。(杨拱《医方摘要》)

齿垽(音居近切。宋《嘉祐》)

【释名】齿垢。

【气味】咸,温,无毒。

【主治】和黑虱研涂,出箭头及恶刺,破痈肿(李世绩)。涂蜂螫(时珍)。

【附方】新二。竹木入肉,针拨不尽者:以人齿垢封之,即不烂也。(叶氏《通变要法》)毒蛇螫伤:先以小便洗去血,次以牙垽封而护之,甚妙,且不痛肿。(《医方摘要》)

人汗(《纲目》)

【集解】时珍曰:汗出于心,在内则为血,在外则为汗。故曰夺汗者无血,夺血者无汗。

【气味】咸,有毒。饮食食之,令人生疔毒(时珍)。

眼泪(《纲目》)

【集解】时珍曰:泪者肝之液。五脏六腑津液皆上渗于目。凡悲哀笑咳,则火激于中,心系急而脏腑皆摇;摇则宗脉感而液道开,津上溢,故涕泣出焉。正如甑上水滴之意也。

【气味】咸,有毒。凡母哭泣堕子目,令子伤睛生翳(时珍)。

人气(《纲目》)

【主治】下元虚冷,日令童男女,以时隔衣进气脐中,甚良。凡人身体骨节痹痛,令人更互呵熨,久久经络通透。又鼻衄金疮,嘘之能令血断(时珍)。

人魄（《纲目》）

【集解】时珍曰：此是缢死人，其下有物如麸炭，即时掘取便得，稍迟则深入矣。不掘则必有再缢之祸。盖人受阴阳二气，合成形体。魂魄聚则生，散则死。死则魂升于天，魄降于地。魄属阴，其精沉沦入地，化为此物；亦犹星陨为石，虎死目光坠地化为白石，人血入地为磷为碧之意也。

【主治】镇心，安神魄，定惊怖颠狂，磨水服之（时珍）。

髭须（《证类》）

【集解】时珍曰：嘴上曰髭，颐下曰须，两颊曰髯。详见乱发下。

【主治】烧研，敷痈疮（慎微）。

【发明】慎微曰：唐·李勣病。医云：得须灰服之，方止。太宗闻之，遂自剪髭烧灰赐服，复令敷痈立愈。故白乐天诗云：剪须烧药赐功臣。又宋·吕夷简疾。仁宗曰：古人言髭可治疾。今朕剪髭与之合药，表朕意也。

阴毛（《拾遗》）

【主治】男子阴毛：主蛇咬，以口含二十条咽汁，令毒不入腹（藏器）。横生逆产，用夫阴毛二七茎烧研，猪膏和，丸大豆大，吞之（《千金方》）。妇人阴毛：主五淋及阴阳易病（时珍）。

【附方】新二。阴阳易病，病后交接，卵肿或缩入腹，绞痛欲死：取妇人阴毛烧灰饮服，仍以洗阴水饮之。（《普济方》）牛胀欲死：妇人阴毛，草裹与食，即愈。（《外台秘要》）

人骨（《拾遗》）

【释名】时珍曰：许慎云：骨者，肉之核也。《灵枢经》云：肾主骨。有《骨度篇》，论骨之大小、长短、广狭甚详，见本书。

【主治】骨病，接骨，膁疮，并取焚弃者（藏器）。

【发明】时珍曰：古人以掩暴骨为仁德，每获阴报；而方伎之流，心乎利欲，乃收人骨为药饵，仁术固如此乎？且犬不食犬骨，而人食人骨可乎？父之白骨，惟亲生子刺血沥之即渗入。又《酉阳杂俎》云：荆州一军人损胫。张七政饮以药酒，破肉去碎骨一片，涂膏而愈。二年余复痛。张曰：所取骨寒也。寻之尚在床下，以汤洗绵裹收之，其痛遂止。气之相应如此，孰谓枯骨无知乎？仁者当悟矣。

【附方】新四。代杖：烧过人骨为末，空心酒服三钱，受杖不肿不作疮，久服皮亦厚也。（《医林集要》）接骨：烧过童子骨一两，乳香二钱，喜红绢一方，烧灰为末，热酒调服。先以桐木片扎定，立效。（《医林集要》）臁疮：烧过人骨（碎者）为末，掺之。（《寿域神方》）折伤：死童子骨煅过，香瓜子仁炒干，为末。好酒下，止痛极速。（《扶寿精方》）

天灵盖（宋《开宝》）

【释名】脑盖骨（《纲目》）、仙人盖（《纲目》）、头颅骨。

《志》曰：此乃死人顶骨十字解者，方家婉其名耳。

藏器曰：此是天生天赐，盖押一身之骨，囟门未合，即未有也。

时珍曰：人之头圆如盖，穹窿象天，泥丸之宫，神灵所集。修炼家取坎补离，复其纯乾，圣胎圆成，乃开颅囟而出入之，故有天灵盖诸名也。

【修治】藏器曰：凡用弥腐烂者乃佳。有一片如三指阔者，取得，用塘灰火罨一夜。待腥秽气尽，却用童男溺，于瓷锅子中煮一伏时，漉出。于屋下掘一坑，深一尺，置骨于中一伏时，其药魂归神妙。阳人使阴，阴人使阳。

好古曰：方家有用檀香汤洗过，酥炙用，或烧存性者。男骨色不赤，女骨色赤，以此别之也。

【气味】咸，平，无毒。

时珍曰：有毒。

【主治】传尸尸疰，鬼气伏连，久瘴劳疟，寒热无时者，烧令黑，研细，白饮和服，亦合丸散用（《开宝》）。治肺痿，乏力羸瘦，骨蒸盗汗等，酥炙用（大明）。退心经蕴寒之气（《本草权度》）。

【发明】杨士瀛曰：天灵盖治尸疰。尸疰者，鬼气也。伏而未起，故令淹缠。得枯骸枕骨治之，则魂气飞越，不复附人，故得瘥也。

陈承曰：《神农本经》人部，惟发髲一物。其余皆出后世医家，或禁术之流，奇怪之论耳。近见医家用天灵盖治传尸病，未有一效。残忍伤神，殊非仁人之用心。苟有可易，仁者宜尽心焉。必不得已，则宜以年深渍朽、绝尸气者，可也。

【附方】新十一。天灵盖散：追取劳虫。天灵二指大（以檀香煎汤洗过，酥炙，一气咒七遍云：雷公神，电母圣；逢传尸，便须定；急急如律令），尖槟榔五枚，阿魏二分，麝香三分，辰砂一分，安息香三分，甘遂三分，为末，每服三钱。用童便四升，入银石器内，以葱白、薤白各二七茎，青蒿二握，甘草二茎（五寸长者），桃枝、柳枝、桑枝、酸榴枝各二握（七寸长），同煎至一升。分作三盏，五更初，调服前药一服；虫不下，约人行十里，又进一服；天明再进。取下虫物，名状不一，急擒入油铛煎之。其虫觜青赤黄色可治，黑白色难治，然亦可断传染之患。凡修合，先须斋戒，于远处净室，勿令病人闻药气，及鸡犬猫畜、孝子妇人、一切触秽之物见之。虫下后,以白粥补之。数日之后,梦人哭泣相别,是其验也。(《上清紫庭仙方》)虚损骨蒸:《千金方》:用天灵盖如梳大,炙黄,以水五升,煮取二升,分三服,起死神方也。张文仲《备急方》:用人头骨(炙)三两,麝香十两,为末,和蜜捣千杵,丸梧桐子大。每服七丸,粥饮下,日再服。若胸前有青脉出者,以针刺看血色;未黑者,七日瘥。小儿骨蒸,体瘦心烦:天灵盖(酥炙)、黄连等分,研末。每服半钱,米饮下,日二服。(《圣惠方》)诸疟寒热:天灵盖煅研末,水服一字,取效。(《普济方》)膈气不食:天灵盖七个,每个用黑豆四十九粒,层层隔封,水火升降,杨梅色,冷定取出,去豆不用,研末。每服一钱,温酒下。(孙氏《集效方》)青盲不见:天灵盖(酥炙)、龙胆各二两,白龙脑一钱,为末。取黑豆五升净淘,以水煮烂滤汁,却炼成煎拌药,丸梧桐子大。每服温水下二十丸,日三。频用新汲水洗头面。先令患人沐浴,及剃却顶心发。静一室,令安止,昼夜不得见明,令满百日。切忌羊血杂肉及动风壅滞热物、喜怒房室等。(《圣惠方》)痘疮陷伏:灰平不长,烦躁气急。用天灵盖烧研,酒服三分(一方入雄黄二分),其疮自然起发。(《痘疹经验方》)

人胞(《拾遗》)

【释名】胞衣(《梅师》)、胎衣(《纲目》)、紫河车(《纲目》)、混沌衣(《纲目》)、混元母(《蒙筌》)、佛袈裟(《纲目》)、仙人衣。

时珍曰:人胞,包人如衣,故曰胞衣。方家讳之,别立诸名焉。《丹书》云:天地之先,阴阳之祖,乾坤之橐籥,铅汞之匡廓,胚胎将兆,九九数足,我则乘而载之,故谓之河车。其色有红、有绿、有紫,以紫者为良。

【修治】吴球曰:紫河车,古方不分男女。近世男用男,女用女;一云男病用女,女病用男。初生者为佳,次则健壮无病妇人者亦可。取得,以清米泔摆净,竹器盛,于长流水中洗去筋膜,再以乳香酒洗过,篾笼盛之,烘干研末。亦有瓦焙研者,酒煮捣烂者,甑蒸捣晒者,以蒸者为佳。董炳云:今人皆酒煮火焙及去筋膜,大误矣。火焙水煮,其子多不育,惟蒸捣和药最良。筋膜乃初结真气,不可剔去也。

【气味】甘、咸,温,无毒。

【主治】血气羸瘦,妇人劳损,面䵟皮黑,腹内诸病渐瘦者,治净,以五味和之,如馄饨法与食之,勿令妇知(藏器。䭔,音甲,饼也)。治男女一切虚损劳极,癫痫失志恍惚,安心养血,益气补精(吴球)。

【发明】震亨曰:紫河车治虚劳,当以骨蒸药佐之。气虚加补气药,血虚加补血药。以侧柏叶、乌药叶俱酒洒,九蒸九曝,同之为丸,大能补益,名补肾丸。

时珍曰:人胞虽载于陈氏本草,昔人用者犹少。近因丹溪朱氏言其功,遂为时用。而括苍吴球始创大造丸一方,尤为世行。其方药味平补,虽无人胞,亦可服饵。其说详见本方下。按《隋书》云：琉球国妇人产乳，必食子衣。张师正《倦游录》云：八桂獠人产男，以五味煎调胞衣，会亲啖之。此则诸兽生子、自食其衣之意，非人类也。崔行功《小儿方》云：凡胎衣宜藏于天德、月空吉方。深埋紧筑，令男长寿。若为猪狗食，令儿颠狂；虫蚁食，令儿疮癣；鸟鹊食，令儿恶死；弃于火中，令儿疮烂；近于社庙污水井灶街巷，皆有所禁。按此亦铜山西崩，洛钟东应，自然之理也。今复以之蒸煮炮炙，和药捣饵，虽曰以人补人，取其同类；然以人食人，独不犯崔氏之禁乎？其异于琉球、獠人者，亦几希矣。

【附方】旧一，新六。河车丸：治妇人瘵疾劳嗽，虚损骨蒸等症。用紫河车（初生男子者）一具（以长流水中洗净，熟煮擘细，焙干研），山药二两，人参一两，白茯苓半两，为末，酒糊丸梧桐子大，麝香养七日。每服三五十丸，温服，盐汤下。（《永类钤方》）

胞衣水（《拾遗》）

【修治】藏器曰：此乃衣埋地下，七八年化为水，澄彻如冰。南方人以甘草、升麻和诸药，瓶盛埋之，三五年后掘出，取为药也。

【气味】辛，凉，无毒。

【主治】小儿丹毒，诸热毒，发寒热不歇，狂言妄语，头上无辜发竖，虚痞等症，天行热病，饮之立效（藏器）。反胃久病。饮一钟当有虫出（时珍）。

初生脐带（《拾遗》）

【释名】命蒂。

时珍曰：胎在母腹，脐连于胞，胎息随母。胎出母腹，脐带既剪，一点真元，属之命门丹田。脐干自落，如瓜脱蒂。故脐者，人之命蒂也。以其当心肾之中，前直神阙，后直命门，故谓之脐。脐之为言齐也。

【主治】烧末饮服，止疟（藏器）。解胎毒，敷脐疮（时珍）。

【附方】新三。脐汁不干：绵裹落下脐带，烧研一钱，入当归头末一钱，麝香一字，掺之。（《全幼心鉴》）预解胎毒：初生小儿十三日，以本身剪下脐带烧灰，以乳汁调服，可免痘患。或入朱砂少许。（《保幼大全》）痘风赤眼：初生小儿脐带血，乘热点之，妙。（《海上方》）

人势（《纲目》）

【释名】阴茎。

时珍曰：人阴茎，非药物也。陶九成《辍耕录》载：杭州沈生犯奸事露，引刀自割其势，流血经月不合。或令寻所割势，捣粉酒服，不数日而愈。观此则下蚕室者，不可不知此法也。故附于此云。

【主治】下蚕室,创口不合(时珍)。

人胆(《拾遗》)

【气味】苦,凉,有毒。

【主治】鬼气,尸疰,伏连(藏器)。久疟,噎食,金疮(时珍)。

【发明】时珍曰:北虏战场中,多取人胆汁敷金疮,云极效;但不可再用他药,必伤烂也。若先敷他药,即不可用此。此乃杀场救急之法,收胆干之亦可用,无害于理也。有等残忍武夫,杀人即取其胆和酒饮之,云令人勇;是虽军中谬术,君子不为也。

【附方】新三。久疟连年、噎食不下:用生人胆一个,盛糯米令满,入麝香少许,突上阴干。一半青者治疟,一半黑者治噎,并为末。每服十五粒,疟用陈皮汤下,噎用通草汤下。(俱出《普济方》)鬼疟进退不定者:用人胆、朱砂、雄黄、麝香等分,为末,醋糊丸绿豆大。每绵裹一丸,纳鼻中即瘥,男左女右。一丸可治二人。(《圣惠方》)

人肉(《拾遗》)

【主治】瘵疾(藏器)。

【发明】时珍曰:张杲《医说》言:唐开元中,明州人陈藏器著《本草拾遗》,载人肉疗羸瘵。自此闾阎有病此者,多相效割股。按陈氏之先,已有割股割肝者矣;而归咎陈氏,所以罪其笔之于书,而不立言以破惑也,本草可轻言哉?呜呼!身体发肤,受之父母,不敢毁伤。父母虽病笃,岂肯欲子孙残伤其支体,而自食其骨肉乎?此愚民之见也。按何孟春《余冬序录》云:江伯儿母病,割胁肉以进。不愈,祷于神,欲杀子以谢神。母愈,遂杀其三岁子。事闻太祖皇帝,怒其绝伦灭理,杖而配之。下礼部议曰:子之事亲,有病则拜托良医。至于呼天祷神,此恳切至情不容已者。若卧冰割股,事属后世。乃愚昧之徒,一时激发,务为诡异,以惊世骇俗,希求旌表,规避徭役。割股不已,至于割肝,割肝不已,至于杀子,违道伤生,莫此为甚。自今遇此,不在旌表之例。呜呼!圣人立教,高出千古,韪哉如此。又陶九成《辍耕录》载:古今乱兵食人肉,谓之想肉,或谓之两脚羊。此乃盗贼之无人性者,不足诛矣。

木乃伊(《纲目》)

【集解】时珍曰:按陶九成《辍耕录》云:天方国有人年七八十岁,愿舍身济众者,绝不饮食,惟澡身啖蜜,经月便溺皆蜜。既死,国人殓以石棺,仍满用蜜浸之,镌年月于棺,瘗之。俟百年后起封,则成蜜剂。遇人折伤肢体,服少许立愈。虽彼中亦不多得,亦谓之蜜人。陶氏所载如此，不知果有否？姑附卷末，以俟博识。

方民(《纲目》)

李时珍曰：人禀性于乾坤，而囿形于一气。横目二足，虽则皆同；而风土气习，自然不一。是故虱处头而黑，豕居辽而白。水食者腥，草食者膻。膏粱藜苋，肠胃天渊；菉褐罗纨，肌肤玉石。居养所移，其不能齐者，亦自然之势也。故五方九州，水土各异，其民生长，气息亦殊。乃集方民，附于部末，以备医诊云。

东方：海滨傍水，鱼盐之地。其民食鱼而嗜咸，黑色疏理。其病多疮疡，其治宜砭石。西方：陵居多风，水土刚强。其民不衣而褐荐，华食而肥脂。其病生于内，其治宜毒药。北方：地高陵居，风寒冰冽。其民野处而乳食。其病脏寒生满，其治宜灸焫。南方：地下，水土弱，雾露所聚。其民嗜酸而食胕，致理而赤色。其病多挛痹，其治宜微针。中央：地平湿。其民食杂而不劳。其病多痿厥，其治宜导引按跷。(《素问》)

九州殊题，水泉各异；风声气习，刚柔不同。青州：其音角羽，其泉咸以酸。其气舒迟，其人声缓。荆扬：其音角徵，其泉酸以苦，其气剽轻，其人声急。梁州：其音商徵，其泉苦以辛，其气刚勇，其人声塞。兖豫：其音宫徵，其泉甘以苦，其气平静，其人声端。雍冀：其音商羽，其泉辛以咸，其气快烈，其人声捷。徐州：其音角宫，其泉酸以甘，其气悍劲，其人声雄。(出《河图括地象》)

坚土之人刚，弱土之人柔，墟土之人大，沙土之人细，息土之人美，耗土之人丑。(出《孔子家语》)

山林之民毛而瘦，得木气多也。川泽之民黑而津，得水气多也。丘陵之民团而长，得火气多也。坟衍之民皙而方，得金气多也。原隰之民丰而痹，得土气多也。(出《宋太史集》)

荆州一男二女，扬州二男五女，青州二男二女，兖州二男三女，幽州一男三女，并州二男三女，豫州二男三女，雍州三男二女，冀州五男三女。(出《周礼》)

土地生人，各以类应。故山气多男，泽气多女，水气多喑，风气多聋，林气多癃，木气多伛，石气多力，岸下气多尰，险阻气多瘿，谷气多痹，丘气多狂，广气多仁，陵气多贪，暑气多夭，寒气多寿，轻土多利，重土多迟，清水音小，浊水音大，湍水人轻，迟水人重，中土多圣贤。(出《淮南子鸿烈解》)

人傀(公回切。怪异也。《纲目》)

李时珍曰：太初之时，天地缊缊。一气生人，乃有男女。男女媾精，乃自化生。如草木之始生子，一气而后有根及子，为种相继也。人之变化，有出常理之外者。亦司命之师所当知,博雅之士所当识。故撰为人傀,附之部末,以备多闻膏肓之征。

易曰:一阴一阳之谓道。男女构精,万物化生。乾道成男,坤道成女。此盖言男女生生之机,亦惟阴阳造化之良能焉耳。齐司徒褚澄言:血先至裹精则生男,精先至裹血则生女。阴阳均至,非男非女之身;精血散分,骈胎品胎之兆。《道藏经》言:月水止后一、三五日成男,二、四、六日成女。东垣李杲言:血海始净一、二日成男,二、四、五日成女。《圣济经》言:因气而左动,阳资之则成男;因气而右动,阴资之则成女。丹溪朱震亨乃非褚氏而是东垣,主《圣济》左右之说而立论,归于子宫左右之系。诸说可谓悉矣。时珍窃谓褚氏未可非也,东垣未尽是也。盖褚氏以精血之先后言,《道藏》以日数之奇偶言,东垣以女血之盈亏言,《圣济》、丹溪以子宫之左右言,各执一见;会而观之,理自得矣。夫独男独女之胎,则可以日数论;而骈胎品胎之感,亦可以日数论乎?稽之诸史,载一产三子、四子者甚多。其子有半男半女,或男多女少,男少女多。《西樵野记》载国朝天顺时,扬州民家一产五男,皆育成。观此,则一、三五日为男,二、四、六日为女之说,岂其然哉?焉有一日受男而二日复受女之理乎?此则褚氏、《圣济》、丹溪主精血子宫左右之论为有见,而《道藏》、东垣日数之论为可疑矣。王叔和《脉经》。以脉之左右浮沉,辨猭生之男女;高阳生《脉诀》,以脉之纵横逆顺,别骈品之胎形。恐亦臆度,非确见也。王冰《玄珠密语》言:人生三子,主太平;人生三女,国淫失政;人生十子,诸侯竞位;人生肉块,天下饥荒。此乃就人事而论,则气化所感,又别有所关也。夫乾为父,坤为母,常理也。而有五种非男,不可为父;五种非女,不可为母,何也?岂非男得阳气之亏,而女得阴气之塞耶?五不女:螺、纹、鼓、角、脉也(螺者,牝窍内旋,有物如螺也。纹者,窍小,即实女也。鼓者,无窍如鼓。角者,有物如角,古名阴挺是也。脉者,一生经水不调,及崩带之类是也)。五不男:天、犍、漏、怯、变也(天者,阳痿不用,古云天宦是也。犍者,阳势阉去,寺人是也。漏者,精寒不固,常自遗泄也。怯者,举而不强,或见敌不兴也。变者,体兼男女,俗名二形,《晋书》以为乱气所生,谓之人疴。其类有三:有值男即女、值女即男者,有半月阴、半月阳者,有可妻不可夫者。此皆具体而无用者也)。胎足十月而生,常理也;而有七月、八月生者,十二三月生者,十四五月生者。或云:气虚也。虞抟《医学正传》言,有十七八月至二十四五月而生;刘敬叔《异苑》言,太原温磐石母,孕三年乃生,岂亦气虚至于许久耶?(今有孕七月而生子者,多可育;八月而生者,多难育。七变而八不变也。《魏略》云:黄牛羌人,孕六月而生。《博物志》云:獠人孕七月而生。《晋书》云:符坚母,孕十二月生。刘捌母,孕十三月生。《汉书》云:尧及昭帝,皆以十四月生。《三十国春秋》云:刘聪母,孕十五月乃生。《搜神记》云:黄帝母名附宝,孕二十五月而生帝。)胞门子脏为奇恒之府,所以为生人之户,常理也;而有自胁产、自额产、自背产、自髀产者,何也?岂子脏受气驳杂,而其系有不同,如《宋史》所记男阴生于脊,女阴生于头之类耶?(《史记》云:陆终氏娶鬼方之女,孕而左胁出三人,右胁出三人。六人子孙,传国千年。天将兴之,必有尤物。如修巳背折而生禹,简狄胸折而生契也。《魏志》云:黄初六年,魏郡太守孔羡表言:汝南屈雍妻王氏,以去年十月十二日生男儿，从右腋下、小腹上而出。其母自若，无他畏痛。今疮已愈，母子全安。《异苑》云：晋时，魏兴李宣妻樊氏，义熙中怀孕不生，而额上有疮。儿从疮出，长为军将，名胡儿。又云：晋时，常山赵宣母，妊身如常，而髀上作痒，搔之成疮。儿从疮出，母子平安。《野史》云：莆田尉舍之左，有市人妻生男，从股髀间出。疮合，母子无恙。可证屈雍之事。浮屠氏言释迦生于摩耶之右胁，亦此理也。《嵩山记》云：阳翟有妇人，妊三十月乃生子。从母背上出，五岁便入山学道。《琅琊漫钞》云：我朝成化中，宿州一妇孕，胁肿如痛。及期儿从痛出，疮痕随合。其子名佛记儿。时珍曰：我明隆庆五年二月，唐山县民妇有孕，左胁肿起。儿从胁生，俱无恙。）阳生阴长，孤阳不生，独阴不长，常理也；而有思士不妻而感，思女不夫而孕，妇女生须，丈夫出湩，男子产儿者，何也？岂其气脉时有变易，如女国自孕，雄鸡生卵之类耶？（《史记》云：姜源见巨人迹履之而生弃，有娀氏吞玄鸟卵而生契。皆不夫而孕也。《宣政录》云：宋宣和初，朱节妻年四十一，夕颔痒，至明须长尺余。《草木子》云：元至正间，京师一达妇，髭须长尺余也。谢承后《汉书》云：济阳李元，全家疫死，只一孙初生数旬。苍头南阳李善自哺乳之，乳为生湩。《唐书》云：元德秀兄子褓褓丧亲，德秀自乳之，数日乳中湩流，能食乃止。《宋史》云：宣和六年，都城有卖青果男子，孕而生子，蓐母不能收，易七人，始免而逃去。《西樵野记》云：明嘉靖乙酉，横泾佣农孔方，忽患膨胀，愦愦几数月，自胁产一肉块。剖视之，一儿肢体毛发悉具也）。男生而覆，女生而仰，溺水亦然，阴阳秉赋，一定不移，常理也；而有男化女、女化男者，何也？岂乖气致妖，而变乱反常耶？《京房易占》云：男化为女，宫刑滥也。女化为男，妇政行也。《春秋潜潭巴》云：男化女，贤人去位。女化男，贱人为王。此虽以人事言，而其脏腑经络变易之微，不可测也。（《汉书》云：哀帝建平中，豫章男子化为女子，嫁人生一子。《续汉书》云：献帝建安二十年，越嶲男子化为女子。李时珍曰：我朝隆庆二年，山西御史宋纁疏言：静乐县民李良雨，娶妻张氏已四载矣，后因贫出其妻，自佣于人。隆庆元年正月，偶得腹痛，时作时止。二年二月初九日，大痛不止。至四月内，肾囊不觉退缩入腹，变为女人阴户。次月经水亦行，始换女妆，时年二十八矣。洪范《五行传》云：魏襄王十三年，有女子化为丈夫。《晋书》云：惠帝元康中，安丰女子周世宁，以渐化为男子，至十七八而性气成。又孝武皇帝宁康初，南郡女子唐氏，渐化为丈夫。《南史》云：刘宋文帝元嘉二年，燕有女子化为男。《唐书》云：僖宗光启二年春，凤翔郿县女子朱龀，化为丈夫，旬日而死）。人异于物，常理也；而有人化物、物化人者，何也？岂人亦太虚中一物，并囿于气交，得其灵则物化人，失其灵则人化物耶？抑谭子所谓至淫者化为妇人，至暴者化为猛虎，心之所变，不得不变；孔子所谓物老则群精附之，为五酉之怪者邪？（《谭子化书》云：老枫化为羽人，自无情而之有情也。贤妇化为贞石，自有情而之无情也。世说：武昌贞妇，望夫化而为石。《宋史》云：昆山石工采石，陷入石穴，三年掘出犹活，见风遂化为石。《幽冥录》云：阳羡小吏吴龛，于溪中拾一五色浮石，归置床头，至夜化为女子。《左传》云：尧殛鲧于羽山，其神化为黄熊，入于渊。黄熊，龙类也。《续汉书》云：灵帝时，江夏黄氏母，浴水化为鼋,入于渊。《搜神记》云:魏文帝黄初中,清河宋士宗母,浴于室,化为鳖,入于水,时复还家。《异苑》云:宋文帝元嘉中,高平黄秀,入山经日,遂化为熊。《淮南子》云:牛哀病七日,化而为虎,搏杀其兄。《郡国志》云:藤州夷人,往往化貙。貙,小虎也,有五指。《博物志》云:江汉有貙人,能化为虎。《唐书》云:武后时,郴州左史,因病化虎,擒之乃止,而虎毛生矣。又宪宗元和二年,商州役夫,将化为虎,众以水沃之,乃不果。顾微《广州记》云:浈阳县俚民,一儿年十五六,牧牛。牛忽舐儿甚快,舐处悉白。俄而儿死,杀牛以供客。食此牛者,男女二十余人,悉化为虎。《隋书》云:文帝七年,相州一桑门,化为蛇,绕树自抽,长二丈许。《抱朴子》云:狐、狼、猴、玃,满三百岁,皆能变人。)《参同契》云,燕雀不生凤,狐兔不字马,常理也;而有人产虫兽神鬼、怪形异物者,何也? 岂其视听言动,触于邪思,随形感应而然耶? 又有人生于卵、生于马者,何也? 岂有神异凭之,或因有感遘而然耶?(《博物志》云:徐偃王之母,产卵弃之。孤独老母取覆之,出一儿,后继徐国。《异说》云:汉末有马生人,名曰马异。及长,亡入胡地。)人具四肢七窍,常理也;而荒裔之外,有三首、比肩、飞头、垂尾之民。此虽边徼余气所生,同于鸟兽,不可与吾同胞之民例论,然亦异矣。(《山海经》云:三首国,一身三首,在昆仑东。《尔雅》云:北方有比肩民,半体相合,迭食而迭望。《南方异物志》云:岭南溪峒中,有飞头蛮,项有赤痕。至夜以耳为翼,飞去食虫物,将晓复还如故也。《搜神记》载吴将军朱桓一婢,头能夜飞,即此种也。《永昌志》云:西南徼外有濮人,生尾如龟,长三四寸,欲坐则先穿地作孔。若误折之,便死也)。是故天地之造化无穷,人物之变化亦无穷。《贾谊赋》所谓天地为炉兮造化为工,阴阳为炭兮万物为铜。合散消息兮安有常则,千变万化兮未始有极。忽然为人兮何足控抟,化为异物兮又何足患。此亦言变化皆由于一气也。肤学之士,岂可恃一隅之见,而概指古今六合无穷变化之事物为迂怪耶?

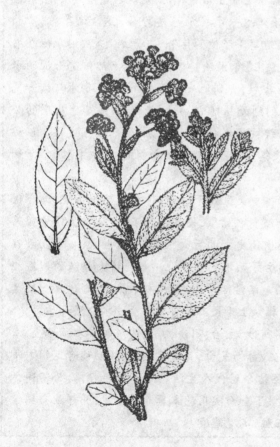

本草纲目

下篇

闫松◎主编

本草养生

导　读

　　《本草纲目》是我国医药学中的集大成之作,李时珍数十年辛劳,收载药物 1892 种,辑录药方 11000 多剂,世人多以医家圣典视之,殊不知《本草纲目》也浸透着养生的博大智慧,继承了国医养生学的精粹。

　　在这部书中,李时珍指出了许多药物的真正效用,如常山可治疟疾,延胡索能够止痛。他还举了日常生活中容易中毒的例子,象用锡做盛酒器,因有毒素能溶解在酒中,久而久之,会使饮酒的人慢性中毒。他在写作中遇到难题时还跑到实地进行观察,如看到旧本草中所说,穿山甲吞食蚂蚁是通过鳞甲来诱捕。他觉得奇怪,认为百闻不如一见,他搞到一只活的穿山甲,仔细观察了它的生活规律后,发现它是用舌头吃蚂蚁;他又解剖了穿山甲的胃囊,发现里面竟有蚂蚁一升之多,于是写下了这段记载。

　　李时珍就这样认真刻苦,一丝不苟地写下了他的巨著《本草纲目》。由于他在书中批判了水银"无毒",久服"成仙"、"长生"等说法,当时皇帝大臣都信道士们的水银炼丹,所以这部著作大书商们都不敢出版,直到他死后于公元 1596 年才与读者见面,出版后立即引起了巨大的反响,人们到处传播它,并进行翻刻,成为医生们的必备书籍。从 17 世纪起,《本草纲目》陆续被译成日、德、英、法、俄等五国文字。1953 年出版的《中华人民共和国药典》,共收集 531 种现代药物和制剂,其中采取《本草纲目》中的药物和制剂就有 100 种以上。

　　明代药王李时珍在巨著《本草纲目》中集医药于一炉,结合方药论医理,结合医诊论方药,谈医论药,发千古之奥秘,阐歧黄之精微,使之成为了无可争议的"中国第一药典。"实则《本草纲目》也成为中华医药史上的巨大宝藏,对后世影响深远,数百年来,医家识药用药,百姓日常食疗养生等无不受益于此。如此博大精深的国医经典,我们今人不仅要读,要懂,更重要的是活学活用。这篇《本草养生》通过现代解读方式,深入挖掘《本草纲目》中的精髓,辑录上千条有关日常养生、食疗、增寿妙方,介绍了常见食物的药用功效、常用中草药药性、主治、用法,并阐述了四季本草养生、本草养五脏、本草体质养生、本草食疗养生、舒畅气血、美容养颜等,帮助读者运用本草对症治疗现代家庭常见疾病。此外,还结合现代人生活特点和饮食习惯,为不同体质、不同年龄、不同工作性质的人群提供了全面实用的本草养生方案,并详细介绍了本草对症食疗方,帮助读者轻松调理五脏,实现健康。

第一章　认识本草，养生妙用

第一节　《本草纲目》揭秘各色食物

红色食物——生命力量的来源

古人认为："枸杞能留得青春美色。"李时珍在《本草纲目》中记载，用枸杞子泡酒，长期饮用可以防老驻颜。可见，枸杞能滋补强壮、养颜润肤。除了泡酒，还可与桂圆肉及冰糖、蜂蜜等一起制成杞圆膏，常吃可滋阴养颜。

红色源于番茄红素、胡萝卜素、铁、部分氨基酸等。红色食物是优质蛋白质、碳水化合物、膳食纤维、B族维生素和多种无机盐的重要来源。

经常感到疲劳或感觉寒冷的人，要常吃红色食物。因为它们有抗疲劳和驱寒的作用，可以令人精神抖擞，增强自信及意志力，使人充满力量。

红色食物还有促进新陈代谢的作用，可以使藏在食品中的脂肪直接燃烧，也利于体内堆积脂肪的燃烧。因此，红色食物既能给人提供营养，又不易使人发胖，是"减肥一族"的良好伙伴。

此外，红色食物还可以促进血液循环，增强人体免疫力，让细胞变得更加有活力，起到延缓衰老的作用。

但是红色食物如果吃得过多，就会引起不安、心情暴躁、易怒，所以千万不能吃太多。

红色食物代表团：胡萝卜、番茄、红豆、红薯、红苹果、红枣、山楂、枸杞子、草莓等。

【保健食谱】

火烧冰山
材料：西红柿4个，绵白糖100克。

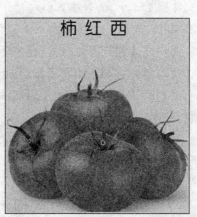

西红柿

制法:先将西红柿洗净,用开水烫一下,去蒂和皮,一切两半,再切成月牙块,装入盘中,加糖,吃的时候拌匀即可。

佳肴简介:此菜因为形似而得名。具有健胃平肝、生津止渴的功效。发热、口渴的人适合吃。也是高血压患者的理想选择。

黄色食物——天然的维生素 C 源泉

据《本草纲目》记载,玉米,甘平无毒,主治调中开胃。现代医学认为,玉米还能利尿和降血糖,高血压和糖尿病患者可常服用玉米须煮水。

黄色源于胡萝卜素和维生素 C,二者功效广泛而强大,在抗氧化、提高免疫力、维护皮肤健康等方面更有协同作用。黄色食物是高蛋白、低脂肪食物中的佳品,最适宜患有高脂血症的中老年人食用,

黄色食物可以说是当之无愧的"黄金食物",它们对人体有修复的作用。比如有的人因为精神压力,或者不科学的减肥,环境污染等因素使身体受到伤害,那么都可以通过多吃黄色食物来修复。

黄色食物还能保持内脏器官的正常工作,提高代谢功能,因此,它的美自效果特别显著。俗话说"一白遮百丑",想要自己更健康美丽的人一定要多吃黄色食物。

黄色食物代表团:玉米、生姜、黄豆,橘、橙、柠檬、柑、柚以及调味类的秋郁金、小茴香、豆蔻、桂皮等。

【保健食谱】

金玉满堂(松子玉米)

材料:玉米粒 200 克,青豆 30 克,胡萝卜 40 克,泡开香菇 3 朵,素虾仁。精盐 1/2 小匙,味精 1/3 小匙,香油 1 小匙。

制法:

(1)将主料用开水余烫,捞出沥干水分。

(2)炒锅内加入 500 克花生油(色拉油),油温升至温热时放入主料过油,捞出沥油。

(3)炒锅烧温热,加入适量底油,投入主料及调味料,炒匀,加入水淀粉勾芡,淋香油出勺装盘。

佳肴简介:从名称上来看,此菜非常适合家宴。这款甜甜的美味,非常适合老人、孩子和女性。

绿色食物——人体的天然"清洁工"

李时珍在《本草纲目》中称赞绿豆为:"食中药物,菜中佳蔬,真济世之良谷也。"绿豆

性味甘、寒,能清热解毒,生津止渴,具有清水利尿、消肿下气、祛寒除烦等功效,难怪李时珍如此推崇。

绿色食物可谓我们体内名副其实的"清洁工"。这是因为它们含有利于肝脏健康的叶绿素和多种维生素,能清理肠胃,防止便秘,减少直肠癌的发病。它们的净化能力很强,在帮助人体排出"垃圾"的同时,还能补充维生素和矿物质,激发体内的原动力,促进消化和吸收。因此,绿色食物具有抗老化的作用。

平时多吃点绿色食物,还能保持体内的酸碱平衡,在压力中强化体质。不仅如此,常吃绿色食品还可以舒缓精神压力,并能预防偏头疼等疾病。

绿色食物代表团:绿豆、雪里红、油菜、莴苣、卷心菜、贝壳菜、韭菜、豆瓣菜、菠菜、小松菜、香菜、柿子椒、萝卜、豆苗、大葱等。

【保健食谱】

辣椒炒苦瓜

材料:辣椒(青、尖)250 克,苦瓜 250 克,盐 4 克,味精 2 克,香油 10 克。

制法:

(1)将青椒去蒂、籽,洗净。将苦瓜洗净,剖成两半,挖去瓤,斜切成厚片。

(2)锅架火上,不放油,用小火分别将青椒和苦瓜片煸去水分,锅放油烧热,下入青椒、苦瓜片煸炒,继而下入精盐、味精炒匀,淋入麻油即成。

佳肴简介:这道菜咸辣苦香,脆嫩可口。常吃具有防癌抗癌的效果,尤其适合在夏天食用,可消暑解热,促进饮食。

黑色食物——滋阴养肾,非黑莫属

李时珍在《本草纲目》中记载,木耳性甘平,主治益气不饥等,有补气益智,润肺补脑,活血止血之功效。

《本草纲目》中说,"服(黑芝麻)至百日,能除一切痼疾。一年身面光泽不饥,两年白发返黑,三年齿落更生。"由此可见,黑芝麻有益肝、补肾、养血、润燥、乌发、美容作用,是美容保健佳品。

一般认为,黑色是健康的颜色。这样说,是有道理的。因为黑色食物给人带来的好处实在举不胜举。黑色食品营养成分齐全,质优量多;能在一定程度上降低动脉粥样硬化、冠心病、脑卒中等严重疾病的发生率。

黑色食物是当之无愧的滋阴养肾佳品。比如蘑菇中含有促进皮肤新陈代谢和抗衰老的抗氧化物质——硒,它有助于加速血液循环,防止皱纹产生。黑米中含有 18 种氨基酸,还含有铁、锰、钙等多种微量元素。而黑芝麻中的维生素 E 含量极丰富,具有益脾补肝的作用。

此外,黑色食物还能改善虚弱体质,增强人体的免疫力,提高人体的自愈能力,同时还可以促进荷尔蒙分泌和协调身体平衡,美肤效果出类拔萃。

黑色食物代表团:黑芝麻、黑米、海藻类(裙带菜、裙带菜叶、海苔、褐藻、羊栖菜等)、黑豆、蘑菇、黑木耳、干蘑菇、蛤蜊等。

【保健食谱】

木须肉

材料:水发木耳 30 克,鸡蛋 4 只,瘦肉 50 克,熟笋 50 克,葱 30 克,料酒、味精、酱油、精盐、素油等适量。

制法:

(1)将木耳、瘦肉、熟笋、葱分别切成细丝备用。

(2)将鸡蛋打入碗内搅匀,待炒锅放油烧热后,倒入蛋液翻炒出锅。

(3)原锅上火放油烧热后,投入葱丝、肉丝、煸炒,加入料酒、笋丝、木耳丝、精盐、味精、酱油翻炒数次后,再将炒好的鸡蛋下锅,一起翻炒均匀,起锅即成。

佳肴简介:这是一道北方地区广泛流传的家常菜,具有软、嫩、滑、爽的特点,香气浓郁,咸鲜可口。绿、黄、红、白、黑五色相间,不仅好看,而且营养丰富,具有防病保健的作用。

白色食物——生命的能量仓库

《本草纲目》中记载,羊乳可益五脏、补劳损、养心肺、利皮肤,牛奶有"返老还童"的功效。因此,奶类是生活中不可缺少的白色食物。

白色食物含有丰富的蛋白质等 10 多种营养元素,消化吸收后可维持生命和运动,但往往缺少人体所必需的氨基酸。白色食品含纤维素及一些抗氧化物质,具有提高免疫功能、预防溃疡病和胃癌、保护心脏的作用。通常说,白色食品如豆腐、奶酪等是含钙质丰富的食物。经常吃一些白色的食物能让我们的骨骼更健康。同时各种蛋类和牛奶制品还是富含蛋白质的优质食品。我们常吃的白米,则富含碳水化合物,它是饮食金字塔坚实根基的一部分,更是身体不可或缺的能量之一。

除此之外,白色食物还能活化身体机能,引导出生命的基本原动力。因此,要想健康,白色食物是万万不可少的。

白色食物代表团:米饭,土豆类,大豆,豆腐,牛乳,酸奶,白肉,酒精类,白芝麻等。

【保健食谱】

珍菌养生豆腐

材料:珍菌(超市有售,也可用金针菇替代)、鲜笋、豆腐、柠檬。

制法:

(1)将鲜笋放入锅中煮熟(8分钟最佳),平铺在盘子上。

(2)将豆腐切成10厘米左右的方形,放到锅中煎至金黄色,铺在鲜笋上。

(3)将珍菌放入锅中炒熟,放在豆腐上即可。

(4)柠檬作为点缀,也可以作为调味品,放在盘子边缘。

佳肴点评:本菜含有丰富的蛋白质、维生素、碳水化合物,低脂肪,对防治心、脑血管疾病及防止肥胖都具有保健作用。

蓝色食物——镇定你烦躁的情绪

《本草纲目》提到,螺旋藻具有养颜补血,促长抗病等功效。经过现代医学研究,螺旋藻已被开发成具有很高营养价值的保健品。

蓝色的食物并不常见,除了蓝莓及一些浆果类以外,一些白肉的淡水鱼原来也属于蓝色的食物。虽说蓝色的食物有镇定作用,但吃得太多也会适得其反,因为冷静过度会令人情绪低落。为避免失控,进食蓝色食物时,可以放点橙色的食物,如用香橙之类伴碟,便可避免以上情况的发生。

蓝色食物具有良好的抗癌作用,不仅能减慢癌细胞的生长,还能杀死癌细胞。因此,从预防疾病的角度来讲,在平时我们应增加蓝色食物的比重。

蓝色食物代表团:蓝莓、海藻类等海洋食品。

【保健食谱】

蓝莓酸奶

材料:蓝莓果酱100克、酸奶200毫升。

制法:

(1)酸奶倒入容器中。

(2)浇上蓝莓果酱,放入冰箱冷藏,食用时取出即可。

佳肴简介:蓝莓含有丰富的抗氧化成分,能够延缓人体衰老。和牛奶比起来,酸奶更容易被人体吸收。除此之外,用新鲜蓝莓自制的蓝莓果酱味道也不错。

紫色食物——延年益寿不可少

《本草纲目》上说"茄子味甘、性寒、无毒。主治寒热、五脏劳损及瘟病。吃茄子可散血止痛,去痢利尿,消肿宽肠。"

紫色代表着神秘和魔幻,紫色食物也有着同颜色一样的神奇功效。对于压力很大的上班族来说,紫色食物有着非常好的减压作用。

在紫色的蔬菜水果中,含有一种特别的物质——花青素,它具备很强的抗氧化能力,还能预防高血压,保护肝脏。

紫色食物还能改善视力,对长期"用眼一族"来说是非常好的食物。

除此之外,甘蓝、茄子以及紫菜都是含碘丰富的食品。紫色食品还是男人的最爱,例如洋葱就是著名的壮阳食品。

紫色的葡萄更是为皮肤的养护和心脏的健康立下了汗马功劳,因为葡萄中富含维生素 B_1、维生素 B_2,能加速身体的血液循环。

紫色食物代表团:葡萄、紫菜、茄子、甘蓝、洋葱等。

【保健食谱】

葡萄干和葡萄汁

(1)有慢性胃炎或者胃口不好的人,每次饭前嚼食葡萄干 6 ~ 9 克,既开胃又补虚。此法同样适用于体弱胃虚的老年人。

(2)葡萄 500 克洗净,苹果或鲜桃 1 个去皮切块,置于果汁机中,依次加入适量蜂蜜和 200 毫升的凉开水,在果汁机中搅拌几分钟,用纱布过滤后倒入杯中,一杯美味可口的消暑美颜果汁就产生了。

第二节 《本草》推荐的养生绿蔬

我们都知道"天天绿蔬"的重要性和必要性。下面就让我们用实例来证明吧——走进那可人清朗的绿色蔬菜,让我们徜徉在那片绿色的海洋中,自由的呼吸绿色的味道,体味生命的脉搏!

黄瓜——清热解毒调肠胃

据《本草纲目》载,黄瓜有清热、解渴、利水、消肿之功效。也就是说,黄瓜对肺、胃、心、肝及排泄系统都非常有益。能使人的身体保持平顺,避免过多的体内垃圾堆积,生吃能起到排毒清肠的作用,还能化解口渴、烦躁等症。

【黄瓜】

黄瓜又名王瓜、刺瓜,为葫芦科一年生草本植物成熟的果实,是汉朝张骞出使西域时带回来的。最初为野生,瓜色墨黑带刺,味道非常苦,不能食用。后来经过长期的栽培、改良,才成为现在甜脆可口的黄瓜。目前我国各地均有种植。黄瓜中含有蛋白质、脂肪、糖类、多种矿物质、微量元素和维生素,其中维生素 E 含量比较高。

黄瓜性凉、味甘,含水量极高,脆嫩且清香,营养丰富。黄瓜具有清热解毒、调理肠胃、清肺、利尿的功效。黄瓜中含有的氨基酸,对肝病患者的康复有很大益处。黄瓜中含有丙醇二酸和植物纤维都具有不错的减肥功效。其中丙醇二酸可以抑制糖类物质转变成脂肪,植物纤维有利于促进肠蠕动,有利于体内的废物排泄,降脂减肥二者相得益彰,所以黄瓜是肥胖症、高血压、高血脂、动脉硬化患者保健佳品。

黄瓜的美容润肤功效在蔬菜中也是佼佼者,用黄瓜汁调成的面膜敷脸具有美容、祛斑、润肤的作用。很多黄瓜的顶部味道发苦,是因为含有胡萝卜素的缘故,胡萝卜素有抗癌防癌的功能,因此食用黄瓜时不要丢弃黄瓜头。

【厨前密语】

1.一般人均可食用黄瓜,但是黄瓜性凉,不可食用过多,每次 100 克左右较为合适。久病体虚、肠胃不适者及老年人和孕妇更是少食为好。

2.黄瓜适合与多种蔬菜、肉类搭配烹调、食用。

3.黄瓜最好洗净生食,爆炒亦可。黄瓜不易加热时间过长,不易煮食,因长时间加热会破坏黄瓜中的维生素。

【好菜妙制】

头牌菜品:虾皮炒黄瓜片

虾皮炒黄瓜片的制作材料:

主料:黄瓜 200 克。

辅料:虾皮 50 克。

调料:盐 3 克,味精 2 克,大葱 5 克,姜 3 克,大蒜(白皮)3 克,酱油 5 克,植物油 15 克。

虾皮炒黄瓜片的做法:

1.将黄瓜洗净,切片;

2.虾皮用水浸泡,洗净;

3.锅置火上,加入植物油,烧至六成热;

4.放入葱丝、姜末、蒜末略炒;

5.再放入黄瓜片、虾皮煸炒;

6.黄瓜半熟时,加入精盐、酱油、味精略炒,出锅即可。

亲尝体验:此菜功用多多,能够降压,降血脂,减肥,美容,通便。

美容餐:维C饮料——黄瓜玫瑰饮

原料:番茄350克,黄瓜350克,鲜玫瑰花50克,柠檬汁、凉开水、蜂蜜(蜂蜜食品)适量。

首先,将番茄去皮、去籽,黄瓜去蒂、去籽,玫瑰花洗净。

然后,将番茄、黄瓜、玫瑰花一起捣烂,加入凉开水,调匀,过滤,取汁。

最后,倒入柠檬汁、蜂蜜,搅拌均匀便可食用。

美容智囊:清凉爽口,甜味浓郁。番茄营养丰富,尤其是维生素C的含量相当于苹果含量的12.5倍、香蕉的15倍、梨的2倍,具有止渴生津、清热解毒之功效。黄瓜含有维生素E、C,以及粗纤维、咖啡酸等,具有解毒消炎、美容之功效。柠檬具有清凉解暑、止渴生津之功效。玫瑰花具有活血止淤、调中醒脾之功效。所以,本品具有肌肤细腻白嫩的作用,尤其适合于希望长葆青春的女性。

食疗汇:猪肝黄瓜汤

原料:猪肝100克,黄瓜30克,料酒、香油各3克,精盐1克,酱油(油食品)、味精各0.5克,高汤500克。

制作方法:猪肝切成长3厘米、宽1厘米、厚0.2厘米的小柳叶片。黄瓜切成薄片。猪肝先用沸水焯一下,当看到肝挂白霜时,捞出,控去水分,放入油锅,用大火稍炸一下,捞出。锅置大火上,加高汤、酱油、精盐、味精、料酒,煮沸,加入猪肝,再沸,撇去浮沫,撒上黄瓜片,淋上香油即成。

食疗功效:猪肝黄瓜汤补血明目,营养丰富,不但是美味的佐膳品,又是男女老幼皆宜的滋补品。尤其适合于缺营养性弱视、远视。

茴香黄瓜汁

原料:1头茴香,1/2根黄瓜,2根胡萝卜。

做法:用流水将所有蔬菜(蔬菜食品)彻底洗净,榨汁,搅拌并立即饮用。

功效:这是一种浅色的具有提神作用的蔬菜汁,喝起来像法国佩诺茴香酒。

美容智囊:如果你觉得不够甜,可以加入更多的胡萝卜。如果你希望减肥(减肥食品),同时提高免疫系统功能,这是一道理想的蔬菜汁。

黄瓜三丝汤

主料:黄瓜250克,海带(鲜)50克,泡菜100克。

辅料:牛奶750克。

调料:盐3克,味精1克,大葱5克。

制作步骤：

1.黄瓜去皮洗净，切成7厘米长、5厘米见方的粗丝；

2.泡菜(泡青菜)用清水漂洗后切成丝；

3.海带发涨，洗净，切成丝；

4.锅置旺火上，放入鲜汤，下少海带丝，泡青菜丝先煮；

5.投入黄瓜丝烧沸；

6.加入精盐、味精起锅，撒上小葱花即可。

制作要诀：泡青菜要横筋切成丝。黄瓜入锅后不能久煮，以保持其脆嫩清香。

食疗功效：此汤为夏令适口的家常汤菜，清淡成鲜，可生津止渴，补充人体盐分，佐餐、解暑均宜。

黄瓜宜忌：黄瓜、花生搭配，易引起腹泻；黄瓜与辣椒、芹菜搭配，维生素C被破坏；黄瓜搭配木耳，排毒、减肥功效好；黄瓜搭配豆腐，解毒消炎、润燥平胃。

青椒——温中散寒补维生素C

《建昌府志》记载，青椒"味辣治痰湿"。

【青椒】

青椒，俗称菜椒、灯笼椒、甜椒，是辣椒的一种，但是青椒果实较大，辣味较淡甚至根本不辣，作蔬菜食用而不是作为调味料。由于它翠绿鲜艳，新培育出来的品种还有红、黄、紫等多种颜色，因此不但能自成一菜，还被广泛用于配菜。青椒中富含维生素C、维生素B及维生素A原，此外还含有多量钙、磷、铁和食物纤维。

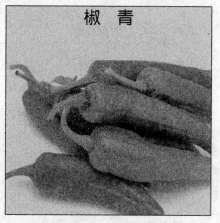

椒青

青椒不仅能增强体力，增进食欲，还可防治坏血病；他还有益于贫血、牙龈出血、血管脆弱、大便干结等症状的改善。

青椒在塑身方面也有一定的功效，青椒所含的辣椒素，能够促进脂肪的新陈代谢，有效地阻止体内脂肪积存，有利于降脂减肥防病。

【厨前密语】

1.一般人群均可食用。眼疾患者、食管炎、胃肠炎、胃溃疡、痔疮患者应少吃或忌食；同时有火热病症或阴虚火旺、高血压、肺结核病的人慎食。

2.维生素 C 不耐热,易被破坏,在铜器中更是如此,所以避免使用铜质餐具。

3.青椒独特的造型与生长姿势,是喷洒过的农药都积累在其凹陷的果蒂上,因此清洗时应先去蒂。

【好菜妙制】

头牌菜品:精酿甜椒

1.将生面筋煮熟,入油锅过油略炸,捞出。

2.将酱油、味精、白糖、精盐、湿淀粉、胡椒粉同放碗内,做成调味汁。

3.炒锅上火,将甜椒丝下锅,炒至断生,盛出;适量油烧至六成熟,下豆瓣炒出香味,下姜、蒜、葱、甜椒及面筋,烹人调味汁,起锅,淋香油即可。

亲尝体验:能增强人的体力,缓解因工作、生活压力造成的疲劳。

美容餐:青椒番茄汁

主料:番茄 150 克,青椒 180 克。

调料:蜂蜜 10 克。

1.番茄和青椒分别捣碎取汁;

2.将水煮沸与蜂蜜、菜汁兑入食用。

美容智囊:此菜健胃开脾、气血双补,并且具有美容养颜去皱的功效,使得肤色光润。

食疗汇:黄青椒白米粥

主料:稻米 200 克,青椒 100 克。

辅料:水芹菜 20 克,蘑菇(鲜蘑)50 克,洋葱(白皮)50 克。

调料:奶油 10 克,盐 3 克,胡椒粉 3 克。

1.黄青椒洗净去蒂和籽,切成丝;洋葱切碎。

2.白米淘洗干净,沥干水分。

3.锅中倒入奶油烧热,放入洋葱和白米略炒,再放入高汤 3 杯,一直煮到米熟。

4.再放入黄青椒丝、蘑菇煮开。

5.最后放入盐、胡椒粉调味,放入水芹菜点缀一下就可以了。

食疗功效:精品粮食,能够有效防止便秘、高脂血症或贫血。

青椒滑菇

主料:滑子菇 350 克。

辅料:辣椒(青,尖)50 克。

调料:盐4克,味精2克,香油5克。

青椒滑菇的特色:味鲜滑嫩。

青椒滑菇的做法:

1.将滑菇(滑子菇)洗净,去杂质;

2.青尖椒去蒂;

3.将滑菇和青尖椒分别放入沸水锅中氽水,然后取出装盆拌入盐、味精、香油即可。

青椒滑菇的制作要诀:

滑菇与青尖椒氽水的时间应掌握好,至熟即可;还可根据口味的需要增放其他调料。

亲尝体验:此菜能益智补脑,是一道改善营养不良的完美食谱。

青椒拌皮蛋

主料:松花蛋(鸭蛋)200克,辣椒(青、尖)100克。

调料:辣椒油10克,盐2克,醋2克,酱油15克,味精1克,白砂糖1克,花椒2克,植物油5克。

制作步骤:

1.将皮蛋(松花蛋)剥皮,每个用刀切成6块大小相等的瓜块形,放入盘中待用;

2.青辣椒洗净去蒂,取竹签串起用暗火烧熟,剁细装碗内;

3.花椒放入热油锅内炸出花椒油,弃花椒待用;

4.将盐、酱油、醋、白糖、味精、红油、花椒油放入碗内与剁细的青辣椒搅拌均匀成味汁;

5.将盘中的皮蛋块码放成大的花状,将兑好的汁浇在上面即可。

食疗功效:此菜健脾开胃、调养肺部、滋阴顺气、有效抑制高血压。

青椒海带丝

主料:干海带150克,青椒100克,细盐,味精,香油各适量。

制作步骤:

1.用温水将海带浸泡涨发,用清水多次洗净,切成丝,青椒去蒂与子,用水洗净,切成细丝。

2.分别将海带丝、青椒丝放入沸水锅中焯一下,捞出沥干水,同放入盘中,加细盐、味精、香油拌匀即成。

食疗功效:对动脉硬化、高血压病的防治有很大的好处。

青椒宜忌:青椒与鳝鱼、苦瓜、空心菜、肉类相宜,与南瓜相克。

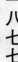

小白菜——矿物质和维生素的母体

据《本草纲目》载:小白菜"甘渴无毒,利肠胃,利大小便"。

【小白菜】

小白菜又名青菜、鸡毛菜、油白菜、普通白菜。同样属十字花科蔬菜,其颜色较青。据测定,小白菜是蔬菜中含矿物质和维生素最丰富的菜。

小白菜性平,味甘。可治疗肺热咳嗽、便秘、丹毒、漆疮等疾病。小白菜含钙量高,是防治维生素 D 缺乏(佝偻病)的理想蔬菜。小儿缺钙,骨软、发秃,可用小白菜煮汤加盐或糖令其饮服,经常食用颇有益。小白菜含维生素 B_1、维生素 B_6、泛酸等,具有缓解精神紧张的功能。考试前多吃小白菜,有助于保持平静的心态。小白菜富含抗过敏的维生素 A、维生素 C、维生素 B 族、钾、硒等,有利于预防心血管疾病,降低患癌症危险性,并能通肠利胃,促进肠管蠕动,保持大便通畅。还能健脾利尿,促进吸收,而且有助于荨麻疹的消退。

小白菜中含有大量胡萝卜素比豆类、番茄、瓜类都多,并且还有丰富的维生素 C,进入人体后,可促进皮肤细胞代谢,防止皮肤粗糙及色素沉着,使皮肤亮洁,延缓衰老。

【厨前密语】

存放小白菜时忌先用水洗,水洗后,茎叶细胞外的渗透压和细胞呼吸均发生改变,造成茎叶细胞死亡溃烂。营养成分大损。

【好菜妙制】

头牌菜品:芝麻小白菜

主料:小白菜 300 克,熟芝麻 50 克,姜片 5 片,盐 14 小匙。

1. 取一耐热微波炉袋,放入 1 大匙油及姜片,以强微波 3 分钟爆香后挑出姜片。

2. 小白菜洗净后切段,放入耐热袋中,加盐拌匀,松绑袋口,以强微波 3 分钟煮熟。

3. 小白菜放入大盘中,淋上芝麻即可。

亲尝体验:此菜清淡爽口,并有芝麻的香味。

美容餐:小白菜芋头

主料:芋头 500 克,小白菜 200 克。

调料:盐 5 克,胡椒粉 3 克,味精 2 克,大葱 5 克,香油 10 克,色拉油 75 克。

小白菜芋头的特色:清淡爽口。

制作步骤：

1. 选质嫩的小芋头削去外表粗皮，切成 4 厘米见方的块，放入冷水中清洗干净；

2. 小白菜取嫩心清洗干净；

3. 锅放在旺火上，下色拉油烧至五成热，下入芋头块炸透捞出；

4. 锅内留少量油，倒入奶汤，放入芋头、精盐、胡椒粉，以中小火烧至芋头软嫩入味；

5. 再放小白菜烧至断生，加入味精、葱花、香油推匀，舀入汤碗中即成。

美容智囊：此菜清淡爽口，是一道有效的美容菜谱。

食疗汇：口蘑椒油小白菜

主料：小白菜 250 克。

辅料：口蘑 50 克。

调料：酱油 10 克，盐 3 克，味精 3 克，淀粉（玉米）15 克，花椒 10 克，香油 40 克。

1. 小白菜心洗净，放沸水一焯捞出，再放冷水中过凉，挤干水分；

2. 口蘑片成薄片，用沸水余过捞出；

3. 炒锅加入清汤 500 毫升、酱油、小白菜心、口蘑、精盐，慢火煨沸后，用湿淀粉勾芡，放味精，倒入汤盘内；

4. 炒锅内加香油，用中火烧至五成热时，放入花椒，炸至金黄色时，取出花椒；

5. 将椒油浇在口蘑小白菜上即成。

食疗功效：鲁菜，能够延缓衰老、有效抗击动脉硬化的食谱。

拌小白菜

主料：小白菜 350 克。

调料：芝麻酱 8 克，盐 3 克，辣椒油 10 克，味精 2 克，香油 5 克，醋 5 克。

1. 将小白菜择去黄叶，去根洗净，沥干水分，切成 3 厘米长的段，再用凉开水淘洗一遍，捞出沥干，装入盘内；

2. 取一小碗，加精盐和适量凉开水和开芝麻酱；

3. 再往小碗内倒入辣椒油、香油、味精、醋，调拌均匀；

4. 将小碗内的调料倒在盛有小白菜的盘内，拌匀即成。

食疗功效：清热解毒、健脾开胃、延缓衰老。

小白菜炖豆腐

主料：小白菜 250 克，豆腐（北）150 克。

调料：大葱 10 克，姜 5 克，味精 2 克，盐 4 克，香油 5 克，花生油 20 克。

制作步骤：

本草养生

1. 将小白菜去黄叶洗净,切成段;

2. 将豆腐切成 2 厘米见方的块,放入开水中氽透,捞出,用凉水冲凉,沥干水分;

3. 将花生油入锅烧热,投入葱花、姜末煸香;

4. 加入精盐、250 克黄豆芽汤、豆腐烧开,撇去浮沫,再放入小白菜慢炖四五分钟,淋上麻油,起锅装碗即可。

食疗功效:清肺止咳,养阴生津,解毒。

小白菜宜忌:小白菜不宜生食;用小白菜制作菜肴,炒、熬时间不宜过长,以免损失营养;小白菜包裹后冷藏只能维持 2~3 天;如连根一起贮藏,可稍延长 1~2 天。

菠菜——古阿拉伯人的"蔬菜之王"

据《本草纲目》载,菠菜"通血脉,开胸膈,下气调中,止渴润燥。根尤良"。

【菠菜】

古代中国人称之为"红嘴绿鹦哥",又叫波斯菜、赤根菜。《本草纲目》中认为,食用菠菜可以"通血脉,开胸膈,下气调中,止渴润燥"。古代阿拉伯人也称它为"蔬菜之王"。

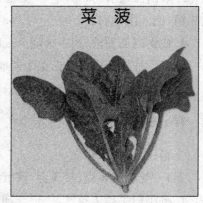

菠菜

菠菜性凉,味甘辛,无毒;入肠、胃经。含有多种矿物质和维生素,其中钙、铁、镁、钾和维生素 A、维生素 C 的含量比较丰富。丰富的 A 族维生素含量使其能够防止口角炎、夜盲症等维生素缺乏症的发生。菠菜叶中含有铬和一种类胰岛素样物质,其作用与胰岛素非常相似,能使血糖保持稳定。菠菜中的蛋白质含量比较高,500 克菠菜可提供给人的蛋白质,相当于两个鸡蛋所能提供的蛋白质含量。

在美容方面菠菜还具有清洁皮肤、抗衰老的功效。菠菜提取物具有促进培养细胞增殖的作用,既抗衰老又能增强青春活力。我国民间以菠菜捣烂取汁,每周洗脸数次,连续使用一段时间,可清洁皮肤毛孔,减少皱纹及色素斑,保持皮肤光洁。

【厨前密语】

1. 很多人都爱吃菠菜,菠菜含有草酸,圆叶品种含量尤多,食后影响人体对钙的吸收,因此,食用此种菠菜时宜先煮并去掉菜水,以减少草酸含量。

2. 生菠菜不宜与豆腐共煮,有碍消化,影响疗效,将其用沸水焯烫后便可与豆腐共煮。

3.菠菜可以炒、拌、烧、做汤和当配料用,如"姜汁菠菜""芝麻菠菜""海米菠菜"等。

头牌菜品:菠菜虾米汤

主料:菠菜 150 克,虾米 10 克。

辅料:牛奶 50 克。

料:盐 2 克,大葱 1 克。

制作步骤:

1.菠菜去根洗净,切成段,用开水烫一下捞出,虾米浸泡洗净。

2.油烧热加虾米略炒,爆葱末,放入清汤 500 克、盐、菠菜,待汤开后,撤去浮沫,加入牛奶,起锅盛入汤碗内。

亲尝体验:口味咸鲜、气血双补。

美容餐:桂鱼菠菜蛋花汤

主料:鳜鱼 200 克,鸡蛋清 50 克,菠菜 100 克。

调料:料酒 3 克,盐 3 克,胡椒粉 2 克,小麦面粉 10 克,猪油(炼制)10 克,大葱 5 克,姜汁 3 克。

制作步骤:

1.桂鱼(鳜鱼)用刀背砸成细泥,菠菜嫩叶洗净,用沸水略烫一下。

2.鱼泥置于容器内,加葱姜水,料酒,盐,胡椒粉和鸡蛋清搅至黏稠后,再加猪油搅匀,成为鱼蓉。

3.制好的鱼蓉挤成 6 个丸子,放在平板上(平板上事先要撒一层面粉),再用擀棍将每个鱼丸擀成薄片,放入沸水锅内煮透,捞出用冷水过凉,再切成条,同烫过的嫩菠菜叶一起,分装在小汤碗内。

4.清汤烧沸,加入适量盐,均匀地浇在汤碗内。

美容智囊:美容养身、气血双补。

食疗汇:菠菜松

主料:菠菜 300 克。

辅料:鸡胸脯肉 75 克,金华火腿 30 克,虾米 15 克,香菇(鲜)30 克,豆腐干 30 克。

调料:色拉油 30 克,姜 10 克,胡椒粉 2 克,盐 2 克,香油 5 克。

1.菠菜洗净,切成 2 厘米长段状,放入耐热袋中,松绑袋口,以强微波 3 分钟煮熟后取出,倒入冰水中泡凉,取出沥干后,置大盘备用,鸡胸肉剁成泥状备用;姜、火腿、香菇、豆腐干均切成末。

2.取一烤锅,放入 30 克油,以强微波 8 分钟预热后,倒入鸡胸肉末及火腿屑 30 克、虾米 15 克、香菇末 30 克、姜末 10 克、豆腐干 30 克拌炒数次,再放入以强微波 4 分钟炒香。

3.取出炒香的材料,趁热拌入胡椒粉、盐、香油,铺撒在菠菜上即成。

食疗功效:青春期和孕期适用佳品,有效改善营养不良和贫血。

番茄菠菜汁

主料:番茄 100 克,菠菜 100 克,柠檬 150 克。

调料:盐 2 克。

制作步骤:

1.将番茄、柠檬洗净去皮,切成小丁。菠菜洗净去根,焯熟后切成小段。

2.将番茄、菠菜、柠檬全部放入榨汁器榨成果菜汁,倒入杯中。

食疗功效:对改善高血压、动脉硬化、冠心病、中风等都有好处。

五彩菠菜

主料:菠菜 350 克。

辅料:鸡蛋 50 克,香肠 50 克,冬笋 50 克,木耳(水发)50 克。

调料:香油 10 克,盐 4 克,味精 2 克,姜 10 克。

制作步骤:

1.将菠菜择洗干净,放入沸水锅中稍焯一下,捞出放入凉开水中过凉,挤去水分,切成黄豆大小的丁,放入盘内备用;

2.将冬笋加水煮熟:

3.木耳择洗干净,放入沸水锅内汆熟;

4.姜去皮切细末;

5.将鸡蛋磕入碗内,加少许精盐、味精搅匀,用小火蒸成蛋糕,然后与香肠、冬笋、木耳一起,均切成黄豆粒大小的丁;

6.将菠菜、蛋糕、火腿、冬笋、木耳放入盆内,加入精盐、味精拌匀;

7.将姜末用热香油炸一下,倒入菠菜内拌匀,盛入盘内即成。

食疗功效:补血止血,健胃开脾。

菠菜宜忌:菠菜与猪肝、花生、胡萝卜、鸡血、鸡蛋、腐竹、粉丝、海米、鹌鹑肉相宜。

菠菜与豆腐、乳酪、牛奶、黄豆、瘦肉、鳝鱼相克。

卷心菜——富含蛋白质和维生素的美容菜

据《本草纲目拾遗》载,包菜"补骨髓,利五脏六腑,利关节,通经络,中结气,明耳目,健人,少睡,益心力,壮筋骨"。

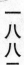

【卷心菜】

又称为圆白菜,来自欧洲地中海地区,学名是"结球甘蓝"。它在西方是最为重要的蔬菜之一。圆白菜和大白菜一样产量高、耐储藏,是四季的佳蔬。德国人认为,圆白菜才是菜中之王,它能治百病。西方人用圆白菜治病的"偏方",就像中国人用萝卜治病一样常见。现在市场上还有一种紫色的圆白菜叫紫甘蓝,营养功能基本上和圆白菜相同。

卷心菜性平,味甘,归胃、大肠经。卷心菜不仅含有一般蔬菜所缺乏的蛋白质、脂肪、糖类,还含有丰富的维生素、矿物质和一些对人体有特别作用的生物活性物质。卷心菜富含的维生素 A 比西红柿多 3 倍;矿物质钙,比黄瓜多 4 倍;维生素 U 在绿色蔬菜中居于首位;维生素 P 的含量也在蔬菜中名列前茅;还含有多量的维生素 E 和胡萝卜素,均具有抗癌作用。

卷心菜也是重要的美容蔬菜,经常食用卷心菜对皮肤美容也有一定的功效,能防止皮肤色素沉淀,减少青年人的雀斑,延缓老年斑的出现等。

【厨前密语】

1. 切开的卷心菜容易从刀口处变质,所以最好买完整的卷心菜,从外层按顺序食用会保存很长时间。用刀从卷心菜的根部至菜心斜切可以很容易地剥掉外皮。

2. 购买时不宜多,以免搁放几天后,大量的维生素 C 被破坏,减少菜品本身应具有的营养成分。

【好菜妙制】

头牌菜品:香菇炒卷心菜

主料:香菇(鲜)150 克,圆白菜 150 克。

调料:植物油 15 克,料酒 5 克,盐 3 克,味精 2 克,大葱 5 克,姜 2 克。

制作步骤:

1. 将香菇用温水泡发,去蒂洗净;

2. 卷心菜洗净,切成块;

3. 炒锅注油烧热,倒入卷心菜略炒,盛出;

4. 葱姜切末;

5. 炒锅注油烧热,下入葱姜末煸出香味,放入卷心菜、香菇、少许泡香菇的水,加精盐、料酒煸炒均匀,撒入味精即可。

亲尝体验:口味咸鲜、香气凝人。

美容餐:醋溜卷心菜

主料:圆白菜 300 克。

调料:醋 25 克,辣椒(红、尖、干)5 克,大豆油 75 克,花椒 5 克,酱油 4 克,盐 2 克,白砂糖 2 克,味精 1 克,杏油 1 克,淀粉(豌豆)5 克。

制作步骤:

1. 卷心菜洗净切成 3 厘米见方的块,用刀拍松,用盐拌匀待用;

2. 干辣椒切丝;

3. 把糖、醋、酱油、味精、湿淀粉 10 克(淀粉 5 克加水)调成汁;

4. 勺内放豆油烧热,先放花椒炸黑,捞去花椒;

5. 再加干辣椒丝炸黄后,随即下卷心菜翻炒;

6. 待稍软后将调好的汁倒入勺内,翻炒几下,淋上香油即成。

美容智囊:延缓衰老、减肥美容。

食疗汇:卷心菜梨汁

主料:梨 400 克,圆白菜 100 克,柠檬 50 克。

调料:蜂蜜 10 克。

制作步骤:

1. 梨去皮,去核,切成小块;

2. 卷心菜洗净,切成小片;

3. 柠檬去皮,果肉切块备用;

4. 将梨块、卷心菜片、柠檬块放入榨汁机中榨取汁液;

5. 将果菜汁倒入杯中,加入凉开水,蜂蜜调匀,即可直接饮用。

食疗功效:清热去火、祛痰、肺调养、秋季养生。

卷心菜洋葱汁

主料:圆白菜 100 克,洋葱(白皮)400 克。

调料:红葡萄酒 10 克。

制作步骤:

1. 卷心菜洗净,切成片;

2. 洋葱洗净,切成丁;

3. 将卷心菜片、洋葱丁放入榨汁机中,加入凉开水 100 毫升,一起搅打成汁;

4. 将菜汁倒入杯中,加入红酒调匀,即可直接饮用。

食疗功效:健脾开胃、清热解毒、春季养生、理气调理。

圆白菜宜忌:圆白菜生吃食疗效果最好,可以用来凉拌、做沙拉或榨汁。即使做熟,也不宜加热过久,以免其中的有效成分被破坏。

香菜——不容忽视的菜肴点缀者

《本草纲目》载:"胡荽辛温香窜,内通心脾,外达四肢。"香菜性温味甘,能健胃消食,发汗透疹,利尿通便,驱风解毒。

【香菜】

香菜又名芫荽,原产于地中海沿岸,西汉时张骞出使西域时引进我国。香菜的茎、叶有特殊香味儿,常用于菜肴的点缀和调味,是人们喜爱的蔬菜之一。其果实叫芫荽子,是常用中药。香菜在我国各地均有种植。

香菜性温,味辛,归肺,味经。香菜营养丰富,含有蛋白质、脂肪、糖类及多种矿物质、微量元素和维生素。另外,它含有对人体有特殊作用的挥发类油物质,其特殊的香气就是挥发油散发出来的。它能祛除肉类的腥膻味。香菜提取液具有显著的发汗清热透疹的功能,其特殊香味能刺激汗腺分泌,促使机体发汗,透疹。另具和胃调中的功效。

【厨前密语】

1.香菜是重要的香辛菜,爽口开胃,做汤可以添加。

2.腐烂、发黄的香菜不要食用,因为这样的香菜已经没有了香气,根本没有上述作用,而且可能会产生毒素。

3.服用补药和中药白术、丹皮时,不宜服用香菜,以免降低补药的疗效。

【好菜妙制】

头牌菜品:凉拌香菜

主料:香菜200克。

调料:盐3克,香油5克,味精2克,辣椒油5克。

制作步骤:

香菜摘洗干净后,切碎,放入碗中,加入精盐、香油、味精和辣椒油稍腌,拌匀即成。

亲尝体验:香脆咸辣,鲜嫩爽口。

美容餐:香菜拌黄瓜

主料:香菜300克,黄瓜100克。

调料:辣椒油10克,大蒜(白皮)5克,盐3克,酱油3克。

制作步骤:

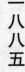

1. 将香菜择洗干净,切成段;

2. 黄瓜洗净,切成丝;

3. 大蒜切末;

4. 将辣椒油,蒜末,精盐,酱油与香菜段,黄瓜丝拌匀,装盘即成。

美容智囊:口咪香辣、夏季养生食谱美容减肥、健脾开胃。

食疗汇:香菜肉丝

主料:猪肉(瘦)200 克,香菜 300 克。

辅料:鸡蛋 70 克。

调料:盐 3 克,料酒 5 克,大葱 5 克,姜 5 克,香油 8 克,植物油 15 克。

制作步骤:

1. 将肉洗净,切成丝,加入味精、胡椒粉及精盐和料酒调匀;

2. 将洗净的香菜切成长 3 厘米左右的段;

3. 将锅内倒入植物油,油热后放进肉丝翻炒,八成熟后把香菜及料汁倒入,迅速炒匀,熟后淋上香油即成。

食疗功效:健脾开胃、清热去火。

香菜粥

主料:香菜 25 克,稻米 50 克。

调料:赤砂糖 10 克。

制作步骤:

1. 将鲜香菜洗净切碎,取白米,红糖兑水先煮成稀糊。

2. 待粥将熟时放入香菜,再煮一沸即可。

食疗功效:发汗透疹,消食下气,适用于小儿麻疹初期,麻疹透发不畅,以及小儿麻疹期间腹胀不思食等。

香菜宜忌:香菜不宜配黄瓜、南瓜,因黄瓜、南瓜含维生素 C 分解酶,若与黄瓜、南瓜同用可破坏香菜中的维生素 C,失去原有的营养价值。香菜与羊肉相宜,香菜与羊肉同时食用,可补益气血,固肾壮阳。香菜宜与腐竹同吃,两者相配有解热、镇静的功效。

苦瓜——印度来的"君子菜"

据《本草纲目》载,苦瓜"除邪热,解劳乏,清心明目,益气壮阳",有润肤、延缓衰老、明目的作用。

【苦瓜】

苦瓜又称凉瓜,为葫芦科一年生藤本植物苦瓜的果实。苦瓜在烹调时从来不把苦味渗入到其他的配料中,所以又称为"君子菜"。苦瓜原产于印度,传入我国各地均有种植。

生苦瓜性寒、熟苦瓜性温,味苦,归肝、脾、肺经。苦瓜含有蛋白质、脂肪、糖类、钙、磷、铁、胡萝卜素、维生素 B_1、维生素 B_2、维生素 C,其中维生素 C 的含量比较高。苦瓜具有清热解毒、养肝明目、健脾补肾、益气养血的功能。使用于中暑发热、目赤流泪、尿黄、肠炎痢疾等症。经药理实验证实:苦瓜也是糖尿病患者的理想食品。

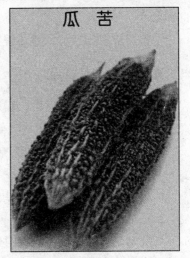
苦 瓜

苦瓜,是苦的,那种苦涩的味道无法下咽,但是一根苦瓜里含有 0.4% 贵如黄金的减肥特效成分——高能清脂素,它能有效的抵制肥胖。苦瓜还能滋润、镇静和保湿肌肤,特别是在容易燥热的夏天,敷上冰过的苦瓜片,能立即解除肌肤的烦躁。

【厨前密语】

苦瓜含有丰富的维生素 B、维生素 C、钙、铁等,李时珍说苦瓜具有"除邪热、解劳乏、清心明目、益气壮阳"之功效。

【好菜妙制】

头牌菜品:清炒苦瓜

主料:苦瓜 3 根,小葱 2 根。

调料:盐 1/2 匙,味精 1/2 匙,糖 3 匙,麻油 1/3 匙。

制作步骤:

1. 先将苦瓜洗净,纵向一剖为二,形成两根半圆柱形。

2. 将剖为一半的苦瓜反扣在砧板上,注意:此时用刀将它切成一片一片时,一定要斜切,越斜越好,以至苦瓜的皮和肉基本上在一个平面上。

3. 小葱切成段,放入油锅内爆香,下入苦瓜,迅速翻炒,与此同时,加入盐、糖,约炒 1 分钟后,加入味精,翻炒半分钟熄火,淋上少量麻油,即可装盘。

制作提示:

1. 青炒蔬菜,油要多一些,火要旺,炒出来的菜才好吃。

2.苦瓜斜着切,将其肉露出,糖味才能充分渗透进苦瓜肉中,中和苦味。

3.炒这道菜一是糖要多放,苦瓜不苦、盐中带甜的滋味才叫好。

4.清炒苦瓜,火候一定要掌握好,一般从入锅到起锅的时间不要超过4~5分钟,苦瓜生一点才好吃,一般七分熟的碧绿色最好。如果闷得太酥,就没有清脆的感觉了,味道也较之苦了一点儿。

亲尝体验:味道清苦、清热解毒。

美容餐:蚝油豆豉苦瓜

主料:苦瓜150克,豆腐(北)250克。

辅料:香菇(鲜)30克。

调料:植物油30克,蚝油5克,豆豉10克,盐3克,香菜10克。

制作步骤:

1.将苦瓜切开,去瓤洗净切块;

2.香菜择洗干净后切末;

3.豆腐切块;

4.炒锅注油烧至六成热,下入豆腐块煎至金黄色,捞出控油;

5.炒锅注油烧热,放入香菇、苦瓜块煸炒,加入蚝油、豆豉、少许水小火略焖;

6.锅内再放入豆腐块炒匀,加入精盐、香菜末即可。

美容智囊:味道清苦、美容减肥、清热去火。

食疗汇:香辣苦瓜

主料:苦瓜250克,辣椒(红、尖)50克。

调料:盐2克,辣椒油15克,香油2克,味精2克。

制作步骤:

1.将苦瓜洗净,去两头,剖两半,去瓤、内膜和籽,放入沸水锅中焯一下;

2.捞出用凉水开水过凉,沥干水分,切丝,盛盘;

3.红辣椒洗净,去蒂和籽,切丝备用;

4.将盐、辣椒油、味精倒入小碗中拌匀,浇在苦瓜上,搅拌均匀,撒上红辣椒丝,淋上香油即可。

食疗功效:味道香辣、清热解毒、健脾开胃、防癌抗癌。

鸡蛋炒苦瓜

主料:鸡蛋135克,苦瓜150克。

调料:植物油20克,香油2克,味精2克,盐2克,胡椒粉1克。

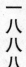

制作步骤：

1. 苦瓜洗净切片；

2. 鸡蛋打入碗中，加入盐、味精、胡椒粉搅拌均匀备用；

3. 锅内加入沸水，放入苦瓜焯水 10 秒钟捞出；

4. 放少许盐腌制一会儿，挤去水分；

5. 锅内倒油烧至四成热时，倒入调好的蛋汁，翻炒至鸡蛋成块状；

6. 倒入苦瓜翻炒几下，淋上香油调味即可。

食疗功效：夏季养生、清热解毒、健脾开胃、利尿食谱。

雪碧苦瓜

主料：苦瓜。

调料：枸杞子，雪碧，橙汁，蜂蜜。

制作步骤：

1. 苦瓜洗净，对半剖开，用铁勺刮去里面的瓤。

2. 苦瓜在流动的水里清洗（这一步同样是为了去苦味），再放在凉开水里浸泡。

3. 取雪碧一罐倒入容器，放入枸杞子一把，然后把苦瓜从凉开水里取出沥干放入雪碧浸泡至少一个晚上。

4. 吃的时候把苦瓜捞出，用少许橙汁调入蜂蜜做成蘸料，蘸着吃。

食疗功效：夏天吃这个清热去火，爽翠可口。

苦瓜宜忌：不宜炖食，适宜生食或大火爆炒，能较多保留营养成分；苦瓜、鸡蛋同食能保护骨骼、牙齿及血管，使铁质吸收得更好，有健胃的功效，能治疗胃气痛、眼痛、感冒、伤寒和小儿腹泻呕吐等；苦瓜含奎宁，会刺激子宫收缩，引起流产，孕妇慎食。

油菜——富含膳食纤维的低脂肪蔬菜

《本草纲目》载："芸苔：寒菜，胡菜，苔菜，油菜。此菜易起苔，须采苔食，则分枝必多，故名全苔；而淮人谓之苔芥，即少油菜，为其子可榨油也。"

【油菜】

油菜又叫油百次，原产我国，颜色深绿，帮如白菜，属十字花科白菜变种。南北广为栽培，四季均有供产。

油菜的营养素含量及其食疗价值可称得上诸种蔬菜中的佼佼者。据专家测定，油菜中含多种营养素，它不仅含有蛋白质、碳水化合物和植物粗纤维，还有丰富的矿物质和多种维生素，其中钙、磷、铁和胡萝卜素、维生素 C 含量比较高。

油菜为低脂肪蔬菜,且其中含有的膳食纤维,能与胆酸盐和食物中的胆固醇及甘油三酯结合,并从粪便中排出,从而减少脂类的吸收,故可用来降血脂,降血糖。中医认为油菜能活血化淤,用于治疗疖肿、丹毒;油菜中含有的大量植物纤维素,能促进肠道蠕动,增加粪便的体积,缩短粪便在肠腔停留的时间,从而治疗多种便秘,预防肠道肿瘤。

【厨前密语】

1.油菜的食用方法较多,可炒、烧、炝、扒,油菜心可做配料,如"蘑菇油菜""扒菜心""海米油菜"等。

2.油菜中的维生素易流失,不宜切碎后久置,应在食用前切碎。

3.吃剩的熟油菜过夜后就不要再吃,以免造成亚硝酸盐沉积,易引发癌症。

【好菜妙制】

头牌菜品:海米拌油菜

功效:防癌抗癌、延缓衰老、预防便秘、减肥。

主料:虾米 20 克,油菜 250 克。

调料:盐 5 克,酱油 10 克,醋 10 克,大葱 10 克,姜 5 克,香油 5 克。

特色:味道成鲜、滋味醇厚。

制作步骤:

1.油菜拣洗干净,直刀切成 2 厘米长的段,下开水锅内焯熟,捞出控去水分,用食盐调拌匀,装在盘子里;

2.再将海米泡开,直刀切成小块,与油菜段拌在一起,最后再把酱油、醋、香油、葱花、姜末调成汁,浇在菜里,拌匀即可。

亲尝体验:味道咸鲜、滋味醇厚。

美容餐:芝麻拌油菜

口味:调料:芝麻 30 克,香油 10 克,盐 5 克,味精 2 克。

制作步骤:

油菜摘洗干净,放入沸水锅内烫一下捞出,用凉开水过凉,沥干水分,切成小块,放入盆内,撒上炒熟的芝麻、精盐和味精,淋入香油,拌匀装盘即成。

美容智囊:味道清香、美容明目、清热解毒食谱,并且有效缓解水肿。

食疗汇:酒泼油菜

主料:油菜 500 克。

调料:植物油 15 克,料酒 10 克,白砂糖 3 克,盐 3 克,味精 2 克。

制作步骤:

1. 油菜择洗干净,先切成长条,再切成段;

2. 炒锅注油烧热,放入油菜翻炒,加白糖、精盐、料酒炒匀,撒入味精即可。

食疗功效:活血化淤,有效改善口腔溃疡及高脂血症。

冬菇蒸油菜

主料:小油菜心 22 个,豆腐 100 克,冬菇、冬苏各 25 克,小葱 5 棵,味精 2 克,料酒 5 克,葱 8 克,姜 8 克,香油 10 克,粉芡 15 克,黄豆芽汤 100 克,豆油 40 克,盐适量。

制作步骤:

1. 将葱择洗净,切成兰花形;冬菇洗净,去杂质;冬苏去皮洗净,和下余葱及姜均切成末。

2. 将菜心洗净,去叶,从根部起,留 4 厘米长,去掉中间嫩心备用。

3. 将豆腐用刀压搓成泥,放入冬菇、冬苏、盐、味精、料酒、香油,调拌均匀,装入菜心中,上笼蒸 10 分钟取出。盘中心堆放做成的兰花,周围摆做好的菜心。

4. 锅放火上。添油少许,油热后,放入葱、姜炸一下,随下入鲜汤。将葱、姜捞出弃之。加入盐、味精,汤沸时撇去浮沫,勾入小流水芡,淋入香油,起锅将汁倒在菜心上,即可上桌食用。

食疗功效:此菜含有丰富的钙、磷、铁、维生素 B_1、维生素 B_2、维生素 C、蛋白质等多种营养素,有利于胎儿骨质发育和血液生成,给胎儿的发育打下良好基础。

油菜宜忌:麻疹出后、疥疮、腰脚痛者,不宜食用;不宜与南瓜同吃,因南瓜含维生素 C 分解酶,会降低油菜的营养价值;油菜与豆腐相宜,两者同时食用,有止咳平喘作用。常吃还能增强机体免疫力;油菜与虾、虾仁相宜,两者同吃,可促进钙质吸收。

豌豆——粮菜两用营养成分多

据《本草纲目》载,豌豆具有"去黑黯、令面光泽"的功效。

【豌豆】

豌豆又名麦豌豆、寒豆、麦豆、毕豆、麻累、国豆等。软荚豌豆别名荷兰豆。上海附近地区称"小寒豆"。

豌豆可按株形分为软荚、谷实、矮生豌豆 3 个变种,或按豆荚壳内层革质膜的有无和厚薄分为软荚和硬荚豌豆,也可按花色分为白色和紫(红)色豌豆;豌豆依用途分为两大类,粮用豌豆和菜用豌豆。花紫也有红或灰蓝色的,托叶、叶腋间、豆杆及叶柄上均带紫红色的为粮用豌豆,种子暗灰色或有斑纹所以又称"麻豌豆",作为粮食与制淀粉用,常作为大田作物栽培。花为白色,托叶、叶腋间无紫红色,种子为白色、黄色、绿色、粉红色或其他淡的颜色的为菜用豌豆。果荚有软荚及硬荚两种,软荚种的果实幼嫩时可食用,硬荚种的果皮坚韧,以幼嫩种子供食用。

豌豆性平,味甘。主要营养成分为蛋白质、脂肪、糖类、灰分、钙、碘、铁、维生素 A 原、维生素 B_1、维生素 B_2、维生素 C、尼克酸和食物纤维等。

【厨前密语】

1. 豌豆可做主食,豌豆磨成豌豆粉是制作糕点、豆馅、粉丝、凉粉、面条、风味小吃的原料,豌豆的嫩荚和嫩豆粒可菜用也可制作罐头。

2. 豌豆粒多食会发生腹胀,故不宜长期大量食用。豌豆适合与富含氨基酸的食物一起烹调,可以明显提高豌豆的营养价值。

3. 炒熟的干豌豆尤其不易消化,过食可引起消化不良、腹胀等。

【好菜妙制】

头牌菜品:桂花豌豆

主料:豌豆250克。

辅料:糖桂花5克。

调料:淀粉(玉米)15克,冰糖200克,猪油(炼制)100克。

制作步骤:

1. 将豌豆洗净,煮烂,去壳压碎成泥;

2. 冰糖捣碎,溶化成糖汁;

3. 将干淀粉放入小碗中加水调成湿淀粉备用;

4. 炒锅置旺火上,下入熟猪油烧热,加清水100克,冰糖汁、豌豆泥、蜜桂花、湿淀粉、用勺不断炒动,至豆泥沸腾起泡时,起锅盛盘即成。

亲尝体验:是一道可人的甜品点心,回味无穷。

美容餐:豌豆蛋茸

主料:鸡蛋清100克,豌豆200克。

调料:盐2克,味精1克,料酒15克,大葱5克,姜2克,淀粉(玉米)5克。

制作步骤:

1. 将鸡蛋清打入碗内,加料酒、猪肉各少许,再加淀粉适量、高汤,用筷子用力打匀;

2. 葱、姜分别切成细末;

3. 豌豆入沸水煮至八成熟,捞出控干,去皮用刀拍剁成泥放碗内,加味精、料酒、盐、

葱花、姜末少许,再加适量高汤和干淀粉搅匀;

4.炒锅上火加底油少许烧热;

5.将打好的蛋液边下锅边用勺子搅至乳白色,状如豆腐脑时盛到盘的一边;

6.炒锅加底油烧热,将豌豆泥下锅炒成绿糊状,盛到盘的另一边;

7.将盘上蒸锅蒸 5 分钟,即可出锅上桌。

美容智囊:延缓衰老、美容养颜。

食疗汇:豌豆绿豆粥

主料:粳米 100 克,绿豆 50 克,豌豆 50 克。

调料:白砂糖 20 克。

制作步骤:

1.绿豆、粳米淘洗干净,分别用冷水浸泡发涨,捞出,沥干水分;

2.豌豆粒洗净,焯水烫透备用;

3.锅中加入约 1500 毫升冷水,先将绿豆放入,用旺火煮沸;

4.锅内加入豌豆和粳米,改用小火慢煮;

5.待粥将成时下入白糖,搅拌均匀,再稍焖片刻,即可盛起食用。

食疗功效:夏季养生、清热解毒食谱。

水晶豌豆黄

主料:豌豆 600 克。

辅料:琼脂 200 克。

调料:白砂糖 200 克。

1.先将豌豆洗净,加水用铜锅煮烂搓成茸,过筛去皮呈稀豆泥;

2.用铝锅将琼脂、白糖加适量清水煮化琼脂溶解后用纱布过滤;

3.将原汁与稀豆泥一起用铜锅熬至表面成糖皮时,盛在搪瓷盘内;

4.待凉后放进冰箱,食时切成块即可。

制作要诀:

1.如果豌豆黄有杂质,这样吃起来口感就不好了;

2.因而在操作时,应用箩筛把压烂的豌豆黄过滤干净,取其豌豆沙,就不会出现杂质问题了。

食疗功效:此为一道甜品点心、补虚养身、防癌抗癌。

豌豆宜忌:适宜消渴之人食用;适宜腹胀、下肢浮肿、脚气之人食用;适宜妇人产后乳汁不下者食用。

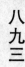

芹菜——西方的"夫妻菜"

据《本草纲目》载,芹菜有"聚积精气""除下淤血""止霍乱腹泻"之功效。

【芹菜】

芹菜原产地中海沿岸,在我国栽培历史悠久,分布广泛,产于全国大部分地区。河北宣化、山东潍县、河南商丘都是芹菜的名产地。

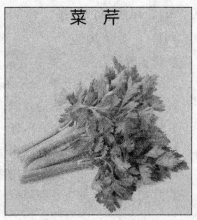

菜 芹

芹菜性凉,味甘、苦,归肺、胃、肝经。芹菜中含有蛋白质、脂肪和大量的植物粗纤维。芹菜的茎叶中均含有铁、钾、磷、维生素 P、维生素 A、维生素 C 等营养素。叶中的含量远远高于茎。

芹菜中的铁元素,能补充妇女经血的损失,是缺铁性贫血患者的佳蔬,食之能避免皮肤苍白、干燥、面色无华,而且可使目光有神,头发黑亮。芹菜的叶、茎含有的挥发性物质,别具芳香,能增强人的食欲。芹菜汁还有降血糖作用。经常吃些芹菜,可以中和尿酸及体内的酸性物质,对预防痛风有较好效果。芹菜中含有的锌元素,是一种提高性功能的元素,能促进人的性兴奋,西方称之为"夫妻菜"。泰国的一项研究发现,常吃芹菜能减少男性精子的数量,可能对避孕有所帮助。

【厨前密语】

1. 适宜与各种蔬菜和肉类一起搭配烹调,炒、炖、凉拌均可。

2. 芹菜可炒、拌、炝或做配料,也可做馅心。

3. 挑选芹菜时,掐一下芹菜的杆部,易折断的为嫩芹菜,不易折的为老芹菜。

4. 我们可以将芹菜叶做汤,长期食用可以帮助人安眠入睡,使皮肤有光泽。

【好菜妙制】

头牌菜品:绍子芹菜

主料:芹菜。

辅料:牛肉末、豆腐干、蘑菇。

调料:盐、料酒、豆瓣酱、生抽、葱、姜、蒜、高汤、鸡精、水淀粉、食用油。

做法:

1. 将芹菜摘去叶筋洗净切成寸段,豆腐干切成丁,蘑菇焯水后切。

2. 坐锅点火放入油,油温4成热时倒入牛肉末、料酒、葱姜蒜末、豆瓣酱翻炒均匀,放入芹菜段、豆腐干、蘑菇、高汤、鸡精、水淀粉勾薄芡出锅即可。

亲尝体验:色泽红绿,咸鲜味浓。

美容餐:芹菜金菇竹笋汤

主料:金针菇240克,竹笋160克,胡萝卜80克,芹菜80克。

1. 胡萝卜去皮,洗净,切丝;

2. 竹笋用水及少许醋煲开,慢火再煲15分钟,取起浸冷后切丝;

3. 芹菜去叶洗净,切短段;

4. 金菇(金针菇)切去根,洗净滴去水;

5. 姜去皮洗净切丝;

6. 烧热锅下油放入金针菇,姜丝炒软铲起;

7. 下竹笋炒数下,烹酒,加入上汤或水煮开;

8. 入胡萝卜丝煮片刻,加入金菇及调味煮开,最后放入芹菜煮开即可盛汤碗内饮用。

美容智囊:此汤具有消脂降压、美容减肥的作用。

食疗汇:芹菜炒鸡蛋

主料:鸡蛋150克,芹菜500克。

调料:猪油(炼制)20克,盐3克,味精2克,大葱10克。

制作步骤:

1. 将芹菜摘洗干净,切段;

2. 放入开水锅内焯一下,捞出,放凉,沥净水分;

3. 鸡蛋磕入碗内,加入精盐、味精、葱末,少许水搅匀;

4. 锅内放入少量猪油烧热,下入鸡蛋,边炒边淋油;

5. 炒至熟,再加芹菜段,炒熟出锅。

食疗功效:清热利湿,清肺化痰,平肝潜阳,适于高血压、冠心病患者食用。

香脆芹菜叶

主料:芹菜叶250克。

调料:盐2克,白砂糖5克,味精1克,色拉油30克。

制作步骤:

1. 将择下的嫩芹菜叶(不要老叶)用清水洗净,沥净水,充分晾干。

2. 锅架火上。放油烧至七八成热,把菜叶分散放入,速炸半分钟,炸时动作要快,见菜叶松脆并转为深绿色时立即用漏勺捞起,控净油。

3.锅内留少许底油,把初炸的菜叶放入,撒上精盐、味精、白糖,颠翻均匀,盛入盘内即成。

食疗功效:防癌抗癌,有效改善动脉硬化。

芹菜粥

主料:旱芹菜100克,籼米100克,熟牛肉50克,猪油10克,精盐5克,味精1克,清水1000毫升。

制作步骤:

1.芹菜拣洗干净,切成粗粒状。

2.熟牛肉切成粗米粒状。

3.籼米淘洗干净,放入锅内加清水上火烧开,待米粒煮开花时,加入其他原料继续熬煮成粥。

食疗功效:平肝清热,止咳,健胃,降压降脂。

芹菜奶汁

主料:芹菜80克,牛奶250克。

制作步骤:

1.芹菜搅碎取汁煮沸;

2.芹菜汁与牛奶兑在一起饮用。

食疗功效:常饮令人精神焕发,面色光彩光滑。

芹菜宜忌:高血压患者应注意,煎煮时间要长些,以不留挥发油为宜。

韭菜——补肾壮阳兼疏肝

据《本草纲目》载,韭菜性温,味甘、辛,具有补肾壮阳、温中开胃、散淤活血的功效。

【韭菜】

又名起阳草、壮阳草,属百合科多年生草本植物,原产东亚,我国栽培历史悠久,分布广泛,尤以东北所产者品质较佳。韭菜的叶可以食用,种子可以入药。韭黄是韭菜的软化品种,因不见阳光而成黄色,其营养价值逊于韭菜。

韭菜性温,味辛,具有补肾起阳作用,故可用于治疗阳痿、遗精、早泄等病症;韭菜中含有的挥发性精油及硫化物等特殊成分,散发出一种独特的辛香气味,有助于疏调肝气,增进食欲,增强消化功能;韭菜中含有的大量维生素和粗纤维,能增进胃肠蠕动,治疗便秘,预防肠癌。

【厨前密语】

1.韭菜可以炒、拌,做配料、做馅等。

2.春节食用有益于肝。初春时节的韭菜品质最佳,晚秋的次之,夏季的最差,有"春食则香,夏食则臭"之说。

3.食疗若用鲜韭汁,则因其辛辣刺激呛口,难以下咽,需用牛奶1杯冲入韭汁20～30克,放白糖调味,方可咽下,胃热炽盛者则不宜多食。

【好菜妙制】

头牌菜品:煎韭菜盒

主料:韭菜150克。

辅料:猪肉(肥瘦)50克,鸡蛋100克,虾米25克。

调料:色拉油75克,盐3克,味精2克,香油2克,姜5克,花椒粉2克。

制作步骤:

1.将韭菜洗净切成末;

2.海米切成末;

3.猪肉剁茸,待用;

4.拌入猪肉馅内加入精盐、味精、麻油、姜末、花椒面调拌均匀待用;

5.将鸡蛋打开加适量精盐摊成两张蛋皮;

6.将一张蛋皮铺在案板上,抹上调好的馅;

7.再盖上另外一张蛋皮按实,切成长6厘米、宽3厘米的菱形韭菜盒;

8.按蛋皮原来的形状,摆入盘内待煎;

9.锅内放油,加热至五成热,将摆入盘内的韭菜盒按蛋皮的原形放入锅内,煎至金黄色;

10.再翻锅煎另一面,使之呈金黄色熟透时,出锅装盘即成。

亲尝体验:色泽金黄,外脆里嫩,滋味鲜美。

美容餐:绿豆芽炒韭菜

主料:绿豆芽200克,韭菜100克。

调料:淀粉(豌豆)5克,料酒10克,盐4克,味精2克,花生油30克,姜10克,醋3克。

制作步骤:

1. 将绿豆芽洗净,沥去水;

2. 韭菜洗净,切成 3 厘米长的段;

3. 锅内加油烧热,放入姜(切)丝炝锅;

4. 放入绿豆芽,烹入料酒,用旺火快速翻炒;

5. 再放入韭菜段,撒入盐、味精炒匀;

6. 烹入醋,用湿淀粉 10 克(淀粉 5 克加水)勾芡,出锅装盘即成。

美容智囊:减肥美容、防癌抗癌。

食疗汇:核桃仁炒韭菜

主料:韭菜 250 克,核桃 60 克。

调料:盐 2 克,香油 15 克。

制作步骤:

1. 核桃仁用开水泡两分钟,撕去表皮;

2. 韭菜洗净,切成 3 厘米长的段;

3. 炒锅烧热,倒入香油,下入核桃仁翻炒至色黄,下韭菜一起翻炒至熟;

4. 起锅时撒入盐,炒匀后装盘即成。

食疗功效:补肾强阳,温固肾气。适用于肾阳不足之阳痿、乏力,肾气不固之遗精、带下等。

蛋丝韭菜

主料:韭菜 250 克。

辅料:鸡蛋 50 克,青椒 50 克,辣椒(红、尖)50 克。

调料:盐 3 克,味精 2 克,白砂糖 2 克,姜 5 克。

制作步骤:

1. 将韭菜择洗干净,用沸水略烫,切成 3 厘米长段,放入盘内;

2. 将鸡蛋打入碗内,加少许精盐,打散备用;

3. 青椒、红椒去蒂、籽洗净切成细丝;

4. 姜去皮切丝;

5. 坐锅点火倒油,将鸡蛋液摊成蛋皮,切成蛋丝,放在韭菜段上,加入精盐、味精、白糖、姜丝、香油调味,撒上青丝、红丝即成。

食疗功效:壮腰健肾、健脾开胃食谱。

韭菜宜忌:韭菜不宜于寒凉性的食物如苦瓜、芦荟等相配或同吃,因为可削弱韭菜的作用,隔夜煮熟的韭菜不宜食用,以免亚硝酸盐中毒。长期食用隔夜熟韭菜,有引起癌症的危险。韭菜与牛肉、牛奶、蜂蜜相克。韭菜与虾仁配菜,能提供优质蛋白质,同时韭菜中的粗纤维可促进胃肠蠕动,保持大便通畅。

生菜——时尚人士的"减肥菜"

据《本草纲目》载,生菜性寒味苦,能补筋骨,利五脏,开胸膈,通经脉,令人齿白,聪明少睡,解热毒、酒毒,止消渴,利大小肠。

【生菜】

生菜是叶用莴苣的俗称,属菊科莴苣属。为一年生或二年生草本作物,也是欧、美国家的大众蔬菜,深受人们喜爱。生菜原产欧洲地中海沿岸,由野生种驯化而来。古希腊人、罗马人最早食用。生菜传入我国的历史较悠久,东南沿海,特别是大城市近郊、两广地区栽培较多,特别是台湾种植尤为普遍。

生菜味甘、性凉。生菜中含有膳食纤维和维生素 C,有消除多余脂肪的作用,故又叫减肥生菜,在崇尚形体苗条的当今世界,备受人们喜爱;其茎叶中含有莴苣素,味微苦,具有镇痛催眠、降低胆固醇、辅助治疗神经衰弱等功效;生菜中含有甘露醇等有效成分,有利尿和促进血液循环的作用。

生菜的主要食用方法是生食,为西餐蔬菜色拉的当家菜。洗净的生菜叶片置于冷盘里,再配以色彩鲜艳的其他蔬菜或肉类、海鲜,即是一盘色、香、味俱佳的色拉。

【厨前密语】

1. 对乙烯极为敏感,储藏时应远离苹果、梨和香蕉,以免诱发赤褐斑点;

2. 无论是炒还是煮生菜,时间都不要太长,这样可以保持生菜脆嫩的口感;

3. 生菜用手撕成片,吃起来会比刀切的脆;

4. 将生菜洗净,加入适量沙拉酱直接食用,常食可有利于女性保持苗条的身材。

【好菜妙制】

头牌菜品:蚝油生菜汤

主料:生菜(团叶)150 克。

辅料:紫菜(干)15 克。

调料:蚝油 10 克,盐 3 克,料酒 15 克,大葱 10 克,植物油 10 克,香油 5 克,味精 3 克。

制作步骤:

1. 将生菜洗净切段;

2. 紫菜撕成小片;

3. 勺内加油,下入葱段略炒;

4. 加鲜汤、料酒、蚝油烧开;

5. 拣去葱段,下入紫菜烧开;

6. 下入生菜烧开至熟,加精盐、味精,淋入香油出勺装碗即成。

亲尝体验:原料素雅,别开生面,味道鲜美。

美容餐:拌生菜

主料:生菜(团叶)250 克。

调料:芝麻酱 10 克,甜面酱 10 克,味精 2 克,盐 3 克,大蒜(白皮)5 克,辣椒油 5 克。

制作步骤:

1. 将生菜摘去根和老叶,用凉开水洗净,控净水,用刀切成 3.5 厘米长段;

2. 大蒜切末;

3. 把麻酱加少许盐和适量水搅开;

4. 把切段的生菜装入盘中,再把麻酱、甜面酱、味精、精盐、蒜末、辣椒油调匀,浇在生菜叶上即成,吃时拌匀。

美容智囊:美容减肥、健脾开胃。

食疗汇:三丝生菜

主料:生菜(团叶)400 克。

辅料:木耳(水发)15 克。

调料:辣椒(红、尖、干)2 克,白砂糖 15 克,姜 15 克,盐 4 克,醋 8 克,香油 10 克。

制作步骤:

1. 将生菜洗净,切成 3 厘米长的段,放盆内加精盐拌匀稍腌;

2. 干红辣椒去蒂,籽泡软;

3. 水发木耳、干辣椒洗净切丝;

4. 生姜去皮切成细丝;

5. 把生菜挤去水分,加醋、白糖、味精拌匀放盘内;

6. 入干辣椒丝、木耳丝、生姜丝,另将香油烧热,倒在三丝上,拌匀即可。

食疗功效:夏季养生、健脾开胃食谱,有效缓解糖尿病。

鱼片生菜

主料:生菜(团叶)50 克,金枪鱼 50 克,鲜贝 30 克,蟹肉 30 克。

辅料:芝麻 5 克。

调料:豆瓣辣酱 15 克,柿子醋 30 克,酱油 30 克,香油 30 克,白砂糖 5 克,大蒜(白皮)5 克。

制作步骤：

1. 生菜叶、吞拿鱼、三文鱼、北极贝、蟹柳洗净；

2. 吞拿鱼和三文鱼切成生鱼片，北极贝切片备用；

3. 将辣酱、柿子醋、酱油、芝麻油、糖、芝麻、蒜末一起倒入碟子中，混合拌匀，做成调味蘸料；

4. 将生菜、吞拿鱼、三文鱼、北极贝、蟹柳整齐地摆在盘子中；

5. 食用时用生菜叶卷着鱼片蘸作料吃。

食疗功效：有效缓解高脂血症、动脉硬化，滋阴食谱。

番茄生菜沙拉

主料：番茄400克，生菜（团叶）100克，柿子椒30克。

调料：色拉酱100克。

制作步骤：

1. 把生菜叶洗净，平铺于容器中；

2. 把番茄和黄甜椒洗净，切成圆形薄片；

3. 将切好的番茄、黄甜椒薄片交错摆放在生菜叶上；

4. 加入沙拉酱调味即可。

食疗功效：清热解毒食谱。

生菜宜忌：生菜与兔肉、大蒜相宜；生菜与豆腐、醋相克。

油麦菜——低热量高营养的绿蔬

据《本草纲目拾遗》载，油麦菜健筋骨，活血行气，逐水利湿。

【油麦菜】

油麦菜，又名莜麦菜，有的地方又叫苦菜（实际上不是苦菜），属菊料，是以嫩梢、嫩叶为产品的尖叶型叶用窝苣，叶片呈长披针形，色泽谈绿、质地脆嫩，口感极为鲜嫩、清香、具有独特风味。

油麦菜中含有大量维生素和大量钙、铁、蛋白质、脂肪、维生素 A、维生素 B_1、维生素 B_2 等营养成分，是生食蔬菜中的上品，有"凤尾"之称。油麦菜具有降低胆固醇、治疗神经衰弱、清燥润肺、化痰止咳等功效，是一种低热量、高营养的蔬菜。

【厨前密语】

1. 以生食为主，可以凉拌，也可蘸各种调料。熟食可炒食，可涮食，味道独特。

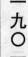

【好菜妙制】

头牌菜品:豆豉鲮鱼油麦菜

主料:油麦菜。

辅料:豆豉鲮鱼罐头。

调料:葱、姜、蒜、鸡精、食用油。

制作步骤:

1.将油麦菜洗净切成段;

2.坐锅点火,待油热后葱姜煸出香味,加入油麦菜、豆豉鲮鱼罐头翻炒,再倒入蒜末、鸡精即可。

亲尝体验:色泽翠绿、鱼香味美。

美容餐:翡翠鲑鱼卷

原料:

鲑鱼肉300克,油麦菜240克,冬笋条50克,火腿条,韭黄适量,盐适量,胡椒适量,高汤适量。

制作步骤:

1.将鲑鱼切成片状,用调味料腌过。

2.将腌好的鲑鱼片,卷入冬笋条、火腿条,用烫软的韭黄扎好。

3.鲑鱼卷泡上嫩油,将油麦菜用高汤烫熟,排放在盘子周围。

4.将鲑鱼卷摆放在盘子中间,完成即可食用。

美容智囊:利于肠道消化,美容养颜。

食疗汇:蒜茸油麦菜

主料:油麦菜300克。

调料:色拉油20克,盐3克,味精2克,大蒜(白皮)20克。

制作步骤:

1.油麦菜择洗干净,切成6～7厘米长的段;

2.油烧热,放入油麦菜,加入味精和盐,炒到油麦菜碧绿关火;

3.放入蒜末,起锅装盘。

食疗功效:清热去火、咳喘食谱。

清炒油麦菜

主料:油麦菜300克。

辅料:辣椒(红、尖)10 克,辣椒(青、尖)10 克。

调料:姜 5 克,大葱 5 克,香菜 3 克,酱油 8 克,生抽 3 克,色拉油 15 克。

制作步骤:

1. 油麦菜择洗干净,切成 5 厘米长的段;

2. 葱、姜、红椒、青椒分别切丝备用;

3. 锅中放油,爆香姜葱丝,放入油麦菜煸炒;

4. 烹入海鲜酱油、生抽调味;

5. 然后放入红椒丝、青椒丝略炒,撒上香菜末即可。

食疗功效:缓解神经衰弱、便秘食谱。

油麦菜宜忌:油麦菜炒的时间不能过长,断生即可,否则会影响成菜脆嫩的口感和鲜艳的色泽;海鲜酱油、生抽不能放得太多,否则成菜会失去清淡的口味。

莴笋—抗癌发挥奇效

据《食疗本草》记载,莴笋性苦,冷(凉),微毒。藏器:利五脏,通经脉,开胸膈,补筋骨,止脾气。食之令人齿白、聪明少睡、解热毒酒毒、止消渴、利大小肠。

【莴笋】

莴笋原名莴苣、青笋,学名为"茎用莴苣",属一年生或两年生草本植物,原产地中海沿岸,约在 7 世纪初,经西亚传入我国,各地普遍栽培。莴苣分茎用和叶用两种,前者各地都有栽培,后者南方栽培较多,是春季及秋、冬季重要的蔬菜之一。

莴笋性凉,味甘、苦,归心、胃、肠经。莴笋中含有丰富的蛋白质、脂肪、糖类、多种矿物质、微量元素和维生素。维生素之中以维生素 B_1、维生素 B_2、维生素 C 和胡萝卜素含量较高。

莴苣味道清新且略带苦味,可刺激消化酶分泌,增进食欲。其乳状浆液,可增强胃液、消化腺的分泌和胆汁的分泌,从而促进各消化器官的功能,对消化功能减弱、消化道中酸性降低和便秘的病人尤其有利;莴苣中含有的多种维生素和矿物质,具有调节神经系统功能的作用,其所含有机化合物中富含人体可吸收的铁元素,对有缺铁性贫血病人十分有利;莴笋是重要的抗癌蔬菜,它含有的芳香抗癌物质对肝、胃、胆等器官部位滋生的肿瘤有较强的预防作用,还可以缓解癌症患者放化疗后的副作用。

【厨前密语】

1. 莴笋怕咸,盐要少放才好吃。

2. 莴笋是传统的丰胸蔬菜,与含 B 族维生素的牛肉合用,具有调养气血的作用,可以促使乳房部位的营养供应。

3.莴苣下锅前挤干水分,可以增加莴苣的脆嫩。但从营养角度考虑,不应挤干水分,这会丧失大量的水溶性维生素。

【好菜妙制】

头牌菜品:凉拌莴笋叶

主料:莴笋800克。

调料:酱油10克,醋10克,白砂糖10克,味精3克,香油5克,辣椒油5克。

特色:香辣凉爽,脆嫩可口。

制作步骤:

莴笋取其叶洗净,用开水焯一下,沥出水分晾凉,切成丝装盘,浇上用酱油、醋、白糖、香油调成的汁,再放点辣椒油拌匀即可。

亲尝体验:香辣凉爽,脆嫩可口。

美容餐:酸甜莴笋

主料:莴笋500克。

辅料:番茄100克。

调料:柠檬汁15克,白砂糖8克,盐3克,青蒜5克。

制作步骤:

1.将莴笋去皮、叶、根,洗净,切成丁,用开水氽一下,捞出控水;

2.鲜西红柿用开水烫一下,去皮,切成块;

3.青蒜择洗干净,切成末;

4.将莴笋丁、西红柿块、青蒜末加柠檬汁、白糖、凉开水、精盐拌匀即可。

美容智囊:清热解毒、美容养颜菜谱。

食疗汇:豆腐皮拌莴笋

主料:油皮200克,莴笋300克。

调料:香油10克,辣椒油10克,味精3克,盐3克,酱油10克,白砂糖5克,醋10克,大葱3克,姜3克。

制作步骤:

1.豆腐皮切成细丝,用开水连续焯两次,再用凉开水浸泡,捞起沥干;

2.大葱去根洗净切成丝;

3.姜洗净去皮切成丝;

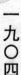

4. 莴笋削皮洗净切成细丝用盐腌一下,挤去水分;

5. 豆腐皮、莴笋放入盆中,放入姜、葱、糖、醋、酱油、味精、红油、香油拌匀装盘即可。

食疗功效:缓解骨质疏松食谱、健脾开胃。

莴笋炒牛肉丝

主料:莴笋 500 克,牛肉(瘦)200 克。

调料:酱油 10 克,料酒 115 克。

制作步骤:

1. 将莴笋去皮切成丝状;

2. 然后将牛肉丝放在酱油与料酒中浸泡约半小时;

3. 锅内倒油烧热后放入牛肉丝入锅,用大火快炒约 1 分钟;

4. 将牛肉丝从油锅中捞起备用;

5. 再将莴笋丝倒入锅内,用大火快炒约 2 分钟;

6. 将炒好的莴笋盛入盘中铺底,将牛肉丝放在莴笋上面即可。

食疗功效:莴笋是传统的丰胸蔬菜,与含 B 族维生素的牛肉合用,具有调养气血的作用,可以促进乳房部位的营养供应。

莴笋粥

主料:粳米 100 克,莴笋 250 克。

调料:盐 2 克,味精 1 克,香油 3 克。

制作步骤:

1. 粳米淘洗干净,用冷水浸泡半小时,捞出,沥干水分。

2. 莴笋冲洗干净,削去外皮,切成小块备用。

3. 锅中加入约 1000 毫升冷水,将粳米放入,先用旺火烧沸,加入莴笋,再改用小火熬煮成粥,然后用盐、味精拌匀,再略煮片刻,调入香油即成。

食疗功效:春季养生食谱、有效缓解神经衰弱、营养不良。

莴笋宜忌:笋与蒜苗、木耳、沙拉酱、胡萝卜相宜;莴笋与蜂蜜、乳酪相克。

四季豆——脏腑福豆

据《本草纲目》载,菜豆在医药上可温中补肾,散寒下气,止呕吐,能医治虚寒腰痛、肠胃不和,对腹胀、痰喘也有一定的疗效。

【四季豆】

又叫菜豆、架豆、芸豆、刀豆、扁豆、玉豆、去豆等,是餐桌上的常见蔬菜之一。无论单

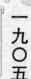

独清炒,还是和肉类同炖,亦或是焯熟凉拌,都很符合人们的口味。

四季豆性甘、淡、微温,归脾、胃经;四季豆营养丰富,含有蛋白质、脂肪、糖类、植物纤维、钙、磷、铁、胡萝卜素、维生素和烟酸等营养物质。其中维生素 C 和胡萝卜素的含量比较高。

化湿而不燥烈,健脾而不滞腻,为脾虚湿停常用之品;有调和脏腑、安养精神、益气健脾、消暑化湿和利水消肿的功效;主治脾虚兼湿、食少便溏、湿浊下注、妇女带下过多,还可用于暑湿伤中、吐泻转筋等症。

【厨前密语】

1.烹调前应将豆筋摘除,否则既影响口感,又不易消化。

2.烹煮时间宜长不宜短,要保证四季豆熟透,否则会发生中毒。

3.为防止中毒发生,扁豆食前应加处理,可用沸水焯透或热油煸,直至变色熟透,方可安全食用。

【好菜妙制】

头牌菜品:飘香四季豆

主料:四季豆。

辅料:咸鸭蛋黄、芽菜、红椒粒。

调料:盐、料酒、胡椒粉、鸡精、高汤、白酱油、白糖、葱、姜、蒜、香油、食用油。

制作步骤:

1.将四季豆洗干净,用冷水泡半小时,芽菜洗干净切成末,鸭蛋黄切成粒,葱、姜、蒜洗净切成末;

2.坐锅点火放入油,油温 4 成热时倒入四季豆炒软倒入盘中待用;

3.坐锅点火放入油,油热放入鸭蛋黄粒炒散,倒入芽菜末、适量高汤、料酒炒出香味,加入四季豆、红椒粒、胡椒粉、白糖、鸡精,待汁浓时,淋入香油出锅即可。

贴士:扁豆含毒蛋白,凝集素,以及能引起溶血症的皂素。烹调前应用冷水浸泡或焯水处理。

亲尝体验:四色搭配,家常味浓。

美容餐:脊骨炖芸豆

主料:猪脊骨 500 克,芸豆 400 克。

调料:猪油(炼制)30 克,料酒 30 克,酱油 20 克,盐 5 克,味精 4 克,鸡精 2 克,大葱 20 克,姜 10 克,花椒 5 克,八角 3 克,花椒粉 2 克。

制作步骤:

1. 将脊骨剁成 4 厘米长的块,用冷水浸泡,去掉血水,再用开水焯一下,过凉待用;

2. 炒锅放猪油烧热,加葱、姜、花椒、八角炝锅,炒出香味;

3. 加入脊骨,烹人料酒,放高汤、精盐、酱油、鸡精,炖 15 分钟;

4. 再放入芸豆,继续炖 15 分钟,加味精调味。

美容智囊:家常菜谱、美容养颜。

蜜枣粉葛小豆扁豆汤

主料:葛根 640 克,赤小豆 40 克,扁豆 40 克,花生仁(生)80 克。

辅料:蜜枣 50 克,陈皮 5 克。

调料:盐 4 克,花生油 8 克。

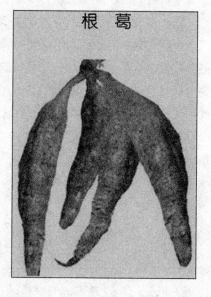

根 葛

制作步骤:

1. 蜜枣洗净;陈皮浸软去瓤洗净,赤小豆,扁豆洗净滴干水。花生肉洗净浸 1 小时,取起滴干水;粉葛去皮,洗净,切块。

2. 把水煲开,下少量油及所有材料煲开,慢火煲 4 小时,下盐调味即成。

美容智囊:清热除烦、消脂祛肿、理气调理、美容养颜。

食疗汇:干煸四季豆

主料:四季豆(500 克)、枚头猪肉(150 克)、炸菜粒、虾米、葱粒(各一汤匙)、姜茸(一茶匙)、酒(一汤匙)、盐(1/4 茶匙)、糖(一茶匙)、生抽(半汤匙)、麻油(半茶匙)、清水(半杯)。

制作步骤:

1. 猪肉洗净剁碎,虾米浸软切碎。

2. 四季豆撕去筋,洗净滴干水分。放入油锅中炸片刻盛起,滴去油份。

3. 烧热锅,下油两汤匙爆香姜茸,放入猪肉、虾米及炸菜炒片刻,加入四季豆,赞酒,再加入调味料,改中火至汁收干,洒上葱粒兜匀即成。

食疗功效:防暑、防癌抗癌、健脾开胃,改善水肿。

素焖扁豆

主料:扁豆 300 克,冬笋 100 克。

调料:料酒 10 克,猪油(炼制)40 克,香油 10 克,盐 5 克,味精 2 克,淀粉(豌豆)5 克,大葱 5 克,姜 5 克,大蒜(白皮)5 克。

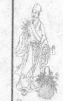

制作步骤：

1. 将扁豆去掉筋和尖,洗净沥去水;葱、姜、蒜洗净切末。

2. 锅内加油烧热,放入姜、蒜炝锅,烹入料酒,放入扁豆煸炒几下,加鲜汤、精盐、白糖、鸡精烧开,改中火,加盖焖熟,至汤浓时,加味精,用湿淀粉 10 克(淀粉 5 克加水)勾薄芡,淋入香油,出锅盛入盘内即成。

食疗功效:防癌抗癌、夏季养生食谱、治疗便秘。

白扁豆参米粥

主料:白扁豆 30 克,党参 10 克,粳米 100 克。

制作步骤:取白扁豆、党参同煎 30 分钟,去滓取汁,加入粳米煮成稀粥。

食疗功效:1. 此粥具有益气健脾,主治慢性鼻炎。2. 党参补中益气;扁豆、粳米均为健脾益气之食品。三者相佐可使气虚得复、鼻窍自通。

扁豆宜忌:适宜脾虚便糖、饮食减少、慢性久泄,以及妇女脾虚带下、小儿疳积(单纯性消化不良)者食用;适宜夏季感冒挟湿、急性胃肠炎、消化不良、症见暑热头痛头昏、恶心、烦躁、口渴欲饮、心腹疼痛、饮食不香之人服食;适宜癌症病人服食,白扁豆有一定的抗癌功效;白扁豆切忌生食,亦忌半生半熟吃,因为白扁豆中有一种凝血物质及溶血性皂素,如生食或炒不适吃,在食后 3~4 小时部分人可引起头痛、头昏、恶心、呕吐等中毒反应。腹胀之人忌吃扁豆。

西兰花——意大利来的"蔬菜皇冠"

美国《营养学》杂志上刊登西兰花"是能够有效预防前列腺癌的研究成果"。

【西兰花】

西兰花又名茎椰菜、青花菜、绿花菜,十字花科芸薹,属甘蓝的一个变种。原产欧洲地中海沿岸的意大利一带,19 世纪末传入中国。

其食用部分为绿色幼嫩花茎和花蕾,营养丰富,含蛋白质、糖、脂肪、维生素和胡萝卜素,营养成分位居同类蔬菜之首,被誉为"蔬菜皇冠"。西兰花口味超群,脆嫩爽口,风味鲜美、清香,被《时代周刊》杂志推荐为十大健康食品中排名第四,可热炒、凉拌、做汤,是蔬菜中的精品。

西兰花最显著的功效就是具有防癌抗癌,菜花含维生素 C 较多,比大白菜、番茄、芹菜都高,尤其是在防治胃癌、乳腺癌方面效果尤佳;另外,西兰花还有增强机体免疫功能,菜花的维生素 C 含量极高,不但有利于人的生长发育,更重要的是能提高人体免疫功能,促进肝脏解毒,增强人的体质,增加抗病能力。

【厨前密语】

1. 西兰花虽然营养丰富,但常有残留的农药,还容易生菜虫,所以在吃之前,可将菜花放在盐水里浸泡几分钟,菜虫就跑出来了,还可有助于去除残留农药;

2. 西兰花煮后颜色会变的更加鲜艳,但要注意的是,在烫西兰花时,时间不宜太长,否则失去脆感,拌出的菜也会大打折扣;

3. 西兰花焯水后,应放入凉开水内过凉,捞出沥净水再用,烧煮和加盐时间也不宜过长,才不致丧失和破坏防癌抗癌的营养成分。

【好菜妙制】

头牌菜品:奶油西兰花

主料:西兰花500克,牛奶75克,清油70克,葱末、姜末各2各,盐2克,糖3克,味精10克,水淀粉50克,汤适量。

制作步骤:

1. 把西兰花去花根,劈开洗净,用开水焯一下倒出。

2. 坐锅放油,葱、姜炝锅,加汤、盐、糖、味精,捞出葱、姜,放西兰花,开两开,加牛奶,开后拢芡,颠匀,打明油,出锅即成。

亲尝体验:芡乳白,菜碧绿,鲜脆咸嫩,清爽适口。

美容餐:西红柿炒西兰花

主料:西红柿2个、西兰花2棵、油、盐、鸡精适量。

制作步骤:

1. 西红柿洗净,去皮,切成半月状。

2. 西兰花洗净并掰成小朵。

3. 炒锅入油烧至6分热时倒入西兰花和西红柿,加入适量盐和鸡精,炒熟即可。

美容智囊:这道菜富含维生素,又不会使人发胖,是美容减肥的佳品。

食疗汇:西兰花炒虾仁

主料:虾仁100克,西兰花100克。

调料:大蒜(白皮)15克,辣椒(红、尖、干)15克,植物油10克,料酒15克,盐3克。

制作步骤:

1. 西兰花去粗茎,分成小朵,粗茎削除厚片,切成恰可入口的大小;

2. 在沸水中添加少许盐,放进西兰花汆烫,再用冷水过一下,捞出沥水;

3.红辣椒去蒂、去籽,切成粗末备用;

4.将植物油与蒜末放进平底锅中,用小火爆香,放入红辣椒与小虾仁,用中火拌炒,待小虾仁变色,可淋少许料酒;

5.放入西兰花,用大火迅速爆炒,再添加调味即可。

食疗功效:益智补脑、壮腰健肾、防癌抗癌食谱。

百合炒西兰花

主料:西兰花250克,百合(干)100克。

辅料:香菇(鲜)120克。

调料:白砂糖4克,香油1克,胡椒粉1克,姜5克,盐3克,姜3克,淀粉(豌豆)15克,色拉油15克。

制作步骤:

1.鲜香菇洗净,切片;

2.鲜百合剥开,洗净,放入滚水中煮三分钟,捞起浸于清水中,冷后取出沥干水;

3.淀粉加水适量调匀成淀粉30克左右;

4.将素汤50毫升、精盐少许、白糖少许,下鲜百合煨煮5分钟,捞起沥干水;

5.西兰花切小朵,洗净放入开水中煮1分钟,捞起用清水冲洗,沥干水;

6.锅架火上,加油15克,煸姜片,下鲜香菇炒几下,下西兰花及鲜百合炒匀;

7.加入素汤100毫升、精盐适量、白糖3克、麻油、胡椒粉、姜汁炒数下,勾芡即成。

食疗功效:秋季养生、调养肺部食谱。

清爽西兰花

主料:西兰花200克,胡萝卜100克。

调料:盐2克,胡椒粉1克,鸡精1克,香油1克。

制作步骤:

1.将西兰花洗净,切成小朵,用沸水焯一下盛出过凉;

2.将胡萝卜洗净,切成均匀的菱形片,待用;

3.将焯过的西兰花沥去水分;

4.西兰花放入适量的盐、胡椒粉、鸡精拌匀装盘;

5.上面放少许胡萝卜片点缀,淋上香油即可。

食疗功效:常吃可以大大减少患乳腺癌、直肠癌、胃癌症的概率;降低心脏病与中风病人的危险。

西兰花宜忌:西兰花富含胡萝卜素及维生素C,最佳的食用方法是,简易烹调后使劲咀嚼。

芥蓝——抗癌成分"萝卜硫素"的母体

据《中华本草》记载,芥蓝"味甘;辛;性凉;解毒利咽;顺气化痰;平喘"。

【芥蓝】

芥蓝是十字花科,芸苔属中以花薹为产品的一年生或二年生草本植物。是中国特产蔬菜,自古分布在广东、广西、福建、台湾等省,现已传播至全国各地,以及日本、东南亚和欧美等国家。

芥蓝有两类:开白花的称白花芥蓝,开黄花的称黄花芥蓝。白花芥蓝主食嫩薹,叶质较粗;黄花芥蓝为叶薹兼用种,叶质柔嫩,而菜薹较细。目前以栽培白花芥蓝为多,因白花芥蓝的花薹比黄花芥蓝粗壮,品质亦好。芥蓝茎叶含有甘蓝类特有的芳香物质,因而很受西方人欢迎,故欧美等国家种植渐多。

芥蓝味甘、性辛,有利水化痰、解毒祛风。芥蓝中含有丰富的硫代葡萄糖苷,它的降解产物叫萝卜硫素,是迄今为止所发现的蔬菜中最强有力的抗癌成分,经常食用还有降低胆固醇、软化血管、预防心脏病的功能。

【厨前密语】

1. 芥蓝在烹调上,最好采用炒、炝的方法,不要烹制过熟,才能保持它质脆、色美、味浓的特点。

2. 芥蓝的味道微带苦涩,所以炒前最好加少许食用碱水焯一下,但加得不要过多,否则会破坏芥蓝的营养成分。

3. 炒芥蓝时可以放点糖和料酒。糖能够掩盖它的苦涩味,料酒可以起到增香的作用。

【好菜妙制】

头牌菜品:椒炝芥蓝

主料:芥蓝 300 克。
调料:植物油 15 克,花椒 3 克,盐 2 克,味精 1 克,鸡精 2 克。
制作步骤:
1. 芥蓝洗净,斜刀切成寸段;
2. 芥蓝沸水焯至断生后再用冷水过凉,沥干水分备用;
3. 锅内加油烧热,放入花椒,小火炸出香味后做成花椒油;
4. 在刚炸出的花椒油中放入盐、味精、鸡精,调成味汁;

5.把芥蓝装入盘中,淋上味汁即可。

亲尝体验:味道椒麻,回味无穷。

美容餐:蚝汁鸡丝芥蓝芯

主料:芥蓝 300 克,鸡腿 250 克。

调料:大蒜(白皮)5 克,白砂糖 5 克,白酒 3 克,酱油 5 克,胡椒粉 1 克,淀粉(豌豆)8 克,蚝油 30 克,植物油 20 克。

制作步骤:

1.芥蓝摘去老叶及白花,洗净滴去水分,备用。

2.鸡腿起肉,切成丝状,以调味料(酱油 5 克、胡椒粉 1 克、淀粉 3 克、蚝油 30 克)拌匀,腌约十分钟。

3.烧红锅,下油,炒芥蓝至熟,加入调味料(糖粉 5 克、白酒 3 克),兜匀,盛于碟中。

4.再烧红锅,下油,爆香蒜茸,加入鸡丝,炒香至八成熟,加入芡汁料,兜匀,淋于芥蓝菜上。

美容智囊:气血双补、美容养颜。

食疗汇:白灼芥蓝

主料:芥蓝 300 克。

调料:大葱 10 克,猪油(炼制)15 克,盐 3 克,酱油 5 克,鸡精 2 克,味精 2 克。

特色:清淡爽口,咸鲜味美。

制作步骤:

1.芥蓝洗净,放入沸水锅中氽水断生捞出,盛于盘中;

2.用酱油、盐、味精、鸡精对成滋汁,淋于芥蓝上,然后放上葱丝;

3.锅置火上,加猪油烧至六成热,热油浇盘中葱丝上即成。

制作要诀:

芥蓝氽水九分熟即可,以保持芥蓝的清爽;注意各调料的用量和投放比例,还可根据口味需要增加其他调味料。

食疗功效:清热去火、明目护肝。

芥蓝鳕鱼

主料:鳕鱼 300 克。

辅料:芥蓝 200 克。

调料:大葱 5 克,姜 3 克,味精 2 克,猪油(炼制)20 克,酱油 5 克。

制作步骤:

1.鳕鱼去皮切丁;

2. 酱油、味精对成滋汁,备用;

3. 芥蓝入沸水锅氽断生,捞出在盘中铺放好;

4. 鳕鱼丁也氽熟,捞出放于芥蓝上,然后淋上滋汁,放入姜丝、葱、猪油烧热,浇在芥蓝上即成。

制作要诀:芥蓝、鳕鱼要氽熟,所淋油温宜在七成热左右;也可根据口味需要添加其他调料。

食疗功效:止血调理、补气食谱。

芥蓝宜忌:吃芥蓝的前提是要适量,数量不应太多,次数也不应太频繁。因为中医认为,芥蓝有耗人真气的副作用。久食芥蓝,会抑制性激素分泌。

第三节 《本草》推荐的清淡白蔬

白色蔬菜富含黄酮素,可提高肺脏之气,清热解毒、润肺化痰。如大白菜、白萝卜、银耳等。下面让我们来一一说明各种白蔬,给大家一个全面的认识。

白菜——冬日白菜美如笋

《本草纲目拾遗》载:"白菜汁,甘温无毒,利肠胃,除胸烦,解酒渴,利大小便,和中止嗽。"

【白菜】

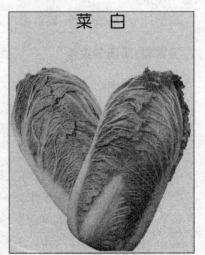
菜 白

大白菜古代又称"菘",为十字花科芸苔属草本植物白菜的茎叶。大白菜为我国老百姓喜爱的家常蔬菜,在我国北方的冬季,大白菜更是餐桌上的常客,故有"冬日白菜美如笋"之说。大白菜具有较高的营养价值。有"百菜不如白菜"的说法。

大白菜含有丰富的维生素、矿物质、微量元素和植物纤维。其中维生素A、钙、磷、铁、钾、硅等营养物质的含量比较高。一杯熟的白菜汁可以提供的钙几乎与一杯牛奶一样多。

白菜含有丰富的粗纤维,不但能起到润肠、促进排毒的作用又刺激肠胃蠕动,促进大便排泄,帮助消化的功能。对预防肠癌有良好作用;秋冬季节空气特别干燥,寒风对人的皮肤伤害极大。白菜中含有丰富的维生素C、维生素E,多吃白菜,可以起到很好的护肤和养颜效果;美国纽约激素研究所的科学家发现,中国和日本妇女乳腺癌发病率之所以比西方妇女低得多,是由于她们常吃白菜的缘故。白菜中有一些微量元素,它们能帮助分解同乳腺癌相联系的雌激素。

【厨前密语】

1.切白菜时,宜顺丝切,这样白菜易熟。

2.烹调时不宜用煮焯、浸烫后挤汁等方法,以避免招牌营养素的大量损失。

3.大白菜在沸水中焯烫的时间不可过长,最佳的时间为 20～30 秒,否则烫得太软、太烂,就不好吃了。

【好菜妙制】

头牌菜品:糖醋白菜丝

主料:白菜嫩帮 250 克。

辅料:鲜红尖椒丝 15 克。

调料:白糖 40 克,香醋 25 克,精盐 3 克,味精 2 克,香油 10 克。

制作步骤:

1.将白菜嫩帮洗净,在菜帮外侧顺菜帮斜剞花刀,然后顶刀切丝。

2.将调料入碗调匀,下入切好的白菜帮丝和鲜红尖椒丝拌匀,腌 10 分钟,用筷子夹入盘中即成。

亲尝体验:甜酸清纯,咸鲜爽口。

美容餐:清汤白菜卷

主料:白菜 500 克,豆腐(北)100 克。

辅料:鸡蛋 60 克,黄豆粉 20 克。

调料:花生油 25 克,味精 2 克,胡椒粉 2 克,盐 2 克。

制作步骤:

1.用豆腐、鸡蛋、胡椒粉、味精、盐、豆粉调成蓉;

2.白菜洗净去硬梗,用滚水烫一下,沥干水分;

3.将白菜摊开,上放调好的豆粉茸卷裹成卷,上笼蒸约 5～10 分钟;

4.取出切成 1～1.2 厘米长的短段;

5.加排入蒸碗内,再入笼蒸熟,翻扣入汤碗中,加汤汁即成。

美容智囊:美容养颜、减肥食谱。

食疗汇:韩国辣白菜

主料:大白菜(青口)800 克。

辅料:苹果 300 克,胡萝卜 50 克。

调料:大葱 15 克,姜 5 克,大蒜(白皮)3 克,盐 25 克,白砂糖 10 克,辣椒粉 20 克。

制作步骤:

1. 白菜叶洗净,用手撕成小块(手撕比刀切的要好吃);

2. 胡萝卜去皮斜切,放入容器中,放一层撒一层盐,放满后,上置重物,停放过夜:

3. 次日,再压出菜汁盐水,用清水洗净,控干;

4. 将白菜、胡萝卜、苹果、葱、姜蒜末等放在干净盆中,放入辣椒粉、少许味精拌匀,并用干净盘子压实,上罩干净纱布,室温下发酵至酸香扑鼻为止(约 1—2 天,冬天需在暖器旁发酵一天以上),存入冰箱;

5. 酸、辣、鲜、脆,清淡爽口的朝鲜泡菜便可食用。

制作要诀:

1. 加糖是为了发酵;

2. 酸度应来自自然发酵,而非外加的醋;

3. 朝鲜泡菜可直接食用,也可用来炒菜。

食疗功效:韩国料理、健脾开胃、清热解毒食谱。

薏苡仁白菜汤

主料:白菜 300 克。

辅料:薏米 20 克。

调料:大葱 10 克,姜 5 克,盐 2 克,植物油 25 克。

制作步骤:

1. 将薏苡仁去杂质后洗净;

2. 白菜洗净后切成 6 厘米长的段;

3. 姜拍碎,葱切成段;

4. 将锅置武火上烧热,加入素油,待油烧至六成热;

5. 加入姜末、葱段爆香,再加入薏苡仁及 1000 毫升清水煮 35 分钟;

6. 最后加入白菜煮熟即成。

食疗功效:本品具有清热除湿、降低血压之功效,适于高血压病肾亏损、小便赤黄不畅患者食用。

赤小豆白菜汤

主料:白菜 200 克。

辅料:赤小豆 30 克。

调料:大葱 10 克,姜 5 克,盐 2 克,植物油 25 克。

制作步骤:

1. 将赤小豆去杂质,洗净;

2. 白菜洗净后切成 6 厘米长的段;

3. 姜切成片,葱切成段;

4. 将炒锅置武火上,加入素油,待油烧至六成熟;

5. 加入姜片、葱段爆香,加入 1000 毫升清水,放入赤小豆煮 40 分钟;

6. 再放入白菜煮至断生,加盐即成。

食疗功效:本品具有清热解毒,利水降压之功效,适于肝阴虚型高血压患者食用。

白菜宜忌:

腐烂的白菜含有亚硝酸盐等毒素,食后可使人体严重缺氧甚至有生命危险。白菜在腐烂的过程中产生毒素,所产生的亚硝酸盐能使血液中的血红蛋白丧失携氧能力,使人体发生严重缺氧,甚至有生命危险,所以腐烂的大白菜千万不能食用。

白萝卜——生吃熟食保健都不失

据《本草纲目》载,白萝卜味甘,辛,性温,无毒,生食能治咳嗽,熟食能补中气,安五脏,增强食欲。

【白萝卜】

萝卜又名莱菔、萝白。生萝卜性凉味甘辛;熟者则性温味甘。萝卜水汁多,营养丰富,无论生吃还是熟食,都有很好的保健作用。曾有言道"萝卜上街,药铺不开"。足见它在我们饮食中的重要作用。

萝卜含有能诱导人体产生干扰素的多种微量元素,可增强机体免疫力,并能抑制癌细胞的生长,对预防癌,抗癌有重要意义;萝卜中的 B 族维生素和钾、镁等矿物质可促进肠胃蠕动,有助于体内废物的排除;吃萝卜可降血脂、软化血管、稳定血压,预防冠心病、动脉硬化、胆结石等疾病。

使用萝卜还能预防感冒、解除紧张、消除疲劳、清理肠胃、醒酒化痰、润肺止咳、散淤、利尿、补虚等,对防止肺出血、吐血、便血、鼻出血也有效果。此外还能防止头皮屑过多,头皮发痒,使人头发有光泽。

【厨前密语】

1. 萝卜适用于烧、拌、做汤,也可作配料和点缀。

2. 萝卜种类繁多,生吃以汁多辣味少者为好,平时不爱吃凉性食物者以熟食为宜。

3. 萝卜除可生食,炒食外,还可做药膳,煮食,或煎汤、捣汁饮,或外敷患处。

【好菜妙制】

头牌菜品:日式醋拌萝卜丝

主料:白萝卜 250 克,胡萝卜 150 克。

辅料:生菜叶 50 克,香菜叶 5 克。

调料:白糖 250 克,醋精 15 克,精盐 10 克,清水 250 克。

制作步骤:

1. 将锅刷净,下入水、白糖煮开,打去浮沫,熬至糖溶化后放在容器内冷却,调入醋精,成糖醋汁。将生菜叶洗净入盘垫底。

2. 将萝卜去根、皮,洗净切成 5 厘米长的段,用切片机刨成 0.1 厘米薄、5 厘米长的片,再切成 5 厘米长、0.1 厘米粗的细丝,入盆内撒入盐,拌匀腌 30 分钟,挤尽水分,下入糖醋汁再腌 15 分钟,用筷子夹出沥尽汤汁,盛入盘中生菜叶上,撒上香菜叶即成。

亲尝体验:甜酸清纯,咸鲜爽口。

美容餐:萝卜生姜大枣蜂蜜饮

主料:白萝卜 750 克。

辅料:枣(干)20 克。

调料:姜 3 克,蜂蜜 5 克。

制作步骤:

1. 将白萝卜,生姜分别洗净,晾干,切成薄片待用。

2. 取白萝卜、生姜、大枣,置锅内,加水 1 碗,煮沸 20 分钟,去渣留汤,最后加入蜂蜜,再煮沸即可。

美容智囊:补益五脏、白净肌肤、消脂养颜。

食疗汇:酱萝卜

主料:萝卜 7500 克。

调料:粗盐 750 克,甜面酱 1000 克。

特色:色泽味美,有益健康,可大量贮存。

制作步骤:

1. 将萝卜洗净,沥干,切成长条或块状,放进大缸内,加粗盐拌匀,压实,上面再压一块大石头。

2. 腌制 3～5 天后,将萝卜捞出,沥干。

3. 倒出缸内盐卤,将缸洗净擦干,倒入沥干的萝卜条,加入甜面酱拌匀,盖好缸盖,15天即可食用。

食疗功效:健脾开胃食谱。

蜂蜜白萝卜汤

主料:白萝卜 100 克。

调料:蜂蜜 20 克。

制作步骤:

1. 先将白萝卜洗净去皮切丁块;

2. 萝卜块放入砂锅内,加适量清水煮熟;

3. 在白萝卜汤中加入适量蜂蜜调味,即可饮用。每天一剂,连服 20 剂。

食疗功效:本品具有润肺化痰、止咳之功效,适于痰热犯肺型支气管哮喘患者食用。

萝卜丝包

主料:猪肉(肥瘦)250 克,白萝卜 1000 克,小麦面粉 500 克。

调料:大葱 10 克,盐 2 克,味精 1 克,白砂糖 8 克,香油 15 克,植物油 25 克,酵母 5克,泡打粉 5 克,常用水 250 克。

制作步骤:

1. 将面粉、干酵母粉、泡打粉、白砂糖 5 克放盛器内混合均匀,加水 250 毫升,搅拌成块,用手揉搓成团,放案板上反复揉搓,直至面团光洁润滑即可。

2. 白萝卜洗净去皮刨成丝,入盛器加盐,用手揉捏出水后,放清水中漂洗,捞出挤干,加葱,调料(盐、味精、白砂糖 3 克、香油、油)拌匀。

3. 取鲜肉洗净绞成肉馅,放入与萝卜丝拌匀,用筷拌匀,备用。

4. 将发好的面团分小块,再擀成面皮,包入馅,捏好,以常法蒸熟食之。

制作要诀:

1. 较喜爱清淡口味者,可将原来的鲜肉馅替换为虾皮,再与萝卜丝、葱及调料拌匀,即成为清鲜风味的萝卜丝包。

2. 蒸制:需要注意蒸锅里的水最好以六至八成满为佳,同时水必须烧开才能盖上笼盖,再以旺火足气蒸制,记得中途不能揭盖,才能蒸出饱满膨松的馒头和包子。蒸制可分为蒸笼蒸制和蒸锅蒸制。

蒸笼蒸制:

(1)在蒸笼上铺好纱布;(2)将已醒发完成的生胚置于蒸笼上;(3)大火猛气蒸熟(一般 12 分钟)。

蒸锅蒸制：

（1）将醒发完成的生胚置于已沸腾的蒸锅上；（2）大火蒸猛气蒸熟（一般12分钟）。

食疗功效：夏季养生、补虚养身食谱。

白萝卜宜忌：萝卜主泻、胡萝卜为补，所以二者最好不要同食。若要一起吃时应加些醋来调和，以利于营养吸收。萝卜与猪肉、鸡肉、豆腐相宜；萝卜与梨、柑橘、木耳、人参、何首乌相克

莲藕——全身都可有用的滋补白蔬

据《本草纲目》载，藕为"灵根"，味甘，性寒，无毒，视为祛淤生津之佳品。

【莲藕】

莲藕又名莲菜、藕菜，为睡莲科多年生水生植物。原产于印度，很早便传入我国，在南北朝时代，莲藕的种植就已相当普遍了。莲藕微甜而脆，可生食也可做菜，而且药用价值相当高，它的根根叶叶，花须果实，无不为宝，都可滋补入药。

莲藕生用性寒，有清热凉血作用，可用来治疗热性病症；莲藕味甘多液、对热病口渴、衄血、咯血、下血者尤为有益；莲藕中含有的黏液蛋白和膳食纤维，能与人体内胆酸盐，食物中的胆固醇及甘油三酯结合，使其从粪便中排出，从而减少脂类的吸收。莲藕散发出一种独特清香，还含有鞣质，有一定健脾止泻作用，能增进食欲，促进消化，开胃健中，有益于胃纳不佳，食欲不振者恢复健康；藕的营养价值很高，富含铁、钙等微量元素，植物蛋白质、维生素以及淀粉含量也很丰富，有明显的补益气血，增强人体免疫力作用。故中医称其"主补中养神，益气力"；藕含有的大量单宁酸，有收缩血管作用，可用来止血。藕还能凉血，散血，中医认为其止血而不留淤，是热病血症的食疗佳品。

【厨前密语】

1. 藕可生食，烹食，捣汁饮，或晒干磨粉煮粥。

2. 藕熟食适用于炒、炖、炸及做菜肴的配料，如"八宝酿藕""炸藕盒"等。

3. 没切过的莲藕可在室温中放置一周的时间，但因莲藕容易变黑，切面孔的部分容易腐烂，所以切过的莲藕要在切口处覆以保鲜膜，冷藏保鲜一个星期左右。

【好菜妙制】

头牌菜品：糯米莲藕

主料：莲藕500克，糯米100克，莲子75克。

调料：白砂糖200克。

制作步骤:

1.将糯米淘洗干净,用清水浸泡 30 分钟,捞起晾干水分;

2.白莲(广昌白莲)洗净盛碗内,加上清水少许,入笼蒸 20 分钟,取出透凉,削去蒂;

3.将塘藕削去皮,用水洗净,先切去一端藕节,将糯米、白莲、灌入藕孔,藕孔填满后,用刀背轻轻地捶拍;

4.再将装有糯米的藕放入沸水瓦钵内煮熟,取出晾凉,切片装盘,蘸食白糖,即可食用。

制作要诀:莲藕必须采用鲜嫩的。

亲尝体验:此菜白莲酥烂,塘藕软糯,其味清甜。

美容餐:雪梨莲藕汁

主料:莲藕 300 克,雪花梨 500 克。

调料:冰糖 5 克。

制作步骤:

1.莲藕去节及皮,洗净切块,捣碎后用纱布绞汁;

2.雪梨去心和核,洗净切块,捣碎后用纱布绞汁;

3.取莲藕汁、雪梨汁混合一起,加少许水及冰糖搅匀,即可饮用。

美容智囊:美容减肥、清热解毒食谱。

食疗汇:清炖莲藕汤

主料:莲藕 500 克。

调料:盐 4 克,味精 2 克,胡椒粉 2 克。

1.鲜藕去皮洗净,切滚刀块;

2.取一铝锅,加入鲜汤,烧沸后入藕,炖至藕脆爽;

3.下味精、盐、胡椒粉即成。

制作要诀:

1.莲藕不用铁锅炖,否则汤汁容易变黑;

2.炖的时间不宜过长,以保持藕的脆鲜嫩香。

食疗功效:1.藕含水分、淀粉、维生素、及多种对人体有益的物质;2.有益胃健康、养血补虚、止泻的功能。

莲藕冬瓜扁豆汤

主料:莲藕 380 克,冬瓜 450 克,扁豆 75 克,瘦肉 150 克,姜 2 片,盐适量。

制作步骤:

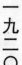

1. 莲藕去皮洗干净,切块。

2. 冬瓜洗干净,切厚块。

3. 扁豆洗干净。

4. 瘦肉洗干净,氽烫后再冲洗干净。

5. 煲滚适量水,下莲藕、冬瓜、扁豆、瘦肉、姜片、煲滚后改慢火煲 2 小时,下盐调味即成。

食疗功效:有利尿、消痰和清热之作用,夏天来一碗,暑热全消。

糖醋莲藕

主料:莲藕 500 克,花生油 30 克,香油、料酒各 5 克,白糖 35 克,米醋 10 克,精盐 1克,花椒 10 粒,葱花少许。

制作步骤:

1. 将莲藕去节、削皮,粗节一剖两半,切成薄片,用清水漂洗干净。

2. 炒锅置火上,放入花生油,烧至七成热,投入花椒,炸香后捞出,再下葱花略煸,倒入藕片翻炒,加入料酒、精盐、白糖、米醋,继续翻炒,待藕片成熟,淋入香油即成。

食疗功效:有止血、止泻功效,有利保胎,防止流产。

莲藕宜忌:煮藕时忌用铁器,以免引起食物发黑;食用莲藕要挑选外皮呈黄褐色、肉肥厚而白的。如果发黑,有异味,则不宜食用。

菜花——富含维生素 C 的白蔬

《药典大全》中记载,白花菜还具有较高的药用价值,其茎、叶和根都是较好的中药材.具有清热解毒、祛风降湿、开胃健脾、增强食欲、防病治病等多重功效。

【菜花】

又叫花椰菜,属十字花科,是甘蓝的变种,花茎可食,原产地中海沿岸,其产品器官为洁白、短缩、肥嫩的花蕾、花枝、花轴等聚合而成的花球,是一种粗纤维含量少,品质鲜嫩,营养丰富,风味鲜美,人们喜食的蔬菜。

菜花性凉、味甘;菜花中含有的抗氧化防癌症的微量元素,长期食用可以减少乳腺癌、直肠癌及胃癌等癌症的发病几率;菜花是含有类黄酮最多的食物之一,类黄酮除了可以防止感染,还是最好的血管清理剂,能够阻止胆固醇氧化,防止血小板凝结成块,因而减少心脏病与中风的危险;有些人的皮肤一旦受到小小的碰撞和伤害就会变得青一块紫一块的,这是因为体内缺乏维生素 K 的缘故。补充的最佳途径就是多吃菜花;多吃菜花还会使血管壁加强,不容易破裂。丰富的维生素 C 含量,使菜花可增强肝脏解毒能力,并能提高机体的免疫力,可防止感冒和坏血病的发生;对食欲不振、消化不良、大便干结者都有帮助。

【厨前密语】

1.菜花虽然营养丰富,但常有残留的农药,还容易生菜虫,所以在吃之前,可将菜花放在盐水里浸泡几分钟,菜虫就跑出来了,还可有助于去除残留农药;

2.吃的时候要嚼几次,这样才更有利于营养的吸收;

3.菜花、西兰花焯水后,应放入凉开水内过凉,捞出沥净水再用。

【好菜妙制】

头牌菜品:双色菜花

主料:菜花400克,大西红柿1个,青菜(小白菜、油菜)2棵,姜1片,盐2茶匙(10克),糖2茶匙(10克),生抽1汤匙(15毫升)。

辅料:橄榄油适量。

制作步骤:

1.菜花洗净,掰成小块,注意要掰小一点。西红柿洗净,用开水烫一下,去皮切小块。青菜洗净,切段。姜切丝。

2.中火烧油,等油烧热后爆香姜丝,倒菜花,不停翻菜,菜花七成熟后,放切好的西红柿翻炒。

3.等西红柿炒软后,放入青菜继续炒1分钟,然后加适量蘑菇精、糖、生抽、盐,就可以出锅了。

亲尝体验:味稍酸,菜香醇厚,开胃健脾,含有充分的维生素和膳食纤维,口感好。

美容餐:泡菜花

主料:菜花500克。

调料:盐13克,辣椒油13克,大葱5克,姜5克。

制作步骤:

1.将菜花去根洗净,破开花瓣,直刀切成约3厘米块;

2.将切好的菜花盛放在开水中煮沸,然后捞出控干;

3.撒上精盐盛盘,放上葱花、姜末,把椒油加热炝上即成。

美容智囊:减肥瘦身、延缓衰老、美容养颜。

食疗汇:海米菜花

主料:菜花300克。

辅料：虾米 50 克。

调料：香油 5 克，盐 2 克，味精 2 克。

制作步骤：

1.将菜花洗净，掰成小朵；

2.海米(虾米)洗净，加入热水泡发后切成碎末备用；

3.坐锅点火，加入清水烧沸，放入菜花烫一下，捞出沥干水分；

4.将菜花晾凉，放入盆内，加入精盐、味精拌匀，腌 10 分钟，把海米末撒在菜花上，淋上香油即成。

食疗功效：防癌抗癌、壮腰健肾、益智补脑食谱。

食疗汇：蚝油菜花

主料：菜花 400 克，香油 2 克，虾子酱油 15 克，盐、蚝油、白糖、料酒各 10 克，葱花 5 克，干淀粉 70 克，花生油 500 克(约耗 30 克)。

制作步骤：

1.菜花洗净，掰成小朵，随凉水下锅，同时加入盐 5 克，煮熟后捞出，沥去水分，均匀地滚上干淀粉。一定要轻轻地薄薄地滚上一层，不能过厚过多。

2.将虾子酱油、盐、蚝油、白糖、料酒、干淀粉放入碗内，调成芡汁。

3.炒锅上火，放入花生油，烧至七成热，下菜花炸呈金黄色，捞出，沥油。

4.锅内留底油，下葱花略煸，投入菜花，倒入芡汁，翻炒均匀，淋入香油，盛入盘内即成。

食疗功效：是一道孕期食谱。菜花有开胃消食、化滞消积之功效，可减少孕期反应。

凉拌怪味菜花

主料：菜花 500 克，细盐 20 克，白糖 40 克，白醋 10 克，辣椒油、姜末、蒜末、味精、香油各适量。

制作步骤：

将菜花洗净，用手掰成碎瓣，放入开水锅中焯一下即刻捞出，使其脆嫩可口。然后加盐腌半小时，挤出其中多余的水分。再加白醋、白糖、辣椒油、姜末、蒜末、味精，搅拌均匀，盛入盘中，放在冰箱冷藏室保存，吃时取出，淋上香油即成。

食疗功效：降脂、减肥、防癌。

菜花宜忌：烧煮和加盐时间不宜过长，才不致丧失和破坏防癌抗癌的营养成分。菜花与鸡肉、蘑菇相宜，菜花与牛奶、猪肝相克。

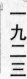

冬瓜——瓜果蔬菜中不含脂肪的王者

据《本草备要》载,冬瓜"寒泻热,甘益脾,利二便、水肿,止消渴,散热毒、痈肿"。

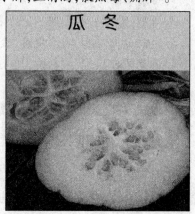

瓜 冬

【冬瓜】

冬瓜因表面上有一层白粉状的东西,就好像是冬天所结的白霜,又称白瓜。为葫芦科一年生植物冬瓜的果实,全国各地均有种植。

冬瓜性凉、微凉,味、淡,归肺、大肠、小肠、膀胱经。冬瓜是瓜果蔬菜中唯一不含脂肪的品种,并富有丙醇二酸成分,能抑制糖类物质转化为脂肪成分,因此对减肥具有独特效果;冬瓜和冬瓜子都可以美肤祛斑,且冬瓜子的美容效果优于冬瓜肉,久食冬瓜子可保持皮肤洁白如玉、润泽光滑;冬瓜含维生素 C 较多,且钾盐含量高,钠盐含量较低,高血压、肾脏病、浮肿病等患者食之,可达到消肿而不伤正气的作用。

【厨前密语】

1. 煎汤,煨食,做药膳,捣汁饮;或用生冬瓜外敷。

2. 冬瓜性凉,不宜生食。

3. 冬瓜是一种解热利尿比较理想的日常食物,连皮一起煮汤,效果更明显。

【好菜妙制】

头牌菜品:三鲜冬瓜汤

主料:海带(鲜)100 克,冬瓜 500 克。

辅料:海虹 30 克。

调料:料酒 5 克,盐 3 克,味精 1 克,大葱 5 克,姜 5 克,猪油(炼制)15 克。

制作步骤:

1. 淡菜用温水泡软,洗净,去杂质放锅内;

2. 加少许水、料酒、葱结、姜片,用中火煮至酥烂;

3. 海带切成菱形块;

4. 冬瓜去皮籽,切成块;

5. 锅内放熟猪油,烧至五成热时,放入冬瓜、海带略炒一下;

6. 加入开水,用中火煮 30 分钟;

7.再放入淡菜及原汤,烧沸后用味精、食盐调味即可。

亲尝体验:汤汁乳白,口味清香。

美容餐:广皮炖冬瓜

主料:冬瓜 500 克,香菇(干)25 克。

调料:陈皮 5 克,姜 3 克,白砂糖 4 克,盐 4 克。

制作步骤:

1.冬瓜去皮切成马蹄形,用滚水两滚,捞出浸冷沥干;

2.陈皮浸软,刮去果皮调味瓤;

3.冬菇去蒂浸软洗净;

4.用瓷锅盛冬菇、冬瓜、陈皮、姜片,将素上汤煮滚倾入锅内,盖密,放入蒸笼炖约 1 小时,下盐调味。

美容智囊:美容减肥、夏季养生。

美容餐:蘑烧冬瓜

主料:冬瓜 500 克,蘑菇(鲜蘑)100 克。

调料:淀粉(蚕豆)5 克,料酒 5 克,味精 2 克,盐 3 克,大豆油 15 克。

制作步骤:

1.冬瓜洗净,去皮去瓤。

2.去皮冬瓜入沸水焯一下,捞出用凉水浸泡,再切成块。

3.口蘑去杂洗净,切块。

4.炒锅放油烧热,放入黄豆芽汤、口蘑、冬瓜块、料酒、精盐、味精,旺火烧沸,改小火,烧至口蘑、冬瓜入味,用湿淀粉勾芡,即可出锅装盘食用。

美容智囊:此菜具有清热解毒,瘦身美容的作用。

食疗汇:桃仁拌冬瓜

主料:冬瓜 100 克。

辅料:桃仁 10 克。

调料:大蒜(白皮)15 克,香油 2 克,盐 2 克。

制作步骤:

1.将冬瓜去皮,洗净,切丝;

2.桃仁洗净;

3.桃仁、冬瓜丝一起用开水煮几分钟,捞出,沥干水备用;

4.将大蒜洗净,捣成蒜泥;

5.蒜泥与香油、醋、盐适量调匀冬瓜丝、桃仁即可。

食疗功效:本品具有行气、利小便之功效,适于前列腺肥大患者食用,症见排尿无力、失禁或遗尿、点滴不尽等。

食疗汇:三豆冬瓜汤

主料:冬瓜 500 克。

辅料:绿豆 50 克,赤小豆 50 克,白扁豆 50 克。

调料:盐 3 克。

制作步骤:

1.将冬瓜去皮后洗净,并切成块;

2.将绿豆、赤小豆、白扁豆一同置于锅中,加入适量清水煮沸;

3.加入冬瓜块煮至豆熟汤浓;

4.再加入适量食盐、味精等调味即可。

食疗功效:本品具有清热利湿之功效,适于湿热内盛所致的口干口苦、头昏目眩、肢体沉重、小便热赤及高血压、高脂血症脂肪肝等患者食用。

冬瓜宜忌:冬瓜适宜肾病水肿、妊娠浮肿、肝硬化腹水者;或糖尿病、肥胖病、动脉粥样硬化、高血压、高脂肪症;或炎热夏季暑热烦闷者食用。

冬瓜性偏凉,平素脾肾阳虚寒者、久病滑泄者;服滋补药品时勿食。

芋头——补中益气助治癌

据《本草纲目》载,芋头宽肠胃,充肌肤,冷吃疗烦热止渴。

【芋头】

芋头又称芋艿、芋奶、芋鬼、蹲鸱和香芋等。芋头可作菜,煮、炒皆宜,亦可蒸煮食之充饥,并且是一味良药。

芋头性平,味甘。富含蛋白质、钙、磷、铁、钾、镁、钠、胡萝卜素、烟酸、维生素 C、B 族维生素、皂角甙等多种成分,其中氟的含量较高,具有洁齿防龋、保护牙齿的作用;其丰富的营养价值,能增强人体的免疫功能,可作为防治癌瘤的常用药膳主食。在癌症手术或术后放疗、化疗又其康复过程中,有辅助治疗的作用;芋艿含有一种黏液蛋白,被人体吸收后能产生免疫球蛋白,或称抗体球蛋白,可提高机体的抵抗力。故中医认为芋艿能解毒,对人体的痈肿毒痛包括癌毒有抑制消解作用,可用来防治肿瘤及淋巴结核等病症;芋艿为碱性食品,能中和体内积存的酸性物质,调整人体的酸碱平衡,产生美容养颜、乌黑头发的作用,还可用来防治胃酸过多症;芋艿含有丰富的黏液皂素及多种微量元素,可帮助机体纠正微量元素缺乏导致的生理异常,同时能增进食欲,帮助消化,故中医认为芋芳可补中益气。

【厨前密语】

1. 芋头既可作为主食蒸熟蘸糖食用,又可用来制作菜肴、点心,因此是人们喜爱的根茎类食品;

2. 芋头烹调时一定要烹熟,否则其中的黏液会刺激咽喉;

3. 芋头的黏液中含有一种复杂的化合物,遇热能被分解,这种物质对机体有治疗作用,但对皮肤黏膜有强的刺激,因此在剥洗芋头时,手部皮肤会发痒,在火上烤一烤就可缓解,所以剥洗芋头时最好戴上手套。

【好菜妙制】

头牌菜品:太极芋头

主料:槟榔芋头,冬瓜糖,熟猪油,红枣,瓜子仁,樱桃。

制作步骤:

1. 芋头煮熟后压成泥,红枣剥皮去核切碎分成两份,冬瓜糖切成米粒状。

2. 红枣碎末一份加白糖蒸 5 分钟取出。芋泥加白糖,熟猪油,清水搅至无小粒,蒸 1 小时,熟猪油倒在芋泥上,另一份红枣末及冬瓜糖米分别撒在芋泥的左右边。

3. 微火加热熟猪油,蒸过的红枣末下锅搅拌成糊状后浇在芋泥上,用瓜子仁,樱桃在芋泥上装饰成太极图案即可。

亲尝体验:此菜形色古朴大方,芋泥细腻软滑,香甜可口,嵌似凉菜,吃起来却烫口,别具风味。

美容餐:桂花糖芋头

主料:芋头 300 克。

调料:白砂糖 75 克、糖桂花 25 克。

特色:此芋头甜糯绵软,香郁适口。

制作步骤:

1. 将芋头洗净,放入锅中,置旺火上烧沸;

2. 再转小火煮 10 分钟左右,离火,晾凉去皮,切成小块;

3. 将锅内重新倒入水,加入芋头,盖上锅盖用旺火煮沸;

4. 改用小火煮至芋头酥软,撒上糖桂花,即可食用。

美容智囊:美容养颜,治疗便秘。

芋头莲子蓝

主料:芋头 200 克,莲子 75 克。

辅料:葡萄干 50 克。

调料:白砂糖 70 克,淀粉(玉米)20 克。

制作步骤:

1. 将莲子洗净,用温水泡涨;

2. 葡萄干洗净;

3. 芋头去皮切成小丁;

4. 勺内加水烧开,下入泡好的莲子烧开;

5. 再下入芋头丁,用小火煮至酥烂;

6. 放入白糖、葡萄干继续煮开;

7. 用淀粉勾芡出勺,盛入汤碗内即成。

美容智囊:益智补脑、美容养颜菜谱。

食疗汇:剁椒芋头

主料:芋头 300 克。

辅料:辣椒(红、尖)100 克,泡椒 50 克。

调料:鸡精 5 克,香油 5 克。

制作步骤:

1. 红尖椒洗净,切成 3 毫米的小段备用;

2. 将小芋头用清水洗净,用削皮刀把表皮削掉;

3. 把小芋头切成小块(比大拇指大点就可以了);

4. 取一个碗,把芋头块放进碗里,在上面先撒上少许鸡精、剁椒,再在剁椒的上面撒上红尖椒段;

5. 烧一锅水,待水开后,上锅蒸 30 分钟。

食疗功效:冬季养生食谱,活血化淤,有效治疗冻疮等。

蒸芋头

主料:芋头 500 克。

辅料:籼米粉(干、细)150 克,豆瓣 30 克。

调料:姜 10 克,大葱 15 克,花椒 2 克,酱油 15 克,菜籽油 20 克,白砂糖 30 克。

制作步骤:

1. 芋头削去粗皮,洗净,切成条;

2. 郫县豆瓣入油锅中炸香;

3. 姜切细末;

4. 花椒与葱洗净,一齐铡至极细;

5. 将芋头入盆,放豆瓣、姜末、葱、酱油、白糖、熟菜油、米粉等拌匀;

6. 装入蒸碗,上笼蒸软后取出,翻扣于盘中即可。

制作要诀:

1. 调味要准,不可偏咸或偏淡;

2. 芋头一定要蒸软,否则有麻味,口感差。

食疗功效:常食本菜能治少气乏力,并有助于减肥养胃。

芋头宜忌:芋头中有多种微量元素,能增强人体的免疫功能,可作为防治癌瘤的常用药膳主食。在癌症手术或术后放疗、化疗及其康复过程中,有辅助治疗作用。中医认为芋头有益胃宽肠、通便解毒、补益肝肾、散结和调节中气、化痰的功用。

第四节　《本草》推荐的养生黄蔬

黄色蔬菜如胡萝卜、红薯、南瓜、西红柿等,因其内含丰富的胡萝卜素,具有提高免疫力作用。又由于具有丰富的防止细胞受损的叶黄素,可以更好地保护眼睛。

番茄——维生素之仓库

据《本草纲目》载,番茄属于酸酐生津之物,牛肉能养阴,能起到补血滋阴的作用,而且植物蛋白和动物蛋白相结合,营养更均衡,非常适合贫血阴虚的人食用。

【番茄】

番茄是茄科茄属番茄亚属的多年生草本植物,又称西红柿。原产于南美洲的秘鲁和厄瓜多尔等地,因其色泽鲜艳,人们对他十分警惕,最初只作为观赏植物,称其为"狐狸的果实"。现在他已被作为食用蔬果在全世界范围内广泛种植。

番茄营养丰富,有"维生素仓库"之称。它含有蛋白质、脂肪、糖类、多种矿物质、微量元素。其中维生素 C 和维生素 P 的含量非常高。

番茄中所含的苹果酸、柠檬酸等有机酸,能促使胃液分泌,对脂肪及蛋白质的消化。增加胃酸浓度,调整胃肠功能,有助胃肠疾病的康复。所含果酸及纤维素,有助消化、润肠通便作用,可防治便秘;番茄性凉味甘酸,有清热生津、养阴凉血的功效,对发热烦渴、口干舌燥、牙龈出血、胃热口苦、虚火上升有较好治疗效果。所含维生素 C、芦丁、番茄红素及果酸,可降低血胆固醇,预防动脉粥样硬化及冠心病。另含有大量的钾及碱性矿物质,能促进血中

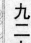

钠盐的排出,有降压、利尿、消肿作用,对高血压、肾脏病有良好的辅助治疗作用。降低血压经常发生牙龈出血或皮下出血的患者,吃番茄有助于改善症状;所含维生素 A、维生素 C,可预防白内障,还对夜盲症有一定防治效果;番茄红素具有抑制脂质过氧化的作用,能防止自由基的破坏,抑制视网膜黄斑变性,维护视力;又因番茄中含有的胡萝卜素和维生素 A、维生素 C,有祛雀斑、美容、抗衰老、护肤等功效,治真菌、感染性皮肤病,有利于保持血管壁的弹性和保护皮肤。另一项研究显示,番茄汁还对消除狐臭有一定作用。

【厨前密语】

1.番茄常用于生食冷菜,用于热菜时可炒、炖和做汤。以它为原料的菜有"番茄炒鸡蛋""番茄炖牛肉""番茄鸡蛋汤"等。

2.青色未熟的番茄不宜食。

3.烹调时不要久煮。

4.烧煮时稍加些醋,就能破坏其中的有害物质番茄碱。

【好菜妙制】

头牌菜品:番茄煎蛋

主料:番茄300克。鸡蛋150克。

调料:味精1克,盐2克,植物油20克。

制作步骤:

1.将鸡蛋打入碗内,略加精盐,调成蛋液;番茄用开水烫后,撕皮切片。

2.炒锅放油烧六成热时,倒入蛋液,煎熟,加番茄翻炒片刻,加盐及味精调味即可。

制作要诀:

也可用黄瓜代替番茄,亦可加肉丝、高汤、葱花、莴苣叶(可用染浆叶、豌豆尖或黄瓜代替),而做成番茄煎蛋汤。

亲尝体验:色泽艳美,鸡蛋香嫩,味道醇厚,最宜佐餐。

美容餐:马铃薯番茄酸奶沙拉

主料:土豆(黄皮)75克,番茄7克。

调料:酸奶30克。

制作步骤:

1.马铃薯去皮切小丁,放入热水中煮熟,捞出沥干水分,待凉备用。

2.小番茄洗净去蒂,对切一半,和马铃薯丁一起放入盘中,淋上酸奶后即可食用。

美容智囊:美容养颜、减肥食谱。

凉拌番茄

主料:番茄500克。

调料:白砂糖20克。

特色:色泽艳丽,酸甜可口,是夏季常食的凉拌菜。

制作步骤:

1.将番茄洗净,用沸水烫一下,冷水中过凉,去皮。

2.将去皮的番茄切片。

3.将番茄片装盘,撒上白糖,拌匀即成。

美容智囊:夏季养生,美容养颜、减肥食谱。

食疗汇:肉番茄汤

主料:羊肉(熟)250克,番茄200克。

调料:盐3克,味精1克,香油1克。

制作步骤:

1.将羊肉洗净,煮熟,切成小薄片;

2.将西红柿洗净,切成橘瓣块;

3.锅内加羊肉汤,放入羊肉片、精盐稍煮一会儿;

4.放入西红柿,烧开,撇去浮沫;

5.放入味精,淋香油,装盘即成。

食疗功效:1.本汤菜以羊肉与西红柿相合而成。中医认为西红柿具有止渴生津、健胃消食之功,与羊肉益气补虚、暖中温下之功相合,共具有补中益气、健胃消食、暖肾温脾之功。2.适用于脾胃虚弱及肾虚之人。健康人食之能保健身体。

番茄茄丝

主料:茄子(紫皮、长)300克,番茄100克。

调料:辣椒油5克,植物油15克,盐3克,酱油5克,香油5克,姜5克,味精5克,白砂糖5克。

制作步骤:

1.将茄子洗干净、去皮,切成6厘米长、半厘米宽的丝,放在水里泡去黑水,再淘一次,捞出沥水。西红柿切丝备用。

2.炒锅放在旺火上,倒入植物油15克,待油略有烟,放入姜末炸一下,即放茄丝,用手勺翻炒几下,再加入酱油、白糖、辣椒油、西红柿丝、盐、少许清水,移小火上烧3分钟左右,再拿到旺火上,汁将烧干时,放入味精,淋上香油,即可起锅盛入盘中。

食疗功效:预防口腔溃疡、延缓衰老、健脾开胃食谱。

番茄宜忌:在炎热的夏天,番茄是比防晒霜更好的防晒工具。因为番茄富含抗氧化剂番茄红素,每天摄入15毫克番茄红素可将晒伤的危险系数下降40%;不宜空腹大量食用番茄,空腹时胃酸分泌量增多,造成胃不适、胃胀痛;如果番茄下部长得不是圆形,而是很尖,一般就是过分使用激素所致,不要选购。

辣椒——治病美白两不误

《诗经·周颂》中说辣椒"有椒其馨,胡考之宁",意思是花椒香气远闻,能使人们平安长寿。

【辣椒】

辣椒原名番椒,属茄科,一年生或多年生蔬菜。原产南美洲热带,明代传入我国。我国辣椒产地已遍及全国,品种已超过150种。

辣椒性温偏热,味辛,归心、脾经。能够通过发汗而降低体温,并缓解肌肉疼痛,因此具有较强的解热镇痛作用;辣椒的有效成分辣椒素是一种抗氧化物质,它可阻止有关细胞的新陈代谢,从而终止细胞组织的癌变过程,降低癌症细胞的发生率;辣椒强烈的香辣味能刺激唾液和胃液的分泌,增加食欲,促进肠道蠕动,帮助消化;但是过多食用辣椒素会剧烈刺激胃肠黏膜,引起胃痛、腹泻并使肛门烧灼刺疼,诱发胃肠疾病,促使痔疮出血。

另外,辣椒对美容很有好处,其中的辣素有助于发热,促进血液循环,辣椒中含有维生素,吃后会腹泻、起面疱,这是促进新陈代谢的表现,而且有效排除皮肤中的肮脏物,适量地摄取辣素在秋冬季节都很有益。

【厨前密语】

1.辣椒适用于炒、拌、炝和做泡菜或做配料,如"辣子鸡丁""青椒炒肉丝""糖醋青椒"等。

2.在切辣椒时,先将刀在冷水中蘸一下,再切就不会辣眼睛了。

3.辣的部分主要是尖头和里面的籽,取出尖头和籽就不太辣了。

4.辣椒茎、叶可食用,鲜嫩的辣椒茎、叶,可以像其他蔬菜一样用于腌制咸菜,别有一番风味。

【好菜妙制】

头牌菜品:小辣椒拌豆腐

主料:豆腐(北)500克。

辅料:辣椒(青、尖)5 克。

调料:大蒜(白皮)10 克,盐 5 克,白砂糖 5 克,香油 5 克,味精 2 克。

制作步骤:

1. 豆腐放沸水中烫一下,捞出,放盘内;小辣椒去蒂和籽,洗净,切成碎末,放豆腐盘内,加入精盐、白糖、味精,然后用筷子将豆腐搅碎拌匀。

2. 蒜头剥去蒜衣,洗净,用刀拍碎,然后剁成蒜泥,放在豆腐上,淋上香油,拌匀即可。

亲尝体验:鲜嫩清香,微辣爽口。

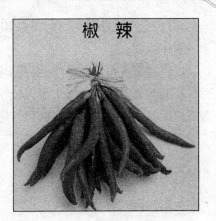

椒辣

美容餐:西兰花胡萝卜辣椒汁

主料:1 个大西兰花,2 个大的胡萝卜,1 个红辣椒。

制作步骤:

将所有蔬菜洗净,去掉辣椒的蒂和籽。将所有蔬菜切成合适大小的块(片),榨汁,搅拌后立即饮用。

美容智囊:在这道汁中,胡萝卜和辣椒的甜味正好可以中和西兰花的苦味,使其成为一道味道非常好的蔬菜汁。这道蔬菜汁具有很好的排毒效果,能促进身体的健康。另外还能保持皮肤的美白并起到明目的作用。

食疗汇:辣椒豆豉酱

菜系及功效:卤酱菜冻疮食谱肢寒畏冷食谱。

主料:辣椒(红、尖)750 克。

辅料:豆豉 50 克。

调料:姜 50 克,盐 100 克,植物油 10 克。

制作步骤:

辣椒 750 克,生姜 50 克洗净剁碎,用盐 100 克,豆豉 50 克,茶油 10 克,拌匀进缸,密封 30 天后可食用。

制作要诀:

茶油是从山茶科油茶树种子中获得的,是我国最古老的木本食用植物油之一。

食疗功效:缓解肢寒畏冷、治疗冻疮等。

辣椒炒苦瓜

主料:辣椒(青、尖)250 克,苦瓜 250 克。

调料:盐4克,味精2克,香油10克。

制作步骤:

1.将青椒去蒂、籽,洗净;将苦瓜洗净,剖成两半,挖去瓤,斜切成厚片。

2.锅架火上,不放油,用小火分别将青椒和苦瓜片煸去水分,锅放油烧热,下入青椒、苦瓜片煸炒,继而下入精盐、味精炒匀,淋入麻油即成。

食疗功效:预防糖尿病、防暑菜谱。

干煸青辣椒

主料:辣椒(青、尖)250克。

调料:香油5克,酱油5克,盐3克,白砂糖5克,味精2克,豆豉5克。

制作步骤:

1.青椒去蒂洗净,以刀拍扁后切长段。

2.炒锅不放油,倒入青椒不停翻炒,干炒至青辣椒回软且有焦点出现时,加入各种配料继续翻炒约2分钟即成。

食疗功效:治疗肢寒畏冷、健脾开胃菜谱。

辣椒宜忌:维生素C不耐热,易被破坏,在铜器中更是如此,所以避免使用铜质餐具。

胡萝卜——平民人参

据《本草纲目》载,胡萝卜"下气补中,利胸膈肠胃,安五脏,令人健食"。

【胡萝卜】

胡萝卜(Daucuscarrot),又称黄萝卜,是伞形科胡萝卜属二年生草本植物。以肉质根作蔬菜食用。原产亚洲西南部,栽培历史在2000年以上,13世纪由伊朗传入我国,现全国各地均有种植。

胡萝卜性平、味甘,归肺、脾经。胡萝卜有"平民人参"之称。主要营养成分有蛋白质、脂肪、糖类、多种矿物质和微量元素、维生素等,以胡萝卜素含量最为丰富。

胡萝卜含有大量胡萝卜素,这种胡萝卜素的分子结构相当于2个分子的维生素A,进入机体后,在肝脏及小肠粘膜内经过酶的作用,其中50%变成维生素A,有补肝明目的作用,可治疗夜盲症;胡萝卜含有植物纤维,吸水性强,在肠道中体积容易膨胀,是肠道中的"充盈物质",可加强肠道的蠕动,从而利膈宽肠,通便防癌;维生素A是骨骼正常生长发育的必需物质,有助于细胞增殖与生长,是机体生长的要素,对促进婴幼儿的生长发育具有重要意义;胡萝卜素转变成维生素A,有助于增强机体的免疫功能,在预防上皮细胞癌变的过程中具有重要作用。胡萝卜中的木质素也能提高机体免疫机制,间接消灭癌细

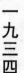

胞;胡萝卜还含有降糖物质,是糖尿病人的良好食品,其所含的某些成分,如懈皮素、山标酚能增加冠状动脉血流量,降低血脂,促进肾上腺素的合成,还有降压,强心作用,是高血压、冠心病患者的食疗佳品。

【厨前密语】

1.胡萝卜适用于炒、烧、拌等烹调方法,也可做配料。

2.烹调胡萝卜时,不要加醋,以免胡萝卜素损失。另外不要过量食用。大量摄入胡萝卜素会令皮肤的色素产生变化。

【好菜妙制】

头牌菜品:麻辣胡萝卜

主料:胡萝卜500克。

辅料:香菜叶15克。

调料:麻辣油25克,红油辣椒10克,花椒面3克(见麻香味型),精盐5克,味精3克,上汤25克,香油5克。

制作步骤:

1.将胡萝卜切去皮及边角,用切片机切成7厘米长、2厘米宽、0.1厘米厚的薄片,用刀纵向在片的中间切4厘米长的刀口。

2.将锅中入水烧开,下入胡萝卜片飞水,下入漏勺,沥尽水分,入碗。将调料调匀,兑入拌匀,腌15分钟,待胡萝卜片入味,将其沥去汤汁,将每片胡萝卜片的一端从缝中穿过、拉直(两头不要断开)成麻花形,码入盘中,最后撒上香菜叶即成。

亲尝体验:麻辣清香,咸鲜爽口。

美容餐:胡萝卜咸粥

主料:粳米100克,胡萝卜150克。

调料:盐2克,香油3克。

制作步骤:

1.将胡萝卜冲洗干净,切成丁。

2.粳米淘洗干净,浸泡半小时后捞出,沥干水分备用。

3.锅中加入约1000毫升冷水,将粳米放入,用旺火烧沸后放入胡萝卜,再改用小火熬煮成粥。

4.加入盐调好味,稍焖片刻,淋上香油,即可盛起食用。

美容智囊:春季养生、美容养颜食谱。

食疗汇：胡萝卜芫荽汤

主料：胡萝卜250克，芫荽150克，荸荠100克，雪梨150克。

制作步骤：

1. 胡萝卜、荸荠、雪梨去皮，洗净切薄片备用。

2. 芫荽去根、叶，洗净，切成5厘米长的段备用。

3. 先将胡萝卜、荸荠、雪梨放入煲中煲汤，汤成后将食时，再加芫荽入煲内煲10分钟即可食用。

食疗功效：适用于小儿麻疹发热，疹出不畅，或用于治疗小儿水痘，痘出不畅等。

胡萝卜炖羊肉

原料：胡萝卜300克、羊肉180克。

辅料：水1200毫升、料酒3小匙、葱姜蒜末各1小匙、糖与盐各适量、香油1/2小匙。

制作步骤：

1. 胡萝卜与羊肉洗净沥干，并将胡萝卜及羊肉切块备用。

2. 将羊肉放入开水汆烫，捞起沥干。

3. 起油锅，放入5大匙色拉油，将羊肉放入大火快炒至颜色转白。

4. 将胡萝卜、水及其他调味料（除香油外），一起放入锅内用大火煮开。

5. 改小火煮约1小时后熄火，加入香油即可起锅。

食疗功效：补虚弱、益气血，长期食用可补中益气，预防手脚冰冷、帮助消化、止咳。

胡萝卜宜忌：更适宜癌症、高血压、夜盲症、干眼症患者、营养不良、食欲不振者、皮肤粗糙者。具有健脾消食，润肠通便，杀虫，行气化滞，明目等功效。

红薯——粮食和蔬菜中的营养佼佼者

据《本草纲目》载，红薯有补虚乏，益气力，健脾胃，强肾阴的功效。

【红薯】

红薯，又称甘薯、番薯、山芋等，为旋花科一年生植物。红薯原产美洲，在该地栽种已很久，然后经葡萄牙人传入非洲，并由太平洋群岛传入亚洲。红薯最初引入我国是在明代万历年间。现在红薯在全国普遍栽种。

红薯含有丰富的糖、蛋白质、纤维素和多种维生素，其中β-胡萝卜素、维生素E和维生素C尤多。特别是红薯含有丰富的赖氨酸，而大米、面粉恰恰缺乏赖氨酸。红薯与米面混吃，可以得到更为全面的蛋白质补充。就总体营养而言，红薯可谓是粮食和蔬菜中的佼佼者。欧美人赞它是"第二面包",前苏联科学家说它是未来的"宇航食品",法国人称它是当之无愧的"高级保健食品";红薯含有的胡萝卜素,可促使上皮细胞正常成熟,抑制上皮细胞异常分化,消除有致癌作用的氧自由基,阻止致癌物与细胞核中的蛋白质结合,促进人体免疫力增强;是很好的低脂肪、低热能食品,同时又能有效地阻止糖类变为脂肪,有利于减肥、健美。

另外,抗癌食品首选红薯。我国医学工作者对广西西部的百岁老人之乡进行调查后发现,此地的长寿老人有一个共同的特点,就是习惯每日食红薯,甚至将其作为主食。无独有偶,日本国家癌症研究中心最近公布的20种抗癌蔬菜"排行榜"为:红薯、芦笋、花椰菜、卷心菜、西兰花、芹菜、倭瓜、甜椒、胡萝卜、金花菜、苋菜、荠菜、苤蓝、芥菜、西红柿、大葱、大蒜、青瓜、大白菜等,其中红薯名列榜首。美国费城医院也从红薯中提取出一种活性物质——去雄酮,它能有效地抑制结肠癌和乳腺癌的发生。

【厨前密语】

1. 红薯一定要蒸熟煮透再吃,因为红薯中的淀粉颗粒不经高温破坏,难以消化。

2. 秋天孩子应该多吃红薯,这样可以预防秋燥,但不要吃太多。

【好菜妙制】

头牌菜品:红薯玫瑰糕

主料:甘薯500克。

辅料:小麦面粉300克。

调料:白砂糖180克,花生油150克。

制作步骤:

1. 将红薯洗净,蒸熟,去皮压成茸。

2. 将250克面粉放入盆内,倒入适量沸水,边冲水边搅匀,待湿透成面疙瘩后倒在案板上晾凉,放入干面粉50克揉匀。

3. 红薯茸和湿面团一起和匀,揉成长条,分成小面剂子。

4. 将每个面剂子中放入玫瑰糖,包成圆球形,再按扁成扁圆形糕坯。

5. 锅内倒入花生油,烧至六成热,放入糕坯,边炸边翻,炸至糕坯鼓起,色呈淡黄时,即可食用。

制作要诀:

调料中的花生油作炸糕坯用,宜准备比实际用量多一些。

亲尝体验:此糕外焦里嫩,鲜甜可口,有玫瑰清香。

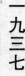

美容餐:红薯脯

主料:甘薯5000克。

调料:蜂蜜100克,白砂糖200克。

制作步骤:

1.将成熟、丰满、无病虫害、无损伤的鲜红薯洗净,去皮,切成2厘米宽的条状小块。用冷水冲去表面淀粉后,再用0.16%的亚硫酸溶液漂洗,使其变白,再用筐盛好,放清水中冲去残留的亚硫酸溶液。

2.将白糖用水化开,制成浓度为35%的糖液,薯块放入锅中,与糖液一起煮沸。同时把浓度为20%的蜂蜜液,柠檬酸40克、亚硫酸等溶液混合在一起,分三四次淋在煮沸的薯块上,煮时需不断搅拌,待红薯煮至八成熟时,灭火,将薯块与糖液一起倒入缸中,继续浸泡8小时。

3.最后捞出,沥干,放入50度的烤箱中烘烤,当水分降到18至20%时,即为成品红薯脯。

美容智囊:延缓衰老,美容养颜食谱。

食疗汇:红薯粥

主料:甘薯250克,粳米100克。

调料:白砂糖30克。

制作步骤:

1.将新鲜红薯洗净,连皮切成小块。

2.粳米淘洗干净,用冷水浸泡半小时,捞出沥水。

3.将红薯块和粳米一同放入锅内,加入约1000毫升冷水煮至粥稠,依个人口味酌量加入白糖,再煮一二沸即可。

食疗功效:健脾养胃,益气通乳,适用于维生素A缺乏症,夜盲症,大便带血,便秘,湿热黄疸。

蜜烧红薯

主料:红心红薯500克,红枣、蜂蜜100克,冰糖50克,植物油500克。

制作步骤:

1.红薯洗净,去皮,先切成长方块,再分别削成鸽蛋形;红枣洗净去核,切成碎末。

2.炒锅上火,放油烧热,下红薯炸熟,捞出沥油。

3.炒锅去油置旺火上,加入清水300克,放冰糖熬化,放入过油的红薯,煮至汁粘,加入蜂蜜,撒入红枣末推匀,再煮5分钟,盛入盘内即成。

食疗功效：促进生长发育、祛病强身、防老抗衰的佳品。孕妇吃蜜烧红薯能祛病强身，促进胎儿的生长发育，防止便秘，有利保胎。

红薯宜忌：不宜与柿子同吃，因红薯中的糖分在胃内发酵，会使胃酸分泌增多，与柿子中的鞣质、果胶反应会沉淀凝聚，产生硬块，引起胃结石，严重时可使肠胃出血或造成胃溃疡；过多食用红薯粉制成粉条，会导致体内铝元素沉积，不利健康；不宜吃生红薯，因为生红薯中的细胞膜未经高温破坏，碳水化合物难以消化。

玉米——粗粮中的保健佳品

据《本草纲目》记载，玉米多产于四川成都其性味甘微咸、性温，具有补肾、壮阳、益精血功效。滋补肝肾、益气养血。

【玉米】

玉米又称包谷，玉蜀黍，为禾本科植物玉蜀黍的种子。原产于中美洲墨西哥和秘鲁，16世纪传入我国，至今有400余年的栽培历史。目前全国各地都有种植，玉米是粗粮中的保健佳品，食玉米对人体的健康颇为有利。

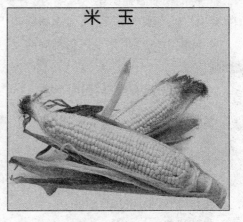

米 玉

玉米性平，味甘，归胃、肠经。玉米含有丰富的糖类和脂肪，其脂肪的含量比水稻、小麦高。但蛋白质的含量较低。玉米中的纤维素含量很高，具有刺激胃肠蠕动、加速粪便排泄的特性，可防治便秘、肠炎、肠癌等；玉米中含有的维生素E则有促进细胞分裂、延缓衰老、降低血清胆固醇、防止皮肤病变的功能，还能减轻动脉硬化和脑功能衰退；研究人员指出，玉米含有的黄体素、玉米黄质可以对抗眼睛老化，此外，多吃玉米还能抑制抗癌药物对人体的副作用，刺激大脑细胞，增强人的脑力和记忆力；国外医学资料介绍，以玉米为主食的地区，癌症发病率普遍较低，可能是其中富含镁、硒元素等，抑制肿瘤的生长。特别是玉米中还含有较多的谷氨酸，谷氨酸有健脑作用，它能帮助和促进脑细胞进行呼吸，在生理活动过程中，能清除体内废物，帮助脑组织里氨的排除，故常食可健脑。

【厨前密语】

1.玉米熟吃更佳，烹调尽管使玉米损失了部分维生素C，却使之获得了更有营养价值的抗氧化剂活性。

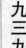

2.玉米不宜单独长期食用过多。

【好菜妙制】

头牌菜品:蜂窝玉米

主料:玉米 150 克,鸡蛋 1 个,面粉 25 克。

调料:生粉 5 克,精盐少许,白糖 50 克,精炼油。

制作步骤:

1.玉米先用清水漂起;鸡蛋磕入大碗内,调散后加入面粉、生粉和精盐揉成团,接着再加入清水(约 350 克)调成较稀的面浆,最后在面浆里加入玉米粒。

2.取一直径为 35 厘米的炒锅置火上,放入精炼油烧至六成热,左手端盛放面浆的碗,右手将面浆中的玉米粒捞出,先慢慢将其撒入油锅中成一个圆圈(浸炸),然后边炸边用手淋入少量面浆,直至锅中堆积的酥层形成一个"蜂窝"。

3.将锅中油温控制在六成热,用右手蘸上碗中的面浆,然后张开五指将面浆洒在锅中"蜂窝"上,如此反复多次,直至将面浆洒完。

4.待锅中"蜂窝"炸至成形酥脆时,捞出沥净油,稍后再将"蜂窝"移入圆盘内,撒上白糖即成。

亲尝体验:酥香爽口,甜而不腻。

美容餐:巴国玉米糕

主料:玉米(鲜)500 克。

辅料:玉米面(黄)500 克,小麦面粉 500 克,吉士粉 10 克,泡打粉 5 克。

调料:白砂糖 200 克。

制作步骤:

1.将嫩玉米粒淘洗干净,放入盆内上笼蒸熟;

2.取出后微冷即加入面粉、精米粉、精玉米粉、吉士粉、泡打粉、白糖和匀,稍饧发片刻;

3.用菊花装上,再上笼用旺火蒸制而成。

美容智囊:延缓衰老,美容养颜食谱。

食疗汇:玉米土豆球

主料:土豆(黄皮)400 克。

辅料:糯米 150 克,山楂脯 50 克,苹果脯 80 克,杏脯 50 克,梅脯 30 克,葡萄干 30 克,玉米(鲜)200 克。

调料:白砂糖100克,澄粉50克。

制作步骤:

1. 将土豆去皮切片蒸粑压烂;

2. 放在案板上加入糯米粉、白糖、什锦果脯、葡萄干揉合成土豆面团;

3. 下节子揉成圆球形,放入玉米粒盆内,使球身沾满玉米粒,放入刷了油的笼内蒸熟即成。

制作要诀:土豆去皮蒸时停放时间不能太长,否则会发黑,做出的成品会影响质量,所以应该切片后立即蒸制。

食疗功效:成品具强身通便、健脾补气、温养肌肤、强筋骨、益气力等功效。

玉米糊

主料:玉米面(黄)100克。

辅料:丹参6克。

调料:白砂糖10克。

制作步骤:

1. 把丹参润透、切片;

2. 玉米烘干,打成粗粉,放入盆内,加入少许清水调匀,待用;

3. 把丹参放入锅内,加水100毫升,煮25分钟,除去丹参,用纱布过滤,待用;

4. 把锅内加水500毫升,再把药汁注入锅中,置武火上烧沸;

5. 加入白糖,然后将事先调好的玉米粉徐徐倒入沸水锅内,搅匀,煮成糊即成。

食疗功效:祛血癌,利小便,通石淋。

玉米宜忌:适宜脾胃气虚、气血不足、营养不良之人食用;适宜动脉硬化、高血压、高脂血症、冠心病等心血管疾病之人食用;适宜肥胖症,脂肪肝者食用;适宜癌症患者及中老年人食用;适宜记忆力减退之人食用;适宜习惯性便秘之人食用;适宜慢性肾炎水肿者食用;适宜维生素A缺乏症者食用。玉米受潮霉坏变质产生黄曲霉素,有致癌作用,应当禁忌食用。患有干燥综合症、糖尿病、更年期综合症者属阴虚火旺之人,忌食爆玉米花,食之易助火伤阴。

黄豆——绿色乳牛

据《本草纲目》载,黄豆有"容颜红白,永不憔悴""作澡豆,令人面光泽"的作用。

【黄豆】

黄豆又称黄大豆,为豆科植物黄大豆的黄色种子。原产我国,至今已有5000年的种植史,全国普遍种植。其食品制品种类繁多,有豆芽、豆浆、豆腐及豆腐干等。

黄豆性平,味甘,归脾、胃、大肠经。其含蛋白质40%左右,在量和质上均可与动物蛋白比美,所以黄豆有"植物肉"及"绿色乳牛"之誉。黄豆蛋白质中所含必需氨基酸较全,尤其富含赖氨酸,正好补充谷类赖氨酸不足的缺陷,而黄豆中缺乏的蛋氨酸,又可得到谷类的补充。因此,我国人民一向以谷豆混食,以使蛋白质互补,这是有一定科学道理的。

黄豆内含有一种脂肪物质叫亚油酸,能促进儿童的神经发育。亚油酸还具有降低血中胆固醇的作用,所以是预防高血压、冠心病、动脉硬化等的良好食品;食黄豆可令人长肌肤,益颜色,填精髓,增力气,补虚开胃,是适宜虚弱者使用的补益食品,具有益气养血,健脾宽中,健身宁心,下利大肠,润燥消水的功效。

【厨前密语】

1.黄豆营养丰富,能够加工成多种多样的食品。但若加热不充分,食用后可引起中毒。

2.生黄豆中,含有抗胰蛋白酶因子,影响人体对黄豆内营养成分的吸收。所以食用黄豆及豆制食品,烧煮时间应长于一般食品,以高温来破坏这些因子,提高黄豆蛋白的营养价值。

【好菜妙制】

头牌菜品:肉丝黄豆汤

主料:大豆200克,猪肉(肥瘦)100克,猪肉皮150克,猪排骨(大排)250克。

调料:酱油50克,盐3克,味精2克,大葱5克,猪油(炼制)25克。

制作步骤:

1.先将黄豆拣净杂质,淘洗干净,再有冷水浸泡3小时;

2.猪肥瘦肉洗净切丝待用;

3.将肉骨头(排骨)、猪腿皮(猪皮)洗净后,放入砂锅中,加清水烧沸,撇去浮沫,再放黄豆烧沸,转用小火焖四五小时;

4.待黄豆酥熟后,捞出腿皮、肉骨,放肉丝搅散,加酱油、细盐、味精,撇去浮油,用大火笃15分钟,至汤汁肥浓,红中泛白时,放葱花即可盛入大汤碗中上桌。

亲尝体验:豆质酥烂糯软,壳不脱落,汤汁肥、浓、鲜、香入口滚烫,营养丰富。

美容餐:黄豆肉皮冻

主料:猪蹄750克。

辅料:大豆100克。

调料:酱油75克,料酒30克,盐10克,味精5克,大葱15克,姜15克,桂皮2克,八角 2 克。

制作步骤：

1. 将猪肉皮用开水氽透，过凉水，刮洗干净，皮内肥膘刮掉不要。黄豆用凉水泡透。葱切段，姜切厚片。

2. 将黄豆入开水锅煮透，捞出待用。

3. 取锅上火注入清水 2500 克，烧开后下入肉皮、姜、葱、桂皮、大料、料酒、酱油、盐，用大火烧开后改用小火煮焖，待肉皮有五成烂时，把用开水煮透的黄豆捞入肉皮锅中同煮，待肉皮完全煮烂、豆已完全熟透时，捞出葱、姜、桂皮、大料，加入味精，倒入长方形深盘内，待完全凉后凝结成冻时取出，用刀切成小块装盘即可。

美容智囊：延缓衰老，美容养颜食谱。

食疗汇：卤汁黄豆

主料：大豆 500 克。

调料：八角 5 克，桂皮 5 克，酱油 15 克，白砂糖 10 克，味精 2 克。

制作步骤：

1. 将黄豆炒香，入冷水中浸 5 分钟，至豆粒涨大、皮起皱，捞起沥干。

2. 锅内放植物油，烧热，入黄豆翻炒，加桂皮、大茴香、酱油、白糖，文火慢煮 0.5 ~ 1 小时，旺火收汁，调入味精。

食疗功效：适用于甲状腺机能亢进。

炖黄豆猪脚汤

主料：猪蹄 500 克，大豆 150 克。

调料：盐 3 克，白酱油 3 克，胡椒粉 2 克。

制作步骤：

将黄豆入盆内，先将坏粒与砂石捡出，然后加入冷水豆粒洗净，即以清水浸泡备用，猪脚洗净放入中型铝锅内，加入两大碗水，一大匙米酒，一大匙白糖，一大匙白醋，即将锅置火上，初用大火烧滚，撇去泡沫，续用小火烧约半小时，加入黄豆及一大碗水慢炖，见黄豆已烂，即加入白酱油一大匙，盐半茶匙，胡椒粉少许，拌匀调味，即可盛入大碗内供食。

食疗功效：哺乳期妇女食用可通乳，补虚养身。

黄豆宜忌：肾病患者应注意。喜素食的男性也应该格外注意，日常进食不应以黄豆制品为主，以免摄入过量雌性激素。

口蘑——减肥美容蔬

据《本草纲目》载，口蘑"益肠胃，化痰理气"。

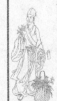

【口蘑】

口蘑是生长在蒙古草原上的一种白色伞菌属野生蘑菇,一般生长在有羊骨或羊粪的地方,味道异常鲜美,由于蒙古土特产以前都通过河北省张家口市输往内地,张家口是蒙古货物的集散地,所以被称为"口蘑"。由于产量不大,需求量大,所以价值昂贵,目前仍然是中国市场上最为昂贵的一种蘑菇。

富含微量元素硒的口蘑是良好的补硒食品,喝下口蘑汤数小时后,血液中的硒含量和血红蛋白数量就会增加,并且血中谷胱甘肽过氧化酶的活性会显著增强,它能够防止过氧化物损害机体,降低因缺硒引起的血压升高和血黏度增加,调节甲状腺的工作,提高免疫力。口蘑中含有多种抗病毒成分,这些成分对辅助治疗由病毒引起的疾病有很好效果。口蘑是一种较好的减肥美容食品。它所含的大量植物纤维,具有防止便秘、促进排毒、预防糖尿病及大肠癌、降低胆固醇含量的作用,而且它又属于低热量食品,可以防止发胖。

【厨前密语】

1. 最好吃鲜蘑,市场上有泡在液体中的袋装口蘑,食用前一定要多漂洗几遍,以去掉某些化学物质;

2. 宜配肉菜食用;制作菜肴不用放味精或鸡精。

【好菜妙制】

头牌菜品:炒口蘑

主料:口蘑350克。

调料:盐2克,猪油(炼制)50克,味精1克,淀粉(豌豆)5克。

制作步骤:

1. 将水发口蘑洗净,切成0.2厘米厚的片。

2. 炒锅置火上,放入熟猪油烧热,下口蘑片煸出香味,放入清汤,加精盐、味精,烧沸片刻,用湿淀粉10克(淀粉5克加水)勾芡,炒匀后装盘食用。

亲尝体验:口蘑味鲜香,质软嫩,色光亮。

美容餐:金钱口蘑汤

主料:口蘑300克,鸡胸脯肉100克。

辅料:金华火腿5克,鸡蛋清38克,油菜10克。

调料:味精1克,胡椒粉1克,鸡油5克,淀粉(豌豆)13克。

制作步骤：

1. 将鸡脯肉洗净，去掉筋皮，斩成茸，加清汤少许调稀，放入鸡蛋清、干淀粉 10 克、胡椒粉、精盐 1 克搅上劲，做成鸡糊。

2. 将水发口蘑洗净，批去蒂，用刀修成铜钱大小，在有褶皱的一面抹上鸡糊，嵌上火腿片，绿菜叶点缀，放入平盘中，入笼蒸熟取出。

3. 炒锅置火上，倒入清汤、鸡汤，加精盐 2 克，味精烧沸，用水淀粉 5 克（淀粉 3 克加水）勾清芡，倒入口蘑，起锅盛入大汤碗，淋入熟鸡油即成。

美容智囊：美容养颜。

食疗汇：口蘑炒勺鸡片

主料：主料、勺鸡脯肉 400 克，水发口蘑 150 克，鸡蛋清 1 只。

调料：料酒、精盐、味精、湿淀粉、葱末、姜末、猪油、麻油、鸡汤。

制作步骤：

1. 将水发口蘑去杂洗净切片。把勺鸡脯肉洗净，放凉水中泡 30 分钟，然后，把勺鸡肉片成薄片放碗内，加入料酒、精盐、味精、鸡蛋清和湿淀粉抓匀浆好。把鸡汤放碗内，加入料酒、精盐、味精和湿淀粉兑成芡汁。

2. 锅内下猪油烧至四成热，放入浆好的勺鸡脯肉片，用手勺推动拨散滑透，倒入漏勺沥油。

3. 在锅内留余油烧热，投入葱末、姜末煸出香味，倒入鸡片、口蘑烹入芡汁，煸炒至入味，淋入麻油，出锅装盘即成。

食疗功效：口蘑具有宣肠益气、散血热、解表的功效。与勺鸡肉相配成此菜，可为人体提供丰富的营养成分，具有补中益气的功效，可作为人体虚弱、下泻、感冒等病症患者食用。

白扒口蘑

主料：口蘑 450 克。

辅料：白果（干）15 克，陈皮 6 克。

调料：植物油 15 克，大葱 3 克，姜 3 克，盐 2 克，味精 1 克，香油 1 克。

制作步骤：

1. 将口蘑打梳子花刀，白果去皮涨发好，陈皮泡后切成小丁，葱姜切末。

2. 锅内加少许底油，用葱末、姜末烹锅，倒入口蘑、白果、陈皮，加盐、味精、香油颠翻均匀即可。

食疗功效：

1. 补气健脾，止咳化痰。

2. 适用于咳吐白痰、口干、咳嗽痰少。食之可利气润肺。

口蘑宜忌：口蘑中含有多种抗病毒成分，这些成分对辅助治疗由病毒引起的疾病有很好效果。一般人都适合食用，尤其适合癌症、心血管系统疾病、肥胖、便秘、糖尿病、肝炎、肺结核、软骨病患者食用。

南瓜——胃病患者的福星

据《本草纲目》载，南瓜"甘温、无毒，补中益气"。

【南瓜】

南瓜又名俗名倭瓜、番瓜、北瓜，为葫芦科植物南瓜的果实。原产于南美洲，后传入中国。南瓜的果肉、种子均可食用。现我国各地均有种植。

南瓜性温，味甘，归脾、胃经。南瓜内含有维生素和果胶，果胶有很好的吸附性，能粘结和消除体内细菌毒素和其他有害物质，如重金属中的铅、汞和放射性元素，起到解毒作用；南瓜所含果胶还可以保护胃肠道粘膜，免受粗糙食品刺激，促进溃疡面愈合，适宜于胃病患者。南瓜所含成分能促进胆汁分泌，加强胃肠蠕动，帮助食物消化；南瓜含有丰富的钴，在各类蔬菜中含钴量居首位。钴能活跃人体的新陈代谢，促进造血功能，并参与人体内维生素 B_{12} 的合

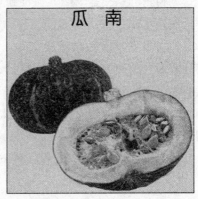

成，是人体胰岛细胞所必须的微量元素，对防治糖尿病，降低血糖有特殊的疗效；南瓜中含有丰富锌，参与人体内核酸、蛋白质合成，是肾上腺皮质激素的固有成分，为人体生长发育的重要物质；南瓜中所含的甘露醇有通大便的作用，可减少粪便中毒素对人体的危害，防止结肠癌的发生。

【厨前密语】

1. 南瓜可蒸、煮食，或煎汤服；外用捣敷。

2. 南瓜熟食补益、利水；生用驱蛔、解毒。

3. 糖尿病患者可把南瓜制成南瓜粉，以便长期少量食用。

4. 瓜适量，洗净切片，用盐腌6小时后，以食醋凉拌佐餐，可减淡面部色素沉着，防治青春痘。

【好菜妙制】

头牌菜品:南瓜团子

主料:粳米 1000 克,糯米 1500 克,南瓜 1000 克,红豆沙 1750 克。

调料:香油 10 克。

制作步骤:

1. 将南瓜刨皮洗净,切片蒸熟,冷却待用。

2. 取镶粉(粳米、糯米粉)1000 克左右制成熟芡,然后将芡,南瓜一同和入镶粉擦透。搓条摘坯 50 只,每只包入豆沙馅心 25 克,收口捏以,口向下放置。

3. 生坯排入方格,上笼蒸熟,出笼时涂上麻油即成。

亲尝体验:口感软糯甜香,南瓜味浓,为冬令佳点。

美容餐:豆浆南瓜汤

主料:豆浆 250 克,南瓜 250 克,百合(干)30 克。

调料:蜂蜜 15 克。

制作步骤:

1. 将南瓜去皮去籽切成块;

2. 干百合浸泡 1 夜后洗净;

3. 汤锅上火,倒入 500 克清水,放入南瓜和百合;

4. 大火烧开后转小火炖至南瓜熟软,倒入豆浆;

5. 煮沸后调入少许蜂蜜即成。

美容智囊:美容养颜,减肥食谱。

食疗汇:红枣炖南瓜

主料:南瓜 300 克。

辅料:枣(干)25 克,赤砂糖 20 克。

制作步骤:

1. 将南瓜洗净切小块,放入砂锅中;

2. 红枣洗净去核,放入砂锅;

3. 加适量清水,并放入红糖;

4. 炖至南瓜熟透即可。

食疗功效:本品具有健脾和胃、祛风散寒、补中益气、止咳平喘之功效,适于脾气亏虚型哮喘者食用。

绿豆南瓜汤

主料:南瓜500克。

辅料:绿豆50克。

调料:盐5克。

制作步骤:

1. 干绿豆用清水淘洗去泥沙,滤去水;

2. 趁水未干时加入精盐拌合均,略腌3分钟后用清水冲洗干净;

3. 南瓜削去表皮,抠去瓜瓤,用清水冲洗干净;

4. 南瓜切成约2厘米见方的块备用;

5. 锅内注入清水约500毫升,置大火上煮沸;

6. 先下绿豆煮沸2分钟,淋入少许凉水;

7. 再沸,即将南瓜块下入锅内,盖上盖,用小火煮沸约30分钟;

8. 至绿豆开花即成,吃时可加精盐调味。

食疗功效:用于夏季伤暑心烦、身热、口渴、尿赤或兼见头昏、乏力等症,有一定疗效。

南瓜宜忌:脾胃湿热,胸脘胀闭者,不可食用。

石花菜——夏日防暑必备蔬

据《本草便读》载,石花菜"清肺部热痰;导肠中湿热,阴虚湿热、痔血等症,皆可用之"。

【石花菜】

石花菜又名海冻菜、红丝、凤尾等,是红藻的一种。它通体透明,犹如胶冻,口感爽利脆嫩,既可拌凉菜,又能制成凉粉。

石花菜性寒、味甘咸,归肝、肺经;石花菜含有丰富的矿物质和多种维生素,尤其是它所含的褐藻酸盐类物质具有降压作用,所含的淀粉类的硫酸脂为多糖类物质,具有降脂功能,对高血压、高血脂有一定的防治作用;它能在肠道中吸收水分,使肠内容物膨胀,增加大便量,刺激肠壁,引起便意;石花菜还具有防暑、解毒、清热等功能。

【厨前密语】

1. 不可久煮,否则会溶化;

2. 石花菜泡发后可作凉拌菜,也可酱腌;

3. 凉拌当添加姜末或姜汁,以缓解寒性;

4.将石花菜加水熬煮成汤汁后过滤,放在冰箱中冷藏成冻,再切成块加冰水或糖即可。经常食用可以使肌肤的油脂分布趋于平和,不易长出小痘痘。

【好菜妙制】

头牌菜品:凉拌石花菜

主料:石花菜 250 克。

辅料:黄瓜 100 克。

调料:酱油 10 克,醋 15 克,花椒油 2 克,香油 5 克,盐 3 克,大蒜(白皮)5 克,鸡精 2 克。

制作步骤:

1. 先用 40℃~50℃的温热水浸泡 2 小时;

2. 然后用清水洗净,除去石花菜上的杂质;

3. 大蒜切成碎末;

4. 黄瓜切成细丝;

5. 将清洗干净的石花菜、黄瓜丝拌入蒜末、酱油、醋、盐、鸡精、花椒油、香油即可。

亲尝体验:色泽新鲜、味道咸鲜且爽口。

美容餐:桂花核桃冻

主料:糖桂花 5 克、核桃仁 250 克。石花菜 15 克、奶油 109 克、白糖 50 克、菠萝蜜 10 克。

制作步骤:

1. 先将核桃仁加水磨成浆。

2. 炒锅置火上,加清水 250 克和石花菜烧至熔化,加入白糖拌匀。

3. 将核桃仁浆和石花菜、白糖汁混合拌匀,放入奶油和匀后置火上加热至沸出锅,倒入铝盒内,待冷后放入冰箱冷冻。

4. 冻好后,用刀划成菱形块入盘浇上桂花、菠萝蜜,再浇上冷甜汁或汤水即成。

美容智囊:养血明目,美容养颜。

食疗汇:仿制海蜇丝

主料:石花菜 25 克,叉烧肉 100 克,榨菜 50 克。

调料:香油 10 克,酱油 10 克,猪油(炼制)15 克各适量。

1. 首先用冷开水浸着大菜丝,1 小时后倒去冷水;

2. 再用新鲜的冷开水浸着,约浸 40 分钟后取起;

本草养生

3. 在菜丝已变成初爽之丝条,将之切成约 3 厘米长段,沥干水候用;

4. 榨菜洗净,切成丝,用少许砂糖拌匀;

5. 叉烧切丝;

6. 这时将大菜丝放置大碗中,以麻油、熟油、生抽酱油等拌匀榨菜丝、叉烧丝;

7. 卜入大菜丝内拌匀,置在碟上,即成一款爽口仿制海蜇丝。

食疗功效:便秘调理,清热去火食谱。

石花菜佛手蚌肉汤

主料:石花菜(干)30 克,河蚌 250 克,琼棱 30 克。

辅料:蜜枣 10 克,陈皮 6 克,佛手 6 克。

调料:盐 3 克,味精 2 克。

制作步骤:

1. 蚌肉、石花菜、琼枝先用清水浸泡、洗净;佛手、陈皮洗净。

2. 把石花菜、琼枝、蚌肉、蜜枣、佛手、陈皮放入锅内,加清水适量,武火煮沸后,文火煲 2 小时,加盐、味精调味供用。

食疗功效:此汤菜具有清热消痰,软坚散结,行气解郁的作用。

石菜花宜忌:猪肝与石菜花搭配易两败俱伤。石菜花纤维中的醛糖酸基与猪肝中的铁、锌等微量元素反应,会降低人体对这些元素的吸收;另一方面,猪肝中的铜、铁元素会使石菜花中的维生素 C 氧化为脱氢抗坏血酸,而失去原来的功能。石菜花 + 西红柿二者搭配可健胃消食、生津、抑癌。石菜花 + 鸡肉:鸡肉有填精补髓、活血调经的功效,和菜花同食,对预防乳腺癌等有一定的功效。

马铃薯——功能多样的粮食蔬

据《本草纲目》载,马铃薯性甘、平,有补气、健脾、消炎、解毒之功效。

【马铃薯】

马铃薯,又名土豆、洋芋,属茄科,多年生草本块茎类蔬菜。马铃薯呈椭圆形,有芽眼,皮有红、黄、白或紫色,肉有白色或黄色,淀粉含量较多,口感脆质或粉质,是一种可以作为粮食的蔬菜,所以我们称其"解饱又解馋"。在法国,马铃薯被称作"地下苹果",其营养素齐全,而且易为人体消化吸收,在欧美享有"第二面包"的称号。它原产于南美洲高山地区,18 世纪传入我国,各地均有栽培,全年都有供应。

马铃薯性平,味甘其主要成分为淀粉,并含有丰富的维生素 C 和钙、钾等人体必需的元素。土豆中维生素 C 的含量丰富而且较耐加热,经测试,土豆在蒸 40 分钟后,维生素 C

仅损失 1/4，比其他蔬菜损失的少多了。

马铃薯含有的大量淀粉以及蛋白质、B 族维生素、维生素 C 等，能促进脾胃的消化功能。马铃薯含有的大量膳食纤维，能宽肠通便，帮助机体及时排泄代谢毒素，防止便秘，预防肠道疾病的发生；马铃薯能供给人体大量有特殊保护作用的黏液蛋白，能促持消化道、呼吸道以及关节腔、浆膜腔的润滑，预防心血管和系统的脂肪沉积，保持血管的弹性，有利于预防动脉粥样硬化的发生。马铃薯同时又是一种碱性蔬菜，有利于体内酸碱平衡，中和体内代谢后产生的酸性物质，从而有一定的美容、抗衰老作用；马铃薯含有丰富的维生素及钙、钾等微量元素，且易于消化吸收，营养丰富，在欧美国家特别是北美，马铃薯早就成为第二主食。马铃薯所含的钾能取代体内的钠，同时能将钠排出体外，有利于高血压和肾炎水肿患者的康复。

【厨前密语】

1. 凡腐烂、霉烂或生芽较多的土豆，因含过量龙葵素，极易引起中毒，一律不能食用。

2. 土豆适用于炒、炖、烧、炸等烹调方法。

3. 土豆宜去皮吃，有芽眼的部分应挖去，以免中毒。

4. 土豆切开后容易氧化变黑，属正常现象，不会造成危害。

5. 人们经常把切好的土豆片、土豆丝放入水中，去掉过多的淀粉以便烹调。但注意不要泡得太久而致使水溶性维生素等营养流失。

【好菜妙制】

头牌菜品：蛋奶土豆饼

主料：土豆（黄皮）200 克。

辅料：鸡蛋 75 克，牛奶 50 克，小麦面粉 10 克。

调料：盐 2 克，白砂糖 10 克，鸡精 2 克。

制作步骤：

1. 将鸡蛋去壳，入碗打散；

2. 加入牛奶、盐、糖、鸡精，拌成蛋奶汁；

3. 将土豆蒸熟去皮，捣烂成泥；

4. 土豆泥加入面粉、蛋奶汁搓成粉团；

5. 将粉团加工成直径为 1 厘米的小圆球，用手轻轻压扁；

6. 入油锅煎至两面呈金黄色，盛起排放碟上即成。

健康提示：蛋奶土豆饼以土豆为主，加入鸡蛋、牛奶，使营养更加丰富，是家庭中老幼皆宜、可以常吃的点心。

亲尝体验：清香软糯，咸甜适口。

美容餐:洋葱炒土豆片

主料:洋葱(白皮)150 克,土豆(黄皮)500 克。

辅料:芹菜 35 克,香菜 5 克。

调料:植物油 100 克,盐 3 克,胡椒粉 1 克。

制作步骤:

1. 将洋葱剥去老皮洗净,切成碎末;

2. 香菜、芹菜摘洗干净切成碎末备用;

3. 土豆带皮洗净,放入锅里加水,上火煮沸,加上锅盖把土豆煮至嫩熟为止(不要煮得太熟,以免炒时土豆碎烂);

4. 把煮好的土豆晾凉,去皮后切成小薄片待用;

5. 在煎盘内放入植物油,置火上烧热,先下入薄薄的一层熟土豆片,不停地转动煎盘,使土豆片在煎盘里转动;

6. 使其一面呈金黄色时翻个,此时加入洋葱末、芹菜末、香菜末继续转动,再撒匀盐和胡椒粉;

7. 然后使其土豆再翻个,待其两面都呈金黄色时,洋葱发出香味,即可用铲子铲入盘中。

美容智囊:本菜以洋葱、土豆搭配,是一道保健菜肴。现代研究发现,土豆含有丰富的碳水的化合物、丰富的钾以及较丰富的维生素 C、磷,一定量的蛋白质、钙、硒、铁和少量的胡萝卜素、维生素 B 等。对于食欲不振、消化道溃疡、习惯性便秘、皮肤湿疹等有食疗作用。加上洋葱的降血脂、抗衰老的功效,本菜实属物美价廉、老少皆宜的健康菜肴。

食疗汇:土豆汤

主料:土豆(黄皮)100 克,洋葱(白皮)250 克,海带(鲜)100 克。

辅料:虾米 40 克。

调料:盐 3 克,味精 2 克,植物油 100 克。

制作步骤:

1. 土豆去皮洗净,切成细丝;

2. 水发海带切成同样的丝;

3. 洋葱切成末;

4. 勺内放植物油烧热;

5. 将海带、海米水发透;

6. 锅内加入洋葱略炒出香味,加高汤烧开;

7. 加入土豆丝、海带丝、海米、盐、味精后再烧开即成。

食疗功效:有效缓解便秘、高脂血症食谱,利尿、健脾开胃。

土豆拌海带丝

菜系及功效:主料:海带(鲜)150 克,土豆(黄皮)500 克。

调料:大蒜(白皮)5 克,大葱 5 克,酱油 5 克,醋 3 克,盐 3 克,辣椒油 5 克。

制作步骤:

1. 大蒜去皮洗净斩剁成末;大葱去根洗净切成末;

2. 土豆洗净去皮后切成丝,放入沸水锅中焯一下;

3. 海带用水泡开洗净后切成丝;

4. 葱末、蒜末、酱油、醋、精盐和辣椒油同放一碗内对成味汁,浇入土豆丝和海带丝中,拌匀即成。

食疗功效:缓解高血压、高脂血症、甲状腺疾病,健脾开胃。

马铃薯宜忌:适宜脾胃气虚,营养不良之人食用;适宜胃及十二指肠溃疡之人食用;适宜癌症患者,尤其是患有乳房癌,直肠癌之人食用;适宜高血压,动脉硬化者食用;适宜维生素 B$_1$ 缺乏症,坏血病患者食用;适宜肾炎患者食用;适宜习惯性便秘者食用;患有糖尿病之人忌食。发芽的马铃薯,皮色变绿变紫者有毒,不可食用。

花生——悦脾合胃的"长生果"

《本草纲目》载,"花生悦脾和胃润肺化痰、滋养补气、清咽止痒";《药性考》载,"食用花生养胃醒脾,滑肠润燥"。

【花生】

花生为豆科作物,优质食用油主要油料品种之一,又名"落花生"或"长生果"。花生是一年生草本植物。起源于南美洲热带、亚热带地区。约于 16 世纪传入我国,19 世纪末有所发展。现在全国各地均有种植。

花生性甘、味平,入脾、肺经,中医认为花生有扶正补虚、悦脾和胃、润肺化痰、滋养调气、利水消肿、止血生乳、清咽止疟的作用;花生中的维生素 K 有止血作用。花生红衣的止血作用比花生更高出 50 倍,对多种出血性疾病都有良好的止血功效;花生含有维生素 E 和一定量的锌,能增强记忆,抗老化,延缓脑功能衰退,滋润皮肤;花生含有的维生素 C 有降低胆固醇的作用,有助于防治动脉硬化、高血压和冠心病;花生中的微量元素硒和另一种生物活性物质白藜芦醇可以防治肿瘤类疾病,同时也是降低血小板聚集,预防和治疗动脉粥样硬化、心脑血管疾病的化学预防剂。

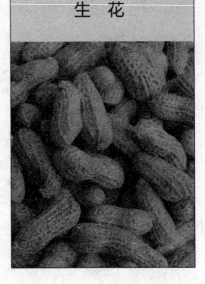

生花

【厨前密语】

1. 生食,炒食,煮食,或煎汤服;

2. 用以榨油或作副食;饮食业用以做菜或做辅料;

3. 将花生连红衣一起与红枣配合使用,既可补虚,又能止血,最宜用于身体虚弱的出血病人;

4. 在花生的诸多吃法中以炖吃为最佳,这样既避免了招牌营养素的破坏,又具有不温不火、口感潮润、入口好烂、易于消化的特点,老少皆宜。

【好菜妙制】

头牌菜品:老醋花生米

主料:花生米。

辅料:生菜、香干。

调料:香醋(镇江)、白糖、香油、酱油、小葱。

制作步骤:

1. 将花生米油炸熟;

2. 将生菜洗净切丝、香干切丁、小葱切末;

3. 取一器皿放入香醋、白糖、香油、酱油、小葱搅匀调成汁待用;

4. 取一个喇叭形的碗,生菜丝、香干丁垫底,放上炸好的花生米,再倒入调好的汁拌均匀即可食用。

亲尝体验:清爽凉菜,爽、脆可口。

美容餐:花生煮鸡脚

主料:花生仁(生)150 克,鸡爪 100 克。

调料:姜 5 克,盐 4 克,植物油 20 克,胡椒粉 1 克,料酒 25 克,酱油 10 克。

制作步骤:

1. 将花生米用温水略泡,沥干水分;

2. 新鲜鸡爪用沸水烫透,脱去黄皮,斩去爪尖,洗净备用;

3. 将锅置于旺火上,倒入植物油烧热,放入鸡爪爆炒,再放入姜片,倒入清水,然后放入精盐、料酒;

4. 用旺火煮开 10 分钟放入花生米,再煮 10 分钟,改用中火,撇净浮沫;

5. 待鸡爪、花生米熟透时,滴入酱油,撒上胡椒粉,起锅即可。

美容智囊:延缓衰老,美容养颜。

食疗汇:生枣花生红糖汤

主料:枣(干)50克,花生仁(生)50克。

辅料:赤砂糖50克。

制作步骤:

红枣、花生、红糖三物共煎汤。

食疗功效:

1. 有降低血清谷丙转氨酶的作用。

2. 适用于慢性肝炎、肝硬化。

煮花生米

主料:花生仁(生)150克。

辅料:栗子(鲜)50克,牛蹄筋100克。

调料:盐5克。

制作步骤:

1. 将花生米、牛筋用温水泡软;

2. 栗子去壳备用;

3. 将牛筋与栗子仁、花生仁一同入锅;

4. 加适量清水煮至熟烂,加盐少许调味即可。

食疗功效:本品具有补脾益胃、强壮筋骨之功效,适于腰膝关节痛及半身不遂者食用。

花生蹄花汤

主料:猪蹄500克,花生米200克,老姜30克,精盐,葱,胡椒粉各适量。

制作步骤:

1. 将猪蹄去毛,用清水略为浸泡并刮洗干净。

2. 将净猪蹄对剖后剁成小块。

3. 花生米在温水中浸泡去皮。葱切花、姜拍松。油菜择洗干净。

4. 锅置旺火上,加入适量清水,放入猪蹄,煮沸后撇去浮沫,放入花生米和老姜块;猪蹄半熟时,改用小火,加入精盐、油菜继续煨炖,待猪蹄熟烂入味后,起锅盛入汤碗,撒上胡椒粉、葱花即可。

食疗功效:此菜是高能食物,蛋白质和脂肪含量高,能补脾益气,补肾健体,滋胃养颜,助血脉,充乳汁。

花生宜忌:高脂血症患者、切除胆囊患者、脾弱便溏患者、跌打淤肿患者、患有口腔炎、舌炎、口舌溃疡、唇疱疹、鼻腔出血等内热上火患者、肾病患者不宜多食花生。

韭黄——生熟都有奇效

据《本草纲目》载,"韭黄乃菜中益者","具有生血养髓滋阴补肾的药效"。

【韭黄】

韭黄又名黄韭、韭白,韭菜按其食用部位不同,可分为叶韭、根韭、花韭及叶花兼用4个类型。是韭菜的软化栽培品种,因不见阳光而呈黄白色。主要产于兰州境内的黄河及其支流大通河和苑川河两岸,以兰州马滩所产最佳。

韭黄生则辛而散血,熟则甘而补中。韭菜花富含水分,它营养极为丰富,蛋白质,脂肪,糖类,灰分,矿物质钙、磷、铁,维生素 A 原、维生素 B_1、维生素 B_2、维生素 C 和食物纤维等。超过白菜、油菜、包菜、芹菜、莴苣等叶类菜和所有的瓜茄类蔬菜。尤其适宜夜盲症、干眼病之人食用,因为韭菜花中所含大量的维生素 A 原可维持视紫质的正常效能。又适宜皮肤粗糙以及便秘之人食用。人们生活中经常用韭黄来调味。韭菜还对老年人夜尿频多、肾气不足引起的尿无力起着食疗作用。

【厨前密语】

1. 春食韭菜,以作馅料、炒食为主,亦可作汤料或凉拌。以笔者经验,韭菜作馅,常会"洒汤"(即放盐后会渗水),为防止出现这种现象,在放盐之前,可先将韭段用熟油拌过即可确保韭馅的干爽。

2. 选购鲜韭黄炒制,这样其自身丰富的水分可以使得味道更浓,在翻炒的过程中就可以不必加水了。韭黄容易熟,炒制时间不要过久。

【好菜妙制】

头牌菜品:韭黄肉丝

主料:瘦猪肉 200 克,韭黄 150 克,香菇 3 个,葱段少许,生抽、胡椒粉、淀粉、盐、糖、鸡粉、香油各适量。

制作步骤:

1. 猪肉去筋切丝,用生抽、胡椒粉、淀粉、鸡粉、油腌上;韭黄切段;香菇水发后去蒂切丝;将生抽、盐、糖、鸡粉、香油、淀粉加少量水兑成调味汁待用。

2. 肉丝用油滑熟,捞出沥干油待用。

3. 炒锅烧热放油,爆香葱段、香菇,下韭黄略炒,放入肉丝,加入调味汁,炒匀即可。

亲尝体验:香味扑鼻,口感宜人。

美容餐:韭黄鸡丝

主料:鸡肉 200 克,韭黄 300 克。

辅料:鸡蛋清 10 克,香菇(鲜)15 克,淀粉(蚕豆)8 克。

调料:姜 3 克,大蒜(白皮)2 克,盐 4 克,味精 3 克,香油 3 克,胡椒粉 2 克,黄酒 10 克,植物油 30 克。

制作步骤:

1. 鸡肉切成 6 厘米长,宽、厚各 3 毫米的中丝,盛中碗中;

2. 先用鸡蛋清,后用湿淀粉 5 克拌匀鸡丝;

3. 将韭黄择洗干净切成长 5 厘米的段;

4. 香菇去蒂,洗净,切丝,待用;

5. 把精盐、味精、香油、胡椒粉、湿淀粉调成芡汁;

6. 用中火烧热炒锅,下油,烧至微沸,投入鸡丝泡油 1~2 分钟至刚熟,用笊篱捞起沥去油;

7. 锅内余油倒出,炒锅再放回炉上,下油,放入姜丝、蒜泥爆炒至有香味,倒入菇丝、韭黄、鸡丝,烹黄酒,用芡汁勾芡,最后淋油少许炒匀上碟。

美容智囊:补虚养身、气血双补、美容养颜。

食疗汇:清炒韭黄

主料:韭黄 1000 克。

辅料:火腿 50 克。

调料:盐 5 克,味精 2 克,植物油 40 克。

制作步骤:

1. 将韭黄剥皮洗净,把梗切成 3 厘米长的段,叶子留作别用;

2. 将熟火腿切成 4 厘米长的细丝;

3. 锅放火上,加油烧热后,放入韭黄急速煸炒,随即加入盐、味精、火腿丝炒匀即成。

制作要诀:韭黄质嫩,不耐久热,火大油热,急速煸炒,瞬间即成。

食疗功效:有温中下气、补肾益精、调和肝脾、温暖下焦等功效,种子可壮阳暖胃、止泻,还治多尿、遗精、疝气等病。

酸辣韭黄蛋花汤

主料:韭黄 200 克。

辅料:鸡蛋100克。

调料:胡椒1克,醋2克,盐4克,味精1克,香油1克,小葱5克,淀粉(蚕豆)5克。

制作步骤:

1. 韭黄洗净切寸节;

2. 鸡蛋打入碗内搅散待用;

3. 锅置旺火上,掺入鲜汤,下盐、胡椒、味精,烧沸;

4. 下韭黄,勾入水豆粉,冲入蛋液,下醋,调好味;

5. 起锅,撒上葱花,淋上香油即成。

制作要诀:

1. 调味一定要准确,韭黄不能久煮,勾芡干稀应适度。

2. 本品需鲜汤适量。

食疗功效:有活血、止血、止泻、补中助肝等功效。

韭黄宜忌:有慢性腹泻的人不宜常吃;易上火者(口干舌燥,咽喉红肿,牙龈红肿出血),眼红肿,热毒疮疖者忌食;韭黄宜与猪瘦肉同炒吃,营养全面;韭黄宜与虾仁同炒吃,可增强补钙作用。

第五节 《本草》推荐的美容黑蔬

黑色蔬菜包括有黑茄子、海带、黑香菇,黑木耳等。它不但具有帮助消化纤维一类物质的特殊功能,还有可以使头发乌亮、牙齿不脱等的美容功效,可以让我们时时充满自信,拥有恒久魅力。

黑木耳——养血驻颜

据《本草纲目》载:"木耳生于朽木之上,性甘干,主治益气不饥,轻身强志,并有治疗痔疮、血痢下血等作用。"我国医学历来认为黑木耳有滋润强壮,清肺益气,补血活血,镇静止痛等功效。

【黑木耳】

黑木耳又名云耳,色泽黑褐,质地柔软,味道鲜美,营养丰富,可素可荤,不但为中国菜肴大添风采,而且能养血驻颜,令人肌肤红润,容光焕发,并可防治缺铁性贫血。

木耳味甘、性平,归胃、大肠经;木耳中铁的含量极为丰富,故常吃木耳能养血驻颜,令人肌肤红润,容光焕发,并可防治缺铁性贫血;木耳含有维生素K,能减少血液凝块,预防血栓症的发生,有防治动脉粥样硬化和冠心病的作用;木耳中的胶质可把残留在人体消化系统内的灰尘、杂质吸附集中起来排出体外,从而起到清胃涤肠的作用;它对胆结石、肾结石等内源性异物也有比较显著的化解功能;它还有帮助消化纤维类物质功能,对无意中吃下的难以消化的头发、谷壳、木渣、沙子、金属屑等异物有溶解与烊化作用,因此,它是矿山、化工和纺织工人不可缺少的保健食品;木耳含有抗肿瘤活性物质,能增强机体免疫力,经常食用可防癌抗癌。

【厨前密语】

鲜木耳含有毒素,不可食用。黑木耳以做辅料为主,食用方法很多,荤素皆宜,炒菜、烩菜、做汤等辅以木耳,味道异常鲜美。

木耳清洗:

1. 在温水中放入木耳,然后再放入盐,浸泡半小时可以让木耳快速变软;

2. 温水中放入木耳,然后再加入两勺淀粉,之后再进行搅拌。用这种方法可以去除木耳细小的杂质和残留的沙粒。

【好菜妙制】

头牌菜品:黑木耳炒芹菜

主料:芹菜200克。

辅料:木耳(水发)30克,杜仲10克。

调料:姜5克,大葱10克,大蒜(白皮)15克,盐5克,植物油50克。

制作步骤:

1. 将杜烘干研成细粉;

2. 黑木耳用清水发秀去蒂根;

3. 芹菜洗净后切成段;

4. 姜切成片,葱切段;

5. 蒜去皮,切成片;

6. 将炒锅置武火上烧热,加入素油,待油烧热至六成时,放入姜片、葱段、蒜片爆香;

7. 随即放入芹菜、木耳、盐、杜仲粉炒至芹菜断生即成。

亲尝体验:舒适温和,家常菜谱。

美容餐:黑木耳枣汤

主料:木耳(干)25克,枣(干)40克。

调料:赤砂糖15克。

制作步骤:

1. 用温水泡开黑木耳,摘去根蒂,洗净,备用;

2. 红枣经挑选,洗净备用;

3. 将黑木耳和红枣混合;

4. 加适量水,煮沸,改小火煨至木耳和枣熟烂;

5. 加入红糖,煮沸,离火即成。

美容智囊:益气养血、补虚润燥、美容养颜。

食疗汇:海参烧黑木耳

主料:海参(水浸)200 克。

辅料:木耳(水发)50 克,西芹 10 克。

调料:大葱 10 克,盐 5 克,植物油 25 克,姜 5 克。

制作步骤:

1. 将发透的海参去肠杂,顺着切成薄片;

2. 木耳洗净后去质及根蒂;

3. 西芹洗净后切成 4 厘米长的段;

4. 姜切成片,葱切成段;

5. 将炒锅置于武火上烧热,放入素油,待油烧至六成热;

6. 加入姜片,葱段爆香,再加入海参、木耳、西芹、盐炒匀;

7. 放入鸡汤,用文火煮 25 分钟即成。

食疗功效:

1. 具有补肝肾、益气血之功效,适于肾阴亏损型高血压患者食用;

2. 适用于见头痛、眩晕、耳鸣、头面烘热、五心烦热、腰膝酸软、心悸、失眠、舌质嫩红、苔薄、脉细数等食用。

腐竹银芽黑木耳

主料:腐竹 150 克,绿豆芽、水发黑木耳各 100 克,花生油 20 克,香油、盐各 5 克,味精 2 克,水淀粉 15 克,姜 10 克,黄豆芽汤 200 克。

制作步骤:

1. 腐竹放在盆内,倒入开水盖严,浸泡至无硬心时捞出,切成 3～4 厘米长的段。

2. 姜洗净,切成末;绿豆芽择洗干净,放开水内汆一下捞出;黑木耳择洗干净,将大朵撕成小朵,也可在开水中过一下捞出。

3. 炒锅上火,放油烧热,下姜末略炸,放入绿豆芽、黑木耳煸炒几下,加黄豆芽汤、精盐、味精,倒入腐竹,用小火慢烧 3 分钟,转大火收汁,用水淀粉勾芡,淋入香油,盛入盘内即成。

食疗功效:具有补气健胃、润燥、利水消肿,可治疗高血压,也适于孕妇晚期食用,是胎儿骨骼发育所必需的食品。

杜仲炒黑木耳

主料:木耳(水发),150 克,莴笋 300 克。

料:杜仲 25 克。

调料:料酒 10 克,姜 5 克,大葱 10 克,盐 3 克,鸡精 2 克,植物油 35 克。

制作步骤:

1. 将杜仲去粗皮,润透后切成丝后炒焦;

2. 黑木耳用 45 度温水发透,去蒂根,撕成瓣状;

3. 莴苣去皮后切成 3 厘米见方的薄片;

4. 姜切成片,葱切成段;

5. 将炒锅置武火上烧热后,加入素油,待油烧至六成热时,下入姜片、葱段爆香;

6. 再放入黑木耳、莴苣、杜仲、料酒炒熟,加盐、鸡精即成。

食疗功效:具有补肝肾、凉血止血、降血压之功效,适于肠风、血痢、腰痛、高血压病等患者食用。

黑木耳宜忌:《药性功用》指出,"大便不实者忌"。

紫菜——维他命宝库

据《本草纲目》载,紫菜"瘿瘤脚气者宜食之"。

【紫菜】

紫菜,又称"紫英""子菜""索菜",属红毛菜科植物。又由于紫菜的 1/5 是食物纤维,可以保持肠道健康,将致癌物质排除体外,对肠癌等癌症有抑制作用。因此,紫菜又被称为"神仙菜""长寿菜""维他命宝库"。

紫菜分布于世界各地,生长于浅海潮间带的岩石上,生长期为每年的 12 月至翌年 5 月。紫菜的种类很多,现已发现的就有 70 多种。我国沿海地区均有天然生长,亦有人工栽培。

磁材的含碘量很高,可用于治疗因缺碘引起的"甲状腺肿大",紫菜有软坚散结功能,对其他郁结积块也有用途;富含胆碱和钙、铁、能增强记忆、治疗妇幼贫血、促进骨骼、牙齿的生长和保健;含有一定量的甘露醇,可作为治疗水肿的辅助食品;紫菜所含的多糖具有明显增强细胞免疫和体液免疫功能,可促进淋巴细胞转化,提高机体的免疫力;可显著降低进血清胆固醇的总含量;紫菜的有效成分对艾氏癌的抑制率 53.2% ,有助于脑肿瘤、乳腺癌、甲状腺癌、恶性淋巴瘤等肿瘤的防治。

【厨前密语】

1.一般家庭多用水发泡洗后的紫菜沏汤,其实紫菜的吃法还有很多,如凉拌,炒食,制馅,炸丸了,脆爆,作为配菜或主菜与鸡蛋、肉类、冬菇,豌豆尖和胡萝卜等搭配做菜等等。

2.食用前用清水泡发,并换1~2次水以清除污染、毒素。

【好菜妙制】

头牌菜品:紫菜虾皮汤

主料:紫菜(干)10克,虾皮10克。

辅料:鸡蛋60克。

调料:植物油5克,料酒5克,醋5克,酱油5克,味精3克,香油5克。

制作步骤:

1.将紫菜洗、撕开备用。

2.鸡蛋打开,在碗里搅匀。

3.虾皮洗净,加料酒浸泡10分钟。

4.旺火将植物油烧热,倒入酱油炝锅,立即加水1碗,放入紫菜、虾皮煮10分钟,再略加搅动,蛋熟起锅,加入味精、香油即成。

亲尝体验:清淡鲜美,开胃,营养丰富。

美容餐:黄瓜紫菜汤

主料:黄瓜300克,紫菜(干)25克。

调料:姜5克,小葱5克,盐2克,胡椒粉1克,味精1克,香油5克。

制作步骤:

1.紫菜浸泡至发涨,淘洗干净,切成细丝;黄瓜洗净切片;生姜切片;小葱切细末。

2.汤锅内加入适量清水烧沸,然后加入胡椒粉、姜片、紫菜,水再烧开后,加黄瓜片,食用前以味精和盐调味,撒入葱花并加少许香油。

美容智囊:延缓衰老、美容养颜。

食疗汇:紫菜南瓜汤

主料:紫菜10克,老南瓜100克,虾皮20克,鸡蛋1个,猪油、黄酒、酱油、醋、味精、香油适量。

制作步骤：

1.将紫菜撕碎,洗净备用。

2.将鸡蛋打入碗内;虾皮用黄酒浸泡。

3.火上坐铁锅,放少许猪油,油热后放入酱油炝锅,加水适量,放入虾皮、老南瓜(切块)煮30分钟。

4.将紫菜加入,10分钟后打入搅匀的鸡蛋液,加上醋、味精、淋上香油即可食用。

食疗功效:凉血益肝。

紫菜炒鸡蛋

主料:紫菜(干)30克,鸡蛋50克。

调料:盐5克,植物油50克。

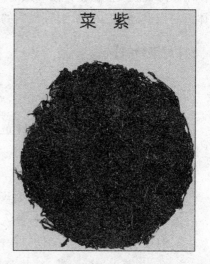

菜紫

制作步骤:

1.将紫菜发透,撕开成丝,沥干水分;

2.将鸡蛋磕入碗中打散,与紫菜、盐、搅匀;

3.将炒锅置武火上烧热,加入素油,待油烧至六成热;

4.加入鸡蛋,改用文火先将一面煎黄;

5.再煎另一面,两面熟后即可。

食疗功效:本品有补肾养血,降低高血压之功效。

紫菜宜忌:紫菜可清热化痰、软坚散结,脾胃虚弱、腹胀者不宜服用。

海带——长食可保秀发乌黑

《本草经疏》载,昆布,咸能软坚,其性润下,寒能除热散结,故主十二种水肿、瘿瘤聚结气、瘘疮。东垣云:瘿坚如石者,非此不除,正咸能软坚之功也。详其气味性能治疗,与海藻大略相同。

【海带】

海带又名昆布,是海藻类植物之一,是一种在低温海水中生长的大型海生褐藻植物,为大叶藻科植物。海带主要是自然生长,也有人工养殖,多以干制品行销于市,质量以色褐、体短、质细而肥厚者为佳。海带有"长寿菜""海上之蔬""含碘冠军"的美誉。

【厨前密语】

海带性寒,味咸,归肝、胃经;海带中含有大量的碘,碘是甲状腺合成的主要物质,所

本草养生

以,海带是甲状腺机能低下者的最佳食品。海带中还含有大量的甘露醇,而甘露醇具有利尿消肿的作用,可防治肾功能衰竭、老年性水肿、药物中毒等。甘露醇与碘、钾、烟酸等协同作用,对防治动脉硬化、高血压、慢性气管炎、慢性肝炎、贫血、水肿等疾病,都有较好的效果。海带中的优质蛋白质和不饱和脂肪酸,对心脏病、糖尿病、高血压有一定的防治作用。海带胶质能促使体内的放射性物质随同人便排出体外,从而减少放射性物质在人体内的积聚,也减少了放射性疾病的发生几率。常食海带可令秀发润泽乌黑。

【好菜妙制】

头牌菜品:土豆拌海带丝

主料:海带(鲜)150 克,土豆(黄皮)500 克。

调料:大蒜(白皮)5 克,大葱 5 克,酱油 5 克,醋 3 克,盐 3 克,辣椒油 5 克。

制作步骤:

1. 大蒜去皮洗净斩剁成末;大葱去根洗净切成末;

2. 土豆洗净去皮后切成丝,放入沸水锅中焯一下;

3. 海带用水泡开洗净后切成丝;

4. 葱末、蒜末、酱油、醋、精盐和辣椒油同放一碗内对成味汁,浇入土豆丝和海带丝中,拌匀即成。

亲尝体验:鲜辣脆嫩,清凉爽口。

美容餐:双味海带

主料:海带(鲜)500 克。

辅料:牛奶 250 克,黄瓜 50 克,全脂牛奶粉 50 克。

调料:蜂蜜 100 克,白砂糖 200 克,鸡油 60 克,红辣椒粉 10 克,芥末 15 克,料酒 30克,醋 15 克。

制作步骤:

1. 海带洗净沥干,一半切成长方形片状,放入滚水中煮软,捞出沥干;

2. 剩下的海带盛盘,放入蒸锅内隔水干蒸 30 分钟后,切片备用;

3. 汤锅内放入白糖、蜂蜜,加牛奶、料酒和一半的熟鸡油烧开;

4. 然后放入长方形的煮海带片,文火煨熟,待海带片均匀裹上奶浆后,出锅晾凉;

5. 再切成菱角形,放在盘的一边;

6. 芥末粉用温水调匀,加醋、奶粉、红辣椒粉及剩下的熟鸡油拌匀;

7. 再放入锅中用武火烧开,辣椒芥末汁就做好了;

8. 蒸海带片加辣椒芥末汁拌匀,放入盘的另一边;

9. 盘中间放鲜黄瓜片隔开即可。

美容智囊:美容养颜、减肥食谱。

食疗汇:海带绿豆汤

主料:海带 100 克,绿豆 100 克,猪胫骨 200 克,盐 10 克。

制作步骤:

1. 把海带洗净、泡发、切丝;绿豆洗净,去杂质;猪胫骨捶破。

2. 把海带、绿豆、猪骨、盐放入炖锅内,加水 500 毫升,用武火烧沸,文火炖煮 1 小时即成。

食疗功效:补肝肾,益精血,解药毒。

海带焖饭

主料:大米 500 克,水发海带 100 克,水 500 克,盐 10 克。

制作步骤:

1. 将大米拣去杂物,淘洗干净;海带放入凉水盆中洗净泥沙,切成小块。

2. 锅置火上,放入海带块和水,旺火烧开,滚煮 5 分钟,煮出滋味,随即放入大米和盐,再开后,不断翻搅,烧 10 分钟左右,待米粒涨发,水快干时,盖上锅盖,用小火焖 10 ~ 15 分钟即熟。

食疗功效:孕妇食用,可补充碘、钙的摄入,有利胎儿的生长,防治肌肉抽搐。

降压清热海带汤

主料:海带 50 克,白萝卜 1 条,海蜇皮 50 克。

制作步骤:

海带洗净切段,白萝卜去皮切块,海蜇皮洗净切丝,加盐调味。放水 4 碗煲汤,煲 2 小时至萝卜软稔即可饮食之。

食疗功效:有降血压、降火气、除烦躁、化痰清热之效。

海带宜忌:海带含碘丰富,将豆腐配上海带一起吃,是十分合理的。

茄子——延缓人体衰老

据《滇南本草》载,茄子"能散血、消肿、宽肠"。

【茄子】

茄子又名落苏,为茄科植物茄的果实。一年生蔬菜。原产印度。中国种植茄子已有 1000 余年历史,是夏季主要蔬菜之一。颜色有紫红色、红色、绿色和乳白色。

茄子性凉,味甘,归脾、胃、大肠经。茄子中含有的维生素P能使血管壁保持弹性和生理功能,有助于防治高血压、冠心病、动脉硬化和出血性紫癜。保护心血管、抗坏血酸。此外,茄子还有防治坏血病及促进伤品愈合的功效;茄子含有龙葵碱,能抑制消化系统肿瘤的增殖,对于防治胃癌有一定效果;茄子含有维生素E,有防止出血和抗衰老功能,常吃茄子,可使血液中胆固醇水平不致增高,对延缓人体衰老具有积极的意义。

【厨前密语】

1. 在茄子尊片与果实相连接的地方,有一圈浅色环带,这条带越宽、越明显,就说明茄子果实正快速生长,没有老化。如果环带不明显,说明茄子采收时已停止生长,此时的茄子已经变老,影响食用。

2. 茄子遇热极易氧化,颜色会变黑而影响美观,如果烹调前先放入热油锅中稍炸,再与其他的材料同炒,便不容易变色。

3. 茄子切成块或片后,由于氧化作用会很快由白变褐。如果将切成块的茄子立即放入水中浸泡起来,待做菜时再捞起滤干,就可避免茄子变色。

【好菜妙制】

头牌菜品:素炒茄子

主料:茄子,250克。

调料:酱油15克,盐2克,花椒10克,大葱10克,色拉油40克。

制作步骤:

1. 将茄子去皮,洗净,切成长6厘米、0.3厘米见方的细丝,放入碗内,加清水浸泡五分钟左右,捞出,沥净水。

2. 锅架火上,放油烧至七成热,下花椒炸焦出香味后(捞出花椒不要),再下葱末稍炸变黄,然后放入茄丝同炒三分钟左右,炒至茄丝变软,加精盐、酱油和素汤,汁烧开后加盖,用小火焖烧三分钟,汁快干时,放味精,颠翻均匀即成。

亲尝体验:软烂,咸香。

美容餐:茄子拌芦荟酱

主料:茄子(紫皮、长)500克。

辅料:南瓜50克,襄荷20克,秋葵20克,芦荟20克。

调料:醋10克,大豆油5克,盐3克,胡椒3克。

制作步骤:

1. 茄子剥皮后煮熟,切成小块;

2.南瓜洗净煮过后切成块；

3.襄荷煮过,对半切开；

4.秋葵用盐揉搓煮熟,切成块状；

5.芦荟去刺、切碎,加入调料做成芦荟酱；

6.茄子、南瓜、襄荷、秋葵等放入一个盘中,淋上芦荟酱即可。

美容智囊:延缓衰老、美容养颜食谱。

食疗汇:蒜茸拌茄子

主料:茄子(紫皮、长)200克。

调料:大蒜(白皮)30克,大葱10克,盐5克,香油50克,酱油10克。

制作步骤:

1.将大蒜去皮,捣成蒜茸；

2.将茄子洗净,一切两半,上笼用武火大气蒸25分钟,出笼；

3.将茄子置于盘内,加入蒜茸、芝麻油、盐、酱油,拌匀即成。

食疗功效:1.本品具有行气解毒、降脂降压之功效,适于肝肾阴虚型高血压病Ⅰ、Ⅱ期患者食用;2.适用于头晕、耳鸣、脑中空痛两目干涩、视物模糊、腰膝酸软、肢体麻木、两腿无力、步履不稳、心悸、小便频而量少、大便干少、舌红、苔少、脉沉细数或虚大无力等。

紫茄子粥

主料:茄子(紫皮、长)150克,粳米100克。

制作步骤:

1.把紫茄子洗净,切小块；

2.粳米淘洗干净；

3.粳米与茄子块一起入锅,加水适量,先用武火烧沸；

4.再改用文火焖煮至粳米熟烂为止,加盐、味精调味即成。

食疗功效:本粥具有清热、活血、益中的功效,故可用于急性黄疸型肝炎。

清蒸茄子

主料:茄子(紫皮、长)500克。

调料:植物油10克,盐3克。

制作步骤:

1.茄子洗净,放入碟内,隔水蒸；

2.熟后取出,加盐适量。

食疗功效:茄子具有清热止血、消肿止前的功效,适宜用于热毒痈疮、皮肤滞疡、口舌生疮、痔疮下血、便血、衄血等。

茄子宜忌:老茄子,特别是秋后的老茄子含有较多茄碱,对人体有害,不宜多吃;油炸茄子会造成维生素 P 大量损失,挂糊上浆后炸制能减少这种损失。

黑豆——减少皮肤皱纹

《本草纲目》载:"黑豆入肾功多,故能治水、消胀、下气、制风热而活血解毒。"

【黑豆】

黑豆为豆科植物大豆的黑色种子,又名乌豆、黑豆,民间多称黑小豆和马科豆,有矮性或蔓性。原产中国东北,现河南亦有种植。

黑豆,性味甘、平、无毒;黑豆皮为黑色,含有花青素,花青素是很好的抗氧化剂来源,能清除体内自由基,尤其是在胃的酸性环境下,抗氧化效果好,养颜美容,增加肠胃蠕动;黑豆中含有丰富的维生素 E、VE 也是一种抗氧化剂,能清除体内自由基,减少皮肤皱纹,保持青春健美。黑豆中粗纤维含量高达 4%,常食黑豆可提供食物中的粗纤维,促进消化,防止便秘发生;另外,根据中医理论,"黑豆乃肾之谷"黑色属水,水走肾,所以肾虚的人食用黑豆可以祛风除热、调中下气、解毒利尿,可以有效地缓解尿频、腰酸、女性白带异常及下腹部阴冷等症状。

【厨前密语】

黑豆的吃法也有很多种,磨面可蒸成馒头;煮熟可做凉拌菜;炒熟可做零食、小吃;磨成豆浆可做饮料。

【好菜妙制】

头牌菜品:黑豆松仁肉丁

主料:黑豆 100 克,猪肉(瘦)200 克。

辅料:松子仁 50 克,黄瓜 50 克。

调料:料酒 10 克,盐 3 克,味精 2 克,淀粉(玉米)30 克,花生油 60 克,葱汁 8 克,姜汁 7 克。

制作步骤:

1. 将黑豆用温泡涨;

2. 黑豆在鸡汤内煮烂捞出;

3. 猪肉黄瓜均切小丁;

4. 猪肉丁用葱姜汁 5 克、精盐 1 克入味;

5. 再用淀粉 20 克上浆,并将余下料酒、精盐、味精、白糖、淀粉、葱姜汁兑成芡汁;

6. 勺内加花生油烧热,下入肉丁炒散至断生;

7. 下入煮好的黑豆、黄瓜丁略炒;

8. 烹入兑好的芡汁翻匀,撒入松仁炒匀出勺。

亲尝体验:色泽美观,滑嫩酥香。

美容餐:制首乌黑豆粥

主料:黑豆 30 克,何首乌 20 克,枣(干)30 克,稻米 100 克。

调料:冰糖 30 克。

制作步骤:

1. 将制首乌、黑豆、红枣、大米淘洗干净,去泥沙;

2. 冰糖捣碎;

3. 将制首乌、红枣、黑豆、大米同放铝锅内,加适量水,置旺火上烧沸;

4. 用文火煮 45 分钟,加入冰糖搅匀即成。

美容智囊:延缓衰老、美容养颜。

食疗汇:红枣黑豆炖鲤鱼

主料:鲤鱼 1 条(约 500 克),红枣 10 粒,黑豆 20 克。

特色:鲤鱼有补中益气利水通乳的功效,黑豆有治脚气水肿,大枣也有治疗全身浮肿的作用。此菜对妊娠手足发肿或患有寒冷症、手足冰冷者有效,可预防孕妇发生水肿。

制作步骤:

1. 将鲤鱼宰净,去鳞、去鳃、去肠脏。

2. 黑豆放锅中炒至豆壳裂开,洗净。

3. 红枣去核,洗净。

4. 将鲤鱼、黑豆、红枣放入炖盅里并加入适量水,盖好,隔水炖 3 小时即成。

食疗功效:用于肺热咳嗽、痰多、气喘等症有一定疗效;宜供老年慢性气管炎有热痰者食用。

黑豆酿梨

主料:梨 500 克。

辅料:黑豆 50 克,冰糖 30 克。

制作步骤:

1. 将梨子削去表皮,冲洗后,在靠梨柄处切开留作梨盖,用小勺挖去梨核。

2. 将小黑豆择净,用清水洗干净,晾干水汽,装入梨孔内,如梨子个小以装满为止。

再把梨柄盖上,用竹签插牢,放在瓷盅内,加入冰糖盖上盅盖,再将盅放在加水的锅内,置中火上徐徐蒸炖,水沸后约 40 分钟即熟,将梨取出,装入盘内即成。

黑豆宜忌:黑豆虽系保健佳品,但一定要做熟吃,因为在生黑豆中有一种叫抗胰蛋白酶的成分,可影响蛋白质的消化吸收,引起腹泻。

香菇——民间"山珍"

据《本草纲目》载,香菇"益气、不饥、治风破血",具有抗病毒、抗肿瘤、调节免疫功能和刺激干扰素形成等功能。

【香菇】

香菇又称为香蕈、香菌、冬菇。香菇是我国著名食用菌,味道鲜美,香气沁人,营养丰富,在民间素有"山珍"之称,被誉为"蘑菇皇后"。

香菇性平、微凉,味甘,归肝经。其水提取物对过氧化氢有清除作用,对体内的过氧化氢有一定的消除作用,可以延缓衰老;香菇菌盖部分含有双链结构的核糖核酸,进入人体后,会产生具有抗癌作用的干扰素;香菇中含有嘌呤、胆碱、酪氨酸、氧化酶以及某些核酸物质,能起到降血压、降胆固醇、降血脂的作用,又可预防动脉硬化、肝硬化等疾病;香菇还对糖尿病、肺结核、传染性肝炎、神经炎等起治疗作用,又可用于消化不良、便秘等。

【厨前密语】

1. 发好的香菇要放在冰箱里冷藏才不会损失营养;

2. 泡发香菇的水不要丢弃,很多营养物质都溶在水中;

3. 把香菇泡在水里,用筷子轻轻敲打,泥沙就会掉入水中;

4. 如果香菇比较干净,则只要用清水冲净即可,这样可以保存香菇的鲜味。

【好菜妙制】

头牌菜品:卤汁香菇

主料:香菇(鲜)250 克。

调料:盐 2 克,酱油 3 克,八角 2 克,味精 1 克,白砂糖 2 克,香油 50 克。

制作步骤:

1. 将水发香菇洗净,去蒂,挤去水,放入碗内,倒入鲜汤,入笼蒸透取出。

2. 炒锅置中火上,倒入蒸透的香菇和汤汁,加酱油、白糖、精盐、八角卤入味,待汤汁收稠时,加入味精,淋入芝麻油炒匀,即可出锅装盘。

制作要诀:

1. 注意选用肉厚、体积中等的香菇,并要涨发透。

2. 以小火卤制为主,使香菇透出香味,吸足卤汁而起鲜。

3. 卤汁紧而浓,味不能过咸、过淡,以鲜咸为主,咸中带甜。

亲尝体验:棕褐色,质嫩,口味鲜香咸甜。

美容餐:发菜香菇酸辣汤

主料:发菜(干)20 克,辣椒(红、尖、干)200 克,金针菇50 克,鸡蛋70 克,香菇(干)30 克,红萝卜50 克,榨菜50 克。

调料:花生油15 克,酱油3 克,淀粉(玉米)10 克,味精3 克,盐3 克,胡椒粉5 克,白醋8 克,香油5 克,香菜10 克,黑醋5 克。

制作步骤:

1. 发菜入水中浸20 分钟,红辣椒洗净切丝,金菇去沙根部分后洗净,蛋打散。

2. 炒锅入油,先放下香菇炒香,再放入红辣椒,金菇及其他丝料炒,然后加进素汤、酱油、盐、味精和胡椒粉滚煮2 分钟,加入生粉勾芡滚起后熄火。熄火后等1 分半钟再将蛋汁淋入汤汁里,并以锅铲推匀,然后全部移入汤碗依次加入黑醋、白醋、麻油和芫荽,即可供食。

美容智囊:清肠除斑、消脂降压、含粗纤维、美容减肥。

食疗汇:芹菜炒香菇

主料:芹菜400 克,香菇(鲜)50 克。

调料:盐2 克,淀粉(豌豆)10 克,酱油3 克,味精1 克,植物油30 克。

制作步骤:

1. 芹菜去叶、根,洗净,剖开,切成2 厘米长的段,用盐拌匀约10 分钟,清水漂洗,滤干待用。

2. 香菇切片。醋、味精、淀粉混和后装在碗里,加水约50 毫升对成芡汁待用。

3. 炒锅烧热后,倒入菜油30 克,油炼至无泡沫、冒青烟时,入芹菜煸炒2～3 分钟,投入香菇片迅速炒匀,再加入酱油稍炒,淋入芡汁,速炒起锅即成。用法:佐餐食之。

食疗功效:平肝清热,益气和血。用于肝阳上亢的头痛、眩晕。可作为高血压、高脂血症、动脉硬化、神经衰弱患者的保健膳食。

香菇肉丝

主料:芦笋300 克。

辅料:猪肉(瘦)200 克,香菇(鲜)50 克,鸡蛋100 克。

调料:大葱5 克,姜5 克,植物油25 克,盐5 克,淀粉(玉米)10 克,香油2 克。

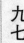

制作步骤：

1. 香菇洗净后切成丝,泡至有液体浸出,将浸出液体滤净备用;

2. 芦笋切成丝状;

3. 猪肉切成丝状,再打入鸡蛋搅拌;

4. 将肉丝入锅过油后捞出,并在余油中倒入葱、姜略微翻炒一下;

5. 再放入芦笋、香菇、肉丝、盐翻炒;

6. 把香菇浸出液倒入锅内略煮,然后以淀粉勾芡,最后淋上香油即可出锅。

食疗功效：提高机体对肿瘤的免疫力,能干扰病毒和癌细胞的生长。

香菇宜忌：香菇与毛豆、油菜相宜香菇与豆腐、驴肉相克。

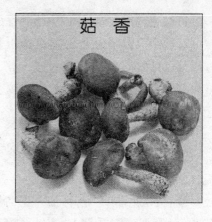

菇香

豆豉——蛋白质之源

《本草纲目》载："黑豆性平,作豉则温,既经蒸煮,能升能散,得葱则发汗,得盐则止吐,得酒则治风,得蒜能止血,炒熟能止汗。"

【豆豉】

豆豉,我国传统发酵豆制品,是一种用黄豆或黑豆泡透蒸(煮)熟,发酵制成的食品,古代称豆豉为"幽菽",主要产于湖南浏阳。我国长江以南地区常用豆豉作为调料,也可直接蘸食。

豆豉性平,味甘微苦;大豆含有丰富的蛋白质,在大豆发酵过程中,约有50%的大豆蛋白质会变成可溶性氮,10%则会被分解成为氨基酸,令豆豉营养价值变得相当高,味道亦甚为鲜美。若要测定其营养素,其中所含的蛋白质比牛肉更高。

豆豉中含有很高的尿激酶,尿激酶具有溶解血栓的作用;豆豉中含有多种营养素,可以改善胃肠道菌群,常吃豆豉还可帮助消化、预防疾病、延缓衰老、增强脑力、降低血压、消除疲劳、减轻病痛、预防癌症和提高肝脏解毒(包括酒精毒)功能;豆豉还可以解诸药毒、食毒。

【厨前密语】

1. 豆豉基本做法是将黄豆或黑豆蒸熟后,放进陶瓷器内发酵制成。

2. 豉为传统发酵豆制品,以颗粒完整、乌黑发亮、松软即化且无霉腐味为佳。

【好菜妙制】

头牌菜品:豆豉炒茄子

主料:茄子(紫皮、长)400 克。

辅料:豆豉 50 克。

调料:大葱 20 克,大蒜(白皮)20 克,姜 5 克,辣椒(红、尖、干)10 克,酱油 20 克,盐 2 克,味精 3 克,白砂糖 20 克,料酒 20 克,香油 5 克,植物油 50 克。

制作步骤:

1. 茄子洗净去皮,切成 3 厘米大的菱形块;干辣椒切成小段。

2. 炒锅上火,放入油烧至六成热时放入茄块炸熟,成金黄色时捞出。继续起锅上火,放点底油,放入干辣椒段炸成深红色时,放入豆豉、葱末、姜米、蒜末煸炒出香味,放入炸好的茄子继续煸炒几下,烹入酱油、料酒,加入盐、味精、糖再炒一会儿,最后淋入香油即可出锅装盘上桌。

亲尝体验:口味干香、辣,豆豉香味浓郁。

美容餐:蚝油豆豉苦瓜

主料:苦瓜 150 克,豆腐(北)250 克。

辅料:香菇(鲜)30 克。

调料:植物油 30 克,蚝油 5 克,豆豉 10 克,盐 3 克,香菜 10 克。

制作步骤:

1. 将苦瓜切开,去瓤洗净切块;

2. 香菜择洗干净后切末;

3. 豆腐切块;

4. 炒锅注油烧至六成热,下入豆腐块煎至金黄色,捞出控油;

5. 炒锅注油烧热,放入香菇、苦瓜块煸炒,加入蚝油、豆豉、少许水小火略焖;

6. 锅内再放入豆腐块炒匀,加入精盐、香菜末即可。

美容智囊:清热去火、减肥美容食谱。

食疗汇:洋葱豆豉炒鸡蛋

主料:鸡蛋 150 克。

辅料:洋葱(白皮)80 克。

调料:豆豉 10 克,植物油 10 克,盐 3 克。

制作步骤:

1. 鸡蛋去壳, 在碗内搅匀, 洋葱头去衣, 洗净, 切成粒, 豆豉洗净;

2. 起油锅, 放洋葱粒, 豆豉炒几翻, 放盐调味, 炒将熟时倒鸡蛋同炒, 炒熟随量食用或佐膳。

食疗功效: 养血补虚、健胃除烦。

豆豉烧苦瓜

主料: 苦瓜 500 克。

辅料: 豆豉 15 克。

调料: 盐 6 克, 味精 2 克, 大蒜(白皮)50 克, 大葱 10 克, 植物油 80 克, 香油 10 克, 辣椒油 15 克。

制作步骤:

1. 苦瓜切 4.5 克厘米长的筒, 放入开水锅中焯过, 捞出投凉水, 去籽, 挤干水分, 改成 3 厘米宽的块;

2. 大蒜切片, 葱切花, 豆豉用开水泡出味;

3. 将植物油烧沸, 下入苦瓜煎至两面呈金黄色后, 放入大蒜片、盐、红油、味精、豆豉和水烧入味, 收干汁, 放香油、葱花、装盘即成。

食疗功效: 健脾开胃、利尿食谱。

淡豆豉蒸鲫鱼

主料: 淡豆豉 30 克, 鲫鱼 200 克, 白糖 30 克。

制作步骤:

1. 将鲫鱼洗净, 去鳞及内脏, 放入蒸盘内, 在鲫鱼上洒上淡豆豉、料酒、白糖。

2. 将鱼置武火上蒸 20 分钟即成。

食法: 每日 2 次, 每次 100 克, 佐餐食用。

食疗功效: 清热解毒, 利湿消肿。

豆豉宜忌: 由于豆豉本身由大量的糖分和盐等发酵制成, 所以高血压病患者不宜进食过量, 体质虚寒者亦不宜大量食用。

黑芝麻——养护头发防脱白

据《本草纲目》载, 黑芝麻补肝、益胃、精血、润肠、生津、明目、乌发、养颜等。

【黑芝麻】

黑芝麻古称胡麻, 为胡麻科植物脂麻的黑色种子, 含有丰富的不饱和脂肪酸、蛋白质、钙、磷、铁质等。我国南北多数省区有栽培。原产印度与热带非洲，现广植于全世界热带至温带地区。

黑芝麻作为食疗品，有益肝、补肾、养血、润燥、乌发、美容作用，是极佳的保健美容食品；黑芝麻的神奇功效，还在于它含有的维生素 E 居植物性食品之首。维生素 E 能促进细胞分裂，推迟细胞衰老，常食可抵消或中和细胞内衰物质"游离基"的积累，起到抗衰老和延年益寿的作用；新近研究发现，黑芝麻具有降血脂、抗衰老作用，其食疗作用早已被公认，常食有益；黑芝麻富含生物素，对身体虚弱、早衰而导致的脱胎换骨发效果最好.对药物性脱发、某些疾病引起的脱发也会有一定疗效。

另外，黑芝麻中的维生素 E 有助于头皮内的血液循环，促进头发的生命力，并对头发起滋润作用，防止头发干燥和发脆。芝麻中富含的优质蛋白质、不饱和脂肪酸、钙等营养物质均可养护头发，防止脱发和白发，使头发保持乌黑亮丽。

【厨前密语】

1.芝麻可榨制香油（麻油），供食用或制糕点；种子去皮称麻仁，烹饪上多用作辅料；

2.炒制时千万不要炒糊。

【好菜妙制】

头牌菜品：黑芝麻枣粥

主料：粳米 500 克，黑芝麻 50 克，红枣 50 克，糖适量。

制作步骤：

1.黑芝麻炒香，碾成粉。

2.锅内水烧热后，将粳米、黑芝麻粉、红枣同入锅，先用大火烧沸后，再改用小火熬煮成粥。

3.食用时加糖调味即可。

亲尝体验：芳香扑鼻，甜润可口。

美容餐：黑芝麻核桃肉汤

主料：黑芝麻 40 克，核桃 40 克。

辅料：甜杏仁 12 克。

调料：冰糖 10 克。

制作步骤：

1.黑芝麻、核桃肉、南杏仁（甜杏仁）、三者分别洗净，沥干；

2.放入锅内炒至熟香变脆后研末；

3. 每日早餐后,用二匙羹芝麻核桃杏仁粉冲冰糖作汤饮用。

美容智囊:气血双补、美容养颜食谱。

黑芝麻糙米粥

主料:糙米 1 杯,黑芝麻 2 人匙,水 14 杯,白砂糖适量。

制作步骤:

1. 糙米洗净沥干。

2. 锅中加水 14 杯煮开,放入糙米搅拌一下,待煮滚后改中小火熬煮 45 分钟,放入黑芝麻续煮 5 分钟,加白砂糖煮溶即成。

美容智囊:帮助排除宿便,轻盈体态又不失营养的美容养颜食谱。

食疗汇:黑芝麻杏仁茶

主料:黑芝麻 10 克,甜杏仁 8 克。

调料:冰糖 5 克。

制作步骤:

1. 将黑芝麻去杂洗净,烘干备用;

2. 将杏仁洗净晾干;

3. 杏仁与黑芝麻一同捣烂,用开水冲泡,加入冰糖即成。

食疗功效:本品有润肺止咳之功效,适于肺阴不足之久咳少痰者食用。

黑芝麻蜂蜜糊

主料:黑芝麻 500 克,蜂蜜 500 克。

制作步骤:

1. 将黑芝麻拣净,炒香,晾凉,捣碎;

2. 黑芝麻装入瓷罐内,加入蜂蜜搅匀至糊状即可。

食疗功效:本品适于阴虚火旺型前列腺肥大患者食用。

黑芝麻山药何首乌粉

主料:黑芝麻 250 克,山药(干)250 克,何首乌 250 克。

制作步骤:将黑芝麻洗净,晒干,炒熟,研为细粉。将淮山药洗净,切片,烘干,研为细粉。将制何首乌片烘干,研为细粉,与芝麻粉、山药粉混和拌匀,装瓶备用。

用法:每日 2 次,每次 25 克,入锅,用温开水调成稀糊状,置于火上炖熟即成。

食疗功效:健脾补肾,养血益精。用于脾肾亏虚型贫血,症见面色萎黄或苍白,头晕、乏力、畏寒肢冷、腰膝酸痛,舌淡苔白,脉沉细。

黑芝麻宜忌：芝麻仁外面有一层稍硬的膜，把它碾碎才能使人体吸收到营养，所以整粒的芝麻应加工后再吃。

发菜——戈壁之珍

《本草纲目》载："龙须菜，生东南海边石上，以醋浸食之，和肉蒸食亦佳。"

【发菜】

发菜为藻类植物门植物发菜的藻体。发菜贴在于荒漠植物的下面，因其形如乱发，颜色乌黑，得名"发菜"，也被人称之为"地毛"。是一种极名贵的食物，素有"戈壁之珍"美誉。发菜分布世界各地，加拿大、美国、摩洛哥、阿尔及利亚、法国、独联体和蒙古等国家和地区都有生长。发菜在我国食用历史悠久，唐、宋年代就远销东南亚各国。我国发菜主要产于内蒙古高原和青藏高原的青海，宁夏、甘肃等地区，以宁夏的产量最多，质量也最好，为宁夏传统"五宝"中最名贵的一种"黑宝"。

发菜富含蛋白质和钙、铁等，均高于猪、牛、羊肉及蛋类；所含蛋白质较丰富、比鸡肉、猪肉高，还含糖类、钙、铁、碘、藻胶、藻红元等营养成分，脂肪含量极少，故有山珍"瘦物"之称；发菜具有清热消滞、软坚化痰、消肠止痢等功效；发菜还具有调节神经的作用，并可作为高血压、冠心病、高血脂、动脉硬化、慢性支气管炎等病症辅助食疗的理想食物。

发菜性味甘、寒，无毒。入肝、肾、膀胱经。具有清热消滞、软坚化痰、理肠除垢、解毒滋补、通便利尿、化湿去腻、散结和降血压的功效。据中医书籍中介绍，发菜对甲状腺肿大，淋巴结核、脚气病、鼻出血、缺铁性贫血、高血压和妇科病等都有一定的疗效。

【厨前密语】

1. 在食用前，应先用温水浸泡 2 小时左右，去杂质，洗净后轻轻揉擦，使其松散，再用清水漂洗，然后烹调；

2. 作菜肴脆滑细嫩，细嚼有声，别有风味，清香宜人，多与鲍鱼、干贝、虾仁、鸡鸭、鱼丸等烧汤；

3. 炒烩，如与虾米，鸡蛋同炒；或切成小块作为冷盘；或掺入肉糜内做丸子；或用油皮卷上发菜，挂糊后放入锅内油炸成发菜卷；

4. 与冬菇、熟笋及绿叶菜等菜烧入素席等等；

5. 发菜也多用于制作花色菜的辅助材料。

【好菜妙制】

头牌菜品:金钱发菜

主料:发菜(干)20 克,鸡胸脯肉 100 克,鸡蛋 180 克。

辅料:菠菜 10 克,鸡蛋清 25 克,淀粉(蚕豆)5 克,玉兰片 5 克。

调料:黄酒 15 克,味精 1 克,盐 2 克,猪油(炼制)15 克。

制作步骤:

1. 将鸡脯肉剁成细茸,放入碗中,加熟猪油、鸡蛋清 25 克,搅拌成鸡酿子;

2. 发菜漂洗干净,用手攥干水分;

3. 玉兰片切成薄片;

4. 嫩菠菜叶淘洗干净;

5. 取一个鸡蛋(约 60 克)打散,加少许水和少许湿淀粉,搅均匀,蒸硬成蛋黄糕;

6. 将蛋黄糕放凉后切成 1 厘米见方的长条,做钱眼用;

7. 再取 2 个鸡蛋(约 120 克)打散加少许水和少许湿淀粉,搅均匀;

8. 炒锅上火,用油擦光,分摊蛋皮 2 张;

9. 鸡酿子和净发菜拌匀;

10. 鸡蛋皮平摊在砧板上,将拌好的发菜分别摊上,中间放切好的蛋黄糕一长条,卷成直径约 3 厘米的圆柱;

11. 共卷制共 4 卷,放平盘,上笼蒸 5 分钟取出;

12. 待凉后,立刀切 1 厘米厚的钱形圆片,整齐地排在蒸碗内;

13. 再浇鸡清汤,放精盐少许,上笼蒸热取出,扣在大汤碗内,滗出蒸汤;

14. 锅上火,放鸡清汤烧沸,加精盐、黄酒、嫩菠菜叶、水发玉兰片、味精,撇去浮沫,浇入汤碗即成。

制作要诀:

1. 本品为花色菜式,制作要求精细,做钱眼的蛋黄糕,切 1 厘米见方,大小一致。发菜鸡酿子拌均匀,卷成圆柱形,首尾粗细相同,钱眼必须正居中央;

2. 此为汤菜,吊好鸡清汤,是保证味鲜适口的关键;

3. 某些地区不用菠菜叶、玉兰片,但加此辅料,与金钱相衬,黄、黑、绿、白,色彩宜人。

亲尝体验:形似金钱,鸡汤味鲜,鸡茸脆嫩,发菜绵软。

美容餐:莲藕发菜红豆汤

主料:莲藕 960 克,赤小豆 40 克,发菜(干)40 克。

辅料:蜜枣 50 克。

制作步骤：

1. 莲藕去皮用清水洗净,切成薄块备用;

2. 发菜浸洗去净泥沙;

3. 洗净蜜枣、红豆后,放置在一个煲内;

4. 加水煲 3 小时,藕软熟出味即可上桌。

美容智囊:利水祛肿、清肠除斑、滋阴养颜、美容减肥食谱。

发菜香菇酸辣汤

主料:发菜(干)20 克,辣椒(红、尖、干)200 克,金针菇 50 克,鸡蛋 70 克,香菇(干)30 克,红萝卜 50 克,榨菜 50 克。

调料:花生油 15 克,酱油 3 克,淀粉(玉米)10 克,味精 3 克,盐 3 克,胡椒粉 5 克,白醋 8 克,香油 5 克,香菜 10 克,黑醋 5 克。

制作步骤：

1. 发菜入水中浸 20 分钟,红辣椒洗净切丝,金菇去沙根部份后洗净,蛋打散。

2. 炒锅入油,先放下香菇炒香,再放入红辣椒,金菇及其他丝料炒,然后加进素汤、酱油、盐、味精和胡椒粉滚煮 2 分钟,加入生粉勾芡滚起后熄火。熄火后等 1 分半钟再将蛋汁淋入汤汁里,并以锅铲推匀,然后全部移入汤碗依次加入黑醋、白醋、麻油和芫荽,即可供食。

美容智囊:清肠除斑、消脂降压、含粗纤维、滋阴养颜、美容减肥食谱。

食疗汇:车前发菜汤

主料:车前草 10 克,发菜(干)10 克。

调料:冰糖 5 克。

制作步骤：

1. 先把车前草拾去杂质,清水洗净,取刀切成段,用纱布包扎;发菜用温水浸发,清水洗净。

2. 将发菜与车前草同放入锅内,加清水适量,煎煮 30—60 分钟。

3. 把锅盖揭开,取出车前草纱布包,加入冰糖适量,煮至冰糖融化后即成,喝汤吃发菜。

食疗功效:车前草利尿通淋,发菜也具有补肾利尿之功效。

发菜汤

主料:发菜(干)25 克。

制作步骤：

本草养生

1. 将发菜用凉水浸泡2~3小时,捡除杂质;

2. 换水洗净,放在水中煮15分钟;

3. 再焖泡20分钟,即可滤汤、饮用,凉、热饮均可。

制作要诀:利用此原料可以再煮三遍,最后将发菜一起食用。

食疗功效:有很高的营养价值,此汤利尿利便、养颜补血、乌发美容、生津解渴、助消化。

发菜宜忌:女性经期可食发菜用于补血。

蕨根粉——脾胃良菜

据《本草纲目》载,蕨根具有促进消化、健胃、活血、降压、降脂、减肥、美颜的自然保健功能,历代为人们广为食用。

【蕨根粉】

蕨根粉是一种药食同源的天然野生植物,即可入药又可食用。多生长在无污染的山谷坡地和树丛中。营养成份:含有丰富的淀粉,同时含有大量的胡萝卜素,维生素C,人体所需的镁、锌、钙、铜、硒、磷等微量元素和多种营养物质。

蕨根含蛋白质仅2.4%,脂肪含量为1.2%,还有少量矿物质如钾、钙、镁、钠等,但含量均低于普通蔬菜和粮食豆类。提取淀粉和制作粉条的工艺会除去绝大部分蛋白质和氨基酸,也会损失大部分矿物质和维生素。也就是说,蕨根粉中的主要有效成分就是淀粉,其他成分可以说都微乎其微,对于膳食营养起不到什么显著作用。

蕨根粉性微甘、凉,具有清热解毒,健胃补脾功效,对头晕失眠,高血压等病症有良好的医疗与保健效果;蕨根粉虽说是以淀粉为主要成分,但此淀粉非彼淀粉,其中的直链淀粉含量高,抗消化淀粉含量高,消化吸收速度慢。故而,在总碳水化合物不超标的前提下,糖尿病人和减肥者可以用它替代白米饭白面条,作为宴饮时的主食;蕨根粉在宴席上往往是作为凉菜,很早就端上桌来。由于它富含淀粉,实际上起到了平衡三大产能营养素的作用。在食用大量蛋白质和脂肪的荤菜之前,先吃一些蕨根粉,既能减少蛋白质的浪费,又能让人提前有些饱腹感,避免吃菜过量,实际上起到了保护健康和平衡营养的作用;深色蕨根粉含有较多的抗氧化成分,不仅能够清热解毒,适合夏季食用,而且对预防慢性疾病有一定好处。故而,用质地黑褐的蕨根粉来替代质软色白,用马铃薯、甘薯和豆类等制作的传统粉条粉皮,替代那些漂白过或染色过的产品,显然在健康上具有相当优势。

【厨前密语】

1. 一般超市都能买到蕨根粉,形状有细粉丝状的,也有宽条粉丝形状的,如果打开,闻起来会有种药味,价格比白粉丝稍贵一些,品质以广西、四川等地出产的品种最好。

2.居民可以在夏季一次性多买一些回家,具体吃法是将适量蕨根粉倒入沸水中煮5分钟。

【好菜妙制】

头牌菜品:凉拌蕨根粉

主料:蕨根粉。

配料:食用油、花椒、红油豆瓣、盐、白糖、酱油、醋、鸡精、蒜末。

制作步骤:

1.将蕨根粉放到开水锅里煮一下,关火、稍微的再泡一下捞出,过凉开水捞出,装到一个大一点的容器里。

2.做炒菜锅,放入食用油,然后放花椒,看到花椒变色关火,将花椒捞出。

3.调凉拌汁:准备一个小碗,将酱油、醋、红油豆瓣、盐、白糖、鸡精、蒜末放入,拌匀倒入装蕨根粉的容器里,再将花椒油倒入,拌匀即可。

亲尝体验:香辣可口,食欲大开,滑润爽口。

美容餐:鸡丝蕨根粉

主料:蕨根粉 150 克、鸡胸肉 100 克,泡菜 50 克。

配料:青、红朝天椒各 3 个。

调料:大葱段 2 段、香菜 2 根、香葱 2 根、姜 2 片、生抽 1 汤匙(15 毫升)、米醋 2 汤匙(30 毫升)、白砂糖 1 汤匙(15 克)、盐 1 茶匙(5 克)。

制作步骤:

1.青、红朝天椒清洗干净,切成小圈状。香菜洗净切碎,香葱洗净切成葱花。蕨根粉用开水泡 20 分钟,捞出后浸入冷水。泡菜切成细丝。

2.锅中加入 400 毫升清水、大葱段、姜片,大火煮沸后放入鸡胸肉,煮熟后捞出。晾凉,用手撕成细丝。

捞出蕨根粉,沥干水分,放入碗中,加入鸡肉丝、泡菜丝、青红朝天椒圈、香菜碎、香葱花,再调入生抽、米醋、白砂糖和盐,拌匀即可。

美容智囊:非常健康的养颜护肤的食谱。

食疗汇:瓜丝拌蕨根粉

主料:蕨根粉 120 克,黄瓜 1 根,香菜 1 根,熟芝麻 50 克,凉开水。

调料:盐,味精,生抽,香醋,白糖,香油,辣椒油。

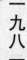

制作步骤：

1.将蕨根粉用清水冲洗一下，然后放入沸水，调小火煮上5分钟，待无硬心，立即捞出过凉开水，沥水之后放入调理盆，这是让蕨根粉保留弹性和韧性的重要一步；

2.黄瓜洗净，切成细丝，与香菜和一半的熟芝麻一起，放入调理盆，加上盐、味精、生抽、香醋和一点白糖(用于提鲜)，搅拌，最后再添上香油和适量的辣椒油，混合均匀；

3.将拌菜装盘，最后把剩下的熟芝麻洒在上面，即食用了。

食疗功效：清热降火，生津开胃。

美味蕨根粉

原料：蕨根粉300克，绿豆芽100克，鲜牛肉丝50克，洋葱丝10克，红椒丝10克，香菜10克，姜丝10克。

调料：精盐5克，白糖5克，味精5克，蚝油10克，红酱油15克，香油10克，色拉油15克。

制作步骤：锅放色拉油烧至六成热，将牛肉丝炒散，再入洋葱丝、红椒丝、香菜、姜丝炒香，下入发好的蕨根粉和去掉头尾的绿豆芽大火炒香，烹入精盐、味精、白糖、蚝油、红酱油，翻炒均匀，淋入香油出锅即可。

食疗功效：清热解毒，健胃补脾功效。

蕨根粉宜忌：非常适合老年人作为食疗食品和夏季凉菜食用。

第六节 《本草》推荐的养生红果

众所周知，红色是最张扬生命的颜色，而对于水果来说，造物主在赋予草莓、樱桃、西瓜等水果红宝石般耀目的色泽时，还赐予了它们的最有效的抗氧化功能，可以抑制癌细胞形成，提高人体免疫力。此外，红色水果所含的热量往往很低，是减肥食谱中的上上之选。

难怪有专家开玩笑说过："亚当在伊甸园里一定啃的是红色苹果，如果他碰巧遇上一枚青苹果，人类也许就没有那么好的抵抗力捱过大自然考验了。"

苹果——大夫第一药

据《本草纲目》载，苹果"补中焦诸气不足，和脾""下气消痰，治霍乱肚疼，消渴者宜食之，疗水谷痢泄精"。

【苹果】

苹果为蔷薇科植物苹果的果实。苹果属原产于两半球温带。目前我国主要产于华北、东北一带,夏、秋季果实成熟时采摘,洗净鲜用或切片晒干用。苹果的形态略呈圆形,果皮的颜色多为青、黄、红色。不同的地区、不同品种的苹果,其成熟季节是有差别的。苹果酸甜可口,营养丰富,是老幼皆宜的水果之一。它的营养价值和医疗价值都很高,被越来越多的人称为"大夫第一药"。许多美国人把苹果作为瘦身必备,每周节食一天,这一天只吃苹果,号称"苹果日"。

苹果性凉,味甘、酸,归心脾肺胃经。苹果中的胶质和微量元素铬能保持血糖的稳定,还能有效地降低胆固醇;在空气污染的环境中,多吃苹果可改善呼吸系统和肺功能,保护肺部免受污染和烟尘的影响;苹果中含的多酚及黄酮类天然化学抗氧化物质,可以减少肺癌的危险,预防铅中毒;苹果特有的香味可以缓解压力过大造成的不良情绪,还有提神醒脑的功效;苹果中富含粗纤维,可促进肠胃蠕动,协助人体顺利排出废物,减少有害物质对皮肤的危害;苹果中含有大量的镁、硫、铁、铜、碘、锰、锌等微量元素,可使皮肤腻、润滑、红润有光泽。

【厨前密语】

将削掉皮的苹果浸于凉开水里,可防止氧化使苹果清脆香甜。

苹果放在阴凉处,一般可保存 7~10 天。如果装进塑料袋封好,可保存更长时间。

【好果妙制】

头牌菜品:西式泡苹果

主料:酸性苹果(国光苹果最佳)10 千克。

调料:白糖 500 克,盐 50 克,清水 10 千克。(备新竹算 1 张)

制作步骤:

1.将无伤、无虫咬的个头均匀的苹果洗净,码人搪瓷桶(或瓦缸)内,注意码放时不要太密。

2.将锅刷净,入清水、白糖、盐烧开,打去浮沫,晾凉后下入桶内,压入竹算以水没过苹果 2 厘米为宜。盖上盖,入冷库保鲜室,以 3℃左右保存,腌制 15~20 天即成。食用时,将其切片排入盘中。

亲尝体验:味似荔枝,酸甜清爽,咸香适口。

美容餐:苹果沙拉

主料:苹果 400 克。

辅料:黄瓜 200 克。

调料:盐 3 克,奶油 80 克,柠檬汁 20 克,白砂糖 30 克,胡椒粉 3 克。

制作步骤:

1.苹果去皮去核切成丁,黄瓜去皮去籽切成小丁,放入盐水内浸泡 10 分钟。

2.盐、奶油、柠檬汁、白糖和胡椒粉调匀成汁。

3.苹果丁、黄瓜丁取出沥净水分,放入调好的汁拌匀即可。

美容智囊:延缓衰老、美容养颜。

苹果汁

主料:苹果 200 克。

制作步骤:

1.苹果洗净后削去外皮,除去内核。

2.将苹果用擦板擦成泥状,滤除小块,只留果汁。

3.以 2—3 倍的比例向果汁中倒入清水调匀即可。

美容智囊:延缓衰老、美容减肥。

美颜苹果醋

主料:苹果 600 克。

调料:冰糖 300 克,陈醋 600 克。

制作步骤:

1.苹果洗净,去皮去果核后切片;

2.以一层苹果片、一层冰糖的方式放入广口玻璃瓶中;

3.再倒入糯米醋,然后封紧瓶口;

4.贴上制作日期卷标,放置于阴凉处,静置浸泡 3 个月后,即可开封稀释饮用。

美容智囊:清热解毒、美容减肥。

食疗汇:苹果汤

主料:苹果 500 克。

辅料:猪肉(瘦)200 克。

调料:小葱 5 克,姜 5 克,花椒 5 克,盐 3 克,味精 2 克。

制作步骤:

1.将苹果洗净,削去皮,切成 1 厘米大小的块,备用;

2.瘦猪肉洗净,切成 2 厘米大小的块,备用;

3.汤锅置大火上,加水 1000 克,放入苹果块,煮沸;

4.再加入瘦猪肉及葱、姜、花椒、精盐；

5.小火煮至肉熟后即可调味精饮用。

食疗功效：苹果汤中以苹果和瘦猪肉的巧妙结合，共制了一道生津止渴、润肠健胃的保健汤肴。

苹果宜忌：苹果中含有鞣酸，不宜与海味同食。

樱桃——百果第一枝

据《本草纲目》载，樱桃有益气、祛风湿、透疹、解毒等多种药效。

【樱桃】

樱桃又名"含桃"，是蔷薇科植物樱桃的果实，是上市较早的一种乔木果实，号称"百果第一枝"。据说黄莺特别喜好啄食这种果子，因而名为"莺桃"。其果实虽小如珍珠，但色泽红艳光洁，玲珑如玛瑙宝石一样，味道甘甜而微酸，既可鲜食，又可腌制或作为其他菜肴食品的点缀，备受青睐。

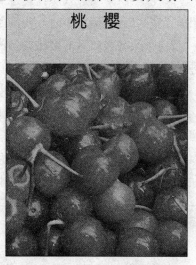

常食樱桃可补充体内对铁元素量的需求，促进血红蛋白再生，既可防治缺铁性贫血，又可增强体质，健脑益智；防治麻疹麻疹流行时，给小儿饮用樱桃汁能够预防感染。樱桃核则具有发汗透疹解毒的作用；祛风胜湿，杀虫樱桃性温热，兼具补中益气之功，能祛风除湿，对风湿腰腿疼痛有良效。樱桃树根还具有很强的驱虫、杀虫作用，可驱杀蛔虫、蛲虫、绦虫；收涩止痛民间经验表明，樱桃可以治疗烧烫伤，起到收敛止痛，防止伤处起泡化脓的作用。同时樱桃还能治疗轻、重度冻伤；养颜驻容樱桃营养丰富，所含蛋白质、糖、磷、胡萝卜素、维生素C等均比苹果、梨高，尤其含铁量高，常用樱桃汁涂擦面部及皱纹处，能使面部皮肤红润嫩白，去皱消斑。

【厨前密语】

樱桃成熟时颜色鲜红，玲珑剔透，味美形娇，营养丰富，医疗保健价值颇高，又有"含桃"的别称。樱桃性温，味甘、酸，归脾、胃、肝、肾经。樱桃含有丰富的营养，主要要蛋白质、脂肪、糖类和多种维生素，其中维生素含量比较高。樱桃中还含有很多矿物质和微量铁元素，铁元素的含量居水果之首。

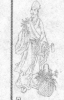

【好果妙制】

头牌菜品：樱桃干

制作步骤：

1. 原料选择：应选皮色光亮，柄短核小、果粒大小比较均匀、味甜、汁较少的品种。去除霉烂、未成熟果等不合格果。

2. 去柄：用手摘除果柄。

3. 洗涤：将挑选后的樱桃装入篮子，于水槽或盆内用流动水清洗2～3次，除去杂质。

4. 浸碱：为了缩短干燥时间，最好将樱桃放在0.2～0.3%沸碱液中热烫片刻。

5. 漂洗：热烫后的樱桃在清水中漂洗去碱液，在篮子内放5～10分钟，以沥干水分。

6. 熏硫：将果实装入烘盘送进熏硫室。将硫磺置于钵中，加入木片等助燃，点燃后关闭熏硫室的门，熏硫1小时。每吨鲜果用硫磺粉2～3千克。

7. 烘干：将熏硫后的樱桃均匀的铺在烘盘上，送进烘房进行干燥，开始以60℃的温度进行，待稍干时，将温度升至75～80℃，经8～12小时后取出，挑出未烘干的果实，放在另一个烘盘上再次干燥。若天气晴朗也可在阳光下暴晒至干。

8. 回软：为达到果实内外水分平衡。质地呈适宜柔软状态，应将樱桃干倒入木箱中，回软2～3天。

亲尝体验：色呈暗灰或带淡红色彩的暗灰色，气味清香，肉质柔软，不酥不霉，含水量在18%以下，无虫蛀，无杂质和泥沙。

美容餐：纯樱桃汁

制作步骤：

将樱桃洗净，去核，榨汁并立即饮用。

美容智囊：如果好好准备的话，樱桃汁将会是一道美味的果汁。基于此，樱桃汁适合加入其他的果汁。但如果你不愿做混合汁的话，纯樱桃汁也是一道味道非常不错的甜果汁，而且闻起来也很香。樱桃汁是一种天然的杀菌剂，可以缓解关节炎、尿酸过量所导致的痛风等多种病症。据称它还具有强效的抗癌效果，还可缓解头痛和偏头痛。这道果汁还能起到使皮肤光滑的作用。

银耳樱桃羹

主料：银耳，樱桃，桂花，冰糖。

制作步骤：

银耳50克、樱桃30克，桂花、冰糖适量，先将冰糖溶化，加入银耳煮10分钟左右，再加入樱桃、桂花煮沸后即可食用。

美容智囊:此羹有补气、养血、白嫩肌肤、美容养颜之功效。

食疗汇:润色樱桃酒

主料:樱桃600克。

辅料:冰糖210克,江米酒600克。

制作步骤:

1.樱桃洗净,完全晾干后,去除蒂头,用刀子在樱桃上割划数刀;

2.以一层樱桃、一层冰糖的方式放入广口玻璃瓶中;

3.再倒入高粱酒,然后封紧瓶口;

4.贴上制作日期卷标,放置于阴凉处,静置浸泡3个月后,即可开封滤渣装瓶饮用。

制作要诀:

1.樱桃酒可添加通宁水或苏打水与柠檬汁,调制为餐前酒,也很适合加在咖啡里;如爱尔兰式咖啡般饮用;

2.樱桃需挑选颜色较深黑的,酿成的酒色会比较漂亮。

食疗功效:含丰富维生素A与铁质,可改善贫血、补元气、祛风湿、纾解腰腿酸痛,与滋润改善皮肤粗糙现象。

糖水樱桃

主料:主料熟透的樱桃100克。辅料绵白糖15克。

制作步骤:

1.将樱桃洗净,切去把,掏去核,放入锅内,加入绵白糖及水50克,用小火煮15分钟左右,煮烂备用。

2.将锅中樱桃搅烂,倒入小杯中,晾凉后喂食。

食疗功效:此食品酸甜适口,色泽鲜红,含有丰富的铁、钙、胡萝卜素和维生素B、C等多种营养素。含铁量比苹果、橘子高20倍以上,居各种水果之首,含胡萝卜素也比苹果、橘子高4~5倍。因樱桃是一种净化水果,一般婴儿都爱吃。制作中,要将樱桃核洗净,樱桃要煮烂。

樱桃宜忌:樱桃性温热,热性病及虚热咳嗽者忌食;有溃疡症状者、上火者、慎食;糖尿病者忌食。樱桃核仁含氰甙,水解后产生氢氰酸,药用时应小心中毒。

山楂——延年益寿的"长寿食品"

《本草纲目》载:"山楂化饮食,消肉积、症痕、痰饮、痞满吞酸、滞血痛胀。"

【山楂】

山楂,为蔷薇科落叶灌木或小乔木植物野山楂或山里红的果实,又名山里红、红果、胭脂果,有很高的营养和医疗价值。花白色,果实近球形,红色,味酸甜,因老年人常吃山楂制品能增强食欲,改善睡眠,保持骨和血中钙的恒定,预防动脉粥样硬化,使人延年益寿,故山楂被人们视为"长寿食品"。

山楂性温,味甘、酸,归脾、胃、肝经。山楂中含有丰富的糖类、维生素 A、维生素 B、维生素 C、胡萝卜素、果酸、山楂酸以及蛋白质、脂肪和钙、铁、磷、钾等矿物质,还含有丰富的膳食纤维和黄酮类化合物。

山楂能防治心血管疾病,具有扩张血管、增加冠脉血流量、改善心脏活力、兴奋中枢神经系统、降低血压和胆固醇、软化血管及利尿和镇静作用;山楂酸还有强心作用,对老年性心脏病也有益处;它能开胃消食,特别对消肉食积滞作用更好,很多助消化的药中都采用了山楂;山楂有活血化淤的功效,有助于解除局部淤血状态,对跌打损伤有辅助疗效;山楂对子宫有收缩作用,在孕妇临产时有催生之效,并能促进产后子宫复原;山楂所含的黄酮类和维生素 C、胡萝卜素等物质能阻断并减少自由基的生成,能增强机体的免疫力,有防衰老、抗癌的作用;山楂中有平喘化痰、抑制细菌、治疗腹痛腹泻的成分。

【厨前密语】

1. 山楂味酸,加热后会变得更酸;

2. 山楂用水煮一下可以去掉一些酸味,如果还觉得酸,可以适量加一点儿糖,不过这样消脂的作用就少了很多。

【好果妙制】

头牌菜品:山楂糕

主料:山楂 1200 克。

调料:白砂糖 1200 克,白矾 35 克。

制作步骤:

1. 将山楂(鲜山楂)剥开去核,洗净。

2. 将锅内倒入水,放入山楂,烧沸,待山楂煮烂后,过罗滤去渣子,将山楂泥再放入锅内,加入糖烧开,使糖溶化。

3. 将白砚放入碗内,加入少量沸水,溶化后倒入山楂浆内搅匀,立刻倒入干净的瓷盘内摊平,冷却,即成山楂糕。

亲尝体验:此山楂糕色泽红艳,口味酸甜。

美容餐：山楂羹

主料：金糕 25 克。

辅料：琼脂 15 克，桂花 5 克。

调料：白砂糖 50 克。

制作步骤：

1. 山楂糕切成小方丁，放在锅中加适量水烧开；

2. 洋菜放在清水中泡开，放入煮好的山楂糕丁；

3. 在锅内搅匀再煮沸后加入白糖，撒上桂花拌匀即可。

美容智囊：活血化淤、美容养颜、延缓衰老。

食疗汇：生姜山楂汤

主料：姜 10 克，山楂 12 克。

辅料：赤砂糖 10 克。

制作步骤：

将生姜、红糖、山楂水煎服。

食疗功效：1. 散寒理气。2. 适用于寒性痛经。

山楂红枣汤

主料：鸡内金 15 克，山楂 30 克，枣（干）20 克。

制作步骤：

1. 将山楂、鸡肫皮洗净备用；

2. 红枣温水泡发，洗净备用；

3. 将山楂、鸡肫皮、红枣一同放入锅中；

4. 加适量清水煮沸后，用文火煮约 40 分钟即可。

食疗功效：本品具有健脾消食、理气化痰之功效，适于食欲不振而便秘的肝硬化患者食用。

山楂饮

主料：山楂 20 克，茶叶 5 克。

调料：白砂糖 20 克。

制作步骤：

1. 先将 20 克干山楂放入砂锅内，加适量清水煎汤；

2. 剩一杯水左右为宜，去渣留汁（药渣留用）加白糖适量，即可饮用。

食疗功效：1.本品具有降血脂之功效，且疗效显著；2.适用于高脂血症患者食用；3.山楂泡茶叶饮用，连饮一个月，期间停用降压药，也适合患者高脂血症的中老年人饮用。

山楂宜忌：市场上的山楂小食品含糖很多，应少吃，尽量食用鲜果；山楂有帮助消化的作用，再拌上同样清爽的白菜心，特别适合食积不化、脂肪堆积者食用。

红枣——果中之王

据《本草纲目》载，大枣气味甘平，安中养脾气、平胃气、通九窍、助十二经，补少气，久服轻身延年。

【红枣】

红枣，又名大枣，为鼠李科落叶灌木或小乔木植物枣树的成熟果实。枣自古以来就被列为"五果"（桃、李、梅、杏、枣）之一，历史悠久。大枣最突出的特点是维生素含量高。在国外的一项临床研究显示：连续吃大枣的病人，健康恢复比单纯吃维生素药剂快3倍以上。因此，大枣有"天然维生素丸"的美誉。我国栽培枣树范围极广，北边达到辽宁的锦州、北镇一带，以山东、河北、山西、陕西、甘肃、安徽、浙江产量最多。

红枣性温，味甘，归心、脾、胃经。大枣中含有较高的糖类、维生素A、维生素C、维生素E、维生素P、胡萝卜素、叶酸、泛酸、烟酸等，以及磷、钾、镁、铁等矿物质。此外，还有芦丁等。大枣中还富含具有保健作用的环磷酸腺苷成分和硒元素，被誉为"果中之王""滋补佳品"。

枣能提高人体免疫力，并可抑制癌细胞：药理研究发现，红枣能促进白细胞的生成。降低血清胆固醇，提高血清白蛋白，保护肝脏，红枣中还含有抑制癌细胞，甚至可使癌细胞向正常细胞转化的物质；经常食用鲜枣的人很少患胆结石，这是因为鲜枣中丰富的维生素C，使体内多余的胆固醇转变为胆汁酸，胆固醇少了，结石形成的概率也就随之减少；枣中富含钙和铁，它们对防治骨质疏松、产后贫血有重要作用，中老年人更年期经常会骨质疏松，正在生长发育高峰的青少年和女性容易发生贫血，大枣对他们会有十分理想的食疗作用，其效果通常是药物不能比拟的；对病后体虚的人也有良好的滋补作用；枣所含的芦丁，是一种使血管软化，从而使血压降低的物质，对高血压病有防治功效；枣还可以抗过敏、除腥臭怪味、宁心安神、益智健脑、增强食欲。

【厨前密语】

枣皮中含有丰富的营养素，炖汤时应连皮一起烹调。

【好果妙制】

头牌菜品：红枣糕

主料：枣(干)400 克，枸杞子 30 克，核桃 30 克，葡萄干 30 克，黑芝麻 30 克，松子仁 30 克，糙米 50 克，薏米 50 克，小麦面粉 150 克。

调料：赤砂糖 200 克。

制作步骤：

1. 将红枣、枸杞、葡萄干、黑芝麻、糙米、薏米泡洗干净；

2. 加核桃仁、面粉、少许水在盆中拌匀；

3. 将红枣、枸杞、葡萄干、黑芝麻、糙米、薏米、核桃仁、面粉放入沸水锅中蒸 20 分钟，再焖 10 分钟；

4. 将蒸好的食物倒入圆表或心形的模具中；

5. 用松子在上面排列出图案，待冷后倒出，切片即可。

亲尝体验：润光洁，细腻嫩滑，味甜洌而清香，入口感觉滑爽，

美容餐：红枣银耳粥

主料：粳米 100 克。

辅料：银耳(干)25 克，枣(干)15 克，莲子 10 克，枸杞子 10 克。

调料：白砂糖 10 克。

制作步骤：

1. 干银耳用冷水浸泡半天，择洗干净；

2. 红枣洗净，泡软去核；

3. 莲子、枸杞分别洗净，泡软备用；

4. 粳米淘洗干净，用冷水浸泡半小时，捞出，沥干水分；

5. 锅中加入约 1000 毫升冷水，将粳米、红枣放入，先用旺火烧沸；

6. 转小火熬煮至八成熟时加入银耳、白糖，稍煮即可。

美容餐：花生红枣养血汤

主料：花生 50 克，红枣 80 克，木耳 50 克、广红糖 80 克。

制作步骤：

1. 红枣、花生、木耳洗净，同放砂煲内，加清水适量，武火煮沸后，改用文火煲至花生熟烂，加入红糖再煲片刻，即可食用。

2. 喝的时候，可以根据自己的喜好，再加入少许蜂蜜，更增添特殊的营养和滋味。

美容智囊:养血美容。

食疗汇:益母草泡红枣

主料:益母草20克,枣(鲜)100克。

调料:赤砂糖20克。

制作步骤:

1.将益母草、红枣分放于两碗中,各加650克水,浸泡半小时。

2.将泡过的益母草倒入沙锅中,大火煮沸,改小火煮半小时,用双层纱布过滤,约得200克药液,为头煎。药渣加500克水,煎法同前,得200克药液,为二煎。

3.合并两次药液,倒入煮锅中,加红枣煮沸,倒入盆中,加入红糖溶化,再泡半小时即成。

食疗功效:此汤药具有温经养血,去淤止痛的功效。适用于血虚寒凝型月经后期者。

脂酒红枣

主料:枣(干)250克。

辅料:羊脂25克,江米酒250克。

制作步骤:

1.将红枣放入锅中,加水煮软后,倒去水,加入羊脂、糯米酒(或黄酒),煮一沸后晾凉。

2.将红枣和酒液倒入下班瓶内,密闭贮存7天即成。

用法:每次使用红枣3～5枚,每天2次。

食疗功效:补虚健脾。适用于久病体虚、消渴、脾虚气弱等症。脾调养药膳。

红枣泥

主料:枣(干)100克。

辅料:白砂糖20克。

制作步骤:

1.将红枣洗净,放入锅内,加入清水煮15～20分钟,至烂熟。

2.去掉红枣皮、核,捣成泥状,加水少许再煮片刻,加入白糖调匀,即可喂食。

食疗功效:可供4～6个月婴儿添加辅食时选用。红枣泥含有丰富的的钙、磷、铁,还含有蛋白质、脂肪、碳水化合物及多种维生素。具有健脾胃、补气血的功效,对婴儿缺铁性贫血、脾虚消化不良有较好的防治作用。

红枣宜忌:红枣配鲜芹菜根同煎服,对降低血脂胆固醇有一定效果。

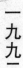

西瓜——清热解暑佳品

据《本草纲目》载,西瓜有"消烦止渴,解暑热,疗喉痹,宽中下气,利小水,治血痢,解酒毒,治口疮"之功效。

【西瓜】

西瓜又名寒瓜、夏瓜、水瓜,为葫芦科植物西瓜的果实。呈圆形或椭圆形,皮色有浓绿、绿、白或绿色夹蛇纹等。瓤多汁而甜,呈浓红、淡红、黄或白色。原产非洲,因是在汉代从西域引入,故称"西瓜"。西瓜味道甘味多汁,清爽解渴,是盛夏佳果,且西瓜果皮、果肉、种子都可食用、药用。例如:瓜子可作茶食,瓜皮可加工制成西瓜酱等。

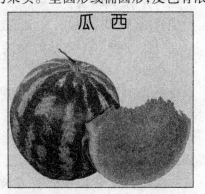

西瓜性寒,味甘、淡,归心、胃、膀胱经。西瓜除不含脂肪和胆固醇外,几乎含有人体所需要的全部的营养成分。西瓜果肉中主要的营养成分有蛋白质、葡萄糖、果糖、蔗糖、鞣酸、苹果酸、胡萝卜素等。

西瓜可清热解暑,除烦止渴:西瓜中含有大量的水分,在急性热病发烧、口渴汗多、烦躁时,吃上一块又甜又沙、水分十足的西瓜,症状会马上改善;西瓜所含的糖和盐能利尿并消除肾脏炎症,蛋白酶能把不溶性蛋白质转化为可溶的蛋白质,增加肾炎病人的营养;西瓜还含有能使血压降低的物质;吃西瓜后尿量会明显增加,这可以减少胆色素的含量,并可使大便通畅,对治疗黄疸有一定作用;新鲜的西瓜汁和鲜嫩的瓜皮增加皮肤弹性,减少皱纹,增添光泽。

【厨前密语】

1. 西瓜可生食,绞汁饮,煎汤或熬膏服。

2. 完整的西瓜可冷藏15天左右,夏季西瓜放冰箱冷藏不宜超过2个小时。

【好果妙制】

头牌菜品:菠萝西瓜羹

主料:西瓜300克。

辅料:菠萝150克。

调料:冰糖307克,淀粉(玉米)15克。

制作步骤:

1.将西瓜、菠萝切小块;

2.锅内加清水烧开,下入西瓜、菠萝烧开;

3.放入冰糖熬化:

4.用湿淀粉25克(淀粉15克加水)勾芡烧开,出锅盛入汤碗。

头牌菜品:清彻透明,甘甜微酸,滑润爽口,南味风尚。

美容餐:凉西瓜丁

主料:西瓜1000克。

辅料:苹果50克,橘子50克,菠萝50克,荔枝20克,甜瓜30克。

调料:白砂糖200克,冰糖50克。

制作步骤:

1.西瓜切开,挖出内瓤,去籽,切成小丁;苹果、桔子瓣、菠萝、荔枝、甜瓜均洗净,切成小丁。

2.锅置火上,放清水适量,放入白糖、冰糖熬至深化,出锅倒在大碗里,晾凉后放入冰箱内冷冻。

3.西瓜丁、苹果丁、菠萝丁、荔枝丁和甜瓜丁放在盘内,倒入晾凉的糖水即可。

美容智囊:夏季养生、美容养颜。

西瓜酪

主料:西瓜1个,约重1.5千克。

配料:樱桃50克,冻粉25克。

调料:白糖、香草粉。

制作步骤:

1.将西瓜一切两半,掏出瓜瓤,用口罩布包起,将西瓜汁挤入小方盘内,樱桃切片。

2.将炒勺上火,加750克水,放洗净的冻粉,加白糖75克熬化后,倒入盛西瓜汁的小方盘里,放冰箱冷却,片成菱形块。

3.炒勺上火,加大火,将白糖、香草粉熬成糖汁,而后放冰箱冷却。将切好的西瓜酪、樱桃放入碗,再将冷却的糖汁倒入即可。

食疗汇:西瓜酪主料是西瓜。西瓜可食部分含水达93.6%。每100克西瓜中含蛋白质量1.2克,脂肪几乎等于零。碳水化合物为4.2克,还有一定量的维生素 B_1、维生素 B_2、维生素 C 等。西瓜有利尿和消耗热量的作用,加上本身几乎不含有脂肪,所以食后,不仅不增加体重,反而利于体重减轻。配料樱桃,除含有一定量胡萝卜素和维生素 C 外,味美色鲜,使西瓜酪的色、形、味都很佳美。肥胖者多食西瓜酪,能解暑利尿、降温,是夏季理理想的美容减肥菜肴。

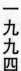

西瓜羹

主料:西瓜1250克。

调料:冰糖75克,淀粉(玉米)50克,香精3克。

制作步骤:

1.将西瓜外表洗净,切开取其一块,除净瓜籽,将瓜瓤切成2厘米见方的丁;

2.锅内注入适量清水烧开;

3.加入冰糖溶化后去尽浮沫;

4.放入瓜瓤丁,用湿淀粉勾芡,滴入香精,盛在碗内即成;

5.晾凉后放入冰箱冷冻片刻,食之更佳。

制作要诀:西瓜要选熟透的制作,湿淀粉要用上等的,以免起块。

食疗功效:此菜甜美可口,清热解暑,除烦止渴,益气和胃,适用于暑烦伤津等症,是老少均宜的夏季饮食佳品。

西瓜汁

主料:西瓜100克。

调料:白砂糖10克。

制作步骤:

将西瓜瓤放入碗内,用匙捣烂,再用纱布过滤,汁内加入白糖,调匀即成。

制作要诀:选用新鲜的西瓜做原料,纱布要洁净。

食疗功效:此汁色泽红艳,清甜适口,具有清暑消热的作用,这种饮料含有丰富的维生素C、果糖、葡萄糖、蔗糖、维生素B_1的含量也较高,并含有多种氨基酸、磷酸、苹果酸和矿物质等。

西瓜宜忌:适宜高血压,急慢性肾炎或肾盂肾炎,黄疸肝炎,胆囊炎,以及水肿浮肿之人食用。适宜盛夏酷暑,发热烦渴,或急性病高热不退,口干多汗,烦躁之时食用。平素有胃寒疼痛或经常腹泻便溏之人忌食;糖尿病患者忌食。

草莓——水果皇后

据《本草纲目》载,草莓可以润肺、健脾、补血、益气,对老人、孩子和体虚者而言,是滋补的佳品。

【草莓】

草莓俗名野草莓,果实鲜嫩红艳,酸甜可口,芳香馥郁,是色、香、味俱佳的水果,故有

"水果皇后"的美誉。其营养丰富,果肉中维生素的含量远远高于苹果、葡萄等。它还是人体必需的纤维素、铁、钾、维生素 C 和黄酮类等成分的重要来源,对生长发育有良好的促进作用,故而草莓对人体健康有极大的好处。

草莓是一种味甘、性凉的水果,中医认为它具有清热化痰、润肺止咳、健脾和胃、利尿消肿等功效,可用于治疗肺热咳嗽、食欲不振、小便短少、暑热烦渴等症状,有极大的药用价值。西医研究也表明,草莓有益心健脑的独特功效,特别是对于防治冠心病、脑溢血及动脉粥样硬化等病症有很大作用。另外,它所含有的胡萝卜素可合成维生素 A,具有明目养肝作用。草莓还含有大量的果胶和膳食纤维,能够帮助消化、润肠通便。临睡前饮用一杯草莓汁还能松弛神经,帮助睡眠。

草莓还是一种美容瘦身的奇果,它含有较为丰富的肌肤营养素,用来敷面可增强皮肤弹性,具有去油洁肤、增白保湿和深层滋润的功效。它还含有一种叫天冬氨酸的物质,可以自然而平缓地除去体内的"矿渣",多食有利于减肥。

【厨前密语】

1. 草莓以色泽鲜亮、颗粒饱满、清香浓郁者为佳。果实有虫孔,或表面带有灰色、白色霉菌丝,这种病果不可购买。应选择中等大小、形状规则的,那些个头太大、形状怪异的,可能使用过化学肥料催长。

2. 由于草莓在培植过程中,易受到各种污水、污物的污染。所以在食用草莓前,必须进行彻底清洗和消毒处理。洗草莓时不要剥蒂,等食用时再取下蒂部,如除蒂清洗维生素 C 损失更大,且在清洗时不要加清洁剂。水洗后不耐贮放,宜尽早食用。

【好果妙制】

头牌菜品:草莓派

原料:草莓 500 克,面粉 200 克。

调料:黄油 100 克,白砂糖 60 克,鸡蛋 1 个,淀粉、盐适量。

制作方法:

1. 把 200 克面粉、100 克黄油搅拌在一起,再加一个鸡蛋、10 克白砂糖、少许盐用手抓成小颗粒状,加水揉成面团。

2. 把面团擀制成 0.5 厘米厚薄的面片,沿拖盘的形状将面片紧紧地压平,再用牙签在上面扎一些小眼儿,防止烤的时候膨胀,然后放进烤箱,以 225℃加热,15 分钟后取出。

3. 将 500 克草莓切成片,取 250 克草莓片和 50 克白砂糖放在锅里煮开,将草莓片搅烂,加淀粉拌匀,最后把剩下的草莓片放进去,不要搅碎。

4. 把制好的草莓酱整个倒在烤好的面片上,放进冰箱冷却 1 小时,待草莓酱凝固,

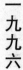

即成。

亲尝体验:草莓派的营养丰富而且绝不会使人发胖。

美容餐:美白润肤·草莓牛奶汁

原料,辅料:草莓,牛奶。

制作步骤:

1.先将草莓洗干净,去掉上面的蒂。

2.把牛奶与草莓倒进搅拌机,搅拌5分钟后,盛入小杯中,即可饮用。

美容智囊:

牛奶内含丰富的营养成分,与新鲜草莓混合饮用,可加快体内的新陈代谢,有助于美白润肤,防止晒后斑点,使肌肤变得白嫩而细腻,富有弹性。

祛除粉刺·草莓综合果汁

原料/辅料:草莓,高丽菜,优乳酪,柠檬,冰片,方糖。

制作步骤:

1.将草莓、高丽菜洗净,柠檬去皮,一起放入榨汁机中榨汁。

2.加入优乳酪,再注入杯中,放进冰片与方糖,即可饮用。

美容智囊:草莓是维生素C含量最高的水果,配合有活化胃肠功能的高丽菜,对面疱、粉刺颇有疗效,添加优乳酪效果更佳。

食疗汇:草莓酒

原料/辅料:新鲜草莓500克,米酒400毫升。

制作方法:将草莓洗净并捣烂,以纱布滤取果汁;取一瓦罐,将果汁、米酒盛入罐中。密封1天后饮用,每日3次,每次20毫升。

食疗功效:此酒具有补气养血的功效,可治疗久病体虚、营养不良、消瘦贫血等病症。

草莓宜忌:草莓中含有大量草酸钙,尿路结石病人不可多食;草莓性寒凉,体虚肠滑者不宜多食。

杨梅——营养高且多

《本草纲目》载:"杨梅可止渴、和五脏、能涤肠胃、除烦溃恶气。"杨梅果实、核、根、皮均可入药,性平、无毒。

【杨梅】

杨梅又名龙睛、朱红,原产于我国温带、亚热带湿润气候的山区,是杨梅科杨梅属常绿乔木的果实,因其形似水杨子、味道似梅子,因而取名杨梅。杨梅是我国特产水果之一,素有"初疑一颗值千金"之美誉,在江浙一带,又有"杨梅赛荔枝"之说。杨梅果实色泽鲜艳,汁液多,甜酸适口,营养价值高。

杨梅性平、味甘。杨梅含有丰富的糖类、蛋白质、氨基酸、有机酸、矿物质、维生素、花色素和类黄酮成分。

杨梅含有多种机酸,维生素 C 的含量也十分丰富,不仅可直接参与体内糖的代谢和氧化还原过程,增强毛细血管的通透性,而且还有降血脂,阻止癌细胞在体内生成的功效;杨梅所含的果酸既能开胃生津,消食解暑,又有阻止体内的糖内脂肪转化的功能,有助于减肥;杨梅对大肠杆菌、痢疾杆菌等细菌有抑制作用,能治痢疾腹痛,对下痢不止者有良效;杨梅中含有维生素 C、B 族,对防癌抗癌有积极作用;杨梅果仁中所含的氰氨类、脂肪油等也有抑制癌细胞的作用。

【厨前密语】

1.食用时蘸少许盐则更加鲜美可口。

【好果妙制】

头牌菜品:杨梅糕

主料:鲜奶 250 毫升,熟猪油 200 克,白糖 250 克,杨梅 20 个,面粉 50 克,鸡蛋 4 个。
制作步骤:

杨梅用淡盐水洗净,榨汁。拿容器一个,加入面粉、白糖、牛奶,打入鸡蛋,加入猪油、杨梅汁、清水,搅匀,制成稀稠适中的糊。容器上笼屉,蒸 45 分钟,熟透后取出,凉后切块,放入电烤炉,烤成金黄色。

亲尝体验:色泽鲜红,味甜质嫩,芳香浓郁,为夏令佳品。

美容餐:杨梅蜜汁

主料:杨梅 2000 克,蜂蜜适量。
制作步骤:杨梅捣烂滤出汁水,放砂锅中煮沸,加蜂蜜和水再煮沸。
美容智囊:延缓衰老,美容养颜。

梅干莲子苣

主料:米饭(蒸)100 克。
辅料:莲子 50 克,杨梅 50 克,鸡蛋 75 克。
调料:冰糖 15 克、朗姆酒 5 克各适量。
制作步骤:

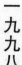

1. 莲子洗净,用冷水浸泡回软,杨梅干洗净。

2. 鸡蛋打入碗中,用筷子搅匀。

3. 将米饭放入锅中,加入适量冷水,煮约 20 分钟成粥状,再放入莲子、杨梅干,改用小火煮至莲子变软。

4. 鸡蛋液按顺时针淋入锅中,约 10 秒后用汤勺拌动,随即加入朗姆酒及冰糖,搅拌均匀,即可盛起食用。

美容智囊:补血调理,美容养颜。

食疗汇:杨梅香蕉汤

主料:香蕉 250 克,杨梅 100 克。

调料:白砂糖 150 克。

制作步骤:

1. 将香蕉去皮,切成 1 厘米见方的小丁;

2. 将锅洗净,放火上,添入清水,下入白糖,糖化水沸时,撇去浮沫;

3. 加上杨梅,放入香蕉丁,待丁漂起,起锅盛入汤盆内即成。

食疗功效:共具清热凉血、润肠开胃之效;对小儿疖肿、肠热痔疮出血、高血压、中耳炎病人是理想的保健汤;也适合于健康人,常食之能开胃口,增食欲,强身体。

杨梅绿豆粥

主料:糯米 150 克。

辅料:绿豆 50 克,杨梅 30 克。

调料:白砂糖 15 克。

制作步骤:

1. 糯米、绿豆淘洗干净,用冷水浸泡 3 小时,捞出,沥干水分;

2. 杨梅漂洗干净;

3. 锅中加入约 2000 毫升冷水,将糯米和绿豆一同放入,先用旺火烧沸;

4. 用小火煮至米花、豆烂;

5. 加杨梅、白糖搅拌均匀,盛入碗中即可。

食疗功效:防暑调理夏季养生调理清热解毒调理健脾开胃调理。

杨梅酒

主料:新鲜杨梅、高度白酒、冰糖(杨梅和白酒和冰糖的比例为 9:11:2,白酒没过杨梅 2 公分左右即可,酒多一些也没有关系。冰糖可以根据口味添加,不放糖也很好喝)。

制作步骤:

1.将杨梅的梗和叶去掉(梗含有单宁,被酒浸泡以后会影响酒的口感),用水清洗干净,最好用淡盐水浸泡片刻,捞出沥干水分,晾干。

2.将杨梅放入一个可密封的容器内(玻璃、陶瓷、塑料等都可以,不要使用铁器),撒上冰糖,注入白酒,密封,放在阴凉地保存即可。

3.如果吃杨梅的话,7天左右即可,喝酒的话15天即可,这时候杨梅汁被酒浸出,酒色为艳丽的粉红色,非常漂亮。

食疗功效:以预防中暑和解除轻度暑热。

杨梅宜忌:杨梅忌与生葱、鸭肉同食。唐代孟诜曾说过:"杨梅切不可多食,甚能损齿及筋,忌与生葱同食。"

石榴——抗衰老和防癌症的超级明星

据《本草纲目》载,石榴"清热解毒,改善面色使其红润光泽"。

【石榴】

石榴又名安石榴,是石榴科植物石榴的果实。原产于西域,汉代传入我国,主要有玛瑙石榴、粉皮石榴、青皮石榴、玉石子等不同品种。成熟的石榴皮色鲜红或粉红,常会裂开,露出晶莹如宝石般的子粒,酸甜多汁,虽吃着麻烦,却回味无穷。火红的石榴花是美丽的观赏花卉,石榴树还是几号的观赏树种。

石榴性凉,味酸,果皮性温、味酸涩,有毒。石榴果食含有蛋白质、脂肪、糖类、苹果酸、柠檬酸、多种维生素及钙、磷、铁等矿物质,是营养十分丰富的水果。特别是含强壮骨骼所必需的钙质较多,在果品中非常难得。

石榴皮中含有多种生物碱,抑菌试验证实,石榴的醇浸出物及果皮水煎剂,具有广谱抗菌作用,其对金黄色葡萄球菌、溶血性链球菌、霍乱弧菌、痢疾杆菌等有明显的抑制作用,其中对志贺氏痢疾杆菌作用最强,石榴皮水浸剂在试管内对各种皮肤真菌也有不同程度的抑制作用,石榴皮煎剂还能抑制流感病毒;石榴味酸,含有生物碱、熊果酸等,有明显的收敛作用,能够涩肠止血,加之其具有良好的抑菌作用,所以是治疗痢疾、泄泻、便血及遗精、脱肛等病症的良品;石榴皮以及石榴树根皮均含有石榴皮碱,对人体的寄生虫有麻醉作用,是驱虫杀虫的要药,尤其对绦虫的杀灭作用更强,可用于治疗虫积腹痛、疥癣等;石榴花性味酸涩而平,若晒干研末,则具有良好的止血作用,亦能止赤白带下。石榴花泡水洗眼,尚有明目效能。另外,石榴汁是抗衰老和防治癌症的超级明星,它对大多数依赖雌激素的乳腺癌细胞有毒性,但对正常细胞基本没影响。

【厨前密语】

1.石榴多食会损伤牙齿,还会助火生痰。

2. 具有生津止渴,收敛固涩,止泻止血的功效;

3. 主治津亏口燥咽干,烦渴,久泻,久痢,便血,崩漏等病症。

【好果妙制】

头牌菜品:甜石榴西米粥

主料:西谷米50克,石榴150克。

调料:蜂蜜15克,糖桂花3克。

制作步骤:

1. 将鲜甜石榴去皮,取子掰散。

2. 西米洗净,入开水锅内略汆后捞出,再用冷水反复漂洗,沥干水分备用。

3. 取锅加入冷水、石榴子,煮沸约15分钟后,滤去渣,加入西米,待再沸后,调入蜂蜜待滚,调入糖桂花,即可盛起食用。

亲尝体验:味道醇厚,鲜香滋润,百喝不厌。

美容餐:五月的风(伏特加,红石榴汁)

原料:伏特加1.5盎司,君度酒1.5盎司,汤利水1听,朗姆酒0.5盎司,柠檬片、红石榴汁。

制作步骤:

1. 将伏特加、君度酒、朗姆酒依次加入调酒壶内。

2. 将调酒壶盖好,摇动大约30秒钟。

3. 将摇好的酒注入杯内,加入汤利水,再加入红石榴汁,加柠檬片装饰即可。

美容智囊:可滋养皮肤,令肌肤回复光泽。

食疗汇:石榴浸酒

主料:石榴2000克,人参60克,苦参60克,北沙参60克,丹参60克,苍耳子60克,羌活60克。

辅料:白酒1000克。

制作步骤:

1. 将酸石榴、甜石榴捣烂;

2. 人参、苦参、沙参、丹参、苍耳子、羌活切碎后一同装入布袋置于容器中;

3. 加入白酒密封浸泡7～14天后,过滤去渣即成。

食疗功效:本品具有益气盛活血、祛风利湿、解毒辟瘟之功效,适于风湿诸症患者饮用。

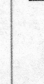

石榴凤橘果酱

主料:凤梨300公克、橘子300公克、红石榴糖浆100cc、麦芽糖150公克、细砂糖80公克、柠檬1个。

制作步骤:

1. 柠檬洗净榨出果汁备用。

2. 凤梨去皮去芯后切成丁状;橘子剥皮后取出果肉,将果肉去籽并撕除白色的薄膜。

3. 将凤梨丁与橘子果肉一起放进耐酸的锅子中,加入柠檬汁及红石榴糖浆用中火煮滚。

4. 转成小火并加入麦芽糖继续熬煮,熬煮时必须用木杓不停地搅拌。

5. 待麦芽糖完全溶化后便可加入细砂糖,继续拌煮至酱汁呈浓稠状即可。

食疗功效:幼儿食谱,适合于幼儿食用。

石榴宜忌:石榴不可与西红柿、螃蟹同食;不适宜便秘者、尿道炎患者、糖尿病者、实热积滞者。

柿子——润肺生津

《本草纲目》载:"柿乃脾、肺、血分之果也。其味甘而气平,性涩而能收,故有健脾涩肠,治嗽止血之功。"同时,柿蒂、柿霜、柿叶均可入药。

【柿子】

柿子,发源于中国和日本,是柿科落叶乔木植物柿的果实。品种甚多。柿子是人们比较喜欢食用的果品,甜腻可口,营养丰富,不少人还喜欢在冬季吃冻柿子,别有味道。柿子营养价值很高,所含维生素和糖分比一般水果高1~2倍左右。假如一个人一天吃1个柿子,所摄取的维生素C,基本上就能满足一天需要量的一半,所以,吃些柿子对人体健康是很有益的。

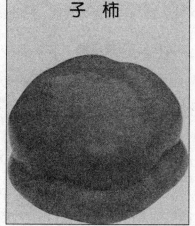

子柿

柿子性凉,味甘、寒,归心、肺、大肠经。狮子的热量、糖类和膳食纤维的含量比较高。柿子的营养十分丰富,与苹果相比,除了锌和铜的含量比苹果低以外,其他成分均是柿子占优势。

柿子能有效补充人体养分及细胞内液,起到润肺生津的作用;柿子含有大量的维生素和碘,能治疗缺碘引起的地方性甲状腺肿大;柿子中的有机酸等有助于胃肠消化,增进食欲,同时有涩肠止血的功效;柿子能促进血液中乙醇的氧化,帮助机体对酒精的排泄,减少酒精对机体的伤害;柿子有助于降低血压,软化血管,增加冠状动脉流量,并且能活血消炎,改善心血管功能。

【厨前密语】

1.柿子能有效补充人体养分及细胞内液,起到润肺生津的作用;

2.柿子含有大量的维生素和碘,能治疗缺碘引起的地方性甲状腺肿大;

3.柿子中的有机酸等有助于胃肠消化,增进食欲,同时有涩肠止血的功效。

【好果妙制】

头牌菜品:干炸柿饼

主料:干柿饼8个,花生油750毫升,鸡蛋2个,面粉、白糖、淀粉、青红丝皆适量。

制作步骤:把柿饼去蒂、核,洗净后切成柿条,裹上淀粉;铁锅上火,加入花生油,烧到六成热,把柿条裹上蛋糊,下油锅,炸成淡黄色时捞出。油烧到八成热时,放入柿条再炸到金黄色,外壳变脆时捞出控油。柿条上撒上白糖、青红丝即可。

亲尝体验:味道甘甜可口

美容餐:桃柿子汁

主料:1个桃,1个柿子。

制作步骤:

将桃子和柿子彻底洗净,去掉桃子中间的核。榨汁、搅拌,然后立即饮用。

美容智囊:这是一种非常甜的混合果汁,但你必须保证用的是成熟的桃和柿子。柿子和桃都富含β-胡萝卜素和维生素C,能够很好地保护身体和提高免疫系统功能。这道混合汁很浓稠,呈明亮的橘黄色,且非常甜。是一道保养皮肤、美容养颜的佳品。

食疗汇:柿子汁

主料:柿子300克。

辅料:牛奶200克。

制作步骤:

1.将柿子洗净去皮,用纱布绞汁备用;

2.将柿子汁加入牛奶中,调匀即可饮用。

食疗功效:1.本品有润肺止、生津止渴、涩肠、降血压之功效,适用于肺炎干咳、口渴者;2.柿子性寒,凡脾胃虚寒、泄泻、感冒风寒以及空腹均不宜服食。

夹心柿饼

主料:柿饼6个,青黛18克,绿豆沙15克。

制作步骤:把柿饼去蒂洗净,上笼蒸30分钟,取出、去柿核、内装青黛和豆沙,再蒸5分钟。

食疗功效:清肺止咳、凉血止血;对肺热咳嗽、痰中带血有疗效。

柿子宜忌:适宜大便干结者、高血压患者、甲状腺疾病患者、长期饮酒者;糖尿病人、脾胃泄泻、便溏、体弱多病、产后、外感风寒者忌食;患有慢性胃炎、排空延缓、消化不良等胃动力功能低下者、胃大部切除术后不宜食柿子。

第七节 《本草》推荐的养生白果

中医还讲究医食同源,水果也有四性五味,按照适合的体质来选择水果。水果有五颜六色的外表,其中也同样有不同的功效。白色水果养肺。秋季天气转凉,气候燥湿,容易皮肤干燥、喉咙不适。这时,应该多吃白色的水果如梨子。下面我们就来为大家一一介绍各种温良的白果。

水蜜桃——天下第一果

据《本草纲目》载,桃实"作脯实。益颜色,肺之果,肺病宜食之"。

【水蜜桃】

水蜜桃为蔷薇科植物或山桃的成熟果实。原产我国陕西、甘肃一带。人们总是把桃作为福寿祥瑞的象征,在民间素有"寿桃"和"仙桃"的美称。在果品资源中,桃以其果形美观,肉质甜美被称为"天下第一果"。

水蜜桃性温,味甘、酸,归肺、胃、肝、大肠经。桃的营养价值是比较高的,桃中除了含有多种维生素、果酸以及钙、磷、钾等无机盐外,铁含量在水果中是较高的,为苹果的4~6倍。另外,桃中还含有一种特殊的抗凝物质。

桃有补益气血,养阴生津的作用,可用于大病之后,气血亏虚,面黄肌瘦,心悸气短者;桃的含铁量较高,是缺铁性贫血病人的理想辅助食物;桃含钾多,含钠少,适合水肿病人食用;桃仁有活血化瘀,润肠通便作用,可用于闭经、跌打损伤等辅助治疗;桃仁提取物有抗凝血作用,并能抑制咳嗽中枢而止咳,同时能使血压下降,可用于高血压病人的辅助治疗。

【厨前密语】

1. 鲜食,作脯食,或煎汁饮汤食肉;

2. 食用前要将桃毛洗净,以免刺入皮肤,引起皮疹;或吸入呼吸道,引起咳嗽、咽喉刺痒等症。

3. 吃桃之前,可先将桃子放入温水中轻搓,即可去掉桃毛。

【好果妙制】

头牌菜品:水蜜桃派

主料:甜派皮 250 克,蜜桃 300 克。

辅料:果胶 3 克,鸡蛋 60 克,鸡蛋黄 20 克,小麦面粉 40 克,杏仁 125 克。

调料:牛油 100 克,白砂糖 65 克,朗姆酒 15 克。

制作步骤:

1. 无盐牛油放置室温软化,用打泡器稍微打发;

2. 加入过筛后的糖粉拌至乳白色后,分次加入全蛋及蛋黄拌匀;

3. 加入兰姆酒与过筛的杏仁粉和低筋面粉拌匀,即为奶油杏仁馅;

4. 将甜派皮擀开成 0.4 厘米厚,放入派盘内整形后用叉子插孔,松弛约 15 分钟;

5. 将奶油杏仁馅装入挤花袋(无需使用挤花嘴)挤入甜派皮中,用抹刀抹均匀以整形;

6. 将水蜜桃从罐头中取出,用纸巾稍微吸干水分后,排入挤花袋中;

7. 再放入烤箱 190℃烘烤约 50~60 分钟;

8. 将烤好的水蜜桃派取出,将镜面果胶用刷子刷在派的表面即可。

亲尝体验:甜品点心,酸软可口。

美容餐:水蜜桃润肤酒

主料:蜜桃 600 克。

辅料:冰糖 200 克,江米酒 600 克。

制作步骤:

1. 水蜜桃洗净擦干水分,完全晾干后,去除果核,果肉切小片;

2. 以一层水蜜桃片、一层冰糖的方式放入广口玻璃瓶中;

3. 再倒入高粱酒,然后封紧瓶口;

4. 贴上制作日期卷标,放置于阴凉处,静置浸泡三个月后,即可开封滤渣装瓶饮用。

制作要诀:可将水蜜桃酒与酸奶混拌成酱汁,淋在奇异果、哈密瓜、菠萝等水果上食用。

美容智囊:1.中医认为水蜜桃是养颜补血的美肤圣品,可活血、补气、调节肠道机能;2.水蜜桃酒还可平衡体内酸碱值、排毒、净化血液。

食疗汇:抗压水蜜桃醋

主料:蜜桃 600 克,冰糖 500 克,陈醋 600 克。

制作步骤:

1.水蜜桃洗净擦干水分,切开后去除果核,果肉切小片;

2.以一层水蜜桃、一层冰糖的方式放入广口玻璃瓶中;

3.再倒入糯米醋,然后封紧瓶口;

4.贴上制作日期卷标,放置阴凉处,静置浸泡三个月后,即可开封稀释饮用。

食疗功效:

1.水蜜桃醋香气浓郁,具有补气活血、润肠通便效用;

2.含钾量丰富,可安稳情绪与稳定血压。

水蜜桃汁

主料:水蜜桃 1/3 个。

制作步骤:

1.水蜜桃用清水洗净。

2.去皮,以果汁机打汁即可。

3.4~9 个月大婴儿,每次喂食 1~2 小匙。

4.10~12 个月大婴儿,每次喂食 2~4 小匙。

食疗功效:补充维生素 C,婴儿食谱。

水蜜桃宜忌:未成熟的桃子和腐烂的桃子对身体有害,不宜食用。

甘蔗——甘凉滋养佳品

据《本草纲目》载,甘蔗性平,有清热下气、助脾健胃、利大小肠、止渴消痰、除烦解酒之功效,可改善心烦口渴、便秘、酒醉、口臭、肺热咳嗽、咽喉肿痛等症。

【甘蔗】

甘蔗是禾本科甘蔗属植物,原产于热带、亚热带地区,是我国制糖的主要原料。

甘蔗是能清、能润,甘凉滋养的食疗佳品,古往今来被人们广为称道,就连那些清高儒雅的文人墨客们对其也情有独钟。唐代诗人王维在《樱桃诗》中写道:"饮食不须愁内热,大官还有蔗浆寒。"

甘蔗性凉、味甘。甘蔗可食部分含有糖类、蛋白质、钙、磷、铁等成分。甘蔗汁中含天门冬素、天门东氨酸、丙氨酸、丝氨酸、苹果酸、柠檬酸等多种物质。茎节含维生素 B_6,茎短含维生素 B_1、维生素 B_2,还含有蔗糖、葡萄糖、果糖。蔗糖中贴的含量特别多,居水果之首,故甘蔗素有"补血果"的美称。甘蔗所含的营养成分,都对于人体健康有益。

甘蔗味甘、性寒,归肺、胃经;具有清热解毒、生津止渴、和胃止呕、滋阴润燥等功效;主治口干舌燥,津液不足,小便不利,大便燥结,消化不良,反胃呕吐,呃逆,高热烦渴等。

【厨前密语】

1. 优质甘蔗选择:鉴别甘蔗时应掌握"摸、看、闻"的原则,摸就是检验甘蔗的软硬度;看就是看甘蔗的瓤部是否新鲜(新鲜甘蔗质地坚硬,瓤部呈乳白色,有清香味);闻就是鉴别甘蔗有无气味。霉变的甘蔗质地较软,瓤部颜色略深、呈淡褐色,闻之无味或略有酒糟味。

2. 竹蔗有两种,皮色深紫近黑的甘蔗,俗称黑皮蔗,性质较温和滋补,喉痛热盛者不宜;皮色青的青皮蔗,味甘而性凉,有清热之效,能解肺热和肠胃热。

【好果妙制】

头牌菜品:甘蔗萝卜汤

主料:甘蔗 120 克,萝卜 150 克。

制作步骤:

1. 甘蔗去皮洗净,切碎;鲜萝卜择洗干净,切碎。

2. 切碎的甘蔗、萝卜放入锅内,加入开水适量,放在火上烧沸,煮至萝卜熟烂,去渣取汁。

亲尝体验:甘甜可口。

美容餐:甘蔗牛奶

主料:甘蔗汁 50 毫升,牛奶 150 毫升。

制作步骤:将甘蔗汁与牛奶一起混匀即可。

美容智囊:妊娠后期胎火大,改善怀孕后期胎火大、口干、便秘等症状,亦可美白皮肤。

食疗汇:甘蔗生姜汁

主料:甘蔗 100 克,姜汁 10 克。

制作步骤：

1. 将甘蔗取汁，备用。

2. 将甘蔗汁、生姜汁混合，隔水烫温。

食疗功效：

1. 清热和胃，润燥生津，降逆止呕。

2. 适用于妊娠胃虚呕吐者。

3. 甘蔗有滋阴润燥、调中和胃的作用。

甘蔗马蹄糖水

主料：甘蔗 200 克，马蹄 150 克，红枣 50 克，红糖 50 克，桂圆肉 10 克。

制作步骤：

1. 甘蔗去皮切成圆段，马蹄去皮，红枣洗净。

2. 用炖盅一个，加入甘蔗、马蹄、红枣、桂圆肉、红糖，注入适量的清水，加盖。

3. 三将炖盅放入锅内，隔水用大火炖 2 小时即成。

食疗功效：具有滋阴润肺的作用。

甘蔗宜忌：脾胃虚寒，糖尿病患者忌食，小儿麻痹者和痘疹不出者宜食。

梨子——天然矿泉水

　　据《本草纲目》载，梨"润肺清心、消痰降火、解疮毒酒毒"。《本草通玄》称，"生者清六腑之热，熟者滋五脏之阴"，有其清热安神之功效，对缓解高血压、失眠、惊悸有辅助治疗。

【梨子】

　　梨又名快果、玉乳，为蔷薇科植物白梨、沙梨、秋子梨、西洋梨等的果实，8～9 月间果实成熟时采收，鲜用或切片晒干，所以又有"秋风起兮梨子熟"之说。主要品种有秋子梨、白梨、沙梨、洋梨四种。古人称梨为"百果之宗"。又因鲜嫩多汁，酸甜适口，所以又有"天然矿泉水"之称。中国是梨的最大起源中心，至少有 3000 多年的栽培历史。

　　梨性凉，味甘、酸，归肺、脾、心经。梨不仅含有蛋白质、钙、磷、钾等矿物质及多种维生素、有机酸，还含有大量的水分和糖，梨所含的糖主要有果糖、葡萄糖、蔗糖等可溶性糖。

　　梨中含有丰富的 B 族维生素，能保护心脏，减轻疲劳，增强心肌活力，降低血压；梨所含的配糖体及鞣酸等成分，能祛痰止咳，对咽喉有养护作用；梨有较多糖类物质和多种维生素，易被人体吸收，增进食欲，对肝脏具有保护作用；梨性凉并能清热镇静，常食能使血压恢复正常,改善头晕目眩等症状;食梨能防止动脉粥样硬化,抑制致癌物质亚硝胺的形成,从而防癌抗癌;梨中的果胶含量很高,有助于消化、通利大便。

【厨前密语】

1.梨性寒凉,一次不要吃得过多。

2.梨可清喉降火,播音、演唱人员经常食用煮好的熟梨,能增加口中的津液,起到保养嗓子的作用。

【好果妙制】

头牌菜品:银耳百合炖雪梨

主料:梨1200克。

辅料:银耳(干)30克,百合10克,枸杞子10克。

调料:冰糖30克。

制作步骤:

1.雪梨削去皮,去掉梨核,然后切成块;

2.银耳、百合、枸杞子、冰糖分别用水洗净;

3.银耳用水浸泡发后撕成小朵;

4.先把撕好的银耳放入炖盅内,加入清水,放在火上先用大火烧开;

5.盖好盖,改用小火炖1小时左右;

6.到银耳软烂时,揭去盖,再放入洗好的百合、枸杞子、冰糖及雪梨块,加盖继续用小火炖30分钟左右;

7.当梨块软烂时即可。

亲尝体验:色彩鲜艳,汤汁浓稠甜润。

美容餐:雪梨鲜奶炖木瓜

主料:雪花梨350克,木瓜300克,牛奶500克。

调料:蜂蜜5克。

制作步骤:

1.雪梨、木瓜分别用水洗净,削去外皮,去掉核、瓤并切成块。

2.雪梨、木瓜块放入炖盅内,加入鲜牛奶、清水,放在火上,先用大火烧开,盖好盖,改用小火炖半小时,至雪梨、木瓜软烂时,放入蜂蜜调好口味即可。

美容智囊:滋阴丰胸、美容减肥。

食疗汇:梨藕汁

主料:梨200克。莲藕150克。

制作步骤:

1.将梨去皮和核;

2.藕洗净去藕节,切碎备用;

3.用洁净的纱布绞取汁液,饮服即可。

食疗功效:本品具有化痰止咳、清肺润燥之功效,适用丁肺热燥咳、咽喉口丁者食用。

八宝瓢梨

主料:梨 500 克。

辅料:糯米 100 克,百合 30 克,莲子 30 克,薏米 50 克,樱桃 30 克,核桃 30 克,蜜枣 50 克,蜜橘 30 克。

调料:白砂糖 100 克,猪油(炼制)15 克。

制作步骤:

1.将梨削皮后,在梨把顶端 1.5 厘米处切下;

2.于剖口处挖去核及部分内瓢,入 0.5% 的明矾水中漂五分钟后捞出,用清水冲洗干净;

3.百合、莲米、苡仁等用水发透;

4.蜜樱桃、核桃、蜜枣、蜜橘均切小颗;

5.糯米煮至断生,然后将百合、莲米、苡仁、樱桃、核桃、蜜枣、蜜橘品共纳一碗加白糖,化猪油拌匀;

6.瓢入梨内,盖上梨把,逐一制完后,放于盘中上笼蒸至软透时,取出挂上糖汁即可。

制作要诀:1.糯米需佘断生方可沥起,否则会夹生;2.糖汁要浓稠,以能挂于梨上为宜。

食疗功效:有生津解渴、止咳化痰、清热降火、润肺止咳、解除酒毒之功效。

鸭梨杏仁清热饮

主料:鸭梨 150 克。

辅料:甜杏仁 10 克。

调料:冰糖 10 克。

制作步骤:

1.将鸭梨去皮、核,切片备用;

2.甜杏仁去皮、尖,备用;

3.将梨、杏仁、冰糖一同放入砂锅内;

4.加适量清水煎煮半小时,取汁待凉饮用。

食疗功效:本品具有清热润肺、止咳之功效,可作为中老年肺炎患者的辅助治疗饮品。

梨子宜忌:脾胃虚弱的人不宜吃生梨,可把梨切块煮水食用;吃梨时喝热水、食油腻食品会导致腹泻。

荔枝——果中皇后

据《本草纲目》载,荔枝可"止渴、益人颜色","通神、益智、健气、治瘰疬、瘤赘",实为水果之上品。

【荔枝】

荔枝又名离枝,为无患子科植物荔枝的果实,原产于我国南部,以广东、广西、福建、四川、台湾、云南等地栽培最多,每年6~7月间果实成熟时采收。其肉厚多汁,色、香、味俱佳,是我国南方"名果之一",素有"果中皇后"之美誉。杨贵妃与荔枝的故事源远流长,苏东坡的名言"日啖荔枝三百颗,不辞长作岭南人"同样风靡至今。

荔枝性温,味甘、酸,归心、肝、脾、胃经。荔枝中含有丰富的果糖、蛋白质、脂肪、维生素 B_1、维生素 B_2、维生素 C 和尼克酸、果胶等有机酸,以及钙、磷、铁等多种人体所需的营养物质。

荔枝所含丰富的糖分具有补充能量,增加营养的作用,研究证明,荔枝对大脑组织有补养作用,能明显改善失眠、健忘、神疲等症;荔枝肉含丰富的维生素 C 和蛋白质,有助于增强机体免疫功能,提高抗病能力;荔枝有消肿解毒、止血止痛的作用;荔枝拥有丰富的维生素,可促进微细血管的血液循环,防止雀斑的发生,令皮肤更加光滑。

【厨前密语】

新鲜荔枝应该色泽鲜艳,个大均匀,皮薄肉厚,质嫩多汁,味甜,富有香气;挑选时可以先在手里轻捏,好荔枝的手感应该发紧而且有弹性;从外表看,新鲜荔枝的颜色一般不会很鲜艳;如果荔枝头部比较尖,而且表皮上的"钉"密集程度比较高,说明荔枝还不够成熟,反之就是一颗成熟的荔枝。如果荔枝外壳的龟裂片平坦、缝合线明显,味道一定会很甘甜。

【好果妙制】

头牌菜品:冰糖荔枝

主料:荔枝 350 克,菠萝 350 克。

辅料:豌豆 50 克。

调料:冰糖 150 克,香精 1 克。

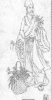

制作步骤:

1.先将豌豆粒焯水过凉;

2.菠萝切成方丁;荔枝去核;

3.菠萝丁逐个镶入荔枝;

4.将镶好的菠萝荔枝,口朝上摆入容器中;

5.豌豆粒摆在四周,放上红樱桃,加清水适量;

6.下入香精与冰糖,上笼蒸约20分钟,取出即可上桌。

亲尝体验:色彩鲜艳,味甜微酸,清心爽口,甜食佳品。

美容餐:山楂荔枝汤

主料:山楂50克,荔枝50克。

制作步骤:

1.将山楂洗净;

2.荔枝去枝、去皮;

3.山楂、荔枝放入水中煮沸;

4.改小火煨10分钟,即可饮用。

美容智囊:开胃健脾,滋补健美,常饮用使肤色红润、细嫩。

荔枝圆肉汤

主料:荔枝200克.桂圆肉100克。

调料:炼乳(甜,罐头)50克,冰糖10克。

制作步骤:

1.将荔枝,龙眼肉(桂圆肉)切成小块。

2.锅内放清水煮化冰糖,再加炼乳(奶粉,鲜奶都可)煮开,即起锅盛入汤碗内,撒上荔枝和龙眼块即成。

美容智囊:此汤益心脾,增智慧,填精髓,美容颜,适用于心脾两虚,以致失眠健忘,贫血,或病后津液不足等症。

食疗汇:滋补荔枝酒

主料:荔枝600克。

辅料:冰糖150克,江米酒600克。

制作步骤:

1.荔枝洗净,完全晾干后,剥除壳与果核,取果树肉备用;

2.以一层荔枝肉、一层冰糖的方式放入广口玻璃瓶中;

3. 再倒入米酒头,然后封紧瓶口;

4. 贴上制作日期卷标,放置于阴凉处,静置浸泡三个月后,即可开封滤渣装瓶饮用。

制作要诀:荔枝甜度很高,所以配方中的糖量加得比较少。

食疗功效:具补中益气、降血脂、促进微细血管血液循环的保健作用。

荔枝粥

主料:粳米 100 克。

辅料:荔枝 35 克。

制作步骤:

1. 将干荔枝去皮并洗净;

2. 荔枝与淘洗干净后粳米一同置于铝锅内,加入适量清水;

3. 用武火煮沸后,再改用文火熬煮至粥熟即成。

食疗功效:本品具有温阳益气、生津养血之功效,适于骨质疏松等症患者食用。

荔枝宜忌:尤其适合产妇、老人、体质虚弱者、病后调养者食用;贫血、胃寒和口臭者也很适合;糖尿病人慎用荔枝,阴虚火旺、有上火症状的人不要吃,以免加重上火症状,阴虚所致的咽喉干疼、牙龈肿痛、鼻出血等症者忌用;荔枝含有单宁、甲醇等,多食容易生内热,患有阴虚所致的咽喉干疼、牙龈肿痛、鼻出血等症者忌用。

椰子——果菜两用

《本草纲目》载:"椰子瓤,甘,平,无毒,益气,治风,食之不饥,令人面泽。椰子浆,甘,温,无毒,止消渴,涂头,益发令黑,治吐血水肿,去风热。"

【椰子】

椰子又名胥椰、胥余、越子头,是棕榈科植物椰树的果实。是典型的热带水果。椰子为古老的栽培作物,原产地说法不一,有说产在南美洲,有说在亚洲热带岛屿,但大多数认为起源于马来群岛,目前我国的海南富产椰子。椰汁和椰肉都含有丰富的营养素。椰汁清如水甜如蜜,饮之甘甜可口;椰肉芳香滑脆,柔若奶油,可以直接食用,也可制作菜肴、蜜饯或做成椰丝、椰蓉食用;椰子核可用来制成工艺品。

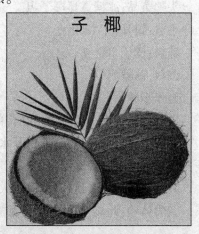
子椰

椰子性温,味甘,归肺经。椰肉色白如玉,芳香滑脆。椰汁清凉甘甜。椰肉、椰汁是老少皆宜的美味佳品。椰汁及椰肉主要含有棕榈酸、油酸、月桂酸、脂肪酸等多种物质。

还含有蛋白质、果糖、葡萄糖、蔗糖、脂肪、维生素 B₁、维生素 E、维生素 C、钙、钾、镁等。

椰子含有的糖类、脂肪、蛋白质、维生素 B 族、维生素 C 及微量元素钾、镁等,能够有效地补充人体的营养成分,提高机体的抗病能力;椰汁含有的丰富的钾、镁等矿物质,其成分与细胞内液相似,可纠正脱水和电解质紊乱,达到利尿消肿之效;椰肉及椰汁均有杀火肠道寄生虫的作用,饮其汁或食其肉均叮驱除姜片虫和绦虫。用之于临床,小仪疗效可靠,且无毒副作用,是理想的杀虫消疳食品;椰汁含有的糖类、脂肪、蛋白质、生长激素、维生素和大量的人体必需的微量元素,经常饮用,能补充细胞内液,扩充血容量,滋润皮肤,具有驻颜美容作用。

【厨前密语】

1. 如果你买的是青椰子,一般是只喝椰子汁不吃椰肉,因为椰肉太嫩,吃起来口感不好。

2. 椰子那层厚厚的壳,要用大刀(劈柴刀或大菜刀),顺着纤维一刀一刀砍下来,见着椰子上面有三个小孔,有两个长相一样的,有一个不一样的,把不一样的小孔表面用刀刮一下,然后拿吸管一插就行了,那水你就尽情喝吧。

3. 如果你不想浪费椰肉,把椰子放在砧板上,拿刀背在椰子的硬壳上敲几下,裂开了,就用小刀起肉,不过一般椰子汁好喝的椰子肉就不好吃,椰子肉好吃的椰子汁就不好喝。

4. 椰肉炖汤补益的功效更加显著。

【好果妙制】

头牌菜品:冰糖雪耳椰子盅

主料:银耳(干)200 克。

辅料:椰子 200 克。

调料:冰糖 50 克。

制作步骤:

1. 将椰子剥皮,刮洗干净,在蒂部横锯下约 1/5 留作盅盖,倒出椰子水;

2. 把冰糖放入瓦钵中,加白开水,入笼屉用旺火蒸约 15 分钟,取出用洁净毛巾过滤,再把滤过的糖水倒回椰盅内;

3. 将椰盅加椰盅盖,入笼屉用火蒸约 1 小时后,放入雪耳(银耳)再炖约 1 小时便成。

亲尝体验:此菜雪耳爽润,汁甜蜜,椰香浓郁。

美容餐:椰子马铃薯牛肉汤

主料:椰子一个,马铃薯二个,牛肉 500 克。

辅料:洋葱一个,红萝卜一个,姜二片。

调料:盐适量

制作步骤:

1.将椰子肉切块。

2.马铃薯、洋葱和红萝卜去皮切件。

3.洗干净牛肉,放入滚水内飞水,再冲干净,然后切厚件。

4.烧滚适量水,放入椰子、马铃薯、洋葱、红萝卜、牛肉和姜,水滚后改慢火煲约二小时,下盐调味即成。

美容智囊:养颜、滋润之效。

食疗汇:燕窝椰子盅

主料:椰子300克,燕窝40克,田鸡500克。

辅料:甜杏仁12克,苦杏仁8克,陈皮5克。

调料:盐4克,白酒5克。

制作步骤:

1.大椰子撕去椰子衣,用水洗,擦干净。

2.椰子顶部锯开,去掉椰心,保留顶部作盅盖,保留椰浆水。

3.燕窝预先用水浸透发开,拣洗干净,沥干水。

4.南、北杏仁去衣,与陈皮分别用水洗净。

5.田鸡刮洗干净、去头、去爪尖、去皮、去内脏,斩件。

6.将燕窝、南、北杏仁、田鸡和陈皮放入椰子盅内。

7.盅内加入1汤匙酒和适量凉开水,盖上椰子顶盖,用纱纸封密盖缝。

8.放入锅内炖4小时。

9.加细盐调味,即可饮用。

食疗功效:此汤,汤味鲜甜,适合一家人补益强壮身体饮用,而且补而不燥,滋而不腻,是养颜之妙品。

木瓜牛奶椰子汁

主料:木瓜1/2个,鲜奶250毫升,蜂蜜1大匙,椰子汁50毫升,碎冰块1/2杯。

制作步骤:

木瓜去皮对剖、去籽、切块,将所有材料放入果汁机搅拌约30秒,即可倒出饮用。

食疗功效:含有丰富的维生素C,胡萝卜素,能有效恢复疲劳,对消化不良者也颇有助益。

椰子宜忌:当脾胃倦怠、食欲不振、四肢乏力、身体虚弱时,将椰肉切碎,并加入适量的鸡肉和糯米,蒸熟后饮食,效力更佳。

荸荠——江南人参

据《本草纲目》栽,荸荠"味甘、微寒,滑、无毒"。其功能"消渴痹热,温中益气,下丹石,消风毒,除胸中实热气,可作粉食。明耳目,消黄疸,开胃下食"。荸荠(荸荠)不仅是佳蔬美果,而且还是一味天然中药。

【荸荠】

荸荠属沙草科植物荸荠的球茎,多年生草本,原产印度,在我国主要分布于江苏、安徽、浙江、广东等水泽地区。荸荠仅指其外表,说它像栗子,不仅是形状,连性味、成分、功用都与栗子相似,又因它是在泥中结果,所以有地栗之称。荸荠皮色紫黑,肉质洁白,味甜多汁,清脆可口,自古有"地下雪梨"之美誉,北方人视之为"江南人参"。荸荠既可作为水果,又可算作蔬菜,是大众喜爱的时令之品。

荸荠味甘、性寒;荸荠中含的磷是根茎类蔬菜中较高的,能促进人体生长发育和维持生理功能的需要,对牙齿骨骼的发育有很大好处,同时可促进体内的糖、脂肪、蛋白质三大物质的代谢,调节酸碱平衡,因此荸荠适于儿童食用;英国在对荸荠的研究中发现一种"荸荠英",这种物质对黄金色葡萄球菌、大肠杆菌、产气杆菌及绿脓杆菌均有一定的抑制作用,对降低血压也有一定效果。这种物质还对癌肿有防治作用;荸荠质嫩多津,可治疗热病津伤口渴之症,对糖尿病尿多者,有一定的辅助治疗作用;荸荠水煎汤汁能利尿排淋,对于小便淋沥涩通者有一定治疗作用,可作为尿路感染患者的食疗佳品。近年研究发现荸荠含有一种抗病毒物质可抑制流脑,流感病毒,能用于预防流脑及流感的传播。

【厨前密语】

1. 熟食多用于做配料,也可用于炒、烧或做馅心。如"荸荠炒虾仁""荸荠炒鸡丁"等。

2. 荸荠具有清热泻火的良好功效;应用于肺热咳嗽,痰浓难咳:荸荠汁1杯,川贝1.5克(研成粉),拌匀服,每天2~3次。既可清热生津,又可补充营养,最宜用于发烧病人。

【好果妙制】

头牌菜品:蜜汁荸荠

主料:荸荠500克。

调料:猪油(炼制)25克,白砂糖150克。

制作步骤:

1. 锅刷净,倒入75克清水,加入白糖化开;

2. 用文火把糖水熬到水泡由大翻花变小花;

3. 下入荸荠,再焖 2 分钟(不断用手锅推转荸荠),将荸荠捞在盘中;

4. 把糖汁收浓淋在荸荠上即成。

亲尝体验:熟烂. 甜润爽口。

美容餐:冰糖荸荠

主料:荸荠 150 克。

调料:冰糖 30 克。

制作步骤:

1. 削去荸荠的外皮并洗净;

2. 入锅加入适量水和冰糖,煮至荸荠熟透即可。

制作要诀:1. 做这道点心时,一定要削去荸荠皮,因为荸荠皮常会聚集有毒的生物排泄物和化学物质;2. 此外,皮内还容易含有寄生虫,如果吃下未洗净的荸荠皮,会引发疾病。

美容智囊:美容养颜,润肤。

食疗汇:荸荠奶糊

主料:梨 100 克,荸荠 100 克。

辅料:牛奶 200 克,人参 30 克,桂圆肉 30 克。

调料:甘蔗汁 100 克,蜂蜜 15 克,姜汁 2 克。

制作步骤:

1. 上火隔水炖参汁;

2. 洗净雪梨、龙眼肉、荸荠去皮;

3. 将雪梨肉、龙眼肉、荸荠一起榨汁,取其汁;

4. 混合姜汁、参汁、甘蔗汁、牛奶共同倒进瓦盅内拌匀;

5. 隔水上火炖至糊状,再加入少许蜜糖拌匀即成。

食疗功效:1. 对放疗、化疗期间的胃阴不足、胃呆食少者有一定的疗效;2. 滋阴润燥、补气养胃;3. 对胃阴不足、胃呆食少者也有一定治疗功效;4. 还含有防癌成分及一种抗菌成分,是一种很好的防癌食物;5. 此菜适合胃癌患者食用。

荸荠山楂糕

主料:荸荠 200 克。

料:金糕 30 克,陈皮 3 克。

制作步骤:

1.将南荸荠、山楂糕切成块,陈皮浸泡后切成末。

2.将荸荠、山楂糕、陈皮,放在一起,撒上白糖即可。

食疗功效:1.健脾和胃,祛痰止咳。2.适用于食欲不振、胃脘胀满、咳嗽少痰。

荸荠宜忌:荸荠不宜生吃,因为荸荠生长在泥中,外皮和内部都有可能附着较多的细菌和寄生虫,所以一定要洗净煮透后方可食用。

火龙果——有效抗衰老

据相关资料记载,火龙果甘、淡、凉、气清香。清热,润肺止咳。治疗燥热咳嗽、咳血、颈淋巴结核。茎治腮腺炎、疝气、痈疮肿毒。

【火龙果】

火龙果又名青龙果、红龙果。为仙人掌科量天尺属和蛇鞭柱属植物,原产中美洲。主要品种有红皮白肉、红皮红肉和黄皮系列,以红皮红肉和黄皮系列为佳。

火龙果果实中的花青素含量较高,尤其是红肉的品种。花青素是一种效用明显的抗氧化剂,能有效防止血管硬化,从而可阻止心脏病发作和血凝块形成引起的脑中风;它还能对抗自由基,有效抗衰老;还能提高对脑细胞变性的预防,抑制痴呆症的发生;火龙果中富含一般蔬果中较少有的植物性白蛋白,这种有活性的白蛋白会自动与人体内的重金属离子结合,通过排泄系统排出体外,从而起解毒作用。此外,白蛋白对胃壁还有保护作用;火龙果富含美白皮肤的维生素C及丰富的具有减肥、降低血糖、润肠、预防大肠癌的水溶性膳食纤维;火龙果中的含铁量比一般的水果要高,铁是制造血红蛋白及其他铁质物质不可缺少的元素,摄入适量的铁质还可以预防贫血。

另外,火龙果还含有美白皮肤的维生素C及丰富的具有减肥、降低血糖、润肠、预防大肠癌的水溶性膳食纤维,这也是广大女性朋友比较关心的问题之一。

【厨前密语】

火龙果是热带水果,最好现买现吃。在5℃~9℃的低温中,新鲜摘下的火龙果不经挤压碰撞,保存期可超过一个月。在25℃~30℃的室温状态下,保质期可超过2个星期。

【好果妙制】

头牌菜品:火龙果沙律

主料:鲜虾仁200克,火龙果1个(约450克)。

调料:沙律酱(即沙拉酱)50克,淀粉10克,蛋清10克,盐3克,味精5克。

制作步骤

1. 将火龙果洗净,用刀从中片开,然后用挖球器将火龙果肉挖出来备用。

2. 将对虾仁洗净,用毛巾吸干水分,然后放入盐、味精、淀粉、蛋清码味上浆,放入沸水中小火滑 1 分钟,取出后用凉水冲凉。

3. 将火龙果壳洗净。放入用40 克沙律酱拌好的虾仁和火龙果肉,将剩余的 10 克沙律酱放入裱花袋中再在虾仁和火龙果的表面挤上花纹即可。

亲尝体验:虾仁细嫩脆爽,火龙果香甜可口,二者配合清新自然。

美容餐:火龙果石榴海鲜盅

原料:石榴、火龙果、蟹柳棒、带子、黄瓜、广东香肠、黄瓜、胡萝卜。

调料:叉烧酱、辣椒酱。

制作步骤:

1. 火龙果切开,挖出肉切块。

2. 锅内放油煸香葱末,将广东香肠放入煸熟、再蟹柳丁、带子、胡萝卜片、黄瓜,倒入锅中煸炒,加叉烧酱、辣椒酱调味,煸炒出香气放火龙果丁出锅。

3. 将炒好的菜倒入火龙果盅内,撒上石榴,法香围边装饰。

美容智囊:抗氧化、抗衰老、减肥、降脂。

食疗汇:火龙果健体酒

主料:火龙果 600 克。

辅料:冰糖 250 克,江米酒 600 克。

制作步骤:

1. 火龙果洗净,完全晾干后,去皮,再切成小块;

2. 以一层火龙果片、一层冰糖的方式放入广口玻璃瓶中;

3. 再倒入高粱酒,然后封紧瓶口;

4. 贴上制作日期卷标,放置于阴凉处,静置浸泡三个月后,即可开封滤渣装瓶饮用。

制作要诀:1.红肉与白肉火龙果的营养价值相当,任一种都可酿制,只是红肉品种酿制的酒色较美观;2.由于火龙果本身果香味比较不足,所以酒的味道会比较重,建议稀释后加些果汁饮用。

食疗功效:具有增强心脏血管机能、降血压,以及帮助体内环保的效用。

火龙银耳雪梨

主料:火龙果、银耳、木耳、雪梨。

辅料:冰糖、煮熟的青豆、枸杞。

制作步骤:

1. 银耳、木耳用开水泡开、摘洗干净,火龙果取果肉,果壳待用,火龙果肉和雪梨切成均匀的块。

2. 将切好的火龙果、雪梨块同银耳、木耳、冰糖一起加满水用文火熬制一小时。

3. 将炖好的汤盛入火龙果壳中,撒上青豆、枸杞即可。

食疗功效:清热、化痰、润肺,可助吸烟、饮酒者排出毒素。

火龙果宜忌:一般人群均可食用,糖尿病人少量食用。

龙眼——健脑益智,补养心脾

《本草纲目》载:"龙眼味甘,开胃健脾、补虚益智。"

【龙眼】

龙眼,又名桂圆,是我国南亚热带名贵特产,其果实富含营养,自古受人们喜爱,更视为珍贵补品,历史上南方"桂圆"、北"人参"之称。又因其种圆黑光泽,种脐突起呈白色,看似传说中"龙"的眼睛,所以得名。龙眼是无患子科植物龙眼的假种皮。主产于福建、广东、广西、四川等地,此外台湾、云南和贵州南部也有出产。其中福建产量占全国总产量的50%。新鲜的龙眼肉质极嫩,汁多甜蜜,美味可口,实为其他果品所不及。

龙眼性温、味甘。龙眼含葡萄糖、蔗糖和维生素 A、维生素 B 等多种营养素,以及较多的蛋白质、脂肪和多种矿物质,对人体身份有益。

桂圆含有多种营养物质,有补血安神,健脑益智,补养心脾的功效;研究发现,桂圆对子宫癌细胞的抑制率超过90%,妇女更年期是妇科肿瘤好发的阶段,适当吃些龙眼有利健康;桂圆有补益作用,对病后需要调养及体质虚弱的人有辅助疗效。

【厨前密语】

1. 挑选龙眼要注意剥开时果肉应透明无薄膜,无汁液溢出,留意蒂部不应沾水,否则易变坏。

2. 理论上桂圆有安胎的功效,但妇女怀孕后,大都阴血偏虚,阴虚则生内热。中医主张胎前宜凉,而桂圆性热,因此,为了避免流产,孕妇应慎食。

【好果妙制】

头牌菜品:银耳龙眼鸽蛋汤

主料:银耳(干)20 克,鸽蛋 200 克。

辅料:枸杞子 10 克,桂圆肉 10 克,黄精 10 克。

调料:冰糖 175 克。

制作步骤：

1. 银耳用温水发透，拣去杂质，用手反复揉碎，淘洗后再用清水漂过；

2. 枸杞子、龙眼肉用温水洗净；

3. 黄精洗净切丁；

4. 炒锅放在火上，倒入清水，下入银耳用旺火烧开，再转用小火熬 3 小时；

5. 下入黄精、龙眼肉再熬 1 小时，至银耳熟烂汁稠；

6. 再下入冰糖、枸杞子；

7. 鸽蛋打破后逐个下入沙锅内，煮 10 分钟，盛入汤碗内即成。

亲尝体验：汤色雪白，入口润滑。

美容餐：龙眼百合

主料：桂圆 250 克，百合 100 克。

辅料：白砂糖 20 克。

制作步骤：

1. 将桂圆肉去壳、核，取出肉；

2. 百合剥去老皮，掰下鳞片瓣，撕掉筋皮，在凉水中泡 20 分钟；

3. 百合捞入开水锅中稍烫。再捞入凉水；

4. 将桂圆肉和百合放汤罐子里，加入白糖，注入适量清水，搅匀；

5. 上笼蒸 20 分钟出笼即可。

美容智囊：具有补中益气、养血滋阴、润肤色之用。

玫瑰龙眼醋

主料：桂圆 600 克，冰糖 300 克，陈醋 500 克，玫瑰花 5 克。

制作步骤：

1. 龙眼洗净擦干水分，剥除壳与果核，取果肉备用；

2. 以一层龙眼肉、一层冰糖的方式放入广口玻璃瓶中；

3. 再放入玫瑰花，倒入糯米醋，然后封紧瓶口；

4. 贴上制作日期卷标，放置于阴凉处，静置浸泡三个月后，即可开封稀释饮用。

美容智囊：玫瑰搭配龙眼酿醋含丰富铁质，可养气血，排宿便，增强记忆力，对失眠也可有效改善. 能让你喝出粉嫩好气色。

食疗汇：龙眼莲子羹

原料：龙眼肉 100 克，鲜莲子 200 克，冰糖 150 克，白糖 50 克，湿淀粉适量。

制作步骤：将龙眼肉放入凉水中洗净（块大的撕成两半），捞出控干水分。鲜莲子剥去绿皮、嫩皮,并去莲子心,洗净,放在开水锅中氽透,捞出倒入凉水中。在锅内放入 750 克清水,加入白糖和冰糖,烧开撇去浮沫。把龙眼肉和莲子放入锅内,用湿淀粉匀稀芡。锅开盛入大碗中即成。

食疗功效:健脾安神,补益气血。适宜于血虚心悸、健忘失眠、气血不足、脾虚泄泻、浮肿,以及妇女因气血两虚引起的病症。

龙眼酒

主料:桂圆 125 克。

调料:白酒 500 克。

制作步骤:

1.把洗净,干燥,研成粉的龙眼肉装入纱布袋内,扎紧袋口,放在酒坛内。

2.加入白酒,密封坛口,每天摇晃 1 次;七天后改为每周摇晃一次,浸泡 100 天。

食疗功效:补血,养心,健脾,治阳痿、心悸、夜寐不酣。

龙眼宜忌:适宜体质虚弱的老年人、记忆力低下者、头晕失眠者、妇女食用。

第八节 《本草》推荐的养生黄果

在水果的家族中,可以见到形态各异,五颜六色的水果,特别是金灿灿的黄色水果不仅有良好的口感、丰富的营养,而且还有很好的医疗保健效用,可以补充人体所需的维生素 A 等等。

提起补充维生素 A,多数人想到的肯定是多吃鱼肝油、动物肝脏、胡萝卜、菠菜等富含胡萝卜素的动物性食物和黄绿色蔬菜。据调查,美国除少数拉丁裔儿童存在维生素 A 轻微缺乏外,大部分孩子都处于正常水平。其中一个重要的原因是美国的家长们经常鼓励孩子吃黄色水果,如柠檬、芒果、橙子、杏、木瓜,红色水果中有菠萝、橘子等,还会养成他们每日饮用添加维生素 A 和维生素 D 的鲜牛奶的习惯。

橘子——美容消疲的"中国苹果"

《本草纲目》载:"陈皮同补药则补;同泻药则泻;同升药则升;同降药则降。"

【橘子】

橘子为芸香科植物福橘或朱橘等多种橘类的成熟果实。橘子常与柑子一起被统称为柑橘,颜色鲜艳,酸甜可口,是日常生活中最常见的水果之一。橘子原产地中国,主要产自长江中下游和长江以南地区。经阿拉伯人传遍欧亚大陆,橘子至今在荷兰和德国都还被称为"中国苹果"。我国是柑橘的重要原产地之一,柑橘资源丰富,优良品种繁多,有4000多年的栽培历史。

橘子性凉,味甘、酸,归肺、胃经。橘子中主要含糖类,并含有维生素 A、维生素 B、维生素 C、维生素 E、维生素 P、胡萝卜素及生物素,以及钙、磷、钾等矿物质。

橘子肉、皮、络、核、叶都是药。橘子皮,又称陈皮,是重要药物之一。所以我们又说橘子"一家都是宝"。橘子富含维生素 C 与柠檬酸,前者具有美容作用,后者则具有消除疲劳的作用;橘子内侧薄皮含有膳食纤维及果胶,可以促进通便,并且可以降低胆固醇;橘皮苷可以加强毛细血管的韧性,降血压,扩张心脏的冠状动脉,故橘子是预防冠心病和动脉硬化的食品,研究证实,食用柑橘可以降低沉积在动脉血管中的胆固醇,有助于使动脉粥样硬化发生逆转;在鲜柑橘汁中,有一种抗癌活性很强的物质"诺米灵",它能使致癌化学物质分解,抑制和阻断癌细胞的生长,能使人体内除毒酶的活性成倍提高,阻止致癌物对细胞核的损伤,保护基因的完好。

【厨前密语】

食用橘子时不要去掉橘络,因为橘络里含有一种名为芦丁的物质,能使人体血管保持正常的弹性和密度,减少血管壁的脆性和渗透性,防止高血压患者发生脑出血和糖尿病患者发生视网膜出血。

【好果妙制】

头牌菜品:橘子凉拌蔬菜

主料:橘子 50 克,圆白菜 20 克,绿豆芽 20 克,裙带菜(干)10 克。

调料:香油 3 克,酱油 1 克。

制作步骤:

1. 将橘子罐头的汤汁倒掉,沥干。

2. 将高丽菜(圆白菜)切成细丝,豆芽菜(绿豆芽)去根须,裙带菜切碎,全部材料都用热水烫过,以滤网沥干水分。

3. 将橘子,高丽菜,豆芽菜,裙带菜放入料理盆中,搅拌均匀,再以芝麻油和酱油调味。

制作要诀:制作中选择橘子罐头。也可以淋上无油的调味酱,当然用新鲜的橘子也行,以橘子为主,看起来格调更高。

亲尝体验:酸甜口味,爽口。

美容餐:木瓜橘子汁

先将木瓜削皮去籽,洗净后切碎,捣烂取汁备用。再将桔子和柠檬切开,挤出汁液与木瓜汁混合,搅匀即成。

美容智囊:饮用本品能使肌肤光滑,还有助于消化,润肠,是老幼皆宜的饮品。

养颜橘子饮

主料:橘了100克,苹果200克,胡萝卜150克。

辅料:白砂糖20克。

制作步骤:

将橘子、苹果、胡萝卜洗净,橘子去皮,苹果、胡萝卜切成薄片,橘子切成丝,加白砂糖、冷开水一起搅成泥汁,滤去皮渣,取汁饮之。

美容智囊:含有丰富维生素,可预防伤风,有美容保健之功效。

食疗汇:橘子茶酒

主料:橘子600克。

辅料:乌龙茶15克,冰糖250克,江米酒300克。

制作步骤:

1.用盐搓揉橘子表面,以去除腊质,再用清水洗净;

2.橘子完全晾干后,连皮切片;

3.以一层橘子片、一层冰糖的方式放入广口玻璃瓶中;

4.再倒入乌龙茶,然后封紧瓶口:

5.贴上制作日期卷标,放置于阴凉处,静置浸泡三个月后,即可开封滤渣装瓶饮用。

制作要诀:橘皮含有迷人香气与特殊营养物质,橘瓣表面的白色橘络含有帮助消化的健康物质,因此整颗酿酒的效用较佳。

食疗功效:橘皮中含有生物黄酮与果胶,可有效预防乳癌、降血压、降胆固醇,可强化毛细血管,有益心脏及脑部。

橘子宜忌:一般人群均可食用,风寒咳嗽、痰饮咳嗽者不宜食用;橘子不宜与牛奶同食。

香蕉——女孩子的减肥佳果

据《本草纲目》载,香蕉清脾滑肠,脾火盛者食之,反能止泻、止痢。总之,香蕉有止烦渴、润肺肠、通血脉、填精髓、解酒毒、降血压等功效,生食或用成熟香蕉剥去皮和冰糖煮熟服食。适用于食治发烧、烦渴、便秘、高血压、冠状动脉心脏病、牙痛、咽喉痛、痔疮出血。

【香蕉】

香蕉又名甘焦,为芭蕉科植物甘蕉的果实。原产亚洲东南部,我国台湾、广东、广西、福建、四川、云南、贵州等地也均有栽培,其中以台湾、广东最多。香蕉是人们喜爱的水果之一,欧洲人因它能解除忧郁而称它为"快乐水果",而且香蕉还是女孩子们钟爱的减肥佳果。香蕉又被称为"智慧之果"。

香蕉性寒、味甘,归肺、脾、胃、肝、肾经。香蕉含有糖类、蛋白质、脂肪、钙、磷、钾以及维生素 A、B、C、E、P 和胡萝卜素等多种营养物质。但是含钠量很低,几乎不含胆固醇。

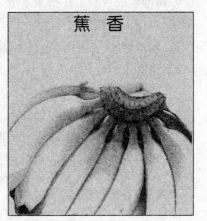

蕉 香

香蕉含有大量糖类物质及其他营养成分,可充饥、补充营养及能量;香蕉性寒能清肠热,味甘能润肠通便,可治疗热病烦渴等症;香蕉能缓和胃酸的刺激,保护胃黏膜;香蕉中含血管紧张素转化酶抑制物质,可以抑制血压的升高;香蕉果肉甲醇提取物对细菌、真菌有抑制作用,可消炎解毒;香蕉中大量的碳水化合物、膳食纤维等可以防癌抗癌。

【厨前密语】

1. 治痔疮便血连皮炖食;

2. 治便秘:熟透鲜果 1 ~ 2 个,剥去外皮吃,每天睡前及起床后各 1 次。

3. 香蕉属于热带水果,适宜储存温度是 11 ~ 18 摄氏度,一般情况下保存时间最长的是 13 摄氏度,不能放冰箱里保存。

4. 老年人吃香蕉时,不要狼吞虎咽,以免噎着。

【好果妙制】

头牌菜品:香蕉奶油派

主料:甜派皮 350 克,香蕉 400 克。

辅料:鸡蛋 50 克,鸡蛋黄 40 克,小麦富强粉 25 克,玉米面(黄)15 克。

调料:香草精 2 克,白砂糖 100 克,牛油 70 克,吉利丁 3 克。

制作步骤:

1. 将甜派皮擀成约 0.4 厘米厚,放入派盘中再用叉子戳洞,静置松弛约 10 分钟;

2. 放入烤箱以 200/200℃ 烤焙约 15 ~ 20 分钟,取出冷却备用;

3. 吉利丁片泡冰水软化备用;

4.细砂糖(50 克)加入牛奶煮至溶化,加入香草精拌匀,先离火备用;

5.另取一锅,将全蛋、蛋黄、细砂糖(50 克)一起打散;

6.再加入过筛后的高筋面粉与玉米粉拌匀;

7.先将少许的香精牛奶加入锅中拌匀;

8.再将剩余的慢慢全部加入拌匀,放回火炉上小火煮至浓稠时熄火;

9.将泡软的吉利丁片挤干水分加入锅内拌至溶化;

10.再加入无盐牛油拌至溶化,待内馅降温;

11.将煮好的内馅用汤匙舀入烤好放凉的派皮中至八分满;

12.将香蕉切片状整齐排上,放入冰箱冷藏 4 小时以上至凝固,即可取出食用。

制作要诀:1.香蕉易发黑,可以涂上一层果胶来避免或者最好是立即烹用;

2.需将加热后的牛奶慢慢加入不然一下子高温的牛奶会将蛋煮熟,变成甜蛋花汤;

3.放回火炉上小火煮时也要不断搅拌,以免底部烧焦。

亲尝体验:色泽黄白,软嫩酥松,甜香可口,老少皆宜。

美容餐:香蕉拌桃片

主料:桃 400 克。香蕉 400 克。

辅料:葡萄 50 克。

调料:柠檬汁 20 克,白砂糖 50 克,白葡萄酒 20 克。

制作步骤:

1.鲜桃洗净去皮去核,切成薄片;香蕉去皮,斜切成片;葡萄洗净,剥去皮,挖去内核备用。

2.柠檬汁、白糖和白葡萄酒放在碗里调匀,放入鲜桃片、香蕉片和葡萄拌匀,入冰箱内冷冻后,取出即可。

美容智囊:美容减肥、润肤爽肤。

食疗汇:李子汁配香蕉

主料:李子 100 克,香蕉 100 克。

制作步骤:

取鲜熟的李子,榨取 30 毫升李子汁备用。

食疗功效:本品具有活血生津、清热、润肠通便之功效,适于肝硬化伴便秘者食用。

香蕉泥

主料:香蕉 70 克。

调料:白砂糖 10 克,柠檬汁 5 克。

制作步骤：

将香蕉洗净，剥去白丝，把香蕉切成小块，放入搅拌机中，加入白糖，滴几滴柠檬汁，搅成均匀的香蕉泥，倒入小碗内，即可喂食。

制作要诀：要选用熟透的香蕉，洗干净；生香蕉有涩味，不能给婴儿喂食。

食疗功效：香蕉泥含有丰富的碳水化合物、蛋白质，还有丰富的钾、钙、磷、铁及维生素 A 原，B_1 和 C 等，具有润肠、通便的作用，对便秘的婴儿有辅助治疗作用。

香蕉蜂蜜奶

主料：牛奶 200 克。

辅料：香蕉 50 克，橙子 75 克，蜂蜜 10 克。

制作步骤：

1. 将香蕉、橙子去皮，与蜂蜜一同放入磨碎机里拌匀磨碎，待呈粘稠状，立即将热奶倒入，再搅和几秒钟。

2. 将搅好的奶汁倒入奶瓶，冷热合适时即可喂食。

食疗功效：本品可供 4～6 月婴儿添加辅食选用。含有丰富的蛋白质、碳水化合物、维生素 C、维生素 A 等多种营养，对婴儿发育很有益处。

香蕉宜忌：香蕉尤其适合口干烦躁、咽干喉痛者，大便干燥、痔疮、大便带血者，上消化道溃疡者，饮酒过量而宿醉未解者，高血压、冠心病、动脉硬化者；脾胃虚寒、便溏腹泻者不宜多食、生食，急慢性肾炎及肾功能不全者忌食。

芒果——富含维生素的"热带水果之王"

据《本草纲目拾遗》载，芒果"能益胃气，故能止呕晕"。中医认为芒果能益胃生津、止渴、止呕、利尿，适用于口渴咽干、胃气虚弱、眩晕呕逆。

【芒果】

芒果又名"望果"，即取义为"希望之果"，为漆树科植物芒果的成熟果实。原产于热带地区。有的为鸡蛋形，也有圆形、肾形、心形；皮色有多种：浅绿色、黄色、深红色；果肉为黄色，含膳食纤维，味道酸甜不一，有香气，汁水多而果核大。芒果集热带水果精化于一身，被誉为"热带水果之王"。我国是芒果主要成产国之一，产区主要分布在台湾、广东、广西、海南、云南和贵州地区。

芒果性微寒、味甘、酸，归肺、脾、胃经。芒果是少数富含蛋白质的水果之一，多食可以饱腹。芒果中维生素的含量也特别丰富，其中胡萝卜素、维生素 A、维生素 C 的含量很高，芒果中还有芒果苷、芒果酸等特殊的营养物质。

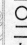

芒果未成熟的果实及树皮、茎能抑制化脓球菌、大肠杆菌等,芒果叶的提取物也同样有抑制化脓球菌、大肠杆菌的作用,可治疗人体皮肤、消化道感染疾病;防癌抗癌;芒果果实含芒果酮酸、异芒果醇酸等三醋酸和多酚类化合物,具有抗癌的药理作用;芒果汁还能增加胃肠蠕动,使粪便在结肠内停留时间缩短。因此食芒果对防治结肠癌很有裨益;芒果中所含的芒果甙有祛疾止咳的功效,对咳嗽痰多气喘等症有辅助治疗作用;降低胆固醇、甘油三酯:芒果中含维生素 C 量高于一般水果,芒果叶中也有很高的维生素 C 含量,且具有即使加热加工处理,其含量也不会消失的特点,常食芒果可以不断补充体内维生素 C 的消耗,降低胆固醇、甘油三酯,有利于防治心血管疾病;芒果的糖类及维生素含量非常丰富,尤其维生素 A 原含量占水果之首位,具有明目的作用。

【厨前密语】

1.饱饭后不可食用芒果,不可以与大蒜等辛辣物质共同食用,否则,可以使人发黄病,目前,其机理还不清楚,但这是世俗经验之谈。又据现代报道,有因为吃了过量的芒果而引起肾炎的病例,故当注意。

【好果妙制】

头牌菜品:芒果鲜奶布丁

主料:芒果琼脂、蜂蜜、炼乳、咖啡粉。

制作步骤:

1.将琼脂泡好,放入粉碎机中,加少许清水打碎,入蒸锅蒸 30 分钟左右备用;

2.芒果去皮放入粉碎机,加少许凉开水打成浆,放入蜂蜜、蒸化的琼脂再次粉碎,倒入模型中入冰箱冷藏后即可,食用时,将咖啡粉、炼乳用少许水调匀浇在盘底,将布丁放入盘中即可。

亲尝体验:奶香四溢,滑嫩爽口。

美容餐:芒果芦荟优酪乳

主料:芒果一颗、芦荟一片、优酪乳一小瓶、蜂蜜少许。

制作步骤:

1.芒果去皮、去核,果肉备用。

2.芦荟撕去表皮,将透明果肉放入果汁机中,加入芒果、优酪乳、蜂蜜,打成果汁即可。

美容智囊:消炎、排毒,同时活化细胞、促进代谢。芦荟拥有神奇的消炎、镇定、修复作用,对于易长痘痘的肤质有一定的改善窈窕功效。芒果富含的胡萝卜素,可以活化细胞、促进新陈代谢、防止皮肤粗糙干涩。原本芦荟打成果汁味道会有些苦涩,不过芒果的香甜正好中和了这个缺点,加上香醇的优酪乳,美肤窈窕功效就全在这杯好喝的活力饮品里了!

食疗汇:纯芒果汁

主料:2~3个芒果。

制作步骤:

将芒果去皮,去掉其中的核,榨汁后搅拌并立即饮用。

食疗功效:与木瓜汁一样,芒果汁也是一种非常浓的营养丰富的果汁。因此在饮用时你需要一把勺子。芒果汁是一种强效的抗氧化剂,对身体健康具有很好的保护作用,据称对某些癌症还有抵抗作用。特别是它对肾脏和清洁血液非常有益。由于芒果汁太浓,因此一般情况下应与其他果汁混合饮用,但如果你想很快就有汁喝,且非常喜欢芒果的味道,你也可以用芒果单独榨汁喝。

芒果西米露

主料:西谷米50克,芒果300克。

制作步骤:

1. 芒果一个切块,一个榨汁;

2. 煮一锅开水,下西谷米;

3. 煮到中间还有个小白点的时候关火,闷3分钟,捞出过冰水;

4. 完全冷却,捞出西米加鲜榨的芒果汁跟果肉即可。

制作要诀:

可加适量白糖及牛奶。

食疗功效:夏季养生,健胃开脾食谱。

芒果宜忌:一般人群均能食用,皮肤病、肿瘤、糖尿病患者应忌食。

哈密瓜——夏季解暑佳品

据《本草纲目》载,甜瓜(哈密瓜)具有"止渴、除烦热、利小便、通三焦团壅塞气、治口鼻疮"之功效。

【哈密瓜】

哈密瓜属葫芦科植物,是甜瓜的一个变种。源于突厥语"卡波",意思即"甜瓜"。我国只有新疆和甘肃敦煌一带出产哈密瓜。新疆除少数高寒地带之外,大部分地区都产哈密瓜。哈密瓜有"瓜中之王"的美称,含糖量在15%左右,形态各异,风味独特,有的带奶油味,有的含柠檬香,但都味甘如蜜,奇香袭人,饮誉国内外。

哈密瓜味甘、性寒;哈密瓜对人体造血机能有显著的促进作用,可以用来作为贫血的食疗之品;哈密瓜有清凉消暑,除烦热,生津止渴的作用,是夏季解暑的佳品。

【厨前密语】

1.搬动哈密瓜应轻拿轻放,不要碰伤瓜皮,受伤后的瓜很容易变质腐烂,就不能储藏了;

2.哈密瓜性凉,不宜吃得过多,以免引起腹泻。

【好果妙制】

头牌菜品:冰拌哈密瓜

主料:哈密瓜300克。

辅料:李子200克。

制作步骤:

李子(红、青李子各100克)洗净切块,哈密瓜肉切块,与冰块100克搅打成冰沙,装入盘中即成。

亲尝体验:甜酸适口。

美容餐:哈密瓜百合汤

主料:哈密瓜400克,百合100克。

调料:盐1克,陈皮1克。

制作步骤:

1.哈密瓜洗净去皮,去籽,切块;

2.陈皮浸软,百合洗净,备用;

3.锅中放入适量的清水,加入哈密瓜、陈皮、百合,用大火煮半小时;

4.转慢火煮2小时,加盐调味,即可趁热食用。

制作要诀:1.瓜不宜久放,如果吃不完就可以用来煲汤了。2.瓜汤不要隔夜,最好当天喝完。

美容智囊:有夏季养生,美容润肤的功效。

食疗汇:菠萝哈密瓜汁

材料:菠萝半个,哈密瓜1个,蜂蜜1小匙。

制作步骤:将菠萝洗净,削皮去芯,与洗净后削皮去籽的哈密瓜一起放入榨汁机中榨汁,再加入 1 小匙蜂蜜搅拌均匀即可。

食疗功效:具有疗饥、利便、益气、清肺热止咳的功效,适宜于肾病、胃病、咳嗽痰喘、贫血和便秘患者。

哈密瓜苹果瘦肉汤

原料:哈密瓜 500 克,苹果 1 只,瘦猪肉 100 克,生姜 2 片。

制作步骤:将哈密瓜去皮核切块,苹果削皮去籽并切片,瘦猪肉切片。所有配料配以生姜 2 片,文火炖汤。

食疗功效:此汤能润肺生津,解渴除烦,益脾和胃。

哈密瓜宜忌:一般人群均可食用;患有脚气病、黄疸、腹胀、便溏、寒性咳喘以及产后、病后的人不宜多食;糖尿病人慎食。

菠萝——岭南四大名果之一

《本草纲目》载:"菠萝补脾气,固元气,制伏亢阳,扶持衰土,壮精神,益气,宽痞,消痰,解酒毒,止酒后发渴,利头目,开心益志。"

【菠萝】

菠萝又名凤梨,原产巴西,南洋称凤梨。是热带和亚热带地区的著名水果,在我国是岭南地区的四大名果之一。菠萝果形美观,汁多味甜,有特殊香味,是深受人们喜爱的水果。菠萝一年有三次结果期,以 6~8 月成熟者品质最佳。

菠萝性平、味甘、酸,微涩,归脾、胃、肾、膀胱经。菠萝含水分较高,约85%,还含有较高的糖类、脂肪、蛋白质,以及维生素 A、B、C 和钙、磷、钾等矿物质。菠萝还含有一种特殊的"菠萝朊酶"物质。

"菠萝朊酶",它能分解蛋白质,溶解阻塞于组织中的纤维蛋白和血凝块,改善局部的血液循环,消除炎症和水肿;菠萝中所含糖、盐类和酶有利尿作用,适当食用对肾炎,高血压病患者有益;菠萝性味甘平,具有健胃消食、补脾止泻、清胃解渴等功用。

【厨前密语】

1.先把菠萝去皮切成片,放在淡盐水里浸泡 30 分钟,再用凉水浸洗,去掉咸味再食用;

2.果实除供生食外,还可制罐头食品及其他加工品;

3.将新鲜的菠萝榨成汁并煮开,冷却后用于擦洗粗糙的皮肤,长期坚持使用,不仅能清洁滋润皮肤,还可以防止暗疮的生长。

【好果妙制】

头牌菜品:拌菠萝丁

主料:菠萝 500 克。

辅料:土豆(黄皮)100 克,黄瓜 100 克。

调料:盐 5 克,白砂糖 5 克。

制作步骤:

1. 菠萝削皮,用尖刀挖去眼,洗净,切成小丁;取一小盆,放半盆凉开水,加少许盐,将菠萝丁在凉开水内浸泡 10 分钟后捞出,放盘内。

2. 嫩黄瓜洗净,切成小丁放入碗内,撒上少许精盐拌匀腌 10 分钟,滤去盐水,将黄瓜丁放菠萝丁盘内。

3. 土豆洗净,放锅内,加适量水,置火上煮开,待土豆熟后捞出晾凉,剥去皮,切成与菠萝丁相仿的小丁,放在盘内,撒上剩余的精盐、白糖、拌匀即可。

亲尝体验:味清香适口,咸里带甜。

美容餐:菠萝双瓜

主料:苦瓜 200 克,冬瓜 200 克。

辅料:菠萝 30 克。

调料:盐 4 克。

制作步骤:

1. 将苦瓜洗净去籽切块;

2. 冬瓜去皮、瓤洗净切块;

3. 菠萝洗净,去皮后捣碎;

4. 锅内添水,加入菠萝泥、精盐,放入苦瓜块、冬瓜块烧开,小火煮至熟透即可。

美容智囊:美容减肥,夏季养生、润肤。

枸杞菠萝银耳汤

主料:枸杞子 15 克,菠萝 150 克,银耳(干)15 克。

调料:冰糖 50 克。

制作步骤:

1. 将枸杞洗净,用温水泡软;

2. 菠萝去皮挖去丁眼,洗净后切成小块;

3. 银耳用温水泡软泡发,洗净后摘去根蒂,撕成小朵待用;

4. 锅内倒适量清水,放银耳用大火烧开,改小火焖煮 1 小时;

5. 再放入菠萝块、枸杞煮 10 分钟,加冰糖,待冰糖煮化即可。

美容智囊:活血化淤、滋阴美容。

食疗汇:菠萝百香酒

主料:菠萝 300 克,西番莲 300 克。

辅料:冰糖 250 克,江米酒 200 克。

制作步骤:

1. 菠萝果肉切小片;

2. 百香果洗净,完全晾干;

3. 百香果切开,取 300 克果肉汁,备用;

4. 以一层菠萝、一层冰糖的方式放入广口玻璃瓶中;

5. 再倒入百香果汁、米酒头,然后封紧瓶口;

6. 贴上制作日期卷标,放置于阴凉处,静置浸泡三个月后,即可开封滤渣装瓶饮用。

制作要诀:由于百香果本身含有较多水分,所以添加的酒量比较少。

食疗功效:含维生素 B 群、维生素 C、钾,可增加抵抗力、美容养颜,对心脏也很有助益。

消脂菠萝醋

主料:菠萝 600 克,冰糖 500 克,陈醋 600 克。

制作步骤:

1. 菠萝洗净,去皮后切片;

2. 以一层菠萝片、一层冰糖的方式放入广口玻璃瓶中;

3. 再倒入糯米醋,然后封紧瓶口;

4. 贴上制作日期卷标,放置于阴凉处,静置浸泡三个月后,即可开封稀释饮用。

制作要诀:1. 菠萝醋甜腻感较浓,建议可以加入 5 克的干燥桂花一同浸泡,增加清香感;2. 菠萝果皮含有丰富的酵素,只要清洗干净,也可连皮切块后酿制。

食疗功效:菠萝酵素具有较强刺激性,易刺激伤口,胃机能不佳者,如有溃疡或发炎症状的人不宜饮用。

菠萝宜忌:菠萝特别适宜身热烦躁者、肾炎、高血压、支气管炎、消化不良者;患有溃疡病、肾脏病、凝血功能障碍的人应禁食菠萝,发烧及患有湿疹疥疮的人也不宜多吃。

榴莲——气味令人匪夷所思的"热带果王"

据《本草纲目》载,榴莲"可供药用,味甘温,无毒,主治暴痢和心腹冷气"。

【榴莲】

榴莲,属木棉科常绿乔木,原产于东印度和马来西亚是。榴莲果肉是由假种皮的肉包组成,肉色淡黄,粘性多汁,酥软味甜,吃起来有雪糕的口感。初尝有异味,续食清凉甜蜜,回味甚佳,故有"流连(榴莲)忘返"的美誉。榴莲产自热带地区,含有多种营养素,被当地人视为"热带果王"。泰国曾有这样一句民谚:"榴莲出,沙笼脱。"意思是姑娘们宁愿脱下裙子卖掉也要饱尝一顿榴莲。

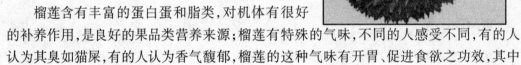

榴 莲

榴莲性热、味甘。榴莲的营养十分丰富,果肉中含有大量淀粉、糖类、脂肪和蛋白质,还含有维生素 B_1、维生素 B_2、维生素 C 等多种维生素以及钙、铁、镁、磷、锌等丰富的矿物质,是一种营养密度高的热带水果。

榴莲含有丰富的蛋白蛋和脂类,对机体有很好的补养作用,是良好的果品类营养来源;榴莲有特殊的气味,不同的人感受不同,有的人认为其臭如猫屎,有的人认为香气馥郁,榴莲的这种气味有开胃、促进食欲之功效,其中的膳食纤维还能促进肠蠕动。

【厨前密语】

不成熟的有一股青草味,成熟的散发出榴莲固有的香气。当购买未成熟的榴莲,回家用报纸包住,点燃报纸,待燃完后再另用报纸包好,放在温暖处,一两天后能闻到香味证明已经成熟,想吃时提起来在地上轻摔,摔出裂口,从袭口处撬开即可食用。

【好果妙制】

头牌菜品:榴莲酥

主料:面粉 500 克。

调料:水皮料——面粉 500 克、鸡蛋 1 只、糖 50 克、猪油 25 克、水 150 克。

油心料:牛油 300 克、猪油 500 克。

馅料:榴莲 50 克。

制作步骤：

1. 将水皮料与油心料分别和成水皮、酥心，然后再制成酥皮。

2. 将酥皮用擀棍擀开，用印模印出圆形皮。

3. 在圆皮上放上榴莲馅，上面再放上一块酥皮。

4. 按捏住两块皮的边缘，使两块皮粘在一起，然后排在烤盘中入炉，用上火220℃、下火200℃的炉温烘10分钟，出炉扫上蜜糖，撒上芝麻即可。

亲尝体验：松化可口，榴莲香味。

美容餐：榴莲麦芬

原料：榴莲120克、牛油120克、糖200克（我用150克，感觉正好）、盐2克、鸡蛋2个、鲜奶90克、椰奶60克（我用椰子汁）、低粉300克、泡打粉6克。

制作步骤：

1. 牛油放软后加糖、盐打发，分次加入鸡蛋拌匀；

2. 加入鲜奶、椰奶拌匀（在这里发现油水分离了……以后记得要和面粉轮流加入）；

3. 加入榴莲茸，筛入面粉、泡打粉搅拌1分钟，倒入纸杯模7分满，180度烤20分钟左右，或直至蛋糕表面呈金黄色。

美容智囊：延缓衰老、美容养颜。

食疗汇：榴莲炖鸡

主料：榴莲（依自己喜好酌量），鸡1只（约重600克），姜片10克，核桃仁50克，红枣50克，清水约用1500克，盐少许。

制作步骤：

1. 鸡洗干净去皮，放入滚水中，浸约5分钟，斩成大块；核桃仁用水浸泡，去除油味；红枣洗净去核；榴莲去嫩皮，留下大块的外皮。可以去果肉，可以取汁，把外皮切小，因为味道比较重，少放一点为好。

2. 把鸡、姜片、核桃仁、枣、榴莲皮与榴莲肉同放入锅内滚开水中，加姜片，用猛火滚起后，改用文火煲3小时，加盐，少量味精调味即成。

食疗功效：此汤补而不燥，而且性质温和，还具有多种食疗功效，包括补血益气、滋润养阴，适合不同体质的人饮用，秋冬吃最合适。不过喜欢吃榴莲的人则难免会有点失望，因为这个汤几乎没有榴莲味，如果想煲浓一点，可以将煲过汤的榴莲弄烂和汤同吃，浓烈的榴莲味便会散发出来。

泰式炸榴莲

原料/调料：去籽榴莲肉200克，薄土司1/2条，低筋面粉100克，鸡蛋2颗，面包粉

200 克。

制作步骤：

1. 将鸡蛋打散成蛋汁备用。

2. 将去籽榴莲肉捣成泥状,装入挤花袋中备用。

3. 土司切边,在中间挤上一条榴莲泥,然后卷起来,先沾上一层薄薄的低筋面粉,再沾上蛋汁,最后沾一层面包粉,然后放入 170 度油锅中油炸 4 分钟,待浮起后捞出沥干油份即可。

榴莲宜忌:病后及妇女产后可用之来补养身体;糖尿病患者忌食,肾病和心脏病人慎食。

第九节 《本草》推荐的自然绿果

绿果是大自然赋予我们最珍贵的财富之一。无毒无公害,原滋原味,它让我们体味到大自然原生的力量,感受大自然赋予我们的美好。中医所谓的绿色,对应到人体的肝脏部位,而五行中肝又属木,所以绿色在五行中也属"木",绿色水果有益于肝气循环、代谢,有益消除疲劳、舒缓肝郁、防范肝疾,能明目、保健视神经,提升免疫功能下面为大家介绍几种常见的绿色水果。

猕猴桃——维生素 C 之王

《本草纲目拾遗》载:"猕猴桃甘酸无毒,可供药用,主治骨节风,瘫痪不遂,长年白发、痔病。"中医认为,"其根具有清热利尿,散淤活血、催乳、消炎等作用"。

【猕猴桃】

猕猴桃又名毛桃、藤梨,是猕猴桃科植物猕猴桃的果实。因猕猴桃是猕猴最爱的一种野生水果,故名猕猴桃。因其维生素 C 含量在水果中名列前茅,一颗猕猴桃能提供一个人一日维生素 C 需求量的两倍多,被誉为"维生素 C 之王"。猕猴桃还含有良好的可溶性膳食纤维。猕猴桃营养丰富,美味可口。果实中含糖量 13% 左右,含酸量 2% 左右,而且还每百克果肉含维生素 400 毫克,比柑橘高近 9 倍。鲜果酸甜适度,清香爽口,因此又被称为"超级水果"。

猕猴桃一般是椭圆形的。深褐色并带毛的表皮一般不食用。而其内则是呈亮绿色的果肉和一排黑色的种子,也因此有"绿似翡翠长生果"之说。

猕猴桃性寒、味酸、甘,归脾、胃、肝肾、膀胱经。猕猴桃含有丰富的糖类及维生素 A、B、C、E、生物素、胡萝卜素、叶酸,还含有钙、磷、钾等矿物质,以及优良的可溶性膳食纤维和丰富的抗氧化物质。

常吃烧烤食物能使癌症的发病率升高,因为烧烤食物下肚后会在体内进行硝化反应,产生出致癌物。而猕猴桃中富含的维生素 C 作为一种抗氧化剂,能够有效抑制这种硝化反应,防止癌症发生;最新的医学研究表明,成人忧郁症有生理学基础,它跟一种大脑神经递质缺乏有关。猕猴桃中含有的血清促进素具有稳定情绪、镇静心情的作用,另外它所含的天然肌醇,有助于脑部活动,因此能帮助忧郁之人走出情绪低谷;猕猴桃中有良好的膳食纤维,它不仅能降低胆固醇,促进心脏健康,而且可以帮助消化,防止便秘,快速清除并顶防体内堆积的有害代谢物。

【厨前密语】

1. 食酸菜鱼后应吃猕猴桃。

2. 儿童吃猕猴桃易过敏。

【好果妙制】

头牌菜品:水晶猕猴桃

主料:猕猴桃 800 克。

辅料:琼脂 50 克。

调料:白砂糖 100 克。

制作步骤:

1. 猕猴桃去皮入榨汁机中榨取 150 毫升的猕猴桃汁;

2. 再将剩余的猕猴桃去皮,切片;

3. 炒锅置火上,加入猕猴桃汁、琼脂、白糖,烧沸溶化,撇去浮沫;

4. 取模具 20 只,将熬好的猕猴桃汁分别倒入每个模具 1/3 处;

5. 在每个模具中分别放一切好的猕猴桃片;

6. 再将剩下的桃汁将模具灌满;

7. 冷却后,倒入平盘内码整齐即成。

制作要诀:水晶猕猴桃汁注入模具,入冰箱保鲜室冷冻,随用随取。

亲尝体验:营养丰富,酸甜可口。

美容餐:猕猴桃香蕉奶酪汁

主料:猕猴桃 100 克,香蕉 80 克,奶酪 120 克,绿茶 6 克。

调料:蜂蜜 10 克各适量。

1. 将猕猴桃去皮取瓤,对半切开;

2.香蕉剥皮,果肉切成块;

3.绿茶磨粉状;

4.将猕猴桃瓤、香蕉块、低脂奶酪倒入榨汁机中,搅打成汁;

5.杯中加入凉开水,倒入绿茶粉,下入蜂蜜调匀,直接饮用即可。

美容智囊:秋季调埋,美容养颜、减肥瘦身。

食疗汇:猕猴桃汁

主料:4 个杏,1 个猕猴桃。

制作步骤:

将所有原料洗净,并将杏核取出。如果不喜欢猕猴桃皮的味道,可以去皮。然后榨汁,搅拌均匀,立即饮用。

食疗功效:由于杏所含的汁很少,所以最好与其他的水果共同榨汁。增加猕猴桃是稀释和丰富杏汁营养很好的方法,同时还可以给杏汁增加强力的增能和排毒效果。如果可能,榨汁时保留猕猴桃的皮,因为它的皮里含有许多有价值的营养素。皮还可以给混合汁增加一种辛辣苦涩的味道。如果你感觉味道难以忍受,可以去掉皮。杏猕猴桃汁是很好的免疫系统增强剂,并且据说对消化系统也很有益,同时还有缓泻剂的效果。

猕猴桃苡仁粥

主料:猕猴桃 40 克,薏米 100 克。

调料:冰糖 10 克。

制作步骤:

1.把猕猴桃去皮切成小丁,放在盘里;苡仁淘洗干净备用。

2.把苡仁倒进盛有开水的砂锅里,用大火煮 40 分钟左右。

3.放入冰糖,冰糖化后再把猕猴桃丁倒进去,搅拌均匀就可以出锅了。

制作要诀:1. 糖尿病人不要加冰糖;2.猕猴桃要后放,放的早会破坏它里面的一些营养物质。

食疗功效:预防癌症,阻止致癌物质对人体的损伤。

猕猴桃西米粥

主料:西谷米 100 克,猕猴桃 200 克。

调料:白砂糖 100 克。

制作步骤:

1.先将西米洗净,浸泡 30 分钟后沥干,待用;再将猕猴桃去皮,用刀切成豆粒大小的丁块。

2.然后在锅中加入清水1000毫升,放入西米、桃肉丁和白糖,置火上烧开,稍煮即成。

食疗功效:滋补强身,解热止渴。利水通淋。

猕猴桃宜忌:猕猴桃与牛奶同食不但影响消化吸收,还会使人出现腹胀、腹痛、腹泻,因此吃了猕猴桃别马上喝牛奶。

青柠檬——柠檬酸仓库

两广地区中医著述《粤语》记载:"柠檬,宜母子,味极酸,孕妇肝虚嗜之,故曰宜母。当熟时,人家竞买,以多藏而经岁为尚,汗可化醋。"就是说,怀孕妇女可以放置一些柠檬在床边,早上起来嗅一嗅,有消除晨吐的效应。

【青柠檬】

柠檬又名黎檬,是芸香科植物黎檬或者柠檬的果实。原产印度、中国西南、缅甸西南部和北部、喜马拉雅山南麓东部地区,尚无定论。现在主产国为中国、意大利、希腊、西班牙和美国。因其味极酸,肝虚孕妇最喜食,故称益母果或益母子。柠檬中含有丰富的柠檬酸,因此被誉为"柠檬酸仓库"。它的果实汁多肉脆,有浓郁的芳香气。因为味道物酸,故只能作为上等调味料,用来调制饮料菜肴、化妆品和药品。

柠檬性平、味酸苦,归肝、胃经。柠檬是世界上最有药用价值的水果之一。被称为"丰富的小矿藏"。

柠檬含有烟酸和丰富的有机酸,其味极酸,柠檬酸汁有很强的杀菌作用,对食品卫生很有好处,实验显示,酸度极强的柠檬汁在15分钟内可把海贝壳内所有的细菌杀死;柠檬富有香气,能祛除肉类、水产的腥膻之气,并能使肉质更加细嫩,柠檬还能促进胃中蛋白分解酶的分泌,增加胃肠蠕动,柠檬在西方人日常生活中,经常被用来制作冷盘凉菜及腌食等;柠檬汁中含有大量柠檬酸盐,能够抑制钙盐结晶,从而阻止肾结石形成,甚至已成之结石也可被溶解掉,所以食用柠檬能防治肾结石,使部分慢性肾结石患者的结石减少、变小;吃柠檬还可以防治心血管疾病,能缓解钙离子促使血液凝固的作用,可预防和治疗高血压和心肌梗死,柠檬酸有收缩、增固毛细血管,降低通透性,提高凝血功能及血小板数量的作用,可缩短凝血时间和出血时间31% ~71%,具有止血作用;鲜柠檬维生素含量极为丰富,是美容的天然佳品,能防止和消除皮肤色素沉着,具有美白作用;柠檬生食还具有良好的安胎止呕作用,因此柠檬是适合女性的水果。

【厨前密语】

1.因太酸而不适合鲜食,可以用来配菜、榨汁。

2. 柠檬富有香气,能解除肉类、水产的腥膻之气,并能使肉质更加细嫩。

3. 应用于劳累过度、全身酸痛无力:果核 3 克,研成粉,用米酒 30 克送服,每晚睡前服。

【好果妙制】

头牌菜品:柠檬夹心蛋糕

主料:蛋糕底黄油或植物黄油 150 克,白糖 125 克,鸡蛋 3 个,面粉 150 克,蛋糕发粉 1 小勺,牛奶 50 毫升,夹心馅鸡蛋(打散)2 个,淀粉 2 大勺,绵白糖 25 克,柠檬(挤汁)1 个,牛奶 200 毫升。

制作步骤:

1. 黄油加热化软,加入白糖,用力拌匀。分次打入鸡蛋,随加随充分搅拌。再掺入牛奶、面粉和蛋糕发粉,和转揉成面团。

2. 取一内径为 20 厘米的圆形烤盒,内面涂油防粘,装入面团捺平。

3. 烤箱预热至 200℃,放入烤盘,烤 15 ~ 17 分钟。

4. 将夹心馅原料装入一厚底锅内,搅拌均匀,置文火上加热,并不断地搅拌,直至变稠成厚酱状,离火放凉。

5. 蛋糕烤好后,取出放凉,用大水果刀横向切片成 3 片,夹入柠檬酱即成。

亲尝体验:松软甜糯,有柠檬里酱香甜味。

美容餐:番茄柠檬汁

主料:番茄 2 个,柠檬 2 个,蜂蜜适量,冷开水 50 毫升。

制作步骤:

将去皮的番茄切成块状,放入搅拌机中,再加进蜂蜜,与冷开水一起搅拌,最后加上柠檬汁和冰块即可。

美容智囊:夏天最消暑怡人的美白方法,莫过于冲调一杯美味又有美白肌肤作用的鲜果汁了。柠檬含有丰富的维生素 C,有抑制黑色素产生的作用,多饮能帮助皮肤对抗紫外光。另外,番茄则有降血压、清热解毒之效。两者混合加上适量的蜂蜜调味,便可发挥排毒美白的效用,对预防色斑很有功效。

食疗汇:葡萄柠檬香醋饮

主料:紫葡萄 200 克,柠檬 100 克,鸭梨 50 克。

辅料:醋 2 克,蜂蜜 3 克。

制作步骤:

1. 葡萄洗净去皮、核,柠檬洗净切成薄片,鸭梨洗净去皮、核,成小块。

2. 将上述原料放入榨汁机中榨汁。

3. 将滤得的果汁倒入杯中,加香醋、蜂蜜调匀即可饮用。

食疗功效:营养丰富,富含维生素 A,维生素 C,可增强人体免疫力。

柠檬蜂蜜冷红茶

主料:红茶 4 克,清水 200 毫升,鸡蛋 1 个,蜂蜜 20 克,白砂糖 40 克,柠檬汁 20 毫升。

制作步骤:

1. 按热红茶泡制法制取红茶汁 190 毫升。

2. 将蛋黄和蛋清分开,在蛋黄中加入蜂蜜用蛋甩搅匀,再加入红茶汁,一起搅打均匀,然后滴入柠檬汁混合,冷后倒入两只桶形玻璃杯。

3. 蛋清和白砂糖一起搅打成奶油状,注入红茶混合液中。插上吸管供饮用。

食疗功效:提神强身。

柠檬宜忌:胃溃疡、胃酸分泌过多,患有龋齿者和糖尿病患者慎食。

奶葡萄——低血糖者的救星

据《本草纲目》载,葡萄性平、味甘,能滋肝肾、生津液、强筋骨,是一种很有效的抗衰水果。

奶葡萄,又名马奶葡萄,因其状如马奶子头而得名。果穗圆柱形,歧肩大,有分枝,果粒圆柱状,平均粒重 6 克,最大重 8 克;白绿色,甘甜多汁,质较脆,味爽口。马奶葡萄具有较高营养价值,是葡萄王国中的佼佼者。其色泽绿中泛乳白,栽培历史悠久,如碧玉晶莹耀眼,脆嫩欲滴,皮薄肉腴汁丰,味道清甜爽口,令人百吃不厌。它的最大特点是能剥皮切片,素有"刀切牛奶不流汁""吃葡萄不吐葡萄皮"的赞誉。

马奶葡萄个大汁多而味纯甜,含葡萄糖、果糖及少量蔗糖、木糖、酒后酸、草酸、柠檬酸、苹果酸,又含各种花青素的单葡萄糖苷和双葡萄糖苷、富含钙、磷、铁、胡萝卜素、核黄素、尼克酸、维生素等。另外,葡萄皮含矢车菊素、芍药素、飞燕草素、矮牵牛素、锦葵花素 $-3-\beta$ 葡萄糖苷。

马奶葡萄归脾、肺、肾经。葡萄中的糖主要是葡萄糖,能很快的被人体吸收。当人体出现低血糖时,若及时饮用葡萄汁,可很快使症状缓解;法国科学家研究发现,葡萄能比阿斯匹林更好地阻止血栓形成,并且能降低人体血清胆固醇水平,降低血小板的凝聚力,对预防心脑血管病有一定作用;葡萄中含的类黄酮是一种强力抗氧化剂,可抗衰老,并可清除体内自由基;葡萄中含有一种抗癌微量元素,可以防止健康细胞癌变,阻止癌细胞扩散。葡萄汁可以帮助器官植手术患者减少排异反应,促进早日康复。

【好果妙制】

头牌菜品：马奶葡萄干土豆泥

主料：土豆 50 克，马奶葡萄干 8 克。

辅料蜂蜜少许。

制作步骤：

1. 将马奶葡萄干用温水泡软切碎；土豆洗净，蒸熟去皮，趁热做成土豆泥。

2. 将炒锅置火上，加水少许，放入土豆泥及葡萄干，用微火煮，熟时加入蜂蜜调匀，即可喂食。

亲尝体验：此食品质软、稍甜。马奶葡萄干含铁极为丰富，是婴幼儿和体弱贫血者的滋补佳品。制作时，土豆要蒸熟后再制成泥，马奶葡萄干要用温水泡软切碎，然后再上火煮制调味。

美容餐：马奶蹄子葡萄酒

主料：巨丰葡萄，马奶蹄子葡萄。

辅料：白糖。

用剪子把每个葡萄粒贴根剪下洗净。注意根部不能进水，否则会引起变质。

弄碎后的葡萄果汁果肉分别装入容器（饮料瓶或玻璃瓶），瓶子要洗净并保证没有残留一点水才可以装瓶。注意别盖严了。

马奶蹄子葡萄剥不下皮，直接用粉碎机打烂，然后装瓶。

随时间变化，瓶内开始要发生化学变化。每天及时放掉瓶内的气体，避免瓶子爆炸。

加入适量的糖以加快酒形成的速度，也为了调整品酒时的口感。

一周后，可把酒移到通风良好且阴凉处放置。

过滤掉瓶中的葡萄果肉，不能掺进水，否则会变质。然后继续放置在阴凉处。

马奶蹄子葡萄酒变成橘黄色。

美容智囊：美白肤色、美容养颜、延缓衰老。

食疗汇：马奶葡萄干粥

主料：粳米 100 克。

辅料：葡萄干 50 克。

调料：白砂糖 5 克。

1. 将马奶葡萄干拣净，用冷水略泡，冲洗干净；

2. 粳米淘洗干净，用冷水浸泡半小时，捞出，沥干水分；

3. 锅中加入约 1200 毫升冷水,倒入葡萄干、粳米,先用旺火煮沸;

4. 再改用小火熬至粥成,下入白糖调好味;

5. 再稍焖片刻. 即可盛起食用。

食疗功效:气养血,强心利尿,强健筋骨。适用于气血虚弱,心悸盗汗,精神倦怠,神经衰弱,风湿筋骨疼痛,孕妇食之能安胎,久食益气增力。

奶葡萄宜忌:

1. 肾炎、高血压、水肿患者,儿童、孕妇、贫血患者,神经衰弱、过度疲劳、体倦乏力、未老先衰者,肺虚咳嗽、盗汗者,风湿性关节炎、四肢筋骨疼痛者,癌症患者尤适宜食用;

2. 糖尿病患者,便秘者不宜多吃。

杨桃——神清气爽妙用果

据《本草纲目》载,杨桃具有清热、生津、利尿的作用。可治热烦渴、风热咳嗽、咽喉痛、口疮、小便不利、石淋和治中耳眼炎等。

【杨桃】

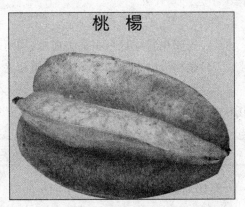

杨桃,学名五敛子,又名"羊桃""阳桃",因其横切面呈五角星,故在国外又称"星梨"。杨桃属热带、南亚热带水果,是常绿小乔木或灌木,原产印度,现在马来西亚、印度尼西亚等国有种植,我国的海南省也有栽培。杨桃是酢浆草科植物杨桃的果实。果皮呈蜡质,光滑鲜艳,果肉黄亮,细致脆嫩,爽甜多汁。杨桃含有多种招牌营养素,并含有大量的挥发性成分,带有一股清香。在茶余酒后吃几片杨桃,会感到口爽神怡,另有一番风味。

【厨前密语】

杨桃含大量糖类及维生素,常食可补充机体营养,增强机体抗病能力;杨桃能迅速补充人体水分而止渴,使体内郁热或酒毒随小便排出体外;杨桃果汁中酸性物质能提高胃液酸度,促进食物消化、和中消食;杨桃可消除咽喉炎症及口腔溃疡,防治风火牙痛。

【好果妙制】

头牌菜品:鱿鱼烩杨桃

主辅料:花枝 4 两,碗豆荚 10 支,黄甜椒 1/2 颗,杨桃 1 杯,葱 2 支,蒜头 1 粒,姜 3

片,胡萝卜少许。香油 1/3 大匙,砂糖 1/2 大匙,淀粉 1/2 大匙,水 1 大匙,盐 1 小匙。

制作步骤:

1. 将材料分别洗净、切好备用。

2. 淀粉加水搅拌均匀。

3. 药材用清水冲洗净,加 3 杯水煮 20 分钟后取 1 杯汤汁。

4. 锅预热加入少许油,放入葱、蒜、姜爆香。

5. 接着放入鱿鱼、杨桃、胡萝卜略炒 1~2 分钟。

6. 加入汤汁、调味料及碗豆荚、黄甜椒片一起翻炒。

7. 再淋入淀粉水勾芡,拌炒一会即可。

亲尝体验:养阴润肺,清心去烦躁,补肾养心,改善神精衰弱。

美容餐:陈皮杨桃炖尾骨

主料:陈皮 10 克、新鲜杨桃 1 个,猪尾骨 1 只(切块),水 10 杯,米酒 1 杯,盐少许,冰糖 1 小匙。

制作步骤:

(1)先将尾骨用热水川烫去血水,用清水洗净备用。

(2)杨桃洗净各角切边,并将头尾切除,切成约 0.5 公分厚之星形厚片。

(3)将尾骨加水以大火煮 20 分钟,放入陈皮之后,再改中火煮 10 分钟,此时可放入杨桃片及米酒继续炖煮约 20 分钟,最后依个人喜好加入调味料调味(盐可不加),即可盛起上桌。

美容智囊:有美化肌肤、止咳、止痰的天然功效。

蛋奶炖杨桃

主料:牛奶 250 克,杨桃 100 克,鸡蛋 100 克。

调料:白砂糖 30 克。

制作步骤:

1. 杨桃去硬边去核切小块;

2. 鸡蛋磕入汤盆中搅匀;

3. 牛奶、杨桃一同放入锅里用小火煮开,关火,晾至稍凉,放入糖慢慢溶化,搅匀;

4. 将煮好的奶液加入打散的鸡蛋里拌匀,过筛滤去泡沫及打不散的蛋白,上蒸锅,盖碟;

5. 用大火蒸至凝固取出,晾凉食用。

美容智囊:美容润肤、爽肤。

食疗汇:养声杨桃露

主料:杨桃 600 克,江米酒 600 克。

辅料:冰糖 200 克。

制作步骤:

1. 将杨桃洗净,完全晾干后,削去带涩味的棱片部分,再切成星星片状;

2. 以一层杨桃片、一层冰糖的方式放入广口瓶中;

3. 再倒入米酒头,然后封紧瓶口;

4. 贴上制作日期卷标,放置于阴凉处,静置浸泡 3 ~ 6 个月后,即可开封滤渣装瓶饮用。

制作要诀:1. 可作为餐后酒,但容易胀气的人建议少量饮用;2. 杨桃的果味不如其他水果浓郁,因此酿酒的熟成期比较久,需经由长时间浸泡出味;

食疗功效:杨桃露有清凉降火、顺气润肺、止咳化痰的功效,可治疗失眠,并能预防牙周病与口腔炎。

杨桃汁

主料:杨桃 600 克。

调料:盐 50 克,冰糖 400 克。

制作步骤:

1. 杨桃洗净晾干后,削去蒂涩味的棱片部分,再切成星星片状;

2. 然后将有机冰糖与盐放入水(600 毫升)中煮沸;

3. 再放入杨桃片,煮滚即熄火;

4. 冷却后装入玻璃瓶中,浸泡三个月后即完成,可加冰水饮用。

食疗功效:杨桃汁与杨桃露属于平日保养饮品,喉咙沙哑时可以稀释后饮用,但若是感冒咳嗽时,因杨桃较寒反而不能喝。

杨桃宜忌:杨桃鲜果,性稍寒,多食易使致脾胃湿寒、便秘腹泻,有碍食欲及消化吸收。若为食疗目的,无论食生果或饮汁,最好不要冰凉及加冰饮食。

第十节 《本草》推荐的养生黑果

黑色蔬果不但营养丰富,且多有固肾强骨等功效。研究表明,黑色食品保健功效除与其所含的三大营养素、维生素、微量元素有关外,其所含黑色素类物质也发挥了特殊的积极作用。临床实践证明,经常食用黑色食物,可调节人体生理功能、刺激内分泌系统、促进唾液分泌,可促胃肠消化,增强造血功能,提高血红蛋白含量,并有润肤美容,乌发作用。对延缓衰老也有一定功效。下面就为大家介绍三种常见的黑色水果。

黑莓——新兴小果类

据有关资料记载,黑莓性平,味甘酸,无毒,被誉为"生命之果"。

【黑莓】

黑莓,蔷薇科悬钩子属灌木,主要原产于新旧大陆北温带,北美东部和太平洋沿岸尤为丰富,在不列颠群岛和西欧为常见萌生林和绿篱植物。这种极为营养的黑色果实在晚夏及早秋时点缀着乡间一排排的灌木丛,美国人栽种它已超过百年历史了。新鲜黑莓可作为提神点心,或者也可以做成蜜饯、派和糖浆,通常和苹果一起使用。对口腔炎或咽喉炎很有帮助。

另外,黑莓是欧美地区广泛栽培的四大小果类果树的重要种类之一,近年来,在世界果树发展中,小果类的发展速度是其他果树的3倍左右,被称为"新兴小果类"。其主要原因是其鲜果及其产品营养丰富,多数色泽艳丽,风味醇美,且具有特有的宜人香味,其中很多种类还具有一些独特的营养保健功能。经测定,黑莓鲜果含有:

水:88.0%~88.8%。

可溶性固形物:6.5%~8.5%。

糖(主要是还原糖):5.5%~7.0%。

有机酸:1.2%~1.4%。

粗蛋白:1.5%~1.7%

维生素 C:8.5~10.5mg/100g

维生素 E:3.0mg/100g

维生素 K:0.08~0.11mg/100g

维生素 B_1:0.08mg/100g

维生素 B_2:0.06mg/100g

矿质元素硒:2.71μg/g

氨基酸(总量):1000mg/100g

其中维生素 K 可促进肝脏合成凝血物质,对促进血液凝固有良好作用;维生素 E 保护细胞和细胞内部结构的完整,防止某些酶和细胞内部成分遭到破坏,延缓衰老;硒能抗氧化、防衰老,提高免疫力,与维生素 E 共同起拮抗有毒物质的保护剂作用;γ-氨基丁酸作为神经传导物质,具有促进脑代谢,降压,降血脂和抗心律失常的作用。

【厨前密语】

1.可鲜食,也可做蜜饯、果酱和果子冻,或做馅饼。

2.黑莓花是一种良好的蜜源植物,一大片野生黑莓可以产出棕色至黑色充满果香的蜂蜜。

【好果妙制】

头牌菜品:黑莓芝士蛋糕

原料:150 克消化饼干,75 克新鲜黄油,300 克软乳酪,90 克细白砂糖,10 克细面粉,72 克鲜牛奶,100 克酸奶油,鸡蛋 3 只(蛋白、蛋黄分离),柠檬半只,蛋糕烤盘一只。

制作步骤:

1.将消化饼干压成粉末,和融化的黄油混合至全部的饼干粉末变湿,然后铺在烤盘底部用大勺压严实,放入预热的烤箱160℃烤 10 分钟取出待用;

2.软乳酪搅拌成糊状,加入酸奶油、细面粉、牛奶、白糖搅拌匀(白糖分 3 次加入);

3.然后将蛋黄逐个加入面糊内,每次搅拌匀后,才加入下一个,最后加入柠檬汁;

4.蛋白加少量白糖,用打蛋器打发成细腻的泡沫后,加入面糊中,搅拌匀;

5.将面糊倒入烤盘,放入烤箱最下层,160℃ ~170℃烤 50 ~60 分钟,中途不要打开烤箱,时间差不多时,打开烤箱拿一根竹签往中间插一下,如果竹签上不粘,则烤好了,关掉烤箱.将蛋糕留在烤箱内 1 个半小时后取出,转入冰箱冷藏室 4 小时后取出。在蛋糕顶部加上你喜欢的水果即可。

亲尝体验:酥软可口,美味糕点。

美容餐:黑莓冰露

原料:细白砂糖 175 克,水 150 毫升,黑莓 500 克,另备一些用于配餐,无脂清爽干酪和奶油干酪 500 毫升。

制作步骤:

1.糖和水倒入厚底锅中,用文火加热,搅拌使糖溶解,煮沸后倒入壶中冷却。

2.将 350 克黑莓放入果蔬机或果汁机中榨汁,然后挤压过滤装入大碗中,去子。将糖浆加入黑莓果汁中搅拌,使其冷却。

3.加入清爽干酪或奶油干酪,搅拌均匀。

4.将混合液倒入冰淇淋机中,搅拌至浓稠状,但不必过软,盛入耐冻容器中。如果手工制作冰露,则将混合液倒入塑料桶或类似耐冻容器中冷冻 4 小时,用叉子、电动搅拌器或果蔬机搅打一次,使其呈冰晶状,之后再搅打一次。

5.将剩余的黑莓用指压碎,放入部分冷冻的冰露中,轻微搅拌,然后冷冻 2—3 小时,使其冻实。

6. 将冰露盛入盘中,与额外的黑莓搭配食用。

美容智囊:美容养颜,呵护肌肤。

食疗汇:苹果黑莓映猪排

4 大块猪排,每块 250 克;50 克黄油;12 片大的鼠尾草叶;海盐和新磨黑胡椒粉;苹果黑莓果盘;250 克烹调专用苹果,去核,切成薄楔形;75 克黑莓;2 汤匙糖;半个柠檬新挤出的汁;3 个杜松子。

制作步骤:

1. 制作沙司时,把苹果,黑莓,糖,柠檬汁,杜松子和 2 汤匙水放入炖锅中。盖上盖子,文火煮直到水果变软。掀开盖,文火煮到水开始蒸发,把锅端下来,但要使其保持温热状态。

2. 用盐和胡椒粉给猪排调味。在煎锅中把黄油化开,一旦黄油开始不起沫,放入猪排。每面中火煎三四分钟,猪排成褐色并且熟透。

3. 在温和的烤炉中放置 5 分钟。同时,把鼠尾草叶放入同一个煎锅中煎几秒钟,煎得清脆。猪排上盖上制好的苹果黑莓果盘,鼠尾草叶,浇上锅中的汤汁即可食用了。

食疗功效:具有促进脑代谢,降压,降血脂和抗心律失常的作用。

黑莓宜忌:适于血压、血脂高和心律失常的食用。

紫葡萄——葡萄美酒夜光杯

据《本草纲目》载,葡萄性平、味甘,能滋肝肾、生津液、强筋骨,是一种很有效的抗衰食物。

【紫葡萄】

葡萄又名葡桃,为葡萄科植物葡萄的果实,为落叶藤本植物,是世界最古老的植物之一。原产西亚,我国种植葡桃历史悠久,长江流域以北各地均有产,主要产于新疆、甘肃、山西、河北等地。葡萄营养丰富,干果别有风味,鲜果甜美清凉,还可做果酱用,很受人们的喜爱。并且葡萄皮中含有大量营养,曾有谚语"吃葡萄不吐葡萄皮",因此,吃葡萄最好连葡萄皮一起吃。葡萄可以酿制葡萄酒,古人有云"葡萄美酒夜光杯"。

葡萄性平,味甘、酸,归肺、脾、胃、肝、肾经。葡萄中的葡萄糖,很容易被人体吸收,在低血糖的时候及时饮用葡萄汁可迅速缓解症状。葡萄还含有大量维生素和果酸。葡萄皮中的花青素是天然的抗氧化剂。

葡萄中的糖主要是葡萄糖,能很快的被人体吸收。当人体出现低血糖时,若及时饮用葡萄汁,可很快使症状缓解;法国科学家研究发现,葡萄能比阿斯匹林更好地阻止血栓形成,并且能降低人体血清胆固醇水平,降低血小板的凝聚力,对预防心脑血管病有一定作用;葡萄中含的类黄酮是一种强力抗氧化剂,可抗衰老,并可清除体内自由基;葡萄中含有一种抗癌微量元素,可以防止健康细胞癌变,阻止癌细胞扩散。葡萄汁可以帮助器官植手术患者减少排异反应,促进早日康复。

【厨前密语】

1. 葡萄去蒂放在水盆里,加入适量面粉,用手轻搅几下,然后将浑浊的面粉水倒掉。用清水冲净即可。

2. 葡萄的用途很广,除生食外还可以制干、酿酒、制汁、制罐头与果酱等。

3. 作烹饪原料使用的要求粒大、肉脆、无核与风味好;葡萄干作为点心的辅料。

【好果妙制】

头牌菜品:西式泡葡萄

主料:玫瑰香甜葡萄 10 千克。

调料:白糖 1500 克,醋精 150 克,桂皮 10 克,丁香 15 克,清水 10 千克。

制作步骤:

将带白霜的新鲜成串的玫瑰香甜葡萄择去破皮、小粒者,轻轻码入消过毒、刷净的搪瓷桶内(或木桶、瓦缸)。

2. 将锅刷净,下入清水,加入桂皮、丁香煮 10 分钟出香味,下入白糖烧开,打去浮沫,盛入容器内,调入醋精晾凉,注入桶内,淹没过葡萄,盖上桶盖,放入冷库保鲜室。以 3℃~5℃腌制 3~5 天即成。

亲尝体验:甜酸清纯,爽口。

美容餐:葡萄红酒醋

主料:紫葡萄 600 克。

辅料:江米酒 600 克。

调料:冰糖 200 克,陈醋 100 克。

制作步骤:

1. 用米酒清洗葡萄,沥干备用;

2. 以一层葡萄(需捏破,连皮籽一同浸泡)、一层冰糖的方式放入广口玻璃瓶中;

3. 然后倒入糯米醋,再封紧瓶口;

4. 贴上制作日期卷标,放置于阴凉处,静置浸泡三个月后,即可开封稀释饮用。

制作要诀：

1. 醋的量用得比较少，是因为要融合葡萄本身发酵的酒味，将其转换为酒醋；

2. 用少量糯米醋来酿制是使用让葡萄发酵的直接法，也可以将醋换成50毫升柠檬汁酿制；

3. 建议挑选越大颗、颜色越深紫的葡萄来做，酿好的醋汁颜色会比较漂亮。

美容智囊：1. 葡萄醋可补铁养血，促进气血循环，改善冬季手脚冰冷现象；2. 能抗氧化保持年轻，并有帮助入眠的功效。

食疗汇：木瓜葡萄汤

主料：葡萄300克。

辅料：木瓜30克。

调料：冰糖20克。

制作步骤：

1. 将木瓜用适量清水润透并洗净后切成薄片；

2. 葡萄去皮后洗净；

3. 冰糖研碎成屑；

4. 将木瓜、葡萄置于锅内，加入1500毫升清水；

5. 用武火烧沸，再用文火烧煮25分钟后，加入冰糖搅匀即成。

食疗功效：本品具有舒经活络、祛风湿、止疼痛之功效，适于风湿疼痛、风痹等症患者食用。

葡萄干莲子汤

主料：葡萄干50克，莲子100克。

制作步骤：

1. 莲子剖开去芯。

2. 葡萄干洗净。

3. 去芯莲子与葡萄干一起装入瓦煲内，加水800毫升左右，用旺火烧开后改用文火，煲至莲子熟烂时停火，喝汤吃料。

制作要诀：葡萄干的用量30～50克皆可。

食疗功效：此汤具有益肝、安胎的作用。

紫葡萄宜忌：多食易生内热，或致腹泻。糖尿病患者，便秘者不宜多吃。

乌梅——解馋零食药用价值高

据《本草纲目》载，乌梅主治下气，除热烦满，安心，止肢体痛，偏枯不仁，去青黑痣，蚀恶肉。去痹,利筋脉,止下痢,好睡口干。水渍汁饮,治伤寒烦热。止渴调中,去炎治疟瘴,止吐逆霍乱,除冷热痢。治虚劳骨蒸,消酒毒,令人得睡。

【乌梅】

别名酸梅、黄仔、合汉梅、干枝梅,为蔷薇科落叶乔木植物梅的近成熟果实。乌梅核果呈类球形或扁球形,直径1.5～3厘米,表面乌黑色或棕黑色,皱缩不平,基部有圆形果梗痕。果肉柔软或略硬。果核坚硬,椭圆形,棕黄色,表面有凹点,种子扁卵形,淡卵形,淡黄色,气微,味极酸而涩。以个大、肉厚、柔润,味极酸者为佳。常被孩童作为零食食用。

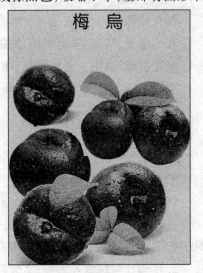

乌梅味酸、微涩,性平。归肝、脾、肺、胃、大肠经。质润敛涩。乌梅为蔷薇科落叶乔木植物梅的未成熟果实,含有柠檬酸、苹果酸、琥珀酸、糖类、谷甾醇、维生素C等成份,具有理想的抗菌作用。乌梅是药食同源的制品,是青梅经过加工后的中药材之一,其性温,味酸涩。

【厨前密语】

常用于肺气虚所致的久咳、干咳;治疗脾气虚弱、久泻久痢;适用于虚热引起的消渴、热病伤津的口干渴;治疗蛔虫引起的胆绞痛;本品酸涩,功善收敛,上能敛肺气,下能涩大肠,入胃又能生津、安蛔。凡久咳、久泻、蛔虫腹痛及内热消渴等症,均为常用。

【好果妙制】

头牌菜品:乌梅糕

主料:绿豆1000克,红豆沙500克,乌梅125克。

调料:白砂糖250克。

制作步骤:

1. 将绿豆用沸水浸泡2小时,放在淘箩里擦去外皮,并用清水将皮漂去。将绿豆放在钵内,加清水上笼蒸约3小时,待熟透后取出,除去水分,擦成绿豆沙。

2. 将乌梅用沸水浸泡3～4分钟,取出切成小丁或小片。

3. 将制糕木蒸框放在案板上,衬白纸一张,把木框按在白纸上,先放上一半绿豆沙铺均匀,撒上乌梅,中间铺一层豆消,再将其余的绿豆沙铺上揿结实,最后把250克白糖均匀地撒在浮面,按 6.6 厘米的宽度切成方块,拿去木框,铲入盘中食用。

亲尝体验:绿棕两色相间,味酸甜,入口酥化,为夏令佳品。

美容餐:太子乌梅饮

主料:太子参 15 克,乌梅 15 克,甘草 6 克。

调料:冰糖 30 克。

制作步骤:

将太子参、乌梅、甘草水煎,加糖即可。

健康提示:适用于夏季伤暑、耗气伤津、口渴、多汗、乏力等症。

美容智囊:益气生津,保养皮肤等。

食疗汇:乌梅虎杖蜜

主料:乌梅 500 克,乌梅 250 克。

辅料:蜂蜜 1000 克。

制作步骤:

1. 将乌梅、虎杖洗净,水浸 1 小时再入瓦罐,加水适量,文火慢煎 1 小时,滤出头汁 500 毫升,加水再煎,滤出二汁 300 毫升备用。

2. 将药汁与蜂蜜入锅中,文火煎 5 分钟,冷却装瓶。

用法:每次服 1 汤匙,饭后开水冲服,每日 2 次,3 个月为 1 疗程。

食疗功效:1. 清热解毒,利胆止痛。2. 适用于慢性胆囊炎、右上腹疼痛或不适等症。3. 胆囊炎与胆石症调理药膳。

乌梅茵陈蜜露

主料:乌梅 60 克,茵陈蒿 30 克。

调料:蜂蜜 250 克。

制作步骤:

1. 将乌梅、绵茵陈(茵陈蒿)洗净水煎,然后复渣再煎,去渣,把两次煎出液和匀;

2. 把蜜糖加入以上药液中,搅匀,放入瓷盆内,加盖文火隔开水炖三小时后,冷却备用。

食疗功效:清热利胆、缓急止痛;慢性胆囊炎属湿郁气滞者。症见右胁时痛,时发时止,饱含欠佳食后脘腹微胀,时恶有恶心欲吐,小便短少;胃酸多者不宜食用本品。

山楂乌梅饮

主料:山楂 30 克,乌梅 15 克。

制作步骤：

将山楂、乌梅和水 1.5 升煎 1 小时，浓缩至 1 升，过滤去渣，将浓缩液装入阔口瓶中。

用法：分 4 次饮用。

食疗功效：1. 降血脂，抗病毒，抗过敏，止泻。2. 适用于血管粥样硬化、血脂高。

乌梅宜忌：慢性痢疾肠炎之人食用；适宜孕妇妊娠恶阻者食用；适宜胆道蛔虫者食用；感冒发热，咳嗽多痰，胸膈痞闷之人忌食；菌痢、肠炎的初期忌食。妇女正常月经期以及怀孕妇人产前产后忌食之。

桑葚——乌发明目不老果

据《本草纲目》载，桑葚有"久服不饥，安魂镇神，令人聪明，变白不老"的功效，可见桑葚的美容作用早已为人们所熟知。乌发不老桑葚好。

【桑葚】

桑葚，为桑科落叶乔木桑树的成熟果实，桑葚又叫桑果，人们喜欢摘其成熟的鲜果食用，味甜汁多，是人们常食的水果之一。成熟的桑葚质地油润，酸甜适口，以个大、肉厚、色紫红、糖分足者为佳。每年农历 5 ~ 6 月果实成熟时采收，洗净，去杂质，晒干或略蒸后晒干食用。

桑葚既可入食，又可入药，中医认为桑葚味甘酸，性微寒，入心、肝、肾经，为滋补强壮、养心益智佳果。具有补血滋阴，生津止渴，润肠燥等功效，主治阴血不足而致的头晕目眩，耳鸣心悸，烦躁失眠，腰膝酸软，须发早白，消渴口干，大便干结等症。现代药理研究也表明，桑葚入胃能补充胃液的缺乏，促进胃液的消化作用，入肠能刺激胃粘膜，促进肠液分泌，增进胃肠蠕动，因而有补益强壮之功效。可见桑葚是食疗的佳品，且食疗方法也是多种多样的。

【厨前密语】

1. 桑葚每年农历 5 ~ 6 月结果，成熟的果实有暗红色、紫黑色、白色等几种。

2. 果实成熟后不耐储存。

【好果妙制】

头牌菜品：桑葚杞子米饭

原料：粳米 80 克，桑葚(紫、红)30 克，枸杞子 30 克。

调料：白砂糖 20 克。

制作方法：

1.将桑葚、枸杞子、粳米分别淘洗干净后,一同置于锅中。

2.加入适量清水及白糖再用文火焖煮成米饭即可。

食疗功效:本品具有滋阴补肾之功效,适于老年骨质疏松症患者食用。

美容餐·桑葚黑芝麻糊

原料:桑葚(紫、红)60克,粳米30克,黑芝麻60克。

调料:白砂糖10克。

制作方法:

1.将桑葚、黑芝麻、粳米同放在石臼里捣烂,备用。

2.在沙锅里加适量清水约3碗,加入白糖煮开。

3.徐徐加入捣烂的浆液,边倒边用勺子搅拌。

4.煮成熟糊状即可。

食疗功效:本品具有降血脂之功效,是治疗高脂血症的良方,中老年人常用该方对身体大有益处。

食疗汇:蒸制桑葚牛骨汤

原料:牛骨500克,桑葚(紫、红)25克。

调料:姜5克,大葱10克,盐3克,料酒10克,白砂糖2克,味精适量。

制作方法:

1.先将桑葚洗净。

2.桑葚加料酒和糖各少许,上锅蒸一下备用。

3.再将牛骨洗净,砸断,放入锅内,加适量清水煮开后撇去浮沫。

4.加姜、葱再煮至牛骨发白。

5.捞出牛骨,加入桑葚继续煮。

6.开锅后再撇去浮沫,加盐和味精调味即可。

食疗功效:本品具有滋补、强筋益肾之功效,适于骨质疏松症患者食用;对肝肾阴亏引起的头晕、失眠、耳鸣、耳聋、心悸等也有疗效。

山楂桑葚子煎

原料/辅料:山楂30克,桑葚(紫、红)30克。

制作方法:

1.山楂30克(干品20克)、桑葚30克(干品20克)先用温开水浸泡,冲洗干净。

2.入锅,加水适量,文火煎煮20分钟即成。

美容智囊:

1. 补益肝肾,滋阴养血,消食降脂,软化血管。

2. 主治阴亏血虚型动脉硬化,症见头晕耳鸣、目暗昏花、须发早白、口干、便秘、失眠、遗精等。

3. 本方有大便稀溏者不宜服用。

4. 山楂为国内外公认的软化血管、降低胆固醇之药食兼用佳品。

5. 桑葚子有延年益寿的作用。由桑葚子提炼的桑葚油中含有亚油酸和少量的硬脂酸、油酸等脂肪酸,可以软化动脉血管,为高脂血症调理药膳。

桑葚宜忌:

桑葚味甘酸、性寒,具有补肝益肾、生津润肠、乌发明目、止渴解毒、养颜等功效,适用于阴血不足、头晕目眩、盗汗及津伤口渴、消渴、肠燥便秘等症。

桑葚性寒,大量食用会上火。建议每次吃20到30颗。肠胃不好,有便泄的人不适合吃桑葚,此外,儿童不要大量食用。因桑葚中含有溶血性过敏物质及透明质酸,过量食用后容易发生溶血性肠炎。桑葚内含有较多的胰蛋白酶抑制物鞣酸,会影响人体对铁、钙、锌等物质的吸收。脾虚便溏者亦不宜吃桑葚。桑葚含糖量高,糖尿病人应忌食。

黑枣——低调的“美容大王”

据《本草纲目》载,枣气味甘平,安中养脾气、平胃气、通九窍、助十二经,补少气久服轻身延年。

【黑枣】

黑枣产于各地山区,野生于山坡、谷地或栽培;分布于辽宁、河北、山东、陕西、中南及西南各地。材质优良,可作一般用材;果实去涩生食或酿酒、制醋,富含维生素,可提取供医用;种子入药,能消渴去热。

黑枣最大的营养价值在于它含有丰富的膳食纤维与果胶,可以帮助消化和软便。有补益脾胃,滋养阴血,养心安神,缓和药性的功效;用于治疗脾气虚寒所致的食少、泄泻,因血虚所致的妇女脏躁症,病后体虚的人食用黑枣也有良好的滋补作用;黑枣甘温益气,质润养血,味甘又能缓和药性,用于气血亏虚及缓解药物的毒烈之性。

【厨前密语】

1. 识别优质黑枣:好的黑枣皮色应乌亮有光,黑里泛出红色,皮色乌黑者为次,色黑带萎者更次;好的黑枣粒大均匀,短壮圆整,顶圆蒂方,皮面皱纹细浅。

2. 在挑选黑枣时,也应注意识别虫蛀、破头、烂枣等。

3. 枣子吃多了会涨气,孕妇如果有腹胀现象就不要吃枣了。

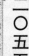

【好果妙制】

头牌菜品:黑枣猪心汤

原料:猪心 200 克,莲子 50 克,油菜心 30 克,黑枣 15 颗。

调料:姜、葱、料酒、味精、精盐、高汤各适量。

制作方法:

1. 猪心切成片,莲子压碎,油菜心洗净,姜切片,葱切碎。

2. 锅内放高汤,放入莲子、猪心烧开后加黑枣、姜片、料酒等,猪心煮熟后,加菜心、葱花,以味精和盐调味即可。

食疗功效:此汤适用于心血不足之心慌、烦躁、失眠等症的人食用,黑枣有滋阴补血的作用。

美容餐:莲子黑枣小麦汤

原料,辅料:黑豆 30 克,小麦 30 克,莲子 35 克,黑枣(无核)100 克,冰糖 15 克。

制作方法:

1. 先煮黑豆、小麦取汁去渣。

2. 用黑豆,小麦汁煮莲子、黑枣至熟,加冰糖少许即可食用。

美容智囊:此汤可敛汗,益心肾,凡属于心肾不安而引起的心烦、盗汗、神疲乏力、记忆力减退、健忘等症,均可饮用此汤。

荸荠黑枣粥

原料/辅料:荸荠 100 克,黑枣 12 枚,大米 100 克,红糖 50 克。

制作方法:

1. 将荸荠洗净,去皮,切成小块;大米淘洗干净,备用。

2. 锅内加水适量,放入黑枣、大米煮粥,当八成熟时,加入荸荠块、红糖,再煮至粥熟即成。

美容智囊:

黑枣有补中益气、养胃健脾、养血安神等功效。红糖有补血、化淤、缓肝、去寒等功效。

食疗汇:酒酿窝蛋黑枣粥

原料:白粥 200 克,黑枣 3 颗,鸡蛋 1 个,窝蛋 1 个。

调料:甜酒酿适量。

制作方法:

1.取白粥(冰箱冷藏)200 克,加入 3 颗黑枣。

2.加入少量开水,在微波中高火加盖加热 3 分钟。

3.取出,快速加入适量的甜酒酿,打入一个鸡蛋。

4.加盖后,继续放入微波炉内焖 15 分钟,注意,这时微波不用加热。

5.取出,将窝蛋搅拌入粥即可食用。

食疗功效:长期使用,能维持新陈代谢功能正常,细嫩皮肤,且不容易在体内堆积油脂,从而到达减肥效果。

枸杞子子黑枣鸽蛋汤

原料:鸽蛋 80 克,枸杞子 15 克,黑枣(无核)50 克。

调料:白砂糖 10 克。

制作方法:

1.将枸杞子、黑枣洗净。

2.鸽蛋煮熟去壳。

3.把全部材料一齐放入锅内,加清水适量,武火煮沸后,文火煮 20 分钟,加白糖适量再煮沸即可,随量饮用。

食疗功效:神经衰弱属气血阴液不足者,症见面色萎黄,枯槁无华,口干咽燥,精神不振,或头晕眼花,或心悸失眠,或多梦健忘,或视物不清,或潮湿低热等。

黑枣宜忌:黑枣中含有丰富的维生素与矿物质,如保护眼睛的维生素 A,帮助身体代谢的维生素 B 族,和促进生长的矿物质——钙、铁、镁、钾等这些营养素在黑枣中含量都很丰富。

黑枣忌与海鲜同食,黑枣空腹食用有害,饱食进补。

第十一节　巧辨明星药材之功效

《本草纲目》这部奇书中介绍了数不清的食材和药材,从天上到地上,从陆地到水里,从植物到动物,可以应有尽有。那么,在这些药材中,有哪些是最著名的呢,用当代的话说,哪些是可以成为明星药材的呢? 说它们是明星,是因为它们在养生和治病方面能发挥很大的作用。为此,特为大家介绍柴胡、人参、桂圆、鹿茸、地黄、红枣等几种明星食材。

柴胡——感冒发烧之克星

柴胡味苦、性微寒,归肝、胆经。有疏散退热,舒肝,升阳之功能。用于感冒发热,寒热往来,疟疾,胸胁胀痛,月经不调,子宫脱垂,脱肛等症。近代研究多用于治疗流感病毒、结核杆菌、疟原虫所引起的疾病。

柴胡是我国传统常用中药材,有 2000 多年的应用历史。是疏散退热、舒肝、升阳之要药。其成分主要含柴胡皂苷、甾醇、挥发油(柴胡醇、丁香酚等)、脂肪油(油酸、亚麻油酸、棕榈酸、硬脂酸等)和多糖等。此外,尚含有生物碱、黄酮类、山柰苷、葡萄糖、氨基酸等。

柴胡为伞形科植物柴胡、或狭叶柴胡的干燥根。前者习称"北柴胡",后者习称"南柴胡"。柴胡名称的由来有个民间传说:

从前,一地主家有两个长工,一姓柴,一姓胡。有一天姓胡的病了,发热后又发冷。地主把姓胡的赶出家,姓柴的一气之下也出走。他扶着姓胡的逃荒,到了一山中,姓胡的躺在地上走不动了。姓柴的去找吃的。姓胡的肚子饿了,无意中拔了身边的一种叶似竹叶子的草的根入口咀嚼,不久感到身体轻松些了。待姓柴的回来,便以实告。姓柴的认为此草肯定有治病效能。于是再拔一些让胡食之,胡居然好了。他们二人便用此草为人治病。并以此草起名"柴胡"。

柴胡始载于《神农本草经》,列为上品。历代本草对柴胡的植物形态多有记述。《本草图经》载:"(柴胡)今关、陕、江湖间,近道皆有之,以银州者为胜。二月生苗,甚香,茎青紫,叶似竹叶稍紫……七月开黄花……根赤色,似前胡而强。芦头有赤毛如鼠尾,独窠长者好。二月八月采根。"并有附图 5 幅。其中丹州柴胡、襄州柴胡、淄州柴胡图,以及《本草纲目》的竹叶柴胡图、《救荒本草》《植物名实图考》的柴胡图,均为柴胡属植物。对照以上本草所载产地、分布及植物形态,主要种类应为柴胡和狭叶柴胡。柴胡原产我国。朝鲜、日本、俄罗斯也有分布。

关于柴胡的功效,《本草纲目》有详细的介绍:

柴胡,味苦,气平,微寒。气味俱轻,升而不降,阳中阴也。无毒。入手足少阳、厥阴之四经。泻肝胆之邪,去心下痞闷,解痰结,除烦热,尤治疮疡,散诸经血凝气聚,止偏头风,胸胁刺痛,通达表里邪气,善解潮热。伤寒门中必须之药,不独疟症、郁症之要剂也。妇人胎产前后,亦宜用之。目病用之亦良,但可为佐使,而不可为君臣。盖柴胡入于表里之间,自能通达经络,故可为佐使,而性又轻清微寒,所到之处,春风和气,善于解纷,所以用之,无不宜也。然世人正因其用无不宜,无论可用不可用,动即用之。

综合《本草纲目》的功效介绍,再结合现代医学,柴胡在现实生活的主要用途有以下几种:

1. 解热作用:柴胡中含有柴胡皂贰和挥发油,对多种原因引起的发热均有明显的解热作用,且具有毒性低、退热迅速的特点。

2. 抗菌抗病毒作用:据研究证实,柴胡除具有抑制流感杆菌、肺炎双球菌、金黄色葡萄球菌的作用外,对大肠杆菌、绿脓杆菌、痢疾杆菌也有较强的抑制作用。因此,柴胡不仅能够用于治疗感冒,对感冒引起的各种感染,如流行性腮腺炎、肺炎、急性支气管炎等都有较好的疗效。

3.镇咳作用:柴胡中的柴胡皂甙有很强的镇咳作用,其镇咳作用与西药相当.但却没有西药所具有的胃肠道反应和成瘾性。

4.调节免疫功能作用:柴胡能提高机体的免疫力,增强防病、抗病能力,同时又能预防和治疗由感冒引起的一些自身免疫性疾病,另外它还有一定的镇痛作用。

如果你得了病,对于不同的病症,你知道该如何服用柴胡吗?吃药就要对症下药,对于不同的病症,柴胡的配方为:

1.伤寒余热。用柴胡四两、甘草一两,每用二钱,煎服。

2.小儿骨热。用柴胡四两、丹砂三钱,共研为末,拌猪胆汁和饭蒸熟,做成丸子,如绿豆大。每服一丸,桃仁、乌梅汤送下。一天服三次。

3.虚劳发热。用柴胡、人参等分,每服三钱,加姜枣同水煎服。

4.湿热黄疸。用柴胡一两、甘草二钱半,白茅根一小把,加水一碗,煎至七成,适当分次服完。

5.眼睛昏暗。用柴胡二钱半、决明子七钱半,共研为末,人乳调匀,敷眼上。

6.积热下痢。用柴胡、黄芩等分,半酒半水煎至七成,待冷定后空心服下即可。

前面提到了小柴胡汤,除了上面提到的功效,它还有何重要奇效呢?专家建议用小柴胡汤治疗感冒咳嗽,效果奇佳。

《医学实在易》注小柴胡汤时谓,"胸中支饮咳源头,方外奇方莫漫求,更有小柴加减法,通调津液效优优"。而小柴胡汤所治之症中原有"或咳"一症,可见咳嗽有属少阳病者,感冒后久咳当属此类。

首先,二者都是外感病的一个病理阶段。此时邪气已不太亢盛,正气也显不足,所以《伤寒论》中指出少阳病的主症是"往来寒热"。其病机是"正邪分争",即邪气不能长驱直入,正气也不能一鼓祛邪外出,相持不下。其脉象弦细,细脉为不足之象。感冒后久咳,此时外邪已除,病位已离表,以咳嗽为主,显然也未至阳明之里。咳嗽是机体的一种保护性反应,也是正邪相争的一种表现,久咳不愈也表示正邪相持不下。

其次,少阳的病机主要是枢机不利和三焦阻隔。因为三焦为元气之别使,可通行元气和津液,三焦阻隔则可致气机和津液运行障碍,而见咳嗽、水肿、小便不利等症。所以,《伤寒论》第96条提出了小柴胡汤的七个或然症,有咳、悸、小便不利、渴等;第230条指出"阳明病,胁下硬满,不大便而呕,舌上苔白者,可与小柴胡汤,上焦得通,津液得下,胃气因和,身濈然汗出而解"。显然,感冒后久咳其病机与此相似,若按照咳嗽的常规辨治方法,因没有抓住病机关键,所以无效。

若患者表征已除,久咳不愈,多白痰,易咳出,胸肋疼痛、舌淡、苔薄白腻。脉不浮或见细而无力,可用小柴胡汤加细辛、干姜、马兜铃、陈皮、苏子等;若见咳吐黄痰、舌红、苔黄者,可合用麻杏石甘汤;若病人还有明显的表征,或复感外邪,可随其风寒、风热而用柴胡桂枝汤、柴胡麻黄汤、柴胡银翘散、柴胡桑菊饮之类。

人参——补气之圣药

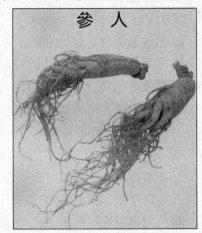

人参

人参为东北特产之一，由于根部肥大，形若纺锤，常有分叉，全貌颇似人的头、手、足和四肢，故而称为人参。古代人参的雅称为地精、神草。如今，人参被人们称为"百草之王"，是闻名退迩的"东北三宝"（人参、貂皮、鹿茸）之一，是驰名中外、老幼皆知的名贵药材。

人参主要产于东北三省，那里以黑土地而闻名于世，所以，人参得坤土之气，主入脾土。另外，从本质上来说，人是倮虫，属于坤土，人参之所以像人形，正是得了较多的坤土之气。所以不论从哪方面讲，人参都可以补益人体元气，更是补脾的大药。

此外，关于人参还有一段传说：

深秋的一天，有两兄弟要进山去打猎。进山后，兄弟俩打了不少野物。正当他们继续追捕猎物时，天开始下雪，很快就大雪封山了。没办法，两人只好躲进一个山洞，他们除了在山洞里烧吃野物，还到洞旁边挖些野生植物来充饥。一天，他们发现一种外形很像人形的东西味道很甜，便挖了许多，当水果吃。不久，他们发觉，这种东西虽然吃了浑身长劲儿，但是多吃会出鼻血。为此，他们每天只吃一点点，不敢多吃。转眼间冬去春来，冰雪消融，兄弟俩扛着许多猎物，高高兴兴地回家了。

村里的人见他们还活着，而且长得又白又胖，感到很奇怪，就问他们在山里吃了些什么。他们简单地介绍了自己的经历，并把带回来的几枝植物根块给大家看。村民们一看，这东西很像人，却不知道它叫什么名字，有个长者笑着说："它长得像人，你们两兄弟又亏它相助才得以生还，就叫它'人生'吧！"后来，人们又把"人生"改叫"人参"了。

那么，人参在医学上都有什么功效呢？在中国医药史上，使用人参的历史十分久远。早在战国时代，良医扁鹊对人参药性和疗效已有了解；秦汉时代的《神农本草经》将其列为药中上品。明代著名中医学者龚居中在《四百味歌扩》中列为第一条："人参味甘，大补元气，止渴生津，调营养卫"，成为无数中医入门的第一句背诵歌诀。

到了明朝李时珍在《本草纲目》记载人参：

人参，味甘，气温、微寒、气味俱轻，可升可降，阳中有阴，无毒。乃补气之圣药，活人之灵苗也。能入五脏六腑，无经不到，非仅入脾、肺、心而不入肝、肾也。五脏之中，尤专入肺、入脾。其入心者十之八，入肝者十之五，入肾者十之三耳。治男、妇一切虚证，发热自汗，眩运头痛，反胃吐食，滑泻久痢，小便频数，劳倦内伤，中风中暑，痿痹，吐血嗽血下血,血淋血崩,胎前产后诸病。

人参还有很高的养生价值。它增强机体对外界不良刺激的抵抗力,并提高脑力劳动效率,减少疲劳,增加体力,改善睡眠状态。小剂量人参还有类似强心甙的作用,能促进男女性腺机能,并有降血糖、降胆固醇、抗利尿等多方面的作用。近年,某科研单位研究了某种以人参为主药的保健品,它使小鼠平均寿命延长了18.3%,最长寿命延长53.3%;使果蝇寿命平均延长10.8%。这些都足以表明,乾隆、慈禧常用人参,对于健身延年,确实颇有道理。

因此,老年人经常少量地服用人参对于推迟衰老、益寿延年,是大有裨益的,但应根据各种人参性味偏颇适当运用。一般来说,气虚兼见四肢逆冷者,则宜服红参、高丽参;阴虚火旺、喘咳痰血者,宜用西洋参;暑热天气,以服生晒参和皮尾参为好。

人参除了药用和养生价值外,还有美容的功效。人参自古以来拥有"百草之王"的美誉,更被东方医学界誉为"滋阴补生,扶正固本"之极品。人参的主要成份是人参皂、人参活素、少量挥发油、各种氨基酸和肽类、葡萄糖、果糖、果胶以及维生素 B_1 和 B_2、烟酸、泛酸等。

人参的浸出液可被皮肤缓慢吸收、对皮肤没有任何的不良刺激,能扩张皮肤毛细血管,促进皮肤血液循环,增加皮肤营养,调节皮肤的水油平衡,防止皮肤脱水、硬化、起皱,长期坚持使用含人参的产品,能增强皮肤弹性,使细胞获得新生。同时人参活性物质还具有抑制黑色素的还原性能,使皮肤洁白光滑。它的美容效用数不胜数,是护肤美容的极品。

人参加在洗发剂中能使头部的毛细血管扩张,可增加头发的营养,提高头发的韧性,减少脱发、断发、对损伤的头发具有保护作用。人参内服不仅强身也会起到抗老及护肤美容作用。将人参直接浸入50%甘油,10日用甘油搓脸,或将人参煎成浓汁,每日往洗脸水倒一点,用含人参的甘油搓脸或人参水洗脸,能让皮肤相当滋润。

人参有这么多的功效,那它到底该怎么食用呢? 其实,人参有很多种食用方法,大家可以依据自己的喜好和习惯来选择:

1. 炖服。将人参切成2厘米薄片,放入瓷碗内,加满水,封密碗口,放置于锅内蒸炖4～5小时即可服用。

2. 嚼食。以2～3片人参含于口中细嚼,生津提神,甘凉可口,是最简单服用方法。

3. 磨粉。将人参磨成细粉,每天吞服,用量视个人体质而定,一般每次1～1.5克。

4. 冲茶。将人参切成薄片,放在碗内或杯中,用开水冲泡,闷盖5分后即可服用。

5. 泡酒。将整根人参可切成薄片装入瓶内用50～60度的白酒浸泡,每日斟情服用。

6. 炖煮食品。人参在食用时常常伴有一定的苦味,如果将人参和瘦肉、小鸡、鱼等一起烹炖,可消除苦味,滋补强身。下面就介绍两道人参炖煮菜肴,如果你有条件,也可试着做做。

桂圆——补心健脾之佳品

桂圆因其种圆黑光泽，种脐突起呈白色，看似传说中"龙"的眼睛，所以得名龙眼。新鲜的桂圆肉质极嫩，汁多甜蜜，美味可口，实为其他果品所不及。鲜桂圆烘成干果后即成为中药里的桂圆。

桂圆原产于中国南方，是亚热带的珍果之一，是无患子科植物桂圆的假种皮，主产于福建、广东、广西、四川等地，此外台湾、云南和贵州南部也有出产，其中福建产量占全国总产量的 50%。

桂圆又称龙眼，主要功能是安神，治失眠、健忘、惊悸。古人很推崇桂圆的营养价值，《神农本草经》记载：桂圆肉有治疗"五脏邪气，安志厌食"的功效，称"久服强魂聪明，轻身不老，通神明"。

桂圆有着很高的药物价值。其肉味甘性温，归心、脾经，适用于心脾两虚证及气血两虚证患者。中医认为心主血脉与神志，与精神、意识思维活动有关。脾为后天气血生化之源，提供全身的营养。如果人们思虑过度，劳伤心脾，可导致心悸怔忡，失眠健忘，神疲乏力等症状。桂圆肉甘温滋补，入心脾两经，功善补益心脾，而且甜美可口，不滋腻，不壅气，实为补心健脾之佳品。久病体虚或老年体衰者，常有气血不足之证，而表现为面色苍白或萎黄，倦怠乏力，心悸气短等症，桂圆肉既补心脾，又益气血，甘甜平和，有较好疗效。

现代医学还研究证实，桂圆肉含有蛋白质、脂肪、糖类、有机酸、粗纤维及多种维生素及矿物质等。桂圆肉能够抑制脂质过氧化和提高抗氧化酶活性，提示其有一定的抗衰老作用。桂圆肉具有提高机体免疫功能，抑制肿瘤细胞，降血脂，增加冠状动脉血流量，增强机体素质等作用。

研究发现，桂圆对子宫癌细胞的抑制率超过 90%，妇女更年期是妇科肿瘤好发的阶段，适当吃些桂圆有利健康；桂圆有补益作用，对病后需要调养及体质虚弱的人有辅助疗效。

此外，桂圆可制成罐头、酒、膏、酱等，亦可加工成桂圆干肉等。桂圆树木质坚硬，纹理细致优美，是制作高级家具的原料，又可以雕刻成各种精巧工艺品。

桂圆可入药，能加工罐头，更可以做出美味的佳肴来，下面就为大家介绍几种桂圆的菜单：

桂圆红枣粥

此粥适宜夜眠不稳、精神不宁、意志不集中、多汗等，可调和经络回圈、和颜润色。红枣对促进血液循环，畅通乳腺很有帮助，而且它和桂圆还具有极佳的补血养气效果。

做法：洗净红枣、桂圆、白米 1 杯，洗净晾干一刻钟；白米入煮锅，加水熬粥，煮至约四成熟时,放入红枣、桂圆续煮,最后放红糖调味。

山药桂圆粥

原料:生山药 100 克,桂圆肉 15 克,荔枝肉 3 个,五味子 3 克。白糖、水适量。

做法:将生山药去皮切成薄片。将山药片、桂圆肉、荔枝肉(鲜肉更佳)、五味子、水同煮,高火 30 分钟,煮好后加白糖搅匀即可。

桂圆红枣茶

原料:桂圆肉 20 克,红枣 10 颗,红糖 10 克。

做法:(1)将红枣洗净,切开后去籽。(2)将切好的红枣及桂圆肉加入 500 毫升的水,先用大火烧开,再以小火煮至汤汁入味。(3)将桂圆及红枣捞出,加入红糖,放凉后即可饮用。

适用年龄:8 个月以上婴幼儿

好处:桂圆本身就具有甜味,使用时可以减少用糖量。

鹿茸——补养精血有奇效

鹿茸是一种传统的名贵药材,《本草纲目》中记载:"鹿茸能生津补髓,养血益阳,强筋健骨,益气强志。"近代的科学研究进一步证明,鹿茸具有调节机体新陈代谢和促进各种生理机能活动的作用。

鹿茸是关东三宝之一。主要有产于大兴安岭的马鹿鹿茸和产于长白山的梅花鹿鹿茸,取自梅花鹿新生的没有长成硬骨时的嫩角,因其营养丰富,药效显著,历史上列为贡品。其中以梅花鹿茸品质最优。

鹿茸的药用价值很高。中国最早的《神农本草经》中已把它列为上品。明代药物学家李时珍在《本草纲目》里说:鹿茸可以"生精补髓,养血益阳,强筋健骨,治一切虚损,耳聋目暗,眩晕虚痢"。

现代中医学以鹿茸治疗阳痿、遗精、肢冷、腰酸、膝软,以及虚寒血崩、小儿发育不良等症。鹿茸对慢性溃疡不敛及阴性疮肿内陷不起等症,有补养精血、内托升举的功效。坚持服用鹿茸,可延年益寿。

为此,我们从多个方面总结了鹿茸的作用:

对神经系统的影响

鹿茸能增强副交感神经末梢的紧张性,促进恢复神经系统和改善神经、肌肉系统之功能,同时对交感神经亦有兴奋作。

对心血管系统的影响

大剂量的鹿茸可降低血压,使心脏收缩振幅变小,心率减慢,外周血管扩张。中等剂量能引起心脏收缩显著增强,收缩幅度变大,心率加快,从而使心输出量增加;鹿茸特别对已疲劳的心脏作用尤为显著。

对性功能的影响

鹿茸提取物既能增加血浆睾酮浓度,又能使促黄体生成素(LH)浓度增加。因此,鹿茸对青春期的性功能障碍,壮老年期的前列腺萎缩症的治疗均有效;对治疗女性更年期障碍效果良好。

鹿茸的强壮作用

鹿茸经僬作提取的一种结晶体,就是鹿茸精,它是一种良好的全身强壮剂,能提高机体的工作能力,降低肌肉的疲劳度,对全身衰弱、久病后和疲劳者,该品均有一定的强壮作用。并对长期不能愈合的溃疡和创口有很好的促进愈合作用。还可改善跌打损伤引起的头痛、腰痛、关节痛、麻木等症状。鹿茸还能使血中的红细胞、血色素和网状红细胞增多,促进红细胞的再生,对再生障碍性贫血、血小板减少症、白细胞减少症和慢性苯中毒引起的血液病有一定的治疗效果。

当了解鹿茸的功效后,有些人可能就想到市场上去购买一点。但由于鹿茸价格比较贵,一不小就会买到假货,如何识别真假鹿茸呢? 对此,我们总结了识别鹿茸的方法。

1. 真鹿茸体轻,质硬而脆,气微腥,味咸。通常有一或两个分枝,外皮红棕色,多光润,表面密生红黄或棕黄色细茸毛,皮茸紧贴,不易剥离。鹿茸以粗壮、挺圆,顶端丰满,毛细柔软,色红黄,皮色红棕,有油润光泽者为佳。鹿茸片呈圆形或椭圆形,直径 3 厘米左右,外皮红棕色。鹿茸以体轻,断面蜂窝状,组织致密者为佳。

2. 假鹿茸则是用动物毛皮包裹动物骨胶等仿造的。假鹿茸片也类似圆形,但厚薄不均,直径 1.5 ~ 3.5 厘米,外皮呈灰褐色,毛短。切断面棕紫色,无蜂窝状细孔,偶有圆点。外毛皮可剥离。另外,假鹿茸体重,质坚韧,不易切断,气淡,能溶于水,溶液呈混浊状。

把鹿茸买来后,也会有人会问了,这样的药材怎么吃呢? 其实,鹿茸也可以与其他食物搭配出美味的佳肴来,下面就为你介绍几种:

鹿茸枸杞鲍鱼汤

功效:益精明目强身健体。

适用:此炖品补血强身、益精明目。日常用此炖品佐膳,可补益身体,且补而不燥,可以防止视力早衰。如患血气不足,肝肾亏损,头晕眼花,精神疲乏,妇女月经不调,都可用此炖品作食疗、男女适用。

原料：鹿茸片20克，杞子40克，新鲜鲍鱼1只，红枣4枚。

做法：大鲍鱼1只去壳，去掉污秽，用水洗净；切成片状。鹿茸片和杞子用水漂洗。生姜和红枣用水洗净。生姜去皮切2片；红枣去核。将全部材料放入炖盅内，加入凉开水，盖上盖，放入锅内，隔水炖4小时，加入细盐调味，就可以饮用。

鹿茸鸡汤

功效：强身健脑。对一般老人病神经衰弱和自律神经失调均有疗效。

原料：鹿茸5克，鸡肉1块，油盐酌量。

做法：将嫩鸡肉的翅膀肉洗净用四杯水用慢火煮，水滚后去掉泡沫，煎至一半分量盛出清汤。鹿茸用一杯水煎至分量减半然后，倒入鸡汤中再煮片刻，调味后饮用。

鹿茸水鸭汤

功效：凡老年人阳气尽失，手脚冰冷，气虚血弱，头昏脚软都适宜服用。

原料：水鸭1只，鹿茸4～5片，姜3片，油盐酌量。

做法：将水鸭剖开洗净，去内脏。用适量的清水加姜片，水鸭与鹿茸同煮约3小时，调味即可食用。

地黄——养血安神治阴虚

地黄在古代就被医学家所推崇，分生地与熟地。干燥后的地黄称为生地，而加工蒸制后的称为熟地。李时珍对生地黄的评价是："服之百日面如桃花，三轻身不老。"

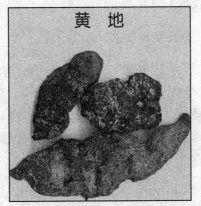

地黄又名生地，为多年生草本植物。秋季采挖，除去芦头、须根，为鲜生地；根烘焙至八成干，并内部变黑，捏成团状，为生地黄。如果把地黄加工蒸制后就是我们常说的熟地。

生地黄干燥块根呈不规则的团块或长圆形，中间膨大，长6～12厘米，直径3～6厘米，有的细小长条状而扭曲。表面棕黑色或灰黑色，极皱缩，具不规则的横曲纹。体重，质软而韧，不易折断，断面棕黑色或乌黑色，有光泽，具粘性，无臭，味微甜。以块大，体重，断面乌黑色者为佳。

地黄最早生长于咸阳一带，后传至各地。中国数省均有生产，但其最佳者为"怀地黄"。李时珍《本草纲目》："江浙壤地黄者，受南方阳气，质虽光润机时力微；怀庆府产者,禀北方纯阴,皮有疙瘩而力大。"所以古今中外人们都以"怀货"为贵,产地因历史上的怀庆府而得名,位于今河南焦作一带。

地黄产地很多,然而最优者今人唯以怀地黄为上。怀地黄的显著特点是:油性大,柔软,皮细,内为黑褐色并有光泽,味微甜,尤其是断面呈菊花心状。怀地黄中又以温县产者尤佳。

地黄有着很好的药用价值。《本草纲目》载:地黄生则大寒,而凉血,血热者需用之,熟则微温,而补肾,血衰者需用之。男子多阴虚,宜用熟地黄;"女子多血热,宜用生地黄。"尤其是熟地,药用"填骨髓,长肌肉。生精血,补五脏,利耳目、黑须发、通血脉",确系祛病延年之佳品。

了解地黄的知识后,也会有人会问了,这样的药材怎么吃呢? 其实,地黄也可以与其他食物搭配出美味的佳肴来,但需要注意的是本品与萝卜葱白、韭白、薤白相克,最好不要搭配。

下面就为你介绍几种地黄食单:

生地黄粥

生地黄汁约 50 克(或用干地黄 60 克),粳米 100 克,生姜 2 片。用新鲜生地黄适量,洗净后切段,每次榨取生地黄汁约 50 克,或用干地黄 60 克,煎取浓汁。先用粳米加水煮粥,然后加入地黄汁和生姜。煮成稀粥食用。本方清热生津,凉血止血。适用于热病后期,阴液耗伤、低热不退、劳热、骨蒸或高热心烦、口干作渴、口鼻出血。

生地黄粥属清热性药粥,不宜长期食用。另外,服用生地粥时,忌与葱白、韭白、薤白及萝卜同食。

地黄枣仁粥

生地黄 30 克,酸枣仁 30 克,白米 50 克。先煮地黄、枣仁取汁,用汁煮米做粥。食时可加糖少许。此粥滋阴清热,养心安神。凡因虚劳体弱而致骨蒸烦热,羸瘦乏力,失眠多梦等症,即可辅食此粥。

生地甘寒,滋阴清热,枣仁甘酸养血安神,惟因其偏于滋补,故兼气虚大便溏软者不宜食。此方可作晚夜宵食之。

地黄酒

干地黄 60 克,白酒 500 克。先将地黄洗净,泡入白酒内封固,浸至 7 天以上。该酒舒筋络、养血脉,适用于阴血不足、筋脉失养而引起的肢体麻木、疼痛等症。

地黄味苦甘,性寒,有养阴清热,凉血止血功效。可治阴虚发热、烦躁消渴、骨蒸劳热、血热性出血等症。此方每次饮 1 小盅,以晚临睡前饮之为佳。

地黄饴糖炖鸡

原料：母鸡一只（约重 1000 ~ 1500 克），生地黄 40 克，饴糖 110 克，葱、姜、盐适量。

做法：

（1）母鸡宰杀后，去净毛，除内脏，洗净。生地黄切薄片，葱切段，姜切小块拍松。

（2）将生地黄、葱、姜、盐放入鸡的腹腔内，再将饴糖灌入，然后用线、针缝合切口。

（3）锅洗清，把鸡胸脯朝上放入锅内，加清水适量，先用武火烧沸，转用文火炖熬，慢慢炖至鸡酥烂。

此菜具有补虚劳羸瘦、养阴润肺、清热凉血作用，可防治潮热盗汗、心烦消渴、体弱消瘦等症。

茯苓——健脾补中安心神

茯苓，自古被视为"中药八珍"之一。茯苓菌核呈类球形卵状椭圆形致不规则形，长 10 ~ 30 厘米或更长，一般重 500 ~ 5000 克，外面有深褐色多皱褶的皮壳，内部白色或淡粉红色，粉粒状。

说起茯苓，人们首先想到的是北京特产茯苓饼那香甜的味道，其次还会想起茯苓酸奶、茯苓酒。茯苓作为一味常见的中药，在老百姓的心中已经慢慢地变成好吃的保健食品了，但是茯苓究竟有什么药用，却很少有人说得清楚。

其实，茯苓是一种名贵真菌，为多孔菌科植物茯苓的干燥菌核，主要寄生在松科植物赤松或马尾松的树根上，深入地下 20 ~ 30 厘米。茯苓性平味甘，能健脾益胃、利水祛湿、宁心安神，可治脾虚、泄泻、咳嗽、糖尿病、心悸怔忡、失眠多梦等，还可抗肿瘤，提高机体免疫力。此外，常服茯苓还能养颜抗衰老。由于其性质平和，补而不峻，利而不猛，既能扶正，又能祛邪，故历来为人们所喜食。医家利用茯苓的扶正祛邪、攻补兼施的双重性，在设计药物处方或制成中成药时，很多都将茯苓选入配伍。如六味地黄丸、八仙长寿丸、十全大补膏、七宝美髯丹、参苓白术散、逍遥散等都配有茯苓。

茯苓全身都是宝，黑色外皮部为"茯苓皮"，皮层下的赤色部分是"赤茯苓"，菌核内部的白色部分为"白茯苓"，带有松根的白色部分，就是"茯神"。茯神的作用偏于宁心安神，但是其宁神作用，主要在于健脾补中。习惯上宁神多用茯神。实际上茯苓同样具有宁神作用。而茯苓皮的主要作用是利水消肿，治疗水肿有良好的效果。

针对不同的病症，茯苓的用法如下：

1. 心神不定，恍惚健忘。用茯苓二两（去皮）、沉香半两，共研为末，加炼蜜做成丸子，如小豆大。每服三十丸，饭后服，人参汤送下。

2. 虚滑遗精。用白茯苓二两、缩砂仁一两，共研为末，加盐二钱，将瘦羊肉切薄片蘸药炙熟吃,酒送下。

3.浊遗带下(男子元阳虚损,精气不固,小便下浊,余沥常流,梦寐我惊,频频遗泄。妇人白带)。用白茯苓(去皮)四两,挖空一处,填入猪苓四钱半,煮开多次,取出晒干,去掉猪苓,研为末,化黄蜡调成丸子如弹子大。每嚼服一丸,空心服,唾液送下。以尿清为度,忌米醋。此方名"威喜丸"。

4.小便频多。用白茯苓(去皮)、干山药(去皮),在白矾水中渍过,焙干,等分为末。每服二钱,米汤送下。

5.小便淋沥不禁。用白茯苓、示茯苓,等分为末,加不揉洗去筋,控干,以酒煮地黄汁捣成膏调为丸子,如梧子在。每嚼一丸,空心服,盐酒送下。

6.滑痢不止。用白茯苓一两、木香(煨)半两,共研为末,每服二钱,紫苏木瓜汤送下。

7.妊娠水肿,小便不利,恶寒。用赤茯苓(去皮)、葵子各半两,共研为末。每服二钱,水送下。

茯苓虽然是一种药,但它也可以做出美味的佳肴来,用它做菜,味道不但鲜美,而且营养价值极高。茯苓能做的菜如下:

当归茯苓炖鸡汤

当归50克,茯苓20克,乌鸡一只,生姜一块,水适量,文火共炖,至肉烂汤浓时,调味装盘即可食用。具有益气健脾,宁心安神的作用。

栗子茯苓粥

茯苓15克,栗子10枚,糯米30克,将茯苓洗净入锅,加冷水,用小火煎半小时,弃渣留汤,加入栗子肉、糯米,再煮成粥食用。

功效:健脾益肾,利湿止泻,适宜于小便不利、慢性肾炎者。

山药茯苓肚

猪肚1只,茯苓100克,淮山药100克,将猪肚洗净,茯苓、淮山药装入猪肚内,淋上黄酒2匙,撒细盐适量,扎紧口,入锅内加水慢炖至肚子酥烂;将猪肚捞出剖开,倒出茯苓、山药,冷却后烘干,研末装瓶,每次服6~10克,日服3次,温开水送服。取猪肚切片,适当调味后食用。功效:补肾益胃,健脾渗湿,适宜于糖尿病患者。

荷叶茯苓粥

荷叶1张(干鲜均可),茯苓50克,粳米100克。先将荷叶煎汤后去渣,再加入茯苓、粳米煮成粥,分早晚两次食用。对感受暑热所致的脑涨、胸闷、小便黄、湿热泻痢有较好的疗效,对高血压、冠心病、肥胖、神经衰弱都有疗效。

此外,茯苓除了药用价值和食疗外,还能美容。茯苓一向被认为是美容上品,可以净面、养颜,去除皮肤的黑斑和色素。《经验后方》中记载,食用茯苓"至百日肌体润泽,延年耐老,面若童颜"。《东坡杂记》亦记有服茯苓法,说食用茯苓有"颜如处子"的美容效果。《红楼梦》第60回中还详细介绍了茯苓霜(碾碎的白茯苓末)的服法,即用牛奶或滚开水将茯苓霜冲化、调匀,每天早晨起床后吃上一盅(净含量约 20 克),其美容滋补的效力最好。《本草品汇精要》上记载,"白茯苓为末,合蜜和,敷面上疗面疮及产妇黑疱如雀卵"。可见茯苓既能去黑、白面,又能牢牙、乌发,是女性美容养颜的佳品。

茯苓蜂蜜面膜

原料:白茯苓粉 15 克,白蜂蜜 30 克。

做法:将蜂蜜与茯苓粉调成糊状,晚上睡前敷脸,翌晨用清水洗去。

功效:茯苓能化解黑斑瘢痕,与蜂蜜搭配使用,既能营养肌肤又能淡化色素。

杏仁茯苓敷

原料:杏仁粉 30 克,茯苓粉 10 克,莲子 10 克,面粉适量。

做法:将中药材研为细末,再与面粉混合均匀,加入温水调至稀稠适度,均匀敷于面部,20 ~ 30 分钟后用清水将脸洗净。

功效:光洁皮肤,延缓皮肤衰老。

银玉面膜

原料:白芷粉 5 克,白茯苓粉 5 克,银耳粉 5 克。

做法:将白芷粉和白茯苓粉、银耳粉调成糊状即成。晚睡时用此面膜敷脸,次日清晨洗去。连用 1 个月以上。

功效:营养皮肤,淡化黑斑和疤痕。

杏仁——补肺润肠止咳快

杏的营养价值很高,而杏仁的营养价值更丰富。杏仁含有丰富的单不饱和脂肪酸,有益于心脏健康,还含有维生素 E 等抗氧化物质,能预防疾病和早衰,在补肺润肠止咳方面有奇效。

杏仁分为甜杏仁及苦杏仁两种。我国南方产的杏仁属于甜杏仁(又名南杏仁),味道微甜、细腻,多用于食用,具有润肺、止咳、滑肠等功效,对于咳无痰、肺虚久咳等症有一定的缓解作用;北方产的杏仁则属于苦杏仁(又名北杏仁),带苦味,多作药用。

杏仁是中医最常用的止咳化痰药,2000 多年来历用不衰,正如清代医家黄宫绣所说:

"杏仁既有发散风寒之能,复有下气除喘之力,凡肺经感受风寒,无不可以调治。"古往今来,不知多少方中用到它,大有"止咳必用"之势。现代曾有人单用杏仁与冰糖制成杏仁糖浆,用于慢性气管炎,对咳、痰、喘均有治疗作用。古时《杨氏家藏方》中有张名方——杏仁煎,或称"蜜饯双仁",是一保健药膳名方:炒甜杏仁与核桃仁各250克,蜂蜜500克,先将两仁饼细放在一锅中,加入蜂蜜,拌匀全沸即叫,有补肾益肺、止咳作用,经常食用,可治肺肾两虚型久咳气喘之证。寓治于食,确有独到之处。

到了明朝,《本草纲目》中列举杏仁的三大功效:润肺,清积食,散滞。清积食是说杏仁可以帮助消化、缓解便秘症状;《现代实用中药》记载:"杏仁内服具有轻泻作用,并有滋补之效。"对于年老体弱的慢性便秘者来说,服用杏仁效果更佳。

近年来,随着杏子防癌抗癌作用的发现,杏仁身价倍增。调查发现,喜食杏干、杏仁的喜马拉雅山南部及裴济人,其不仅长寿,而且从未患过癌症。日本人也将杏子作为防治癌症的食疗方法之一。杏子中含有丰富的维生素 A,在水果中仅次于芒果,位居第二,维生素 A 有修复上皮细胞及防癌作用已为大家共识,而杏子中含有的大量维生素 B$_{17}$,目前被认为是最有前途的抗癌药之一,此外,杏中含有的扁桃贰也有抗癌活性。

虽然杏仁有许多的药用、食用价值,但不可以大量食用。杏仁含有毒物质氢氰酸(100 克苦杏仁分解释放氢氰酸 100~250 毫克。氢氰酸致死剂量为 60 毫克。甜杏仁的氢氰酸含量约为苦杏仁的三分之一),过量服用可致中毒。所以,食用前必须先在水中浸泡多次,并加热煮沸,减少以至消除其中的有毒物质;产妇、幼儿、实热体质的人和糖尿病患者,不宜吃杏及其制品。

除了药用外,杏仁还有很高的食用价值。它的营养价值很高,下面是几种杏仁的菜谱:

杏仁蒸肉

功效:补肺润肠止咳定喘。

原料:五花肉(带皮)500 克,甜杏仁 18 克。

做法:将猪肉切成小方块;杏仁泡透,去外皮,用纱布包好。炒锅放在旺火上,倒入猪油,加冰糖 15 克,炒成深红色,再放入肉块一起翻炒,当肉块呈红色时,即下葱段、姜块、酱油、清水(要浸没肉块)和包好的杏仁。待汤开后,倒入砂锅内,放微火上炖,并随时翻动,勿使糊底。待肉块炖至六七成烂时,再放入冰糖 15 克,炖到九成烂时将杏仁取出;去掉纱布,将杏仁平铺在碗底,把炖好的肉块(皮朝下)摆在杏仁上,倒入少量原汤,上蒸笼蒸烂后取出。

金橘鲜姜杏仁

原料:杏仁 100,橙皮 10 克,橙汁 125 毫升,金橘干 25 克,糖 50 毫升,鲜姜或者加工好的生姜片10克。

做法:将橙皮切碎、生姜切片以备用。然后将橙汁和糖放入炒锅中炒一分钟,直到汤汁减少至一半,呈粘稠状。接着加入刚刚切碎备用的橙皮和生姜片烹制30秒钟,最后加入杏仁烹制1~2分钟至杏仁被汤汁完全包裹、入味收汁。装盘时,将杏仁出锅冷却,趁热将杏仁一粒粒分开防止结块儿。待杏仁冷却后,将其与金橘干拌匀即可,同时撒上细橙皮丝和切好的角状姜块作点缀。这道菜中,杏仁有香橙口味,最适合家庭聚会或招待酒会,若是同时饮用绿茶或乌龙茶,味道更佳。

美国大杏仁芝麻煎猪肉

原料:猪肉400克,韭葱15克,玉米淀粉15克,酱油15克,盐2克,红椒75克,鸡蛋(只要蛋清)1个,醋5克,芝麻30克(熟芝麻),杏仁片80克,食用油500克。

做法:

(1)将猪肉切成1厘米大小的小块,用15克玉米淀粉、1克盐和蛋清腌制;

(2)将红椒切成1厘米宽的薄片;

(3)将锅中的油加热至5成热,放入杏仁片炸;将油倒出备用;

(4)在锅中大火炸猪肉块至熟透,取出备用;

(5)再次大火将锅加热;在锅中加红椒片和盐翻炒;加入杏仁片、猪肉块、酱油、醋、韭葱,继续翻炒;

(6)装盘,以芝麻装点。

红枣——健脾益气悦颜色

红枣是我国人民的传统补品,具有健脾、益气、和中功效,脾虚、久泻、体弱的人,以及肝炎、贫血、血小板减少等病人食用均有益处。同时,红枣营养丰富,既含蛋白质、脂肪、粗纤维、糖类、有机酸、粘液质和钙、磷、铁等,又含有多种维生素,故有"天然维生素丸"之美称。

红枣,又名大枣、大红枣。自古以来就被列为"五果"(桃、李、梅、杏、枣)之一,历史悠久。而枣树则是一种生长在温带地区的小乔木,原产于中国,在中国南北各地都有分布。花小多蜜,是一种蜜源植物;花色为淡黄色,有芳香气息。

《本草纲目》述:"枣,主心腹邪气,安中,养脾气,平胃气。"红枣多作药用,且能治病延年,如据古书记载,有一病人骨瘦如柴,饮食不下,日日腹泻,遍请名医治疗,虽吃尽补药,但病情终无起色,后经一无名和尚指点,同其家人每日用红枣粥喂食,月后果然痊愈。《本草》盛赞红枣有润心肺、止咳定喘、补五脏、治虚损、调营卫、缓阴血、生津液、悦颜色、除肠胃邪气之功用。

红枣还有很高的营养价值,每100克大枣含蛋白质3.3克,脂肪0.4克,糖类72.8克,含钙、磷、铁以及胡萝卜素、尼克酸、维生素 B_1 和 B_2、维生素C、维生素P等。鲜枣中所含的维生素C为百果之冠,故有人称大枣是"天然的维生素丸"。

另外,医学研究成果证实,大枣含有多种抗肿瘤的活性因子,如山楂酸、环磷酸腺苷,具有很强的防治效果。

"红枣有补中益气,养血安神"之功效。红枣中的高维生素含量,对人体毛细血管有健全的作用。用红枣20枚,鸡蛋1个,红糖30克,水炖服,每日1次,适用于产后调养,有益气补血之功效。

红枣富含三萜类化合物(如山楂酸)和二磷酸腺苷。三萜类化合物大都具有抑制癌细胞的功能,其中尤以山楂酸的能力最强,超过了常用的抗癌药氟脲嘧啶。二磷酸腺苷虽不具有抑制癌细胞的能力,但却有调节细胞分裂的作用。二者协同作用的结果,可以使异常增生的癌细胞分裂超向正常。动物试验也证明,在同样饲喂致癌物的情况下,加服红枣的动物出现消化道恶性肿瘤的百分比,只有未服红枣动物的一半。因此肿瘤病人在应用其他抗肿瘤措施的同时,可以每日服红枣制成的食品,即有抗肿瘤作用。又有益气养血,增强体质,缓解放疗、化疗副作用的功效。

英国科学家在163个虚弱患者中做过试验,凡是连续吃枣的人,健康恢复的速度比单纯服用维生素的人快3倍以上。红枣有抗疲劳的作用,能增强人的耐力。此外,用红枣猪骨煮糯米粥常食,是一种很好的膳食补品,可滋养精血,特别对血液病、老年体弱更有助益。

中医常用红枣养胃健脾。如在处方中遇有药力较猛或有刺激性药物时,常配用红枣,以保护脾胃,红枣中含有糖类、蛋白质、脂肪、有机酸,对大脑有补益作用。用红枣与面粉制成枣糕,能养胃补脑。

红枣虽好,也不宜一次食用太多。孙思邈指出:(枣)多食令人热渴膨胀,动脏腑,损脾元,助湿热。故脘腹胀满、食积、虫积、龋齿作痛,以及痰热、咳嗽均忌服。而消化不良者以及糖尿病患者,不可服用太多。根据前人经验,大枣与葱同食令人五脏不和,与鱼同食则令人腰腹作痛,因此忌与葱和鱼同食。

最后为大家介绍两款红枣的食用方法:

红枣蜂蜜茶

红枣(去核)150克,冰糖50克,加水350毫升煮熟,收干水分,捣成枣泥。再加入蜂蜜250毫升拌匀,盛在干净的玻璃瓶中,饮用时取1茶匙加入温开水即可。大枣、蜂蜜都是温性食材,在寒冷的冬季,喝一杯这样的茶可以补充元气,增加热量。

木耳红枣汤

黑木耳10克,红枣50克,白糖适量,用适量的水,把黑木耳和红枣煮熟后,加入白糖即可。黑木耳可以清肺、益气,红枣补血、养颜。从经前 1 周到月经结束后,隔天食用可以缓解经期贫血,使面色红润可爱。

山药——补脾养胃益肾肺

山药,既是食用的蔬菜,又是常用的药材。人工种植的山药,肉色洁白,味甘粉足,个大质坚,多供食用。山药具有补脾养胃、补肺益肾的功效。可用于治疗脾虚久泻、慢性肠炎、肺虚咳喘、慢性胃炎、糖尿病、遗精、遗尿、带下等症。

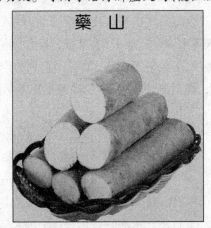

藥 山

山药又名山芋。性甘,平,无毒。山药营养丰富,含有蛋白质、碳水化合物、钙、磷、铁等成分,此外,还含有皂苷、胆碱、黏液质、淀粉酶、碘、精氨酸等。春季食用,可防止肝气过旺伤脾,亦能补肾益精,使人体元阳之气充沛,增强免疫力。

山药因含有较多的淀粉,煮熟后可代替粮食食用。现在民间流传有许多以山药为主的验方,其中应用最广的是山药粥,即用大米煮成粥,加入白糖和蒸熟捣烂的山药泥搅匀。

最重要的是,山药有着很高的药用价值,《本草纲目》中记载:"益肾气,健脾胃,止泄痢,化痰涎,润皮毛。"山药补而不滞,不热不燥,能补脾气而益胃阴,是培补脾胃而性质平和的药物。药理研究表明,山药含皂甙、粘液质、胆碱、淀粉酶及糖蛋白等,所含的消化酶能促进蛋白质和淀粉的分解,使食物易于消化吸收。

山药对人体有特殊的保健作用,可预防动脉硬化和肥胖症,能防止肺肾等脏器中结缔组织萎缩,预防胶原病的发生。所含的"脱氢表雄酮"被国内外营养学家称之为"激素之母",可降压降脂,美容护肤,有预防高脂血症、动脉硬化和肥胖病之效,并可使肌肤细腻,光滑娇嫩。

需要提醒的是,山药中的淀粉含量较高,大便干燥、便秘者最好少吃。此外,山药是偏补的药,甘平且偏热,因此体质偏热、容易上火的人也要慎食。另外,山药的食用方法很多,可以拌、炝、炒,又可以炖、焖、烤,是营养配餐、食疗的上好原料。如果喜欢长期食用山药,还是煮粥为好,既简单易做,又能充分发挥其营养价值。其次,山药本身就是一种高营养、低热量的食品,可以放心地多加食用而不会有发胖的后顾之忧。

山药可做的菜有:

土鸡炖山药(煨汤)

原料:鲜山药 2000 克,鲜鸡块 1000 克。辅料:葱 2 根(切段),姜片 3 片,芝麻油、盐、胡椒粉各少许。做法:(1)将山药切成段。(2)用高压锅将鸡快稍压三成熟后倒入山药段并加入辅料再用微火烧20分钟即可。

大葱板栗烧山药

原料:山药。

辅料:板栗、葱、姜。

调料:盐、味精、白糖、料酒、胡椒粉、老抽。

做法:将山药去皮切滚刀块,放入平锅中煎至表面金黄备用;锅中加适量油,依次放入姜末、蒜末、葱末、香菜根,炸至水泡变小,颜色发黄后将油过滤出即成葱油;坐锅点火倒油,下葱姜片爆香,加入山药、板栗,调入老抽、料酒、胡椒粉、味精、盐、白糖,加少许清水,烧至汤汁变浓,淋少许葱油出锅后撒香葱末即可。

山药玉竹鸽肉汤

原料:乳鸽。辅料:山药、玉竹、葱、姜。

调料:盐、味精、料酒、胡椒粉。

做法:将鸽子洗净切块,入开水中加料酒焯烫片刻取出;将山药切滚刀块,用开水焯烫,玉竹用开水泡软备用;沙锅中倒入适量开水,放入山药、鸽子、玉竹、葱、姜,大火烧开,去掉浮沫,煮4~5分钟后加盖转小火炖10分钟,开盖后加盐、味精、胡椒粉调味即可。

黑芝麻——滑肠治便秘肤质好

芝麻与黍、稷、粱、稻、菽、小豆等统称"八谷",人们多做粮食用,食法也相当讲究。首先要将芝麻洗涤退皮,然后经过九蒸九煮,晒干了再和米做饭,所做饭食称为"仙家食品"。

黑芝麻古称胡麻,有黑白两种,食用以白芝麻为好,补益药用则以黑芝麻为佳。芝麻既可食用又可作为油料。古代养生学陶弘景对它的评价是"八谷之中,唯此为良"。日常生活中,人们吃的多是芝麻制品:芝麻酱和香油。

黑芝麻有显著的医疗保健作用。黑芝麻中的维生素E非常丰富,可延缓衰老。据营养学家科学分析:每百克芝麻中含蛋白质21.9克、脂肪61.7克、钙564毫克、磷368毫克、铁50毫克,还含有芝麻素、花生酸、芝麻酚、油酸、棕榈酸、硬脂酸、甾醇、卵磷脂以及维生素A、B、D、E等营养物质。正因为芝麻含有如此丰富的营养,因而在延缓人的衰老及美容方面。才起了极大的作用。

常吃芝麻,可使皮肤保持柔嫩、细致和光滑。有习惯性便秘的人,肠内存留的毒素会伤害人的肝脏,也会造成皮肤的粗糙。芝麻能滑肠治疗便秘,并具有滋润皮肤的作用。

利用节食来减肥的人,由于其营养的摄取量不够,皮肤会变得干燥、粗糙。而芝麻中含有防止人体发胖的物质蛋黄素、胆碱、肌糖,因此芝麻吃多了也不会发胖。在节食减肥的同时,若配合芝麻的食用,粗糙的皮肤可获得改善。人们经常洗澡讲究卫生,但在洗掉皮肤上污垢的同时,也会洗去人体表面上的油脂。因脱去油脂而使皮肤显得较为干燥的人,可吃些芝麻,能使皮肤看起来更为鲜亮。

黑芝麻还可做成各种美味食品,下面介绍芝麻的三种做法:

芝麻蜜糕

原料:用黑芝麻100克,蜂蜜150克,玉米粉200克.白面500克,鸡蛋2个,发酵粉1.5克。

做法:先将黑芝麻炒香研碎,和入玉米粉、蜂蜜、面粉、蛋液、发酵粉,加水和成面团,以35℃保温发酵2小时,上屉蒸20分钟即熟。

有健胃、保肝、促进红细胞生长的作用。

芝麻核桃粥

原料:用黑芝麻50克,核桃仁100克。

做法:一齐捣碎,加适量大米和水煮成粥。此粥补肝肾,对继发性脑萎缩症有食疗作用。

黑芝麻黄面

原料:白面500克,黑芝麻100克。

做法:将黑芝麻炒熟,白面炒至焦黄,每日晨起用滚开水调冲30克食用。亦可加盐或糖少许。

功效与应用:固肠,美容,乌发。适用于肠胃不固,面黄肌瘦者食用。注:小麦磨成面,炒食黄,其性甘而温,故具健胃肠而固泄之功。

芭蕉——止痛解毒消暑气

芭蕉为多年生草本植物。芭蕉和香蕉同属一科,外形相似,有一定的药用价值。芭蕉根和芭蕉叶都具有解毒的作用。

芭蕉根气味甘、大寒、无毒。主治:

1. 一切肿毒。用芭蕉根捣烂涂患处。

2. 流动性红色风疹。治方同上。

3. 风火牙痛及虫牙痛。用芭蕉根取汁一碗,煎热含漱。

4. 消渴,骨节烦热。用芭蕉根捣汁,随时饮一、二合。

5. 血淋涩痛。用芭蕉根、旱莲草等分,水煎服。一天服两次。

6. 肿毒初发。用芭蕉叶烧存性,研末,和生姜汁涂搽。

7. 心痹痛。用芭蕉花烧存性,研末。每服二钱,盐汤送下。

芭蕉叶性味甘淡,寒。主治:清热,利尿,解毒。治热病,中暑,脚气,痈肿热毒,烫伤。关于芭蕉叶的治疗功效在找国的医书中已有记载:

1.《本草再新》:治心火作烧,肝热生风,除烦解暑。

2.《现代实用中药》:利尿。治脚气,外用消痈肿。

3.《中国药植图鉴》:皮及叶:敷蜂、虫刺伤处,可止痛,并有止血作用。

车前子——养肺强阴通尿管

车前子又名车前实、虾蟆衣子、猪耳朵穗子、凤眼前仁,为车前科植物车前的干燥成熟种子,具有养肺强阴的功效。

《本草新编》中对车前子的功效介绍如下:车前,味甘、咸,气微寒,无毒。入膀胱、脾、肾三经。功专利水,通尿管最神,止淋沥泄泻,能闭精窍,祛风热,善消赤目,催生有功。但性滑,利水可以多用,以其不走气也。泻宜于少用,以其过于滑利也。近人称其力能种子,则误极矣。夫五子衍宗丸用车前子者,因枸杞、覆盆过于动阳,菟丝、五味子过于涩精,故用车前以小利之。用通于闭之中,用泻于补之内,始能利水而不耗气。水窍开,而精窍闭,自然精神健旺,入房始可生子,非车前之自能种子也。([批]妙论凿凿。)大约用之补药之中,则同群共济,多有奇功。未可信是种子之药。过于多用也。

款冬花——润肺止咳治肺虚

款冬花为菊科款冬的花蕾,简称冬花。性味辛温,具有润肺下气,化痰止嗽的作用。在《本经》中记载:对"寒束肺经之饮邪喘、嗽最宜"。气味虽温,润而不燥,则温热之邪,郁于肺经而不得疏泄者,亦能治之。故外感内伤、寒热虚实的咳嗽,皆可应用。特别是肺虚久咳不止,最为适用。

主治:治咳逆喘息,喉痹。

性味辛,温。

归经:

①《本经》:"味辛,温。"

②《别录》:"甘,无毒。"

③《医学启源》:"辛苦。"

④《药品化义》:"味微苦略辛,性平。"

入肺经。

①好古："入手太阴经。"

②《雷公炮制药性解》："入心、肺二。"

黄芪——补中益气健脾胃

黄芪又名黄耆，为植物和中药材的统称。黄芪性味：甘，微温。用于治疗气虚乏力、中气下陷、久泻脱肛、便血崩漏、表虚自汗、痈疽难溃、久溃不敛、血虚萎黄、内热消渴、慢性肾炎、蛋白尿、糖尿病等。

黄芪具有补中益气的功效：脾胃虚弱、食欲不振、食少便溏、肢倦无力等症，常与党参、白术、山药同用；气虚下陷、内脏下垂，如脱肛、子宫脱落、胃下垂等，常与党参、升麻、柴胡等同用，方如补中益气汤。

黄芪还具有固表敛汗的功效，表虚自汗，多用于体虚表弱所致的自汗。如表气不同，外感风寒而汗出，用黄芪配白术、防风治之，久服必效。方如玉屏风散；也可配浮小麦、麻黄根等。阴虚盗汗，可与生地、麦冬等滋阴药同用。

黄芪具有利水消肿的功效，急性肾炎水肿，用于阳气不足所致的虚性水肿，并常与防己、茯苓、白术等合而用之，方如防己黄芪汤；慢性肾炎水肿、脾肾虚者，常与党参、白术、茯苓同用。

黄芪具有托疮排脓的功效，阳气虚弱，用于疮疡久不溃破而内陷，有促进溃破及局限作用。痈疽久不穿头，常与穿山甲、皂角刺、当归、川芎同用；疮疡久溃不愈，用于疮疡溃破后，久不收口，有生肌收口之作用，且常配银花、皂刺、地丁等。脓液清稀，常与党参、肉桂等同用。

此外，黄芪还应用于糖尿病、脑血管意外后遗症、高血压病、风湿病、多发性神经炎、肌无力症等多种疾病。

石南——通络益肾利筋骨

石南的药用历史在我国源远流长，石南祛风补肾，可用于风湿筋骨痛、阳痿遗精。

石南祛风，通络，益肾。石南可治风痹，腰背酸痛，肾虚脚弱，偏头痛，风疹。石南祛风补肾，可用于风湿筋骨痛、阳痿遗精。石南的药用历史在我国源远流长，其中：

《本草纲目》："浸酒饮治头风。"

《本经》："主养肾气、内伤阴衰，利筋骨皮毛。"

《别录》："疗脚弱，五旺邪气，除热。"

《药性论》："主除热，能添肾气，治软脚烦闷疼，杀虫，能逐诸风。"

《医林纂要》：“润肾补肝，壮命门火。”

《现代实用中药》：“治阳痿，滑精，女子腰冷不孕，月经不调等症。”

豆蔻——化湿消痞气畅通

《本草纲目》中记载道：豆蔻性味归经：辛，温。归肺、脾、胃经。功能主治：化湿消痞，行气温中，开胃消食。

豆蔻用于湿浊中阻，不思饮食，湿温初起，胸闷不饥，寒湿呕逆，胸腹胀痛，食积不消。豆蔻对湿阻气滞，可与苍术、半夏、陈皮等同用。用于气滞胸闷之症，可配厚朴、枳壳等同用。用于湿温初起，如属热盛者可配黄芩、连翘、竹叶等同用；湿重者可合淡渗利湿之品如滑石、苡仁、通草等同用。用治胃寒呕恶，常合半夏、藿香、生姜等同用。治小儿胃寒吐乳，可配砂仁、甘草共研细末，常渗口中。

脾胃气滞，食欲欠香，不思纳谷，胸闷腹胀，嗳气反胃，舌苔厚腻者宜食豆蔻。阴虚内热，或胃火偏盛，口干口渴，大便燥结者忌食；干燥综合症及糖尿病人忌食豆蔻。

杜仲——补肾益气健腰骨

杜仲是中国特有药材，其药用历史悠久，迄今已在地球上发现杜仲属植物多达14种，后来它们在大陆和欧洲相继灭绝。存在于中国的杜仲是杜仲科杜仲属仅存的子遗植物，它不仅有很高的经济价值，而且对于研究被子植物系统演化以及中国植物区系的起源等诸多方面都具有极为重要的科学价值。

杜仲为杜仲科植物杜仲的干燥树皮，是中国名贵滋补药材。具补肝肾、强筋骨、降血压、安胎等诸多功效。《神农本草经》列为上品。谓其“主治腰膝痛，补中，益精气，坚筋骨，除阴下痒湿，小便余沥。久服，轻身耐老。”

《本经》记载，杜仲“主腰脊痛，补中益精气，坚筋骨，强志，除阴下痒湿，小便余沥”。《药性论》记载，杜仲“治肾冷臀腰痛，腰病人虚而身强直，风也。腰不利加而用之”。《玉楸药解》记载，“益肝肾，养筋骨，去关节湿淫。治腰膝酸痛，腿足拘挛”。

杜仲的药理作用主要有：心血管方面的影响：高血压患者服后可降压，低血压患者服后可升压；抗肿瘤作用：日本学者研究了杜仲茶的抗变异作用，发现该作用与绿原酸等抗变异性成分有关，揭示了杜仲对肿瘤预防的重要意义；补肾、增强机体免疫作用；抗氧化、抗衰老、抗肌肉骨骼老化；抗菌、抗病毒；对 α‑葡萄糖苷酶活性的抑制作用：理想的糖尿病及肥胖病人的食疗用品；骨细胞增殖作用；利尿作用；利胆作用；调血脂作用；保胎作用；对中枢神经系统的作用；预防农药急性中毒。

当归——女科之圣药

当归性甘、辛,温。由于当归对妇女的经、带、胎、产各种疾病都有治疗效果,所以中医称当归为"女科之圣药"。

当归,多年生草本植物,当归的根可入药,是最常用的中药之一。当归性甘、辛,温。主治:补血活血,调经止痛,润肠通便。用于血虚萎黄,眩晕心悸,月经不调,经闭痛经,虚寒腹痛,肠燥便秘,风湿痹痛,跌扑损伤,痈疽疮疡。酒当归活血通经。用于经闭痛经,风湿痹痛,跌扑损伤。

由于当归对妇女的经、带、胎、产各种疾病都有治疗效果,所以中医称当归为"女科之圣药"。《本草经疏》记载:肠胃薄弱,泄泻溏薄及一切脾胃病恶食,不思食及食不消,并禁用之,即在产后胎前亦不得入。《本草汇言》记载:风寒未消,恶寒发热,表证外见者,禁用之。

当归的药理作用主要有:对子宫平滑肌的作用;对心血管系统的作用;对血液系统的作用;对免疫系统的影响;保肝作用;抗肿瘤作用;抗辐射操作作用;镇痛作用;抗炎作用;对中枢神经系统抑制作用;抗菌作用。

熟地——补血养阴治虚证

熟地性甘,微温。归肝、肾经。熟地的主要功效是:补血养阴,填精益髓。熟地主要应用于血虚诸证和肝肾阴虚诸证。

熟地为玄参科植物地黄的块根,又名熟地黄或伏地,经加工炮制而成。通常以酒、砂仁、陈皮为辅料经反复蒸晒,至内外色黑油润,质地柔软粘腻。切片用,或炒炭用。

熟地主要用于血虚诸症和肝肾阴虚诸症等。

1. 血虚诸症。熟地甘温质润,补阴益精以生血,为养血补虚之要药。常与当归、白芍、川芎同用,治疗血虚萎黄,眩晕,心悸,失眠及月经不调、崩中漏下等,如四物汤);若心血虚心悸怔忡,可与远志、酸枣仁等安神药同用;若崩漏下血而致血虚血寒、少腹冷痛者,可与阿胶、艾叶等补血止血、温经散寒药同用,如胶艾汤。

2. 肝肾阴虚诸症。熟地质润入肾,善滋补肾阴,填精益髓,为补肾阴之要药。古人谓之"大补五脏真阴","大补真水"。熟地常与山药、山茱萸等同用,治疗肝肾阴虚,腰膝酸软、遗精、盗汗、耳鸣、耳聋及消渴等,可补肝肾,益精髓,如六味地黄丸;亦可与知母、黄柏、龟甲等同用治疗阴虚骨蒸潮热,如大补阴丸(《丹溪心法》)。熟地益精血、乌须发,常与何首乌、牛膝、菟丝子等配伍,治精血亏虚须发早白,如七宝美髯丹(《医方集解》);本品补精益髓、强筋壮骨,也可配龟甲、锁阳、狗脊等,治疗肝肾不足,五迟五软,如虎潜丸

本草养生

（《医方集解》）。此外，熟地黄炭能止血，可用于崩漏等血虚出血证。

川芎——活血止痛气息顺

川芎主要用于安抚神经、正头风头痛、症瘕腹痛、胸胁刺痛、跌扑肿痛、头痛、风湿痹痛。

川芎为中国植物图谱数据库收录的有毒植物，但其性味辛，温。具有活血行气，祛风止痛的功效。川芎归入肝、胆、心包经。《汤液本草》记载，川芎"入手足厥阴经、少阳经"。《药品化义》记载，川芎"入肝、脾、三焦三经"。风寒头痛，风热头痛，偏头痛，血管神经性头痛者宜食川芎。高血压性头痛，脑肿瘤头痛，肝火头痛，以及阴虚火旺者须忌食川芎。

川芎可行气开郁，法风燥湿，活血止痛。治风冷头痛旋晕，胁痛腹疼，寒痹筋挛，经闭，难产，产后淤阻块痛，痈疽疮疡。用于月经不调，经闭痛经，瘕腹痛，胸胁刺痛，跌扑肿痛，头痛，风湿痹痛。《本经》记载，川芎"主中风入脑头痛，寒痹，筋挛缓急，金创，妇人血闭无子"。《别录》记载，川芎"除脑中冷动，面上游风去来，目泪出，多涕唾，忽忽如醉，诸寒冷气，心腹坚痛，中恶，卒急肿痛，胁风痛，温中内寒"。《药性论》记载，川芎"治腰脚软弱，半身不遂，主胞衣不出，治腹内冷痛"。《日华子本草》记载，"治一切风，一切气，一切劳损，一切血，补五劳，壮筋骨，调众脉，破症结宿血，养新血，长肉，鼻洪、吐血及溺血，痔瘘，脑痈发背，瘰疬瘿赘，疮疥，及排脓消淤血"。《医学启源》记载，川芎"补血，治血虚头痛"。

白芍——养血柔肝止疼痛

白芍性味苦酸，凉。据《吴普本草》记载："桐君：甘，无毒。"《别录》记载："酸，平微寒，有小毒。"归入肝、脾经。据《品汇精要》："行手太阴、足太阴经。"据《本草经疏》记载："手足太阴引经药，入肝、脾血分。"

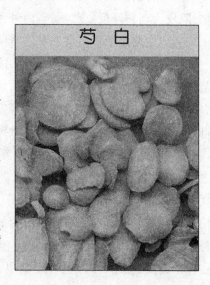

白芍可养血柔肝，缓中止痛，敛阴收汗。治胸腹胁肋疼痛，泻痢腹痛，自汗盗汗，阴虚发热，月经不调，崩漏，带下。据《本经》记载，白芍"主邪气腹痛，除血痹，破坚积，治寒热疝瘕，止痛，利小便，益气"。据《别录》记载，白芍"通顺血脉，缓中，散恶血，逐贼血，去水气，利膀胱、大小肠，消痈肿，（治）时行寒热，中恶腹痛，腰痛"。据《药性论》记载，白芍"治肺邪气，腹中疞痛，血气积聚，通宣脏腑拥气，治邪痛败血，主时疾骨热，强五脏，补肾气，治心腹坚胀，妇人血闭不通，消淤血，能蚀脓"。据《日华子本草》记载，白芍"治风补痨，主女人一切病，并产前后诸疾，通月水，退热除烦，益气，治天行热疾，瘟瘴惊狂，妇人血运，及肠风泻血，痔瘘发背，疮疥，头痛，明目，目赤，胬肉"。据《医学启源》记载，白芍"安脾经，治腹痛，收胃气，止泻利，和血，固腠理，泻肝，补脾胃"。据《滇南本草》记载，白芍"泻脾热，止腹疼，止水泻，收肝气逆疼，调养心肝脾经血，舒经降气，止肝气疼痛"。

第十二节　五谷杂粮更养生

小米——健脾益肾

小米味甘、成、性凉；入肾、脾、胃经；具有健脾和胃、补益虚损，和中益肾，除热，解毒之功效；主治脾胃虚热、反胃呕吐、消渴、泄泻。

《本草纲目》说，小米"治反胃热痢，煮粥食，益丹田，补虚损，开肠胃"。小米的芽和麦芽一样，含有大量酶，是一味中药，有健胃消食的作用。小米粥有安神之效。小米的功能主要是：

1. 和中、益。肾、除热、解毒。治脾胃虚热、反胃呕吐、消渴、泄泻；

2. 小米内含有多种对性有益的功能因子、能壮阳、滋阴、优生；

3. 小米因富含维生素 B_1、B_{12} 等，具有防止消化不良及口角生疮的功效；

4. 小米具有防止泛胃、呕吐的功效；

5. 还具有滋阴养血的功能，可以使产妇虚寒的体质得到调养，帮助她们恢复体力；

6. 小米具有减轻皱纹、色斑、色素沉着的功效。

小米忌与杏仁同食。一般人均可食用，是老人、病人、产妇宜用的滋补品；但气滞者忌用；素体虚寒，小便清长者应少食小米。

粳米——温中和胃

粳米性平、味甘，归脾、胃经；具有补中益气，平和五脏，止烦渴，止泄，壮筋骨，通血脉，益精强志，好颜色之功；主治泻痢、胃气不足、口干渴、呕吐、诸虚百损等。

粳米中的蛋白质虽然只占7%，但因吃量很大，所以仍然是蛋白质的重要来源。粳米所含人体必需氨基酸也比较全面，还含有脂肪、钙、磷、铁及B族维生素等多种营养成分。

1. 粳米米糠层的粗纤维分子，有助胃肠蠕动，对胃病、便秘、痔疮等疗效很好；

2.粳米能提高人体免疫功能,促进血液循环,从而减少高血压的机会;

3.粳米能预防糖尿病、脚气病、老年斑和便秘等疾病;

4.粳米中的蛋白质、脂肪、维生素含量都比较多,多吃能降低胆固醇,减少心脏病发作和中风的概率;

5.粳米可防过敏性疾病,因粳米所供养的红细胞生命力强,又无异体蛋白进入血流,故能防止一些过敏性皮肤病的发生。

一般人群均可食用粳米,适宜一切体虚之人、高热之人、久病初愈、妇女产后、老年人、婴幼儿消化力减弱者;但糖尿病患者不宜多食。

籼米——益脾养胃

籼米有补中益气、健脾养胃、益精强志、和五脏、通血脉、聪耳明目、止烦、止渴、止泻的功效。

籼米是禾本科草本植物稻(籼稻)的种子。是稻米中粒细长、粘性差、胀性大的一个品种。其性味甘,微温。能益脾养胃。应用较糯米、粳米少。

一般人群均可食用籼米,它适宜于一切体虚之人、高热之人、久病初愈、妇女产后、老年人、婴幼儿消化力减弱者,煮成稀粥调养食用;但糖尿病患者不宜多食。

籼米是提供 B 族维生素的主要来源,是预防脚气病、消除口腔炎症的重要食疗资源;米粥具有补脾、和胃、清肺功效;米汤有益气、养阴、润燥的功能,能刺激胃液的分泌,有助于消化,并对脂肪的吸收有促进作用。是补充营养素的基础。

燕麦——益肝和胃

燕麦性平,味甘,归肝、脾、胃经;具用益肝和胃之功效,用于肝胃不和所致食少、纳差、大便不畅等。

燕麦是禾本科草本植物雀麦的种子。又称野麦、野小麦、杜姥草、牛星草、牡姓草。分布于我国长江、黄河流域。夏季采收成熟果实,晒干去皮壳备用。燕麦性味甘平。能益脾养心、敛汗。有较高的营养价值。可用于体虚自汗、盗汗或肺结核病人。

1.燕麦可以有效地降低人体中的胆固醇,经常食用,即可对中老年人的主要威胁——心脑血管病起到一定的预防作用;

2.经常食用燕麦对糖尿病患者也有非常好的降糖、减肥的功效;

3.燕麦粥有通大便的作用,很多老年人大便干,容易导致脑血管意外,燕麦能解便秘这忧;

4.燕麦还可以改善血液循环,缓解生活工作带来的压力;含有的钙、磷、铁、锌等矿物

质有预防骨质疏松、促进伤口愈合、防止贫血的功效,是补钙佳品;

5.燕麦中含有极其丰富的亚油酸,对脂肪肝、糖尿病、浮肿、便秘等也有辅助疗效,对老年人增强体力,延年益寿也是大有裨益的。

黑豆——活血解毒

《本草纲目》载:"黑豆入肾功多,故能治水、消肿、下气、制风热而活血解毒。"它可用来煮汤、炖食、浸酒等。

黑豆黑豆性平、味甘;归脾、肾经;具有消肿下气、润肺燥热、活血利水、祛风除痹、补血安神、明目健脾、补肾益阴、解毒的作用;用于水肿胀满、风毒脚气、黄疸浮肿、风痹痉挛、产后风疼、口噤、痈肿疮毒,可解药毒,制风热而止盗汗,乌发黑发以及延年益寿的功能。

1.黑豆营养全面,含有丰富的蛋白质、维生素、矿物质,有活血、利水、祛风、解毒之功效;

2.黑豆中微量元素如锌、铜、镁、钼、硒、氟等的含量都很高,而这些微量元素对延缓人体衰老、降低血液粘稠度等非常重要;

3.黑豆皮为黑色,含有花青素,花青素是很好的抗氧化剂来源,能清除体内自由基,尤其是在胃的酸性环境下,抗氧化效果好,养颜美容,增加肠胃蠕动。

白豆——补肾暖肠

白豆又叫饭豆。有大白豆和小白豆之分,它的苗嫩的时候可以当菜吃,吃生的也很好。其味甘,性平,无毒,可补五脏,调中,助十二经脉。还可暖肠胃,驱除鬼气。白豆是补肾食物,患肾病的人应该吃。

白豆豆科草本植物饭豇豆的种子。又称饭豆、眉豆、白目豆。我国各地均有栽培,秋季采收,晒干,除去荚壳杂质,收集种子备用。白豆性味甘平。能健脾胃,补肾气。用于脾胃虚弱或肾虚腰痛。单用或与黑豆等配伍。明代《食物本草》说"白豆即饭豆也,粥饭皆可拌食。"但亦可煎汤或煮食。

脾胃气虚及肾虚者宜食白豆;腹泻,小便频数者宜食白豆;男子遗精、女子带下病者宜食白豆。但白豆性平益气,气滞腹胀者忌食。

豇豆——滋养补肾

豌豆性平,味甘。主要营养成分为蛋白质、脂肪、糖类、灰分、钙、碘、铁、维生素A原、

维生素 B_1、维生素 B_2、维生素 C、尼克酸和食物纤维等。

豌豆又名麦豌豆、寒豆、麦豆、毕豆、麻累、国豆等。软荚豌豆别名荷兰豆。上海附近地区称"小寒豆"。

豌豆可按株形分为软荚、谷实、矮生豌豆 3 个变种，或按豆荚壳内层单质膜的有无和厚薄分为软荚和硬荚豌豆，也可按花色分为白色和紫(红)色豌豆；豌豆依用途分为两大类粮用豌豆和菜用豌豆。花紫也有红或灰蓝色的，托叶、叶腋间、豆杆及叶柄上均带紫红色的为粮用豌豆，种子暗灰色或有斑纹所以又称"麻豌豆"，作为粮食与制淀粉用，常作为大田作物栽培。花为白色，托叶、叶腋间无紫红色，种子为白色、黄色、绿色、粉红色或其他淡的颜色的为菜用豌豆。果荚有软荚及硬荚两种，软荚种的果实幼嫩时可食用，硬荚种的果皮坚韧，以幼嫩种子供食用，而嫩荚不供食用。

大豆——增强免疫

大豆味甘、性平，入脾、大肠经，能杀乌头、附子毒；具有健脾宽中，润燥消水、清热解毒、益气的功效；主治疳积泻痢、腹胀羸瘦、妊娠中毒、疮痈肿毒、外伤出血等。黄豆还能抗菌消炎，对咽炎、结膜炎、口腔炎、菌痢、肠炎有效。

大豆富含植物蛋白，可以增强体质和机体的抗病能力，还有降血压和减肥的功效，并能补充人体所需要的热量，可以治疗便秘，极适宜老年人食用。

1.增强机体免疫功能：大豆含有丰富的蛋白质，含有多种人体必需的氨基酸；还有大豆皂甙，可以提高人体免疫力；

2.防止血管硬化：黄豆中的卵磷脂可除掉附在血管壁上的胆固醇，防止血管硬化，预防心血管疾病，保护心脏。大豆中的卵磷脂还具有防止肝脏内积存过多脂肪的作用，从而有效地防治因肥胖而引起的脂肪肝；

3.通导大便：大豆中含有的可溶性纤维，既可通便，又能降低胆固醇含量；

4.降糖、降脂：大豆中含有一种抑制胰酶的物质，对糖尿病有治疗作用。大豆所含的皂甙有明显的降血脂作用，同时，可抑制体重增加；

5.大豆异黄酮是一种结构与雌激素相似，具有雌激素活性的植物性雌激素，能够减轻女性更年期综合征症状、延迟女性细胞衰老、使皮肤保持弹性、养颜、减少骨丢失，促进骨生成、降血脂等；

6.虽然大豆的营养丰富，但婴儿不能只喝豆浆，因为它蛋氨酸含量低，并且能量不足。

蚕豆——补中益气

传统医学认为蚕豆味甘、性平，入脾、胃经；可补中益气，健脾益胃，清热利湿，止血降压,涩精止带;嫩蚕豆煮稀饭能和胃、润肠通便,对习惯性便秘有良效。

　　传统医学认为蚕豆味甘、性平,入脾、胃经;可补中益气,健脾益胃,清热利湿,止血降压,涩精止带;主治中气不足,倦怠少食,高血压,咯血,衄血,妇女带下等病症。蚕豆茎止血,止泻;叶收敛止血。花凉血,止血;种子皮利尿渗湿;荚壳收敛止血。

　　【归经】入脾、胃经。

　　①《本草求真》:"入脾、胃。"

　　②《本草再新》:"心、脾二经。"

　　③《本草撮要》:"入手足太阴、阳明经。"

　　【功用主治】健脾,利湿。治膈食,水肿。

　　①《食物本草》:"快胃,和脏腑。"

　　②《本草从新》:"补中益气,涩精,实肠。"

　　③《湖南药物志》:"健脾,止血,利尿。"

　　嫩蚕豆煮稀饭能和胃、润肠通便,对习惯性便秘有良效。极少数人在食入蚕豆或吸入其花粉后,可发生急性溶血性贫血,症状有血色素尿、休克、乏力、眩晕,胃肠紊乱及尿胆素的排泄增加;更重者有苍白、黄疸、呕吐、腰痛、衰弱。一般吃生蚕豆后 5～24 小时后即发生,但有时食炒热的也可发生。

刀豆——补肾益胃

　　据《本草纲目》载,刀豆,《本草》失载,惟近时小书载其暖而补元阳也。又有人病后呃逆不止,声闻邻家,或令取刀豆子烧存性,白汤调服二钱,即止。此亦取其下气归元而逆自止也。……温中下气,利肠胃,止呃逆,益肾补元。

　　《滇南本草》:健脾。

　　《中药材手册》:补肾,散寒,下气,利肠胃,止呕吐。治肾气虚损,肠胃不和,呕逆。腹胀,吐泻。

　　《四川中药志》:治胸中痞满及腹痛,疗肾气不归元及痢疾。

　　【性味归经】甘,温。归胃、肾经。

　　【功能主治】温中下气。利肠胃,止呕吐,益肾补元气。其中:

　　种子:温中,下气,止呃,补肾。用于虚寒呃逆,呕吐,肾虚,腰痛,胃痛。

　　果壳:通经活血,止泻。用于腰痛,久痢,闭经。

　　根:散淤止痛。用于跌打损伤,腰痛。

第十三节　畜禽肉类里的养生之道

猪肉——滋阴润燥，丰肌润肤

据《本草纲目》记载，猪肉"酸、冷、无毒"。可用于治疗小儿刮肠痢疾，上气咳嗽，破伤风肿，打伤青肿。

【猪肉本色】

猪又名豕、豚。因饲养简易，又具有骨细筋少肉多的特点，为日常食用肉最多的一种。历代医家认为："猪，为用最多，惟肉不宜多食，令人暴肥，盖虚肌所致也。""凡肉有补，惟猪肉无补。""以肉补阴，是以火济水，盖肉性入胃便湿热，热生痰，痰生则气不降，而诸症作矣。"所以对阴虚血虚患者多吃猪肉无益。

猪肉是目前人们餐桌上重要的动物性食品之一。因为猪肉纤维较为细软，结缔组织较少，肌肉组织中含有较多的肌间脂肪，因此，经过烹调加工后肉味物别鲜美。具有补虚强身，滋阴润燥、丰肌泽肤的作用。凡病后体弱、产后血虚、面黄赢瘦者，皆可用之作营养滋补之品。

【厨前叮咛】

1. 食用时应剔除猪脖子等处灰色、黄色或暗红色的肉疙瘩，即称为"肉枣"的东西，因为这些地方含有很多病菌和病毒，若食用则易感染疾病；

2. 买猪肉时，拔一根或数根猪毛，仔细看其毛根，如果毛根发红，则是病猪；如果毛根白净，则不是病猪；

3. 食用猪肉后不宜大量饮茶，因为茶叶的鞣酸会与蛋白质合成具有收敛性的鞣酸蛋白质，使肠蠕动减慢，延长粪便在肠道中的滞留时间，不但易造成便秘，而且还增加了有毒物质和致癌物质的吸收，影响健康；

4. 猪瘟病是一种多发性传染病，对人体危害严重，这种肉绝不能食用。如皮肤有大小不等的出血点，或有出血性斑块，即为病猪肉；如果是去皮肉，则可看脂肪和腱膜，如有出血点即可认定为病猪肉。

美味头牌菜：回锅肉

主料：连皮猪腿肉 300 克，青蒜 50 克。

辅料：料酒 10 克，白糖 5 克，豆瓣 15 克，豆豉 2.5 克，甜面酱 10 克。

调料:盐 2 克,大葱 2 克,生姜 2 克,油 25 克,酱油 10 克。

制作步骤:

1.将猪腿肉洗净,锅中放入适量水和姜片、葱段,水开后放入肉煮至刚熟(约 10 分钟,用筷子能戳透肉),捞起用冷水稍浸,沥干;

2.将肉切成约 4 厘米宽的大薄片;

3.豆瓣、豆豉剁碎;青蒜拍碎,切段;

4.炒锅烧热,放油,下肉片略炒,至肉片稍卷;下豆瓣酱,下豆豉、甜面酱、酱油、糖;放入青蒜段炒至断生即可。

亲尝体验:香而不腻,可增进食欲。

食疗主打餐:猪肉骨头汤

主料:扇子骨 500 克,直通骨 1000 克,尾脊骨 500 克,碎骨.500 克。

辅料:黄酒 50 克。清水 5 千克。

调料:盐 3 克,大葱 2 克,生姜 2 克。

制作步骤:

1.将扇子骨、直通骨、尾脊骨、碎骨洗净,然后投入开水锅烧开后转小火煮 10 分钟。

2.将骨头取出,放入温热水中,用抹布将骨头逐根洗清爽,尤其是骨头缝里的血沫、杂质,都要抹掉。

3.然后将直通骨劈断,劈开两片,出尽骨髓,放在钢精锅中,用细网筛过滤原汤,加入葱、姜、酒,用大火烧开,再一次撇去浮沫,转小火炖至 3 小时后出汤,即好。

4.一般猪肉骨头汤能连续用,家庭中可煮 9～10 小时,可取用 2～3 次,至扇子骨已酥化,骨头颜色呈灰暗色为止。

食疗功效:凡病后体弱、产后血虚、面黄赢瘦者,皆可用之作营养滋补之品。

【猪肉宜忌】

猪肉 VS 大蒜 = 相宜

猪肉中含有维生素 B_1,如果吃肉时再伴一点大蒜,可以延长维生素 B_1 在人体内停留的时间,这对促进血液循环以及尽快消除身体疲劳,增强体质,都有重要的作用。

猪瘦肉 VS 菠菜 = 相忌

菠菜含铜,瘦肉含锌。铜是制造红血球的重要物质之一,脂肪代谢所必需。二者同吃,则菠菜析出的铜会大量减少,不利于营养成份的吸收。

羊肉——深受欢迎的"冬令补品"

据《本草纲目》记载,羊肉具有"暖中补虚,开胃健力,滋肾气,养肝明目,健脾健胃、补肺助气"等功效。因此,常吃羊肉可以去湿气、避寒冷、暖心胃、补元阳,对提高人的身体素质及抗病能力十分有益。俗话说"冬吃羊肉赛人参,春夏秋食亦强身。

【羊肉本色】

羊肉有山羊肉、绵羊肉、野羊肉之分。古时称羊肉为羖肉、羝肉、羯肉。它既能御风寒,又可补身体,对一般风寒咳嗽、慢性气管炎、虚寒哮喘、肾亏阳痿、腹部冷痛、体虚怕冷、腰膝酸软、面黄肌瘦、气血两亏、病后或产后身体虚亏等一切虚状均有治疗和补益效果,最适宜于冬季食用,故被称为冬令补品,深受人们欢迎。

因此凡肾阳不足、腰膝酸软、腹中冷痛、虚劳不足者皆可用它作食疗品。由于羊肉有一股令人讨厌的羊膻怪味,故被一部分人所冷落。其实,一千克羊肉若能放入 10 克甘草和适量料酒、生姜一起烹调,即能够去其膻气而又可保持其羊肉风味。

【厨前叮咛】

1. 羊肉性温,冬季常吃羊肉,不仅可以增加入体热量,抵御寒冷,而且还能增加消化酶,保护胃壁,修复胃粘膜,帮助脾胃消化,起到抗衰老的作用;

2. 羊肉营养丰富,对肺结核、气管炎、哮喘、贫血、产后气血两虚、腹部冷痛、体虚畏寒、营养不良、腰膝酸软、阳痿早泄以及一切虚寒病症均有很大裨益;具有补肾壮阳、补虚温中等作用,男士适合经常食用。

美味头牌菜:手抓羊肉

主料:羊肉(瘦)500 克。

调料:大葱 10 克,姜 10 克,八角 2 克,盐 25 克,花椒 2 克,酱油 25 克,香菜 1 克。

制作步骤:

1. 把肥羊肉切成长 4 厘米、宽 3 厘米的长方块放锅内,倒入适量水,加花椒、大料、盐、葱片、姜片,上火煮 2~3 小时后捞出。

2. 将羊肉码在碗内,上笼蒸 10 分钟左右,然后取出扣在盘里,再将酱油、葱姜末、香菜末、辣椒末兑成汁,将羊肉蘸汁佐食。

亲尝体验:清香可口,咸辣味正,肥而不腻。

食疗主打餐:羊肉萝卜汤

主料:羊肉 400 克。

辅料:萝卜 300 克,香菜 10 克,甘草 3 克。

调料:酱油 2 克,精盐 2 克,料酒 10 克,色拉油 25 克,葱 2 克。

制作步骤:

1.羊肉洗净切片,用酱油、绍酒浸入味。

2.萝卜洗净去皮切片,香菜切碎。

3.用色拉油将葱、羊肉炒一下,加入适量清水,加入萝卜,中火40分钟,下香菜用盐调味即可。

食疗功效:有补中健胃,益肾壮阳作用。适用于病后体虚,腰疼怕冷,食欲不振等症。

【羊肉宜忌】

暑热天或发热病人慎食之;水肿、骨蒸、疟疾、外感、牙痛及一切热性病症者禁食。另外,红酒和羊肉是禁忌一起食用的食用后会产生化学反应。

牛肉——肉中骄子

据《本草记载纲目》载,牛肉"甘、温、无毒",其中黄牛肉"安中益气,养脾胃,补益腰脚,止消渴及唾涎"。水牛肉"安中益气,养脾办。健强筋骨,消水肿,除湿气"。

【牛肉本色】

牛肉是全世界人都爱吃的食品,中国人消费的肉类食品之一,仅次于猪肉,牛肉蛋白质含量高,而脂肪含量低,所以味道鲜美,受人喜爱,享有"肉中骄子"的美称。

中医认为,牛肉有补中益气、滋养脾胃、强健筋骨、化痰息风、止渴止涎的功效。适用于中气下陷、气短体虚,筋骨酸软、贫血久病及面黄目眩之人食用。

牛肉含有丰富的蛋白质,氨基酸组成比猪肉更接近人体需要,能提高机体抗病能力,对生长发育及手术后、病后调养的人在补充失血、修复组织等方面物别适宜。寒冬食牛肉,有暖胃作用,为寒冬补益佳品。

【厨前叮咛】

1.牛肉不宜常吃,一周一次为宜。

2.牛肉不易熟烂,烹饪时放一个山楂、一块橘皮或一点茶叶可以使其易烂。清炖牛肉保存营养成分比较好。

3.新鲜牛肉有光泽,红色均匀稍暗,脂肪为洁白或淡黄色,外表微干或有风干膜,不粘手,弹性好,有鲜肉味。老牛肉色深红,质粗;嫩牛肉色浅红,质坚而细,富有弹性。

美味头牌菜:土豆炖牛肉

主料:牛肉(肥瘦)500克,土豆250克。

调料:料酒10克,大葱10克,姜10克,花椒3克,八角2克,盐5克。

味精3克,色拉油20克。

制作步骤：

1. 将牛肉切成块，用开水烫一下捞出。

2. 将土豆洗净，去皮切成小块，用清水浸泡备用。

3. 姜切片，葱切段。

4. 锅内加底油烧热，放入牛肉炒去表面的水分，然后加入清汤和调料，旺火烧开，撇去浮沫，转用小火，烧至八成烂时，再放入土豆块继续炖，至土豆入味并酥烂时，盛入汤碗内即好。

亲尝体验：牛肉酥烂，土豆浓香，汤浓味醇。

食疗主打餐：红烧牛肉

主料：牛肉 500 克。

辅料：萝卜 300 克。

调料：葱、姜、料酒各 25 克，盐、糖少许，花椒、味精 8 克，花生油 400 克。

制作步骤：

1. 牛肉切块。锅里水烧开。牛肉放进去大火烧 1 分钟。取出洗净。

2. 牛肉入锅，加开水，没过牛肉 2 寸。加桂皮，茴香，葱段，姜片，料酒。中火 1 小时。

3. 另取炒锅，少许油爆香大蒜颗粒，加辣豆瓣酱，川花椒，料酒，酱油同炒 2 分钟。

4. 把炒好的调味酱加入牛肉锅中，加冰糖继续煮 1 小时。其间翻几次，尝味，酌情添加酱油、冰糖。

5. 到汁浓肉烂关掉火即成。

食疗功效：有补脾胃，益气血，强筋骨的功效。

【牛肉宜忌】

牛肉不宜与板栗、田螺、红糖、韭菜、白酒、猪肉同食。

鸡肉——温中益气

据《本草纲目》记载，白雄鸡肉"甘、微温、无毒"。乌雄鸡肉"甘、微温、无毒"。乌雌鸡肉"甘、酸、温、平、无毒"。鸡肉具有温中益气，活血脉，健筋骨的作用。

【鸡肉本色】

鸡肉含有对人体生长发育有重要作用的磷脂类，是中国人膳食结构中脂肪和磷脂的重要来源之一。

鸡肉含蛋白质、脂肪、钙、磷、铁、镁、钾、钠、维生素 A、B_1、B_2、C、E 和烟酸等成分。脂肪含量较少,其中含有高度不饱和脂肪酸,另含胆固醇,组氨酸。鸡肉蛋白质的含量比例较高,种类多,而且消化率高,很容易被人体吸收利用,有增强体力、强壮身体的作用。鸡肉对营养不良、畏寒怕冷、乏力疲劳、月经不调、贫血、虚弱等有很好的食疗作用。祖国医学认为,鸡肉有温中益气、补虚填精、健脾胃、活血脉、强筋骨的功效

据本草纲目记载:白雄鸡肉主治:精神狂乱,突然心痛,赤白迤昢,突然咳嗽。乌雄鸡肉主治反胃吐食,肾虚耳聋。乌雌鸡肉主治虚损积劳(身体久虚或大病后出现盗汗、气喘、心悸、胃弱、多卧少起等病象)。

【厨前叮咛】

1. 感冒发热、内火偏旺、痰湿偏重之人、肥胖症、患有热毒疖肿之人、高血压、血脂偏高、胆囊炎、胆石症的人忌食;

2. 鸡肉性温,助火,肝阳上亢及口腔糜烂、皮肤疖肿、大便秘结者不宜食用;

3. 动脉硬化、冠心病和高血脂患者忌饮鸡汤;感冒伴有头痛、乏力、发热的人忌食鸡肉和鸡汤。

美味头牌菜:辣子鸡丁

主料:嫩鸡脯肉 250 克。

辅料:泡红辣椒 20 克,荸荠 70 克,醋 3 克,白糖 2 克,湿淀粉 25 克,料酒、酱油、姜片、蒜片各 10 克,味精 1 克,肉汤 35 克,葱 15 克,香油、精盐各 5 克,猪油 100 克。

制作步骤:

1. 鸡肉切成块形小丁,加入湿淀粉、精盐调拌均匀,连同配料荸荠丁放入热猪油锅内炒,10 秒钟后,沥去油,放入泡辣椒、葱、姜等同炒;

2. 将糖、料酒、酱油和湿淀粉、醋等调和,乘热倒入锅内炒几下即可。

亲尝体验:鸡肉酥嫩,香辣可口。

食疗主打餐:清炖乌鸡汤

主料:乌鸡 1 只(约 800 克),香葱 25 克,生姜 25 克。

辅料:料酒 6 克,精盐 6 克,味精 3 克。

制作步骤:

1. 乌鸡宰杀洗净,放沸水中焯水,除去血水;

2. 把乌鸡、料酒、香葱、生姜放入砂锅内,用大火烧开后,改小火炖 2 小时,加入精盐、味精即可。

食疗功效:"补虚"的功效已为人所知晓。鸡汤还可以起到缓解感冒症状,提高人体的免疫功能的作用。

【鸡肉宜忌】

禁忌食用多龄鸡头、鸡臀尖。不宜与芝麻、菊花、芥末、糯米、李子、大蒜、鲤鱼、鳖肉、虾、兔肉同食。服用左旋多巴时不宜食用。服用铁制剂时不宜食用。

鸭肉——滋补佳肴

据《本草纲目》记载，鸭肉"主大补虚劳，最消毒热，利小便，除水肿，消胀满，利脏腑，退疮肿，定惊痫"。

【鸭肉本色】

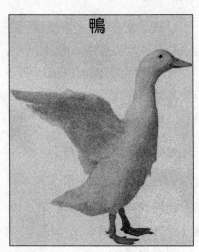

鸭

鸭属脊椎动物门，鸟纲雁形目，鸭科动物，是由野生绿头鸭和斑嘴鸭驯化而来。鸭肉是一种美味佳肴，适于滋补，是各种美味名菜的主要原料，古人曰：鸭肉美，就连家鸡都喜食之。

鸭肉的营养价值与鸡肉相仿。但在中医看来，鸭子吃的食物多为水生物，故其肉性味甘、寒，入肺胃肾经，有滋补、养胃、补肾、除痨热骨蒸、消水肿、止热痢、止咳化痰等作用。凡体内有热的人适宜食鸭肉，体质虚弱，食欲不振，发热，大便干燥和水肿的人食之更为有益。

【厨前叮咛】

1. 适用于体内有热、上火的人食用；发低热、体质虚弱、食欲不振、大便干燥和水肿的人，食之更佳。同时适宜营养不良，产后病后体虚、盗汗、遗精、妇女月经少、咽干口渴者食用；还适宜癌症患者及放疗化疗后，糖尿病，肝硬化腹水，肺结核，慢性肾炎浮肿者食用；

2. 对于素体虚寒，受凉引起的不思饮食，胃部冷痛，腹泻清稀，腰痛及寒性痛经以及肥胖、动脉硬化、慢性肠炎应少食；感冒患者不宜食用。

美味头牌菜：啤酒鸭

主料：鸭半只 1000 克。魔芋 500 克。

辅料：啤酒一瓶，青瓜 50 克，青椒 30 克。

作料：姜、蒜、香料各 20 克，干辣椒 15 克，花椒粒 15 克，豆瓣、酱油、鸡精、盐各 10 克。

制作步骤：

1. 鸭剁成块，入锅出水后捞起沥干水。

2. 炒锅放油，放入花椒粒炸香，倒入豆瓣酱炒几下，再倒入鸭块翻炒。

3. 倒入整瓶啤酒，加入一碗清水；放入香料，干辣椒，生姜，盐，酱油用中火煮，煮20分钟左右放入魔芋，蒜粒再煮至肉烂，放入鸡精调味。

4. 最后加入青瓜条，青椒块稍煮就可以了。

亲尝体验：鸭剁成块，入锅出水后捞起沥干水。

食疗主打餐：薏仁绿豆老鸭汤

主料：老鸭 1800 克。

辅料：薏仁 38 克，绿豆 38 克，陈皮 25 克。

作料：老姜 25 克，花椒 5 克，盐 10 克。

制作步骤：

1 老鸭去内脏，切半，切掉鸭尾，洗净，氽烫。

2 陈皮用水侵软，刮去瓤。其他材料洗净。

3 将清水煮沸，把各种材料放入煲内，用大火煮 20 分钟，再改用小火熬煮 2 小时，下盐调味，即可饮用。

食疗功效：此汤消暑清热，健脾益脏腑。

【鸭肉宜忌】

鸭肉与海带共炖食，可软化血管，降低血压，对老年性动脉硬化和高血压、心脏病有较好的疗效；鸭肉与竹笋共炖食，可治疗老年人痔疮下血；鸭肉忌与兔肉、杨梅、核桃、鳖、木耳、胡桃、大蒜、荞麦同食。

兔肉——保健肉

据《本草纲目》记载，兔肉性寒味甘、补中益气、止渴健脾、凉血解热、利大肠。肉营养价值高、易消化并有保健作用。

【兔肉本色】

《本草纲目》载："今俗以兔肉饲小儿，云令出痘稀，盖亦因其性寒而解热耳。故又能治消渴。若痘已出及虚寒者宜戒之。刘纯《治例》云，反胃结肠，甚者难治，常食兔肉，则便自行，又可证其性之寒利矣。"

兔肉包括家兔肉和野兔肉两种，家兔肉又称为菜兔肉。兔肉性凉味甘，在国际市场上享有盛名，被称之为"保健肉""荤中之素""美容肉""百味肉"等等。每年深秋至冬末间味道更佳,是肥胖者和心血管病人的理想肉食,全国各地均有出产和销售。兔肉属高蛋白质、低脂肪、少胆固醇的肉类,质地细嫩,味道鲜美,营养丰富,与其他肉类相比较,具有很高的消化率(可达85%),食后极易被消化吸收,这是其他肉类所没有的,因此,兔肉极受消费者的欢迎。

【厨前叮咛】

1. 适宜老人、妇女,也是肥胖者和肝病、心血管病、糖尿病患者的理想肉食;
2. 孕妇及经期女性、有明显阳虚症状的女子、脾胃虚寒者不宜食用。

美味头牌菜:桂花兔肉

主料:兔肉150克。

辅料:苏打粉2克,鸡蛋50克,面粉5克,大葱5克,白糖5克,桂花5克。

调料:醋5克,熟花生油500克(实耗60克),精盐1克,料酒10克。淀粉15克,味精1克,生姜10克,酱油5克,芝麻油15克,鲜汤10毫升。

制作步骤:

1. 兔肉放入清水中浸泡,捞出,控干,切成宽2厘米、厚3毫米、长5厘米的大片,放入瓷碗中,加清水用苏打粉浸泡30分钟,去掉血腥味,再用冷水漂洗两遍,取洁净的纱布包上野兔片,挤去浮水,加料酒、酱油腌渍入味。沾上面粉,即可桂花兔肉生坯。

2. 大葱、生姜均切成细丝;鸡蛋磕入碗里,加淀粉打匀,取小碗一只,加鲜汤10毫升、精盐、绍酒、白糖、桂花、味精、芝麻油拌匀,勾兑成咸甜味芡汁。

3. 炒锅烧热,加入熟花生油,烧至五成热时,将粘匀面粉的兔肉片逐片拖蛋糊。放油内炸至呈金黄色,倒入漏勺,沥油。

4. 原炒锅净后,放入25克熟花生油,烧热放入葱丝、姜丝和炒香,倒入炸好的野兔肉片,烹入勾兑好的调味芡汁炒匀,顺锅边淋入醋,炒匀,撒入余下的芝麻油即可。

亲尝体验:色泽金黄,兔肉鲜嫩,咸甜酸香。

食疗主打餐:红枣炖兔肉

主料:鲜兔肉400克。

辅料:红枣15枚。

调料:熟猪油40克、葱段、姜片各20克、精盐2克、味精1克。

制作步骤:

1. 将兔肉洗净,剁成块,入沸水锅中烫一烫,捞出后用温水洗净;红枣洗净,最好去核。

2. 锅洗净,注入少许熟猪油,用中火烧至四、五成热时,用葱段、姜片爆锅,再倒入兔肉块煸炒一会,加红枣、精盐及适量的清水烧沸,连肉带汤倒入蒸碗内。

3.将锅洗净,注入适量清水,将盛肉的蒸碗放入,用小火隔火炖约 1 小时,持兔肉烂熟后,拣出葱段、姜片,加入味精调味,即成。

食疗功效:补气益血,适用于气血不足或营养良,身体瘦弱,疲倦乏力,饮食减少。

【鸭肉宜忌】

有先兆流产的孕妇不宜食用兔肉;为了避免寒凝血淤诱发痛经,女性经期也最好不要食兔肉;同时兔肉忌芹菜。

鹿肉——养血补虚

鹿是我国最重要的传统食用、药用经济动物之一,具有极高的食用价值和药用价值。《本草纲目》记载:"鹿肉味甘、温、无毒。补虚赢,益气力,强五脏,养血生容。"

鹿肉性温和,有补脾益气、温肾壮阴的功效。鹿肉具有高蛋白、低脂肪、含胆固醇很低等特点,含有多种活性物质,对人体的血液循环系统、神经系统有良好的调节作用。

中国传统医学认为,鹿肉属于纯阳之物,补益肾气之功为所有肉类之首,故对于新婚夫妇和肾气日衰的老人,吃鹿肉是很好的补益食品,对那些经常手脚冰凉的人也有很好的温煦作用。鹿肉具有高蛋白、低脂肪、含胆固醇很低等特点,含有多种活性物质,对人体的血液循环系统、神经系统有良好的调节作用。

[性能]味甘,性温。能益气血,补虚赢,补肾益精。

[用途]用于虚损赢瘦,气血不足,体倦乏力,或产后缺乳;肾虚阳衰,肾精不足,腰脊酸软,畏寒肢冷,阳痿精少。

[用法]煮汤,入菜肴。

[注意]阴虚阳亢或有热者不宜食。炎热季节不宜食。

鸽肉——补肾益气

《本草纲目》指出,鸽肉能"解诸药毒,调精益气,治恶疮疥癣、白癜"。现代医学认为:鸽肉壮体补肾、生机活力、健脑补神,提高记忆力,降低血压,调整人体血糖,养颜美容,皮肤洁白细嫩,延年益寿。

鸽肉不但营养丰富,且还有一定的保健功效,能防治多种疾病,《本草纲目》中记载"鸽羽色众多,唯白色入药",从古至今中医学认为鸽肉有补肝壮肾、益气补血、清热解毒、生津止渴等功效。现代医学认为:鸽肉壮体补肾、生机活力、健脑补神,提高记忆力,降低血压,调整人体血糖,养颜美容,皮肤洁白细嫩,延年益寿。

白鸽的繁殖力很强,性欲极强,雌雄交配很频密,这是由于白鸽的性激素分泌特别旺盛所致,所以人们把白鸽作为扶助阳气强身妙品,认为它具有补益肾气、强壮性机能的作用。

鸽肉细嫩鲜美,尤以乳鸽为佳。常食之具有滋阴养颜、补肾益气、解毒洁肤的作用。鸽肉煮汤或炒熟酒服,可治疗恶疮疥癣。鲜鸽肉捣烂外敷,可治疗斑疹。

若年老肾虚,腰膝酸软,耳聋耳鸣,头晕失眠,可用白鸽加枸杞、黄精煮食这。鸽蛋性味甘咸平,有补肾益精,解毒洁肤之功。民间预防麻疹可用鸽蛋二个煮食,连食6~8天。

鹌鹑——益气养血

鹌鹑可补益五脏,益气养血,但并非所有体质的人都适合食用鹌鹑,这一小节中我们介绍了哪些体质的人食用鹌鹑和食用鹌鹑的一些注意事项。

据《本草纲目》记载,鹌鹑肉能"补五脏,益中气,壮筋骨,耐寒暑,消结热"。李时珍说:鹌鹑能诸疮阴肿,煮食可清热。鹌鹑含有丰富的蛋白质和维生素,是极好的营养补品,有动物"人参"之称,是宴席上的佳肴。鹌鹑还可作药用,长期食用对血管硬化、高血压、神经衰弱、结核病及肝炎都有一定疗效。

鹌鹑虽营养丰富,但并非适合所有的人。营养不良,体虚乏力,贫血头晕者宜食鹌鹑;小儿干积,贤炎浮肿宜食鹌鹑;结核病人宜食鹌鹑,胃病,神经衰弱,支气管哮喘,皮肤过敏者宜食忌食鹌鹑。另外感冒期间应忌食鹌鹑。

【性味】性平,味甘。

【归经】归脾、大肠经。

【功效】补益五脏,益气养血。

关于鹌鹑的食用,我国的医书中有很多的记载,主要有以下几种:

1.《食疗本草》:不可共猪肉食之,令人多生疮。四月以后及八月以前鹑肉不可食。

2.《七卷经》:食之令人忘。

3.《本草拾遗》:共猪肉食之,令人生小黑子。

4.《嘉佑本草》:不可和菌子食之,令人发痔。四朋以前未堪食。和小豆、生姜煮食,止泄痢。

5.《医学入门》:春月不可食。

6.《医林纂要·药性》:助肝风。

7.孟流:补五脏,益中续气,实筋骨,耐寒暑,消结热。患痢人和生姜煮食之。

8.崔禹锡《食经》:主赤自下痢,漏下血,暴风湿痹,养肝肺气,利九窍。

9.《本草衍义》:小儿患府及下痢五色,旦旦食之。

10.《本草求原》:补土续气,调肺利水湿。治腹大如鼓,泻痢,疳积。

第十四节 海鲜鱼虾营养多益养生

鲤鱼——温中下气

《本草纲目》载:"鲫鱼性温,味甘;健脾利湿、和中开胃、活血通络、温中下气。"对脾胃虚弱、水肿、溃疡、气管炎、哮喘、糖尿病患者有很好的滋补食疗作用。

【鲤鱼本色】

鲤鱼,金鳞赤尾,形态可爱,肥嫩鲜美,肉味纯正,《诗经》曰:"岂其食鱼,必河之鲤。"说的就是黄河鲤鱼。史料载:"孔子娶于宋,并宦氏。一岁而伯鱼,伯鱼三岁,鲁昭公以鲤鱼赐孔子。孔子荣君之职,因名子曰鲤,字伯鱼。"汉时有"就我求珍肴。全盘烩鲤鱼"的赞美诗句。宋代医学家苏颂把"脍鲤"列为"食品上味"。逢年过节,餐桌上都少不了它,取其"年年有余"、"鱼跃龙门"之意,增添喜庆气氛。

鲤鱼的蛋白质不但含量高,而且质量也佳,人体消化吸收率可达96%,并能供给人体必需的氨基酸、矿物质、维生素 A 和维生素 D。鲤鱼的脂肪多为不饱和脂肪酸,能很好的降低胆固醇,可以防治动脉硬化、冠心病,因此,多吃鱼可以健康长寿。

产后妇女炖食鲫鱼汤,可补虚通乳;先天不足,后天失调,以及手术后、病后体虚形弱者,经常吃一些鲫鱼都很有益;肝炎、肾炎、高血压、心脏病、慢性支气管炎等疾病的患者也可以经常食用,以补营养,增强抗病能力。另外,鲫鱼子能补肝养目,鲫鱼脑有健脑益智的作用。

【厨前叮咛】

1. 适宜。肾炎水肿、黄疸肝炎、肝硬化腹水、心脏性水肿、营养不良性水肿、脚气浮肿、咳喘者之人食用;同时适宜妇女妊娠水肿、胎动不安、产后乳汁缺少之人食用;

2. 凡患有恶性肿瘤、淋巴结核、红斑性狼疮、支气管哮喘、小儿疟腮、血栓闭塞性脉管炎、痈疽疔疮、荨麻疹、皮肤湿疹等疾病之人均忌食;同时鲤鱼是发物,素体阳亢及疮疡者慎食。

美味头牌菜:糖醋鲤鱼

主料:鲤鱼 1000 克。

调料:姜 10 克,葱 15 克,蒜末 10 克,精盐 5 克,酱油 10 克,白糖 40 克,醋 40 克,清汤 150 克,湿淀粉 60 克,花生油 100 克。

制作步骤:

1.鳜鱼去鳞,开膛取出内脏,挖去两鳃洗净,每隔25厘米,先直剖(1.5厘米深)再斜剖(2.5厘米深)成刀花。

2.然后提起鱼尾使刀口张开,将精盐撒入刀口稍腌,再在鱼的周身及刀口处均匀地抹上湿淀粉。

3.炒锅放花生油。中火烧至七成热(约175℃)时,手提鱼尾放入锅内,使刀口张开。

4.用锅铲将鱼托住以免粘锅底,入油炸2分钟,将鱼推锅边,鱼身即成方形,再将鱼背朝下炸2分钟,然后把鱼身放平,用铲将头按入油炸2分钟,待鱼全部炸至呈金黄色时,捞出摆在盘内。

5.炒锅内留少量油,中火烧至六成热(约150℃)时,放入葱、姜、蒜末、精盐、酱油、加清汤、白糖、旺火烧沸后,放湿淀粉搅匀,烹入醋即成糖醋汁,迅速浇到鱼身上即可。

亲尝体验:具有香酥.酸、甜、咸的独特风味。

食疗主打餐:清蒸鲤鱼

主料:鲤鱼500克。

辅料:水发玉兰片50克,水发香菇25克,番茄50克,菜心50克。

料:花生油1000克(实耗75克),鸡油10克,料酒25克,葱15克,姜8克,蒜10克,味精2克,盐5克,鲜汤适量。

制作步骤:

1.将鲤鱼去鳞、鳃、内脏,洗耳恭听干净后放在案板上,用刀在鱼体上每隔1段斜剖一刀纹,用盐抹匀鱼身,腌渍片刻;葱去皮,洗净,切斜段;姜、蒜去皮,洗净,切片;玉兰片洗净,切薄片;香菇洗净,切去根蒂;番茄用开水烫过,去皮,去籽,切成斜块;菜心洗净,用开水焯烫。

2.用一个盘子装好,放在锅里蒸上13~15分钟,去水。

3.熟油和酱油炒好,加放姜丝,青椒丝,翻炒一下,淋在蒸好的鱼上。

4.饰以香菜,即可上桌食用。

食疗功效:孕妇胎动不安、妊娠性消肿有很好的食疗效果。

【鲤鱼宜忌】

鲤鱼忌与绿豆、芋头、牛羊油、猪肝、鸡肉、荆芥、甘草、南瓜、赤小豆和狗肉同食,也忌与中药中的朱砂同服;鲤鱼与咸菜相克:可引起消化道病肿。

草鱼——心血管病人的良药

【草鱼本色】

草鱼又称鲩鱼,与青鱼、鳙鱼、鲢鱼并称中国四大淡水鱼。草鱼以草为食,故北方饲养草鱼也较多。草鱼背部的颜色为黑褐色、鳞片边缘为深褐色,胸、腹鳍为灰黄色,侧线平直,肉白嫩,骨刺少,适合切花刀作菊花鱼等造型菜。

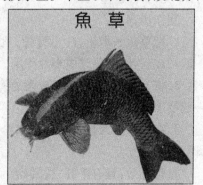

魚 草

草鱼含有丰富的不饱和脂肪酸,对血液循环有利,是心血管病人的良好食物。对于身体瘦弱、食欲不振的人来说,草鱼肉嫩而不腻,烹调时不用放味精就很鲜美,可以开胃、滋补。草鱼含有丰富的硒元素,经常食用有抗衰老、养颜的功效,而且对肿瘤也有一定的防治作用。中医认为,草鱼有平肝、祛风、治痹等功效。所有人都适合食用。

【厨前叮咛】

1. 烹调时不用放味精就很鲜美;
2. 鱼胆有毒不能吃;
3. 草鱼要新鲜,煮时火候不能太大,以免把鱼肉煮散。

美味头牌菜:花椒鱼片

主料:草鱼1条(约1000克),金针菇200克,大葱50克,花椒30克。

辅料:鸡蛋1个,豆粉20克,老姜20克。

调料:精盐3克,味精5克,鸡精3克,料酒25克,胡椒粉2克,色拉油100克,清汤200克。

制作步骤:

1. 草鱼宰杀去鳞、去鳃,剖腹去内脏洗净,然后骨去头片成鱼片。葱切节,姜切片。金针菇洗净入沸水略煮,捞出盛入钵内打底。鱼片加料酒少许,码蛋清豆粉待用。

2. 炒锅置旺火上,加入色拉油50克烧至六成热,下姜片、葱节爆炒出香味,掺入清汤加料酒、盐、胡椒粉、鸡精烧沸。将码好味的鱼片放入煮至九成熟起锅装入钵内,放入味精。

3. 另锅置旺火上,放色拉油50克烧至七成热,下花椒炸香起锅淋在鱼片上面即成。

亲尝体验:细嫩滑感。

食疗主打餐:酸菜草鱼

主料:草鱼 1000 克。

辅料:酸菜 100 克。

调料:泡辣椒 50 克,大蒜 5 克,盐 5 克,味精 10 克,胡椒粉 2 克,料酒 25 克,姜 8 克,葱 15 克,香油适量。

制作步骤:

1.把草鱼头取下,片出脊骨,鱼肉片成片,用姜、葱、料酒、盐腌制待用;将泡辣椒、蒜一起切成粒状;酸菜改成小片待用。

2.将泡辣椒、蒜粒一起放入油锅中,再放酸菜炒出香味,加入清水,并放入鱼头、脊骨一起熬 15 分钟以上。

3.在锅中加入盐、料酒、胡椒粉、味精及鱼片烧煮 3~5 分钟至鱼肉刚熟,淋入香油即成。

食疗功效:具有平肝、祛风、治虚劳等功效。

【草鱼宜忌】

凡体虚气弱,食减消瘦的人,均可用草鱼食疗滋补。草鱼肉不可吃得太多,否则有可能诱发各种疮疖。

鲢鱼——女性的美容秘方

【鲢鱼本色】

鲢鱼又叫白鲢、水鲢、跳鲢、鲢子,属于鲤形目,鲤科,是著名的四大家鱼之一。体形侧扁、稍高,呈纺锤形,背部青灰色,两侧及腹部白色。头较大。

鲢鱼能提供丰富的胶质蛋白,即能健身,又能美容,是女性滋养肌肤的理想食品。他对皮肤粗糙、脱屑、头发干脆易脱落等症均有疗效,是女性美容不可忽视的佳肴。为温中补气、暖胃、泽肌肤的养生食品,适用于脾胃虚寒体质、溏便、皮肤干燥者,也可用于脾胃气虚所致的乳少等症。

【厨前叮咛】

1.鲢鱼适用于烧、炖、清蒸、油浸等烹调方法,尤以清蒸,油浸最能体现出鲢鱼清淡,鲜香的特点。

2.清洗鲢鱼的时候,要将鱼肝清除掉,因为其中含有毒质。

3.巧去鱼腥味:将鱼去鳞剖腹洗净后,放入盆中倒一些黄酒,就能除区鱼的腥味,并能使鱼滋味鲜美。鲜鱼剖开洗净,在牛奶中泡一会儿既可除腥,又能增加鲜味。吃过鱼后,口里有味时,嚼上三五片茶叶,立刻口气清新。

美味头牌菜:水煮鲢鱼

主料:鲢鱼800克。

辅料:豆粉2大匙,盐适量,干红辣椒20克,豆瓣25克。

调料:花椒10克,大蒜5克,盐5克,味精10克,花椒粉2克,料酒25克,姜8克,葱50克,白糖5克,老抽10克。

制作步骤:

1. 将鱼剖肚,洗净肚里的所有附着物,切小块用豆粉、盐拌匀码味。

2. 备料:将老姜切片、大蒜切片(也可以压破),与豆瓣、老抽、白糖放同一个碗里。干辣椒切段,与花椒放另一个碗里。葱切段。

3. 锅内放熟油烧到八分热,将备料倒进锅里小火慢炒,炒至呈亮色后加入汤或水(水以淹过鱼块为宜)。

4. 烧沸后改中火熬几分钟,然后倒入鱼块,煮7.8分钟。

5. 加入油酥辣椒、花椒粉、味精葱,拌匀起锅即成。

亲尝体验:香嫩可口,营养健康。

食疗主打餐:川芎白芷炖鱼头

主料:鲢鱼头200克。

辅料:川芎6克,白芷9克。

制作步骤:

鱼头洗净,加入切成片的川芎和白芷,加水适量,隔水炖熟。

食疗功效:镇静止痛,祛风活血,男女头风痛。

【鲤鱼宜忌】

一般人群均可食用,脾胃蕴热者不宜食用;瘙痒性皮肤病、内热、荨麻疹、癣病者应忌食。

鲫鱼——可长食之鱼

【鲫鱼本色】

鲫鱼为淡水内河鱼。《吕氏春秋》云:鱼之美者,有洞庭之鲋。观此则鲫鱼为佳品,自古尚矣。

鲫鱼所含的蛋白质质优、齐全、易于消化吸收,是肝肾疾病,心脑血管疾病患者的良好蛋白质来源,常食可增强抗病能力,肝炎、肾炎、高血压、心脏病,慢性支气管炎等疾病患者可经常食用。鲫鱼有健脾利湿,和中开胃,活血通络、温中下气之功效,对脾胃虚弱、水肿、溃疡、气管炎、哮喘、糖尿病有很好的滋补食疗作用;产后妇女炖食鲫鱼汤,可补虚通乳鲫鱼肉嫩味鲜,可做粥、做汤、做菜、做小吃等。尤其适于做汤,鲫鱼汤不但味香汤鲜,而且具有较强的滋补作用,非常适合中老年人和病后虚弱者食用,也特别适合产妇食用。

【厨前叮咛】

1. 鲫鱼红烧、干烧、清蒸、氽汤、均可,但以氽汤,最为普遍;

2. 冬令时节食之最佳;鲫鱼与豆腐搭配炖汤营养最佳;

3. 如用陈皮和鲫鱼煮汤,有温中散寒、补脾开胃的功效,适宜胃寒腹痛、食欲不振、消化不良、虚弱无力等。

美味头牌菜:干烧鲫鱼

主料:活鲫鱼750克(2条)。

辅料:黄酒25克,酱油2克,酒酿米粒100克,酒酿露100克,郫县瓣酱50克,辣油25克,姜米3.5克,糟辣椒6克。

调料:精盐3克,味精3克,白糖6克,胡椒粉1克,葱花15克,香醋5克,菱粉5克,生菜油150克。

制作步骤:

1. 鲫鱼刮鳞,除鱼鳃和内脏,用水洗净黑衣血筋,两面划上四刀,沥干水分,盛入盘内,用酒、酱油和胡椒粉拌上色;

2. 烧热锅,放入生菜油,将鱼下锅两面煎牙黄色时,捞起,原锅将姜米、豆瓣酱、糟辣椒下锅煸炒几下。放入酒酿米粒继续煸炒一下,加入酒、盐、酱油、味精、胡椒粉和酒酿露,清水300克,随即将鲫鱼下锅加盖,用小火烧20分钟;

3. 再用大火收汤汁,浓后,用菱粉勾芡,起锅时放入葱花、香醋收一下,装入长腰盆入,即成。

亲尝体验:金红色,鲜嫩,香辣。

食疗主打餐:鲫鱼豆腐汤

主料:鲫鱼约300克以上,内脂豆腐约300克以上。

调料:黄酒25克,葱15克,姜10克,精盐5克,味精10克,食用油适量。

制作步骤:

1. 鲫鱼开膛去内脏,去鳞去鳃(鱼档工作人员完成),洗净,抹干,用盐和料酒稍腌待用。豆腐切成1厘米厚的块。

2. 砂锅烧热,放入少量油,将鲫鱼放入,煎至两面呈金黄色。加入葱姜,加入足够开水(5碗左右)。

3. 加盖,烧开后转小火(如果想要汤色雪白,就在烧开后用大火再煲10分钟)煲40分钟。加入豆腐,再煮5分钟左右,加盐和胡椒、鸡精调味即可。

食疗功效:药用价值极高,其性味甘、平、温,入胃、肾,具有和中补虚、除湿利水、补虚赢、温胃进食、补中生气之功效。

【鲫鱼宜忌】

适宜慢性肾炎水肿,肝硬化腹水,营养不良性浮肿之人食用;适宜孕妇产后乳汁缺少之人食用;适宜脾胃虚弱,饮食不香之人食用;适宜小儿麻疹初期,或麻疹透发不快者食用;适宜痔疮出血,慢性久痢者食用;鲫鱼不宜和大蒜、砂糖、芥菜、沙参、蜂蜜、猪肝、鸡肉、野鸡肉、鹿肉,以及中药麦冬、厚朴一同食用。吃鱼前后忌喝茶。

鳗鱼——“可吃的化妆品”

【鲫鱼本色】

鳗鱼富含多种营养成分,具有补虚养血、祛湿、抗痨等功效,是久病、虚弱、贫血、肺结核等病人的良好营养品。鳗鲡体内含有一种很稀有的西河洛克蛋白,具有良好的强精壮肾的功效,是年轻夫妇、中老年人的保健食品。鳗是富含钙质的水产品,经常食用,能使血钙值有所增加,使身体强壮。鳗的肝脏含有丰富的维生素A,是夜盲人的优良食品。

鳗鱼还含有丰富的“好”脂肪。其中所含的磷脂,为脑细胞不可缺少的营养素。另外,鳗鱼还含有被俗称为“脑黄金”的DHA及EPA(深海鱼油成分,DHA为二十二碳六烯酸,EPA为二十碳五烯酸),含量比其他海鲜、肉类均高,而DHA租EPA被证实有预防心血管疾病的重要作用。此外,鳗鱼还含有大量的钙质,对于预防骨质疏松症也有一定的效果。最让女士动心的是,鳗鱼的皮、肉都含有丰富的胶原蛋白。可以养颜美容、延缓衰老,故被称之为“可吃的化妆品”。

【厨前叮咛】

杀鳗鱼时千万不要把胆划破,以免影响汤质。

美味头牌菜:烤鳗鱼

主料:河鳗1条约1千克。

调料:韩国辣椒酱100克,洋葱50克,姜15克,蒜子30克,盐10克,味精10克,白糖10克。

制作步骤：

1. 洋葱、姜、蒜子加水打成蓉，加盐、味精、白糖、韩国辣椒酱调成汁。

2. 河鳗宰杀洗净，从中间片开，去掉脊骨、头、尾洗净，放入调好的味汁里腌渍 1 小时。

3. 用铁钩挂起腌好的鳗鱼，放入烤炉中火烤约 20 分钟即可。

亲尝体验：色彩艳丽，口味香浓，咸鲜微辣，适合高档宴席。

食疗主打餐：淮杞炖鳗鱼

主料：鳗鱼 1000 克，北芪 10 克，淮山 10 克，枸杞 3 克，红萝卜 100 克。

辅料：生姜 5 克，葱 10 克。

调料：绍酒 10 克，盐 6 克，味精 2 克，胡椒粉少许。

制作步骤：

1. 鳗鱼杀洗干净，切成盘龙形，北芪洗净、淮山、枸杞泡透，生姜去皮切片，葱留整条，红萝卜去皮切块。

2. 烧锅加水，待水开时，放入鳗鱼、红萝卜块，用中火煮片刻，捞起洗净待用。

3. 在炖盅内加入鳗鱼、红萝卜块、北芪、淮山、枸杞、生姜、葱，注入清汤，调入盐、味精、绍酒、胡椒粉，加盖，入蒸柜隔水炖 1.5 小时即可，食用时去掉姜、葱。

食疗功效：

鳗鱼的蛋白质、碳水化合物、各种维生素和矿物质的含量很高，能有效消除疲劳、滋养皮肤。

【鳗鱼宜忌】

一般成年人均可食用。特别适合于年老、体弱者及年轻夫妇食用。鳗鲡为发物，患有慢性疾患和水产品过敏史的人应忌食。

鲈鱼——补中安胎

【鲈鱼本色】

鲈鱼肉质坚实洁白，不仅营养价值高而且口味鲜美。鲈鱼因其体表肤色有差异而分白鲈和黑鲈。黑鲈的黑色斑点不明显，除腹部灰白色外，背侧为古铜色或暗棕色；白鲈鱼体色较白，两侧有不规则的黑点。

《本草经疏》载，鲈鱼，味甘淡气平与脾胃相宜。肾主骨，肝主筋，滋味属阴，总归于脏，益二脏之阴气，故能益筋骨。脾胃有病，则五脏无所滋养，而积渐流于虚弱，脾弱则水气泛滥，益脾胃则诸证自除矣。

【厨前叮咛】

1.鲈鱼肉质白嫩、清香,没有腥味,肉为蒜瓣形,最宜清蒸、红烧或炖汤;

2.为了保证鲈鱼的肉质洁白,宰杀时应把鲈鱼的鳃夹骨斩断,倒吊放血,待血污流尽后,放在砧板上,从鱼尾部跟着脊骨逆刀上,剖断胸骨,将鲈鱼分成软、硬两边,取出内脏,洗净血污即可(起鲈鱼球用)。

美味头牌菜:黄芪鲈鱼

主料:鲈鱼约 500 克。

辅料:黄芪 50 克。

调料:精盐 5 克、味精 3 克、绍酒 2 克、姜 8 克、葱 15 克、胡椒粉、鸡汤、鸡油各适量。

制作步骤:

1.将鲈鱼去鳞、鳃、内脏,洗净备用:

2.炒锅上火,放入 30 克鸡油、鲈鱼、姜、葱略煎,加入鸡汤、绍酒、黄芪、木耳烧沸,撇去浮沫,倒入沙锅中,用小火炖制约 3 小时,放精盐、味精、胡椒粉调味即可。

亲尝体验:清醇而不腻。

食疗主打餐:清蒸砂仁鲈鱼

主料:鲈鱼 250 克。

辅料:砂仁 6 克,生姜 10 克。

调料:食盐 5 克,味精 3 克,料酒 20 克,麻油、水适量。

制作步骤:

1.将砂仁捣碎,生姜切成细粒同装入鲈鱼腹中,置碗中。

2.加料酒、精盐、麻油、味精和水,置蒸笼内蒸熟。当菜或点心食用,吃肉喝汤

食疗功效:用于脾虚气滞、脘闷呕逆,胎动不安。

【鳗鱼宜忌】

患有皮肤病疮肿者忌食。鲈鱼忌与牛羊油、奶酪和中药荆芥同食。

带鱼——养肝止血,和中开胃

【带鱼本色】

带鱼又叫刀鱼、牙带鱼,是鱼纲鲈形目带鱼科动物,带鱼的体型正如其名,侧扁如带,呈银灰色,背鳍及胸鳍浅灰色,带有很细小的斑点。

带鱼具有一定的药用价值。我国古今医学及水产药用书籍记载,带鱼有养肝、祛风、止血等功能,对治疗出血、疮、痈肿等疾有良效。带鱼鳞是制造解热息痛片和抗肿瘤的药物原料。鳞中含有多种不饱和脂肪酸,有显著的降低胆固醇作用。适宜久病体虚,血虚头晕,气短乏力,食少羸瘦,营养不良之人食用。中医认为它能和中开胃、暖胃补虚,还有润泽肌肤、美容的功效,不过患有疮、疥的人还是少食为宜。

【厨前叮咛】

1. 带鱼腥气较重,宜红烧,糖醋;

2. 新鲜带鱼为银灰色,且有光泽;但有些带鱼却在银白光泽上附着一层黄色的物质。这是因为带鱼是一种脂肪较高的鱼,当保管不好时,鱼体表面脂肪因大量接触空气而加速氧化,氧化的产物就是使鱼体表面产生了黄色。

3. 购买带鱼时,尽量不要买带黄色的带鱼,如果买了,要及时食用,否则鱼会很快腐烂发臭。

美味头牌菜:干炸带鱼

主料:带鱼 800 克。

调料:姜 10 克,花椒 5 克,八角 5 克,淀粉(豌豆)10 克,盐 5 克,植物油 50 克。

制作步骤:

1. 将带鱼去肠、去头尾、刮鳞洗净后切成 5 厘米长的段,然后用姜末、花椒粉、大料粉、盐腌制一下,淀粉调水挂浆。

2. 锅中放植物油烧热,将带鱼段取出,逐个下入油锅,慢火炸至两面金黄时,捞出装盘,即可食用。

亲尝体验:鱼段金黄,酥脆鲜香。

食疗主打餐:清蒸带鱼

主料:舟山鲜带鱼段 150 克。

辅料:腐竹干 30 克,笋片 10 克,葱丝 15 克,小葱花 5 克。

调料:1 克,植物油 45 克,生抽酱油 40 克。

制作步骤:

1. 将带鱼段去骨,加入笋片备用;将腐竹干用 60℃温水浸泡发开;

2. 将发好的腐竹铺底,将备好的带鱼放上盐 1 克、油 10 克上蒸笼蒸 6 分钟;

3. 放上葱丝、小葱花,淋油配生抽即可。

食疗功效:

带鱼能益脾胃、养肝。用于肝炎患者,可改善其症状。也可用于缓解营养不良、毛发枯黄。

【带鱼宜忌】

鲜带鱼与木瓜同食,对产后少乳、外伤出血等症具有一定疗效。带鱼忌用牛油、羊油煎炸;不可与甘草、荆芥同食。

鲢鱼——健脾补气,温中暖胃

据《本草纲目》记载,鲢鱼味甘,性温。能补脾益气,暖胃。可用于脾虚气弱,少气乏力,或脾胃虚寒,饮食减少等症。

鲢鱼味甘、性温,入脾、胃经;有健脾补气、温中暖胃、散热的功效,尤其适合冬天食用:可治疗脾胃虚弱、食欲减退、瘦弱乏力、腹泻等症状;还具有暖胃、补气、泽肤、乌发、养颜等功效。

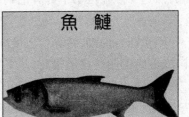
魚 鰱

【功效】健脾,利水,温中,益气,通乳,化湿。

【性味】味甘,性温。

【归经】脾,胃经。

【功能主治】温中益气;利水。主久病体虚、水肿。

鲢鱼虽然具有健脾,利水,温中,益气等功效,但并非所有人是适宜食用鲢鱼,其中肾炎,肝炎,水肿,小便补利者宜食;脾胃气虚,营养不良者宜食鲢鱼。但据前人经验,痛疽疔疮,无名肿毒,瘙痒性皮肤病,目赤肿痛者以及红斑狼疮者忌食鲢鱼。

青鱼——淡水鱼中的精品

据《本草纲目》记载,青鱼肉性平、味甘,归脾、胃经;具有益气、补虚、健脾、养胃、化湿、祛风、利水之功效,还可防妊娠水肿。

青鱼肉细嫩鲜美,蛋白质含量超过鸡肉,是淡水鱼中的上品。以鲜销为主,熏制品、糟制品以及油浸青鱼和茄汁油炸青鱼等罐头也很受欢迎。

青鱼肉性味甘、平,无毒,有益气化湿、和中、截疟、养肝明目、养胃的功效;主治脚气湿痹、烦闷、疟疾、血淋等症。其胆性味苦、寒,有毒,可以泻热、消炎、明目、退翳,外用主治目赤肿痛、结膜炎、翳障、喉痹、暴聋、恶疮、白秃等症;内服能治扁桃体炎。由于胆汁有毒,不宜滥服。过量吞食青鱼胆会发生中毒,半小时后,轻者恶心、呕吐、腹痛、水样大便;重者腹泻后昏迷、尿少、无尿、视力模糊、巩膜黄染,继之骚动、抽搐、牙关紧闭、四肢强直、口吐白沫、两眼球上窜、呼吸深快。如若治疗不及时,会导致死亡。

鲥鱼——补脾益气，温中开胃

据《本草纲目》记载，鲥鱼肉味甘、性平，归脾、胃经；有补益虚劳、强壮滋补、温中益气、暖中补虚、开胃醒脾、清热解毒、疗疮的功效。

鲥鱼又称瘟鱼、三黎，分布于我国沿海及长江、钱塘江、珠江等水系。获得后，除去鳃、鳍、内脏，不去鳞，洗净鲜用。鲥鱼肉嫩味鲜美，鳞下多脂，是名贵的食用鱼类，为江南席珍。鲥鱼蒸后，以其流下之油，涂火烫伤处甚效。鲥鱼肉味甘，性平，能补脾益气，温中开胃。这一点在医书中都有记载：据《食疗本草》记载，鲥鱼肉"补虚劳"。据《日用本草》记载，鲥鱼肉"快胃气"。据《本经逢原》记载，鲥鱼肉"性补。温中益虚"。

鲥鱼味鲜肉细，营养价值极高，其含蛋白质、脂肪、核黄素、尼克酸及钙、磷、铁均十分丰富；鲥鱼的脂肪含量很高，几乎居鱼类之首，它富含不饱和脂肪酸，具有降低胆固醇的作用，对防止血管硬化、高血压和冠心病等大有益处；鲥鱼鳞有清热解毒之功效，能治疗疮、下疳、水火烫伤等症。《本草纲目》称鲥鱼"肉，甘平无毒，补虚劳。蒸油，以瓶盛埋土中，取涂烫火伤，甚效"。《日用本草》记载，"凡食鲥鱼，不可煎熬，宜以五味同竹笋、荻芽带鳞蒸食为佳"。

鲫鱼——肝肾和心脑血管病者的福星

据《本草纲目》记载，鲫鱼味甘、性平，入脾、胃、大肠经；具有健脾、开胃、益气、利水、通乳、除湿之功效。

鲫鱼又称鲋鱼、喜头、童子鲫。我国除西部高原外，各地江河湖塘等均有分布。获得后，去鳃、鳞、内脏，洗净鲜用。

鲫鱼所含的蛋白质质优、齐全、易于消化吸收，是肝肾疾病，心脑血管疾病患者的良好蛋白质来源，常食可增强抗病能力，肝炎、肾炎、高血压、心脏病，慢性支气管炎等疾病患者可经常食用。

鲫鱼有健脾利湿，和中开胃，活血通络、温中下气之功效，对脾胃虚弱、水肿、溃疡、气管炎、哮喘、糖尿病有很好的滋补食疗作用；产后妇女炖食鲫鱼汤，可补虚通乳。

鲫鱼肉嫩味鲜，可做粥、做汤、做菜、做小吃等。尤其适于做汤，鲫鱼汤不但味香汤鲜，而且具有较强的滋补作用，非常适合中老年人和病后虚弱者食用，也特别适合产妇食用。

尽管鲫鱼的营养丰富，但我们在食用时，还要注重人的体质，根据人的体质选择是否食用鲫鱼肉。总的来说慢性肾炎水肿，肝硬化腹水，营养不良性浮肿者宜食；孕妇产后乳汁缺少者宜食；脾胃虚弱，饮食不香者宜食；小儿麻疹初期，或麻疹透发不快者宜食；痔疮出血，慢性久痢者，这些人宜食鲫鱼肉。但感冒发热期间不宜多吃。

黄鳝——补中益血

据《本草纲目》记载，黄鳝肉性味：味甘，性温。能补气益血、强筋骨、除风湿、止血。主治：虚劳，疳积，阳痿，腰痛，腰膝酸软，风寒温痹，产后淋沥，久痢脓血，痔瘘，臁疮。

黄鳝又称鳝鱼。除西北外，我国各地江河、湖塘、稻田中均有分布。获得后，除去内脏和头、尾，或剔去骨，洗净鲜用。黄鳝肉可用于改善：气血不足，虚羸瘦弱者；产后恶露不尽，或出血而气虚血亏者；黄鳝肉可用于治疗风寒湿痹，肢体酸痛，腰脚无力。

黄鳝肉嫩味鲜。营养价值甚高。鳝鱼中含有丰富的DHA和卵磷脂，它是构成人体各器官组织细胞膜的主要成分，而且是脑细胞不可缺少的营养。根据美国试验研究资料，经常摄取卵磷脂，记忆力可以提高20％。故食用鳝鱼肉有补脑健身的功效。它所含的特种物质"鳝鱼素"，能降低血糖和调节血糖，对糖尿病有较好的治疗作用，加之所含脂肪极少，因而是糖尿病患者的理想食品。鳝鱼含有的维生素A量高得惊人。维生素A可以增进视力，促进皮膜的新陈代谢。

泥鳅——暖中益气

据《本草纲目》记载，泥鳅味甘；性平，可补益脾肾；利水；解毒。主脾虚泻痢；热病口渴；消渴；小儿盗汗水肿；小便不利；阳事不举；病毒性肝炎；痔疮；疔疮；皮肤瘙痒。

泥鳅个体虽小，但其分布甚广，任何水域中都有，一年四季均可捕捞。其生命力强，资源丰富，还是一种营养丰富的小水产品。泥鳅肉质细嫩鲜美，每百克可食部分的蛋白质含量高达18.4～22.6克，比一般鱼类高；还含有脂肪2.8～2.9克，热量100～117千卡，钙51～459毫克，磷154～243毫克，铁2.7～3.0毫克，以及维生素B_1、B_2和烟酸。

泥鳅性味甘、平。《医学入门》中称它能"补中、止泄"。《本草纲目》中记载鳅鱼有暖中益气之功效；对解渴醒酒、利小便、壮阳、肝炎、小儿盗汗、痔疮下坠、皮肤瘙痒、跌打损伤、手指疔疮、阳萎、腹水、乳痈等症均有良好的疗效。特别适宜身体虚弱、脾胃虚寒、营养不良、小儿体虚盗汗者食用，有助于生长发育；同时适宜老年人及有心血管疾病、癌症患者及放疗化疗后、急慢性肝炎及黄疸之人食用，尤其是急性黄疸型肝炎更适宜，可促进黄疸和转氨酶下降；同时适宜阳痿、痔疮、皮肤疥癣瘙痒之人食用。

草虾——补肾壮阳

虾性味甘、温，入心、肝及肾经，《本草纲目》《本草纲目拾遗》都有相关记载。中医认为，虾子具有补肾壮阳、通乳、益气滋阳等功效，产妇待产后一周伤口逐渐好转后，可以用些许黄酒与虾子共同烹煮后食用，有助乳汁分泌。

【草虾本色】

草虾,学名斑节对虾,又称黑壳虾,软甲纲,对虾科。生命力强,肉味鲜美,个体大,是对虾属中最大的一种。草虾具有生长快、食性杂、广盐性、养殖周期短、个体大、肉味鲜美、营养丰富、成虾产量高等特点。

淡水虾性温味甘,入肝、肾经;虾肉有补肾壮阳、通乳抗毒、养血固精、化淤解毒、益气滋阳、通络止痛、开胃化痰等功效;适宜于肾虚阳痿、遗精早泄、乳汁不通、筋骨疼痛、手足抽搐、全身搔痒、皮肤溃疡、身体虚弱和神经衰弱等病人食用。

【厨前叮咛】

1. 色发红、身软、掉拖的虾不新鲜尽量不吃,腐败变质虾不可食;

2. 虾背上的虾线应挑去不吃。

美味头牌菜:油炸草虾

主料:草虾300克。

调料:酱油25克,盐3克,姜2克,料酒5克,淀粉(玉米)10克,花生油60克。

制作步骤:

1. 将草虾剪去须、脚,清水洗净沥干,放入盛器;

2. 加鲜酱油、精盐、酒、姜末,拌和后稍腌,让虾吸入调味;

3. 炒锅烧热,下油烧至八九成熟时,将腌虾加入淀粉,略拌;

4. 随即下锅,炸至色红壳脆,捞起沥干油,装盘即成。

亲尝体验:咸鲜味,酥脆鲜香。

食疗主打餐:凤尾豆腐

主料:草虾200克,豆腐(北)300克,虾仁75克。

辅料:淀粉(豌豆)25克,大葱10克,盐4克,香油12克,胡椒粉2克,料酒2克,玉米面(黄)5克。

制作步骤:

1. 虾去头壳,留尾部,洗净;

2. 在虾身前端约1.5厘米处剖开约2厘米长度,再将虾尾由此孔穿过;

3. 豆腐切成5厘米长的正方块,排列大盘上,用小汤匙挖出豆腐中间部分,在凹处抹上少许太白粉;

4. 虾仁洗净,沥干后剁成泥状,与(精盐2克、玉米粉5克、胡椒粉2克、芝麻油2克)充分拌匀后,镶入豆腐中间下处;

5. 再将一只只的虾置虾泥上,覆盖,高火3分钟蒸熟后,撒上葱花;

6. 高汤中加入盐、酒调味，高火 3 分钟煮熟后，加入太白粉 20 克、水 20 克勾芡，再拌入芝麻油，淋在豆腐上即可。

食疗功效：补虚养身，气血双补。

【草虾宜忌】

虾忌与某些水果同吃。虾含有比较丰富的蛋白质和钙等营养物质。如果把它们与含有鞣酸的水果，如葡萄、石榴、山楂、柿子等同食，不仅会降低蛋白质的营养价值，而且鞣酸和钙离子结合形成不溶性结合物刺激肠胃，引起人体不适，出现呕吐、头晕、恶心和腹痛腹泻等症状。海鲜与这些水果同吃至少应间隔 2 小时。

龙虾——滋阴健胃

《本草纲目》载："闽中有五色虾，亦长尽余，彼人两两干之，谓之对虾，以充上馔。"《本草纲目拾遗》又载："对虾气味甘、温，补肾壮阳，治痰火。"

【草虾本色】

龙虾，又名大虾、龙头虾、虾魁、海虾等。民间又俗称虾王。是属于节肢动物门甲壳纲十足目龙虾科属动物。

蝦龍

龙虾体大肉多，营养丰富，除作佳肴外，还有很高的食疗作用。据有关药用书籍记载，龙虾肉味甘咸、性温，具有补肾壮阳、滋阴健胃的功效，可以治肾虚阳痿、神经衰弱、筋骨疼痛、皮肤瘙痒等症。

【厨前叮咛】

不要使用"洗虾粉"对龙虾进行清洁，这样做会影响龙虾菜品的口感和品质。

美味头牌菜：油泡龙虾球

主料：活龙虾 1 只（约 1500 克）。

调料：料酒 20 克，味精 2 克，花生油 25 克，盐 2 克，鱼露、淀粉、高汤蛋清适量。

制作步骤：

1. 龙虾取头尾，蒸熟摆在盘子两端。龙虾肉取出切成大块，用盐、料酒、蛋清、淀粉浆好。取一小碗加入鱼露、料酒、湿淀粉、高汤调成碗芡。

2. 炒锅置火上，加入花生油，待油温烧至五成热时，下入浆好的龙虾肉，滑透捞出，沥尽油。锅中留少许底油，下入滑好的龙虾肉，烹入碗芡，翻炒均匀，出锅前淋少许明油，出锅装盘。

亲尝体验:美观大方,色泽洁白,虾鲜脆嫩。

食疗主打餐:上汤焗龙虾

主料:龙虾1.5千克,上汤500克。

调料:黄油50克,淀粉500克,油50克,盐适量,胡椒粉少许。

制作步骤:

1.龙虾洗净,砍大块后粘上淀粉备用。

2.将锅烧热冒烟后下油,油温控制在180摄氏度左右,放入龙虾炸至七成熟后捞出。

3.另起新锅,加入黄油和上汤调味。

4.最后放入龙虾,勾芡装碟便成。

食疗功效:补肾壮阳、滋阴健胃的功效。

【龙虾宜忌】

不宜与水果同食;宿疾者、正值上火之时不宜食虾;患过敏性鼻炎、支气管炎、反复发作性过敏性皮炎的老年人不宜吃虾。

基围虾——身体虚弱者的食物

【草虾本色】

基围虾虾营养丰富,且其肉质松软,易消化,对身体虚弱以及病后需要调养的人是极好的食物;虾中含有丰富的镁,镁对心脏活动具有重要的调节作用,能很好的保护心血管系统,它可减少血液中胆固醇含量,防止动脉硬化,同时还能扩张冠状动脉,有利于预防高血压及心肌梗死;虾的通乳作用较强,并且富含磷、钙,对小儿、孕妇尤有补益功效。

【厨前叮咛】

1.色发红、身软、掉拖的虾不新鲜尽量不吃,腐败变质虾不可食;

2.虾背上的虾线应挑去不吃。

美味头牌菜:茶香基围虾

主料:活鲜基围虾1000克。

辅料:龙井茶叶,青红椒粒适量。

制作步骤:

1.将活鲜基围虾清洗干净,加入姜葱,茶汁等腌制入味,将龙井茶叶用开水泡好,挤干水分待用。

2.将腌好基围虾入五六成油温炸至金黄色沥油待用,将茶叶炸至酥脆,再将基围虾,茶叶,青红椒粒,椒盐炒均匀入味装盘即成。

亲尝体验:色泽金黄,外酥内嫩,茶香味浓,风味独特。

食疗主打餐:白灼基围虾

主料:活基围虾1000克。

调料:生抽王100克,味精2.5克,葱米10克,姜米5克,清汤25克,黄酒10克,另备白菊花冷开水半脸盆。

制作步骤:

1.将活基围虾洗净,烧开水锅,加入酒、基围虾,煮至刚熟即捞出,装盆上台。

2.烧热锅加入油,烧至九成热,倒入葱花、姜米,与生抽、味精、清汤调和盛小碟一起上台,食时,剥除虾壳,虾肉蘸调味食用。

3.食毕,用白菊花冷开水洗手。

食疗功效:养血固精、化淤解毒、益气滋阳。

【基围虾宜忌】

适宜肾虚阳痿、男性不育症、腰脚无力之人食用;适宜中老年人缺钙所致的小腿抽筋者食用;中老年人、孕妇和心血管病患者更适合食用;忌与某些水果同吃。

河蟹——营养经济双高

据《本草纲目》记载,螃蟹具有舒筋益气、理胃消食、通经络、散诸热、散淤血之功效。蟹肉味成性寒,有清热、化淤、滋阴之功,可治疗跌打损伤、筋伤骨折、过敏性皮炎。蟹壳煅灰,调以蜂蜜,外敷可治黄蜂蜇伤或其他无名肿毒。蟹肉对各种癌症都有较好的疗效。

【河蟹本色】

河蟹学名中华绒螯蟹,属名贵淡水产品,味道鲜美,营养丰富,具有很高的经济价值。也叫"螃蟹"或"毛蟹",节肢动物门甲壳纲动物。河蟹是横行的。

河蟹营养丰富,肉味鲜美。河蟹无论蒸煮、清炖,还是烧卤,煎炸,都风味香浓,营养丰富。另外,河蟹还有较高的食疗营养价值。自古以来,我国人民就有喜食河蟹的习惯,而河蟹又是出口创汇的拳头产品,市场前景广阔。

【厨前叮咛】

1.将河蟹用沸水蒸煮20分钟以上,才能杀死蟹体内的病原微生物及肺吸虫囊虫幼。

河蟹熟透甲壳呈现红色。

2. 食前四除:一除蟹胃。蟹胃位于头胸部前端,为三角形囊状物,内包污泥、腐肉。二除蟹肠。河蟹的肠子很短,一段埋没于生殖腺中,另一段贯穿蟹脐腹壁,为一黑色条状。三除蟹鳃。蟹鳃位于头胸部两侧,常有污物,甚至附着寄生虫。四除心脏。心脏位于头胸部中央,为一六角形包囊。除上述外,食蟹后应注意不可大量饮水,以免引起腹泻。

美味头牌菜:香辣蟹

主料:鲜肉蟹 500 克一只。

辅料:花椒碎末 10 克,辣椒油 15 克,芫茜 5 克,小红辣椒 10 克。

调料:盐 10 克,姜 5 克,白糖 5 克,料酒 10 克,熟芝麻 5 克,茨粉 5 克。

制作步骤:

1. 先用刷子把肉蟹洗净,去掉肉蟹的脚和脚钳,掰开蟹壳,注意,是从蟹没有钳子的一端朝向长有大钳的一端掰开。掰开后,将腔内肮脏的地方洗净,再用刀将蟹身切成两刀四块,并将蟹钳拍破,上述全置入盘里。

2. 把小辣椒切成小片,芫茜切段,姜洗干净切成末,然后与料酒、盐一起撒在肉蟹盘里,放入蒸笼里先蒸 8 分钟,关火。

3. 另起一锅,置入辣椒油,同时将花椒碎末,另份小辣椒片倒入,以慢火炒出香味,然后将蒸过的蟹及蒸出的汤水全倒入镬中,煸炒 4 分钟,勾一个茨,撒上芝麻,即可。

亲尝体验:蟹肉细嫩,营养丰富。

食疗主打餐:清蒸河蟹

主料:螃蟹 250 克。

调料:醋 15 克,姜 5 克,花椒 2 克。

制作步骤:

1. 把姜洗净切成末。

2. 姜末放在器皿中倒入香醋拌匀待用;将河蟹用水冲洗干净,放入蒸锅中加几粒花椒蒸 7 ~ 8 分钟取出,装入盘中蘸姜醋汁食用即可。

食疗功效:

蛋白质丰富,低脂肪,营养丰富,特别适合年轻人的口味。

【河蟹宜忌】

死蟹、生蟹、洗不净、煮不透的螃蟹不宜吃,胃、肠、鳃、心脏等不能吃。

河蚌——滋阴平肝,明日放眼疾

中医认为,河蚌有清热解毒,滋阴明目之功效,可治烦热、消渴、血崩、带下、痔瘘、目赤、湿疹等症。《本草纲目》中记载,其"味甘咸,性寒,入肝、肾经,止渴除热,解酒毒,去眼赤"。

【河蚌本色】

河蚌,义名河歪、河蛤蜊、鸟贝等,属于软体动物门瓣鳃纲蚌科,是一种普通的贝壳类水生动物。河蚌以滤食藻类为生,常见的有角背无齿蚌、褶纹冠蚌、三角帆蚌等数种,我国大部分地区的河湖水泊中有出产。河蚌肉质特别脆嫩可口。

河蚌肉对人体有良好的保健功效,它有滋阴平肝、明目防眼疾等作用,是上好的食品和药材,利用蚌的软体部,能生产维生素、D 肉粉、D 油剂、D_3 结晶、B_{12} 制剂等许多抗病毒的药物,在临床上有很大实用价值。

【厨前叮咛】

1. 适合烧、烹、炖。

2. 剖取河蚌肉的窍门:先用左手握紧河蚌,是蚌口朝上,再用右手持小刀由河蚌的出水口处,紧贴一侧的肉壳壁刺入体内,刺进深度约为 1/3,用力刮断河蚌的吸壳肌,然后抽出小刀,再用同样方法刮断另一端的吸壳肌,打开蚌壳,蚌肉即可完整无损的取出来。

3. 蚌类本身极富鲜味,烹制时千万不要再加味精,也不宜多放盐,以免鲜味反失,贝类中的泥肠不宜食用。

美味头牌菜:炒河蚌肉片

主料:河蚌 250 克,青蒜 250 克。

调料:花生油 50 克,料酒 15 克,姜 5 克,大蒜(白皮)10 克,盐 5 克,白砂糖 5 克,味精 2 克。

制作步骤:

1. 将取出的蚌肉洗净,放在案板上,用刀背将蚌边的硬肉拍松,再用水焯烫发一下,切成薄片;放在碗内,加上料酒、少许盐腌渍 20 分钟;

2. 蒜苗洗净,切成长 3 厘米的段;蒜捣碎成茸;姜去皮,洗净,切末;

3. 将锅架在火上,放油烧至七八成热,放入蒜茸、姜末爆出香味,下入蒜苗煸炒至半熟:

4. 再放蚌肉片同炒几下,下少许鲜汤、盐、糖调好口味,汤汁烧开再炒 2 ~ 3 分钟,然后加入味精拌匀,即可出锅。

亲尝体验:脆嫩,清香,鲜爽。

食疗主打餐:玉米须炖蚌肉

主料:河蚌 500 克。

辅料:玉米须 30 克。

制作步骤:

1. 河蚌用清水养 1～2 天,并经常换水,使蚌肉污泥排尽。

2. 用开水略煮,去壳,取净肉,洗净。

3. 将蚌肉与玉米须同放入锅中,加水适量,用文火炖煮 1 小时,至蚌肉熟烂,加入盐、味精调味即成。

食疗功效:对急慢性肝炎、胆囊炎等均有较好的疗效。

【河蚌宜忌】

适宜阴虚内热之人食用,诸如消渴,烦热口干,目赤者;适宜妇女虚劳,血崩,带下,以及痔疮之人食用;适宜甲状腺机能亢进,高血压病,高脂血症,红斑性狼疮者食用;适宜胆囊炎,胆石症,泌尿系结石,尿路感染,癌症患者及糖尿病患者食用;适宜小儿水痘者食用;适宜炎夏季节烦热口渴时食用;蚌肉性寒,对脾胃虚寒、腹泻便搪之人忌食。

扇贝——降低胆固醇

《本草纲目》引"王氏宛委录"云:"奉化县四月南风起,江珧一上,可得数百。如蚌稍大,肉腥韧不堪。惟四肉柱长寸许,白如珂雪,以鸡汁瀹食肥美。过火则味尽也。"

【扇贝本色】

扇贝,是我国沿海主要养殖贝类之一,世界上出产的扇贝共有 60 多个品种,我国约占一半。常见的扇贝养殖种类有栉孔扇贝、海湾扇贝和虾夷扇贝无论是在东方还是西方的食谱中,扇贝都是一种极受欢迎的贝类食物。在扇贝中有两种类型的肉,一种是扇贝的内敛肌,呈白色,很有肉感,另一种则是分布在内敛肌周围的肉,红色且很柔软。通常,扇贝中的肉只取内敛肌作为食材,而周围红色的肉则被丢弃。

扇贝体内含一种具有降低血清胆固醇作用的代尔太 7－胆固醇和 24－亚甲基胆固醇,它们兼有抑制胆固醇在肝脏合成和加速排泄胆固醇的独特作用。从而使体内胆固醇下降。它们的功效比常用的降胆固醇的药物谷固醇更强。

【厨前叮咛】

1. 扇贝本身极富鲜味,烹制时千万不要再加味精,也不宜多放盐,以免鲜味反失,贝类中的泥肠不宜食用。

2. 新鲜贝肉色泽正常且有光泽,无异味,手摸有爽滑感,弹性好;不新鲜贝肉色泽减退或无光泽,有酸味,手感发粘,弹性差。新鲜赤贝呈黄褐色或浅黄褐色,有光泽,弹性好;不新鲜赤贝呈灰黄色或浅绿色,无光泽,无弹性。不要食用未熟透的贝类,以免传染上肝炎等疾病。

美味头牌菜：烧烤扇贝香

主料：扇贝 8 个。

调料：蒜味烤肉酱 1/3 杯。

制作步骤：

1. 将扇贝洗净沥干，排入烤盘中。

2. 再将蒜味烤肉酱放入扇贝中，每个放入 1/2 大匙，依序做好 8 个。3 烤箱先预热 200℃，放入扇贝，烤约 20 分钟，至熟后夹取出，放入盘中即可食用。

亲尝体验：香嫩可口。

食疗主打餐：清蒸扇贝

主料：大扇贝 6 个，粉丝 30 克。

调料：姜片 5 克、蒜沫 8 克、香葱 5 克、红椒沫一点，黄酒 15 毫升、生抽 15 毫升、干豆豉少许，高汤 45 毫升、油适量。

制作步骤：

1. 把扇贝的一面贝壳再仔细刷干净，用流动水冲干净贝柱和裙边，然后用小刀将整块肉撬开，沥干水分。用黄酒浸泡扇贝 10 ~ 20 分钟。

2. 把粉丝用水泡软后，分成小份分别放在每个贝壳底部，然后把一块贝柱肉放在粉丝上面。也可以把肉放下面粉丝放上面。但肉放上面蒸时汁会渗入粉丝中，更好吃。

3. 中小火先加热油，爆香姜片、和干豆豉，改小火后，调入黄酒、生抽、和高汤（水也行）。然后取出姜片，剩下的豆豉油汁均匀的浇在扇贝肉和粉丝中。

4. 将淋好调味汁的扇贝装碟摆好，放入锅中隔水蒸 5 ~ 8 分钟至熟。

5. 最后将锅中放少量的油炒香花椒、香葱、姜和红椒沫，关火，均匀铺放在蒸好的每只扇贝上即可食用。

食疗功效：具有预防高胆固醇、高血脂等功效。

【扇贝宜忌】

适宜高胆固醇、高血脂体质的人以及患有甲状腺肿大、支气管炎、胃病等疾病的人；许多贝类是发物，有宿疾者应慎食；贝类性多寒凉，故脾胃虚寒者不宜多吃。

蛤蜊——防治中老年慢性病

《本草经疏》中记载："蛤蜊其性滋润而助津液，故能润五脏、止消渴，开胃也。咸能入血软坚，故主妇人血块及老癖为寒热也。"

【蛤蜊本色】

蛤蜊是软体动物,长约 3 厘米,壳卵圆形,淡褐色,边缘紫色。生活在浅海底。蛤蜊不仅味道鲜美,而且它的营养也比较全面,实属物美价廉的海产品。其肉质鲜美无比,被称为:"百味之冠",江苏民间还有"吃了蛤蜊肉,百味都失灵"之说。它含有蛋白质、脂肪、碳水化合物、铁、钙、磷、碘、维生素、氨基酸和牛磺酸等多种成分,是一种低热能、高蛋白,能防治中老年人慢性病的理想食品。蛤蜊味咸寒,具有滋阴润燥、利尿消肿、软坚散结作用。《本草经疏》中记载:"蛤蜊其性滋润而助津液,故能润五脏、止消渴,开胃也。咸能入血软坚,故主妇人血块及老癖为寒热也。"现在除这种传统用法外,还对蛤蜊组织进行化学提取,提取物称为蛤素。动物实验证明,蛤蜊对小鼠的肉瘤和腹水瘤部有抑制作用和缓解作用。

【厨前叮咛】

1. 蛤蜊具有高蛋白、高微量元素、高铁、高钙、少脂肪的营养特点;

2. 蛤蜊肉含一种具有降低血清胆固醇作用的代尔太 7 - 胆固醇和 24 - 亚甲基胆固醇,它们兼有抑制胆固醇在肝脏合成和加速排泄胆固醇的独特作用,从而使体内胆固醇下降。

美味头牌菜:麻辣蛤蜊

主料:蛤蜊 750 克。

调料:花椒 3 克,干辣椒 10 克,姜 3 克,蒜 5 克,酱油 15 克,大葱适量。

制作步骤:

1. 姜切丝,蒜切片,辣椒切段,准备好一盆(注意量要足,否则不出味道,此菜全靠调料)。

2. 油沸,先倒入调料炒:半分钟,再倒入蛤蜊翻炒,直到开口,加酱油若干,不加水,加盖煮少许时间即可。

3. 起锅前加入大葱段。翻炒一下起锅。

亲尝体验:清爽辣香。

食疗主打餐:蛤蜊麦门冬汤

主料:蛤蜊 100 克,麦门冬 15 克。

辅料:地骨皮 12 克,小麦 30 克。

调料:生姜 5 克、清水适量、盐适量。

制作步骤:

1. 将麦门冬、地骨皮、小麦洗净,用棉布袋装好;蛤蜊洗净、吐沙。

2. 将蛤蜊放入汤锅内,加入适量水,放入药材,以小火煮30分钟。

3. 捞除药材,放入生姜,加入少许盐,稍煮片刻即可。

食疗功效:

用于肺痨阴虚、潮热骨蒸、咽干口渴、盗汗等。

【蛤蜊宜忌】

蛤蜊对肺结核咳嗽咯血,阴虚盗汗者和体质虚弱,营养不良者宜食;瘿瘤瘰疬,淋巴结肿大,甲状腺肿大者具有很好的食补效果。癌症患者及放疗、化疗后宜食;糖尿病,红斑狼疮,干燥综合症患者宜食;黄疸者,尿路感染者宜食;醉酒之人宜食。由于蛤蜊性寒,脾胃虚寒,腹泻便池者忌食;寒性胃痛腹痛者忌食;女子月经来潮期间及妇人产后忌食;受凉感冒者忌食。

鲍鱼——养阴,平肝,固肾

鲍鱼是中国传统之珍贵食品。《本草纲目》记载:鲍鱼补而不燥,养肝明目、平肝潜阳、解热明目,止渴通淋,主治肝热上逆、头晕上眩,骨蒸劳热,青盲内障。其富含丰富的蛋白质、碘、钙和磷等营养元素,且低脂肪、低胆固醇,有调经、润燥利肠之效,可治月经不调、大便秘结、滋补养颜,具有强身健体之功效。

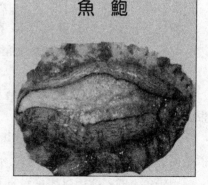

魚鮑

【鲍鱼本色】

鲍鱼同鱼毫无关系,倒跟田螺之类沾亲带故。它是海洋中的单壳软体动物,只有半面外壳,壳坚厚,扁而宽,形状有些像人的耳朵,所以也叫它"海耳"。

鲍鱼含有丰富的蛋白质,还有较多的钙、铁、碘和维生素 A 等营养元素;营养价值极高,富含丰富的球蛋白;鲍鱼的肉中还含有一种被称为"鲍素"的成分,能够破坏癌细胞必需的代谢物质;鲍鱼能养阴、平肝、固肾,可调整肾上腺分泌,具有双向性调节血压的作用;鲍鱼有调经、润燥利肠之效,可治月经不调、大便秘结等疾患;鲍鱼具有滋阴补养功效,并是一种补而不燥的海产,吃后没有牙痛、流鼻血等副作用,多吃也无妨。

【厨前叮咛】

1. 新鲜鲍鱼即为活鲍鱼。这种鲜鲍鱼,在用刷子刷洗其壳后,将鲍鱼肉整粒挖出,切去中间与周围的坚硬组织,以粗盐将附着的黏液清洗干净。

2. 活鲍鱼在清洁处理后,一般不需刻意烹调,就可品尝到绝佳的风味,其中以"沙西

美味头牌菜:清蒸鲍鱼

主料:新鲜鲍鱼200克左右。

调料:盐5克,料酒10克,小葱10克,味精2克,姜30克,醋20克,花椒5克,酱油15克,香油5克。

制作步骤:

1.将鲍鱼两面剞上斜直刀,由中间切开;葱姜洗净,葱切条,姜一半切末,另一半切片;

2.将鲍鱼摆盘中,加料酒、味精、汤100毫升、葱条、姜片、花椒和盐,上屉蒸;

3.蒸10分钟左右取出,拣出葱、姜、花椒;碗内加入醋、酱油、姜末、香油兑成姜汁;

4.食鲍鱼时,将姜汁与鲍鱼一起上桌,蘸姜汁吃。

亲尝体验:风味独特,香而不腻。

食疗主打餐:清汤鲍鱼

主料:罐头鲍鱼250克。

辅料:熟火腿15克,筒鲜蘑15克,豌豆苗15克。

调料:盐10克,料酒15克,味精3克,鸡清汤800克。

制作步骤:

1.将鲍鱼用刀切成斜片。鲜蘑切薄片。熟火腿切成小象眼片。豌豆苗留嫩叶、去根、洗净。

2.将鸡清汤300克倒入炒勺用旺火烧开,将熟火腿片、鲜蘑片、鲍鱼片和豌豆苗下勺煮透捞出,倒入10个汤碗中,勺中汤如不要可倒掉。

3.将余下的鸡清汤500克入勺上火,并加进盐、味精、料酒调好味,撇去浮沫,盛入10个小汤碗中即成。

食疗功效:适用于肝肾阴虚、骨蒸劳热、咳嗽、肝阴虚、视物昏暗等。

【鲍鱼宜忌】

鲍鱼是高蛋白海鲜类食物,痛风及糖尿病病人忌食。

海参——长寿之神

中国是世界上最早食用海参的国家,自古以来,海参被誉为"海产八珍"之一,名列海味之首。古人对海参的功能早有论述。明代李时珍的《本草纲目》中就有记载。明代姚可成写的《食物本草》一书指出海参有主补元气、滋益五脏六腑和去虚损的养生功能。海参又被人们称为"长寿之神"。

【海参本色】

海参是一种名贵海产品,因补益作用类似人参而得名。海参在我国渤海、黄海和广东、福建沿海的浅海海底均有生长,因主要靠人工潜入海底捕捞,故数量不多。

海参含有 50 多种天然营养成份。其中酸性粘多糖和软骨素具有延缓衰老的特效。它可以明显地降低心脏组织中脂褐素和皮肤羟脯氨酸的数量,起到了延缓衰老的目的。海参精氨酸含量很高,号称"大富翁"。它是合成人体胶原蛋白的重要原料。另外,锰、牛磺酸等都对人体延缓衰老,老有独特的功能。因此,海参又称为"长寿之神"。是糖尿病、高血压、冠心病和脑血栓等患者的理想食疗,防止动脉粥样硬化、修复陈旧性心肌梗塞最有效的物质。具有抗凝、能降低血脂和降低血粘度及血浆粘度,对脑血栓、心肌梗塞恢复期和缺血性心脏病的影响有明显的依赖性,具有降血压、降血脂、提高人体的免疫力。对心肌梗塞和脑血栓恢复期有所改善,具有清血,预防高血压,心脑血管疾病的作用;对糖尿病患者血糖、尿糖情况有改善。

【厨前叮咛】

1. 涨发好的海参应反复冲洗以除残留化学成分;

2. 海参发好后适合于红烧,葱烧、烩等烹调方法;

3. 保管时注意:发好的海参不能久存,最好不超过 3 天,存放期间用凉水浸泡上,每天换水 2～3 次,不要沾油,或放入不结冰的冰箱中;如是干货保存,最好放在密封的木箱中,防潮。

美味头牌菜:扒瓤海参

主料:海参 100 克。

辅料:虾茸 200 克,猪肥肉泥 50 克。

调料:精盐 8 克,味精 3 克,绍酒 4 克,葱姜汁 15 克,清汤 400 克,湿淀粉 25 克,鸡油 2 克,芝麻油 3 克,虾脑 10 克。

制作步骤:

1. 将两种配料加精盐 3 克、绍酒 1 克,味精 2 克、清汤 50 克、芝麻油及虾脑搅匀为瓤馅。

2. 将刺参用开水焯一下捞出,炒锅下清汤 250 克、葱姜汁 10 克、精盐 3 克、绍酒 1 克,中火烧开下刺参,慢火煨透捞出晾干。

3. 将虾馅瓤入海参内,上笼蒸 8 分钟至熟透取出,虾馅面朝下平放在砧板上,逐个在刺参上用刀斜剞入五分之四深,刀距 1 厘米,再将虾馅朝上面摆入盘中。

4. 炒锅置旺火上,下清汤、绍酒、葱姜汁、精盐 2 克、味精 1 克,烧沸后用湿淀粉勾成琉璃芡,加鸡油浇在刺参上即成。

亲尝体验:造型美观,口感柔软滑润,咸鲜适口。

食疗主打餐:海参羊肉汤

土料:海参 50 克,羊肉 250 克。

调料:生姜 2 片,葱 5 克,胡椒末 0.5 克,食盐 3 克。

制作步骤:

1.海参以 40℃温水泡软后,剪开参体,除去内脏,洗净,再用开水煮 10 分钟左右,取出后连同水倒入碗内,泡 2~3 小时。

2.羊肉洗净,去血水,切成小块,加水适量(约 50 克),小火炖煮,煮至将熟,将海参切成小块放入同煮,再煮沸 15 分钟左右,加入生姜末、葱段、胡椒末及精盐,即可。温食参肉,饮汤,或供餐用。

食疗功效:

海参、羊肉相配,补肾、益肾养血功效尤为增强,实为滋补强壮佳品。

【海参宜忌】

适宜虚劳羸弱,气血不足,营养不良,病后产后体虚之人食用;适宜肾阳不足,阳痿遗精,小便频数之人食用;适宜高血压病,高脂血症,冠心病,动脉硬化之人食用;适宜癌症病人及放疗、化疗、手术后食用;适宜肝炎,肾炎,糖尿病患者及肝硬化腹水和神经衰弱者食用;适宜血友病患者及易于出血之人食用;适宜年老体弱者食用。患急性肠炎、菌痢、感冒、咳痰、气喘及大便溏薄、出血兼有淤滞及湿邪阻滞的患者忌食。海参不宜与甘草、醋同食。

第二章　本草养五脏

第一节　心脏——心平病不欺，康寿与天齐

心藏神，神伤身体自然不"消停"

　　健康人人都想要，那么，怎么才能拥有健康呢？就日常生活而言，几乎人人都要面对这样的生活：上要照顾老年人，下要照顾孩子，中间有夫妻、朋友、事业等一大堆事情要处理。所以，对于健康的呵护，通常情况下，老百姓的做法有两种：一是不闻不问，顺其自然，这样的结果是显而易见的，很多人表面上看没有什么问题，而不经意的一次体检，就可能查出一个吓人的大病；另一个方面，就是化整为零，对身体进行不分青红皂白地全面出击，这样的结果也很明显，就是头痛了医头，脚痛了医脚。后者似乎可取，但试想，人体林林总总的器官数以万计，怕是顾此失彼的事情会经常发生，该怎么办？很简单，择重从之！

　　心、肾、肺、肝、脾以及六腑是人体的"要件"，事实上，只要照顾好这些"要件"，人体就会利用自身组织的协调功能很好地调节身体，不仅能强身健体，而且对于那些小打小闹的疾患还能"小病化了"。这就像一些公司一样，只要照顾好了自己的大客户，就能基本维持自己的市场份额，那些小客户即使不做太多刻意的关照，也能见风使舵地跟在大客户的后面随波逐流。

　　养生是有顺序的，就脏腑而言，先要调节好五脏，而就五脏而言，心则理所当然地排在了五脏之首。这一点，从医经之首的《黄帝内经》就能看出些端倪。在《黄帝内经》中就有"凡刺之法，先必本于神"的说法，也就是说，在针灸养生之中，所有的针灸方法，都要遵守的一个前提就是以"神"为本。"神"是什么？即人们常说的"精神活动"，这样一来就明确了，即人不管是治病还是防治都要守住身体内在的"心神"。这一点，从一些病人的自述或者临床报道就可显示出来，有的人因为神不安，结果一个小病折腾了十天半月不见好转，甚至更加严重。与之相反，有的人尽管医生都出了几次"病危通知书"了，由于看得开、想得开，在保持一颗平常心的同时，积极配合治疗，结果没过多长时间居然没事

了,很多人将此看成是创造了奇迹。事实上,这里有一条关于养与治的根本在里面,即安神。

实际上,现代科学也印证了这一点。医学家在以大鼠作为实验对象的时候,不断用夹子夹它们的脚,结果显示,尽管没有伤及大鼠的脚,但因为紧张、恼怒、疼痛等不良情绪的干扰,几个月的反复刺激,使得大鼠不仅心脏出现了衰竭和紊乱的情况,还出现了胃溃疡等病症,对身体的影响很大。

且不说真的有了病患,即使没有病患,而整天过喜而得意忘形,或者一天到晚都是唉声叹气地处于过悲状态,抑或是思虑太甚等,由于心主神明,那么,神伤则心自然会被殃及,心神疲劳,人体也就很容易遭到病患的侵袭。若把身体当成一个家庭,这就好比家里的小孩儿在外边与其他的小朋友打架,孩子妈妈拉着孩子去道歉、安慰几句,或者再让孩子牵牵手就过去了,这件事大体就能当真的没有发生过一样;但如果是家长和家长之间发生了口角甚至有伤及身体的暴力事件的话,那么,两家之间很大程度上会上演"恩仇录"。对于人际关系如此,对于养生伤神也类似。

那么,调理心神有哪些"要领"需要掌握呢?阴阳平衡是一个根本性的方向,忙碌的生活使得现代人心情抑郁、劳累过度,必然会暗耗心阴;而受刺激、闷闷不乐等也会导致元气大伤,进而使得神伤。具体说来,心神失衡有阴阳之分,心阳不足,心寒乏力;心阴不足,久热伤气。舌为心之窍,所以,大家可以通过舌的情况来具体判断"神伤"的情况。比如,舌尖有溃疡者,舌白为阳虚,舌红为阴虚;长吁短叹、自汗者为阳虚,面红燥热、盗汗者为阴虚;心区憋闷、透不过气、心里怯懦者为阳虚,而心区燥热、烦闷、易发火者为阴虚;"舌为心之苗",舌嫩胖而苔白者为阳虚,舌瘦而苔燥红者为阴虚。不难看出,心神有其实际的意义,并不像很多人说的那样是看不见、摸不着的东西。

食到病除,五脏不虚自然老当益壮

病了,其实是"虚"了;不同病症,其实就是五脏"虚"后的不同表现。如何调补?不同的虚证均可采取食补的方法,但根据虚损脏腑的不同,食补也略有侧重。

【临床表现】以心悸、自汗、气短、胸闷、动则加重为主要表现,多见于惊悸、不寐、胸痹、虚劳,以及西医临床上的心律失常、心脏病、贫血、神经衰弱等疾病。

【食补参选】常选桂圆肉、小米、莲子、猪心、兔肉等。

【临床表现】肝脏功能活动减弱,临床以疲乏胁痛、耳鸣眼花、易于惊恐等为主要表现,常见于月经不调、胁痛、不寐,以及西医临床上的慢性肝炎、神经官能症等疾病。

【食补参选】食补可选食猪肝、猪肚、胡萝卜、大枣、蜂乳等。

【临床表现】脾气不足,运化水谷精微功能减退,主要临床表现有为脘腹胀满,食后为甚,口不知味,甚至不思饮食,大便溏薄,精神不振,形体消瘦,肢体倦怠,少气懒言,面色萎黄等,常见于泄泻、胃脘痛、腹痛、水肿、痰饮、哮喘、痿证、小儿疳积,以及西医临床上的慢性胃肠炎、慢性肾炎、慢性支气管炎、支气管哮喘等疾病。

【食补参选】食补可常选食胡萝卜、榛子、花生、荔枝、甘蔗、桂圆、莲子、猪肚、牛肚、羊肚、牛肉、鸽肉、鹌鹑肉、鸭肉、饴糖、蜂蜜等。

【临床表现】肺气虚损不足，临床以咳嗽乏力、畏风自汗、声音低怯、喘息气短、易感外邪等为主要表现，多见于咳嗽、哮喘、自汗，以及西医临床上的慢性支气管炎、支气管扩张、肺气肿、肺源性心脏病等。

【食补参选】食补可常选猪肺、鲫鱼、核桃、百合、花生、杏脯、枇杷等。

【临床表现】肾气不足、肾生理功能减弱，临床以腰膝酸软无力、神疲乏力、听力减退、小便频数、遗精早泄、带下清稀为主要表现，常见于虚劳、腰痛、阳痿、遗精、眩晕、水肿，以及西医临床上的腰肌劳损、低血压、慢性肾炎、慢性肾衰竭等。

【食补参选】食补可选食猪肾、猪骨髓、板栗、核桃仁、黑芝麻等。

宜食苦，降泄心火宜多吃"苦"

吃饭大有学问，远远不是填饱肚子就好，也不是吃点山珍海味就是吃好，而是要吃对。中医学认为，食物有酸、苦、甘、辛、咸5种基本的味道，不同食物有不同的味道。不同的味道与人体五脏各有其亲和性。

早在两千多年前，中医经典著作《黄帝内经》就提出人要健康，就要吃五色、五味食物。五色是指青、赤、黄、白、黑，可应肝、心、脾、肺、肾，五味即酸、苦、甘、辛、咸，可滋补肝、心、脾、肺、肾。五味分入五脏，各有阴阳偏差，"辛甘发散为阳，酸苦涌泄为阴，咸味涌泄为阴，淡味渗泄为阳"。人体作为内外统一的有机整体，通过五味、五色调和并且顺应五态，就可以调整人的容颜和身体。

苦入心，性苦的食物可以养心。不偏不倚成就了大道中庸，中庸不是一条特立独行的路线，而是一种融合的结果。事实上，养生也是这样，找到一个尽可能多的结合点，往往是养生能很好发挥疗效的总则。比如养心要吃苦性食物，这是一个孤立的原则，再结合季节来考虑，中医说"夏养心"，结合起来，往往会收到很好的养生效果——心功能需要调理，夏天多吃苦性食物。

这是因为，心为"火脏"，火多了将变成炎症，这个时候，最好吃点苦性的食物，换句话说，心如果出现了"火灾"，是需要用"苦味"之水来浇灭的。因为，在中医学看来，苦的食物具有清热解毒和消炎泻火的功效。如：苦瓜、苦菜、灵芝、茶叶、苦丁茶、银杏茶等，都为心脏所喜欢。

再者，如果已经患了心脏病，那么，饮食的总原则是吃苦味食物，但是也要因你的症状而异。假如你的正气虚，以吃酸性的东西为主，用以补正气；假如你的正气实，要以吃咸、甘的东西为主，用咸食软化，用甘味将邪气排出。这就和我们穿衣服时会随季节的变化而变化是一个道理。夏天很热，我们会穿很少的衣服；冬天变得冷了，我们开始穿得厚了。但是这个"厚"会因人而异,比如一些老年人、小孩儿因为抵抗力较差,会穿得比较厚一点,而成年人相对来说抵抗力较强,穿得会少一点。结合养生来看,夏天出汗多,人体最易丢失津液,所以要适当吃酸味食物,如柠檬、乌梅、草莓、番茄、葡萄、山楂、菠萝、芒果、猕猴桃等,可预防流汗过多而耗气伤阴,还能起到生津解渴、健胃消食的功效。如果炒菜时在菜看中加点醋,醋酸还可杀菌消毒,防止胃肠道疾病发生。所以,同样是养生,有一个主线,但并非是一种绝对原则,否则,或者过犹不及,或者食不对胃反而会出现健康问题。但是不管怎么样,夏天不管大人还是小孩儿,都会穿得比较少,这和养心还得傍着"苦"走是一个道理。

最后还要强调的一点是,吃苦味食物虽可以让你远离上火的烦恼,但苦味食物不可过食,因为吃得太多或者长期食用容易损伤脾胃,引起恶心、呕吐等不适。同时苦味食物容易损伤人体的阴液,因此这里尤其要提醒老年人,如果平素有形体消瘦、手足心热、午后低热、夜间盗汗等阴虚体质的表现,选用清苦降火的茶叶要慎重!中医讲,苦入心,化燥伤阴。而人体阴液,是老年人的至宝。"阴涸则死",也是中医的古典名言。

赤入心,养心多吃红色食物

饮食是健康的基础,"民以食为天"说的也就是这个道理。事实上,这也是中医一直强调要"吃好饭"的一个最大原因。中医学认为"药食同源",所以,吃好饭对人体的健康很重要,但是吃饭不能乱吃,因为不同的食物进到身体里的去向及效能是不一样的。从身体健康来讲,中医学认为不同颜色的食物不仅可以治疗不同的疾病,还可以保证自身血"质"的良好。

《黄帝内经》说"赤为心"。即如果用五色来配属五脏的话,那么,赤色配属于心脏。所以,心功能不好的人可多食红色食物。常见红色食物有红薯、红枣、番茄、胡萝卜、红辣椒、红豆、山楂、香椿、草莓等。

以红薯为例,据《本草纲目拾遗》等古代文献记载,红薯除了具有健脾胃、强肾阴之外,还具有很好的"补虚乏、益气力"的功效,可以使人"长寿少疾"。还能补中、和血、暖胃、肥五脏等。从现代医学的角度来看,红薯含有丰富的淀粉、膳食纤维、胡萝卜素、多种维生素以及钾、铁、铜、硒、钙等10余种微量元素和亚油酸等,营养价值很高,每100克鲜红薯仅含0.2克脂肪,可产生414千焦(99千卡)热量,大概为大米的1/3,是很好的低脂肪、低热能食品,还能减肥、健美,被营养学家称为营养最均衡的保健食品。

而来自日本国家癌症研究中心最近公布的20种抗癌蔬菜"排行榜"中,红薯名列首位,其他有芦笋、花椰菜、卷心菜、西蓝花、芹菜、倭瓜、甜椒、胡萝卜、金花菜、苋菜、荠菜、苤蓝、芥菜、番茄(西红柿)、大葱、大蒜、青瓜、大白菜等。不过,需要说明的是,红薯虽好,不能一次吃个够,否则还会出现腹胀、烧心、打嗝、反酸、排气等不适感,体质差者,一般不主张生吃,最好是蒸透煮熟了吃。

养心安神，这里为你推荐一道红薯大枣粥：以红薯150克，大枣8枚，粳米30克，红薯切成块加适量水与大枣，粳米下锅煮，30～40分钟后，还可以加入少量红糖食用。此粥不仅可以养心安神，还能治疗失眠。除粥外，也可以用红枣做一点红枣葱白汤，温服也能起到养心的功效，对防治神经衰弱导致的失眠有很好的恢复作用。具体说来，即用红枣20枚，葱白8根，把红枣泡发后加水250毫升，用中火煮20分钟后加入葱白，继续用小火煮15分钟即成。温服，每天1～3次，每次150～200毫升即可，还能健脾胃。

需要说明的是，赤入心，但并非红色食物吃得越多越好，也并非关于心的所有问题都可以用红色食物去平抑和防治。比如，如果阳气偏盛，需要做的就是滋阴抑阳，调养心肾，这个时候从中医的角度来看，就要"以水济火"。因为水可以克制太盛之阳气火，所以，即使是养心，有时也需要进食一些黑色食物，以帮平抑盛阳，补益心气。

对症食单

丹参

养血安神，防止心烦失眠

味苦，性微寒，归心、心包、肝经

丹参的别名有红丹参、赤丹参、血参、紫丹参、赤参、红根等，为多年生直立草本，高30～80厘米。全株密生黄白色柔毛及腺毛。根圆柱形，肉质，多分枝，鲜时表面棕红色，断面肉白色，渐变粉红色，干后呈棕红或暗棕红色。茎四方形，有纵槽纹。叶对生，单数羽状复叶，小叶通常3～5片；小叶片卵圆形、椭圆状卵形或宽披针形，先端尖，基部圆形，两面均有疏柔毛，叶背面较密，边缘有圆齿。4～8月开花，花紫蓝色，排列成总状花序生于枝顶或叶腋，5～9月结果，果实椭圆形，黑色。根春、秋挖，晒干备用。

对老年人的好处

丹参具有清心除烦、养血安神、活血通络的功效。老年人可以用来降低血脂，还可以用于治疗老年人冠心病、心绞痛、动脉粥样硬化、心悸不安、心烦失眠等症。

老年人养生药膳

丹参饮：丹参30克，檀香、砂仁各6克。水煎服。行气止痛，活血化瘀，老年人可以用来治疗心胃诸痛。

附方：

方1：丹参、金银花、土茯苓、赤芍各30克，当归、川芎各15克。水煎服。老年人血栓闭塞性脉管炎。

方2：丹参、柏子仁、夜交藤(何首乌藤)、酸枣仁各10克，远志5克。水煎服。老年人心律失常,不眠。

燕麦

养心益脾,润肠佳品

味甘,性平,归胃、大肠经

燕麦,又称莜麦、野麦、雀麦、夏燕麦和裸燕麦等,是一年生或二年生草本植物,其叶细长而尖,花绿色,小穗上有细长的芒,子实可食,也可做饲料。是一种低糖、高营养、高能量食品。将燕麦的子实磨成面粉后即是燕麦面,这是一种高蛋白、高脂肪的谷类食品,营养价值居粳米、小米、白面、高粱粉、玉米粉等九种粮食之首,其招牌营养素不但含量高,而且质量优,是较受现代人欢迎的食物之一。燕麦经过精细加工制成麦片,使其食用更加方便,口感也得到改善,成为深受欢迎的保健食品。

对老年人的好处

中医学认为燕麦味甘性平,无毒,有健脾益气、补虚止汗、养胃润肠的功效。明代李时珍发掘整理出了它的药用价值,"燕麦甘凉,祛烦养心,降糖补阴,强肾增能,养颜美容"的辨析考证载入《本草纲目》。因此,老年人多食用燕麦,不但可以预防动脉硬化、糖尿病、冠心病,还可以辅助治疗脂肪肝、糖尿病、便秘、水肿等症。

老年人养生药膳

山药燕麦粥:燕麦片 100 克,山药 50 克。山药洗净去皮,与燕麦一同入锅,再加入 500 毫升水,文火煮,边煮边搅,直到燕麦片和山药煮烂即可。有健身益寿的作用,是糖尿病,高血脂,高血压患者的膳食佳品。

燕麦牛奶汤:燕麦粉 50 克,鸡蛋 1 个,鲜牛奶 100 毫升。将燕麦粉用适量清水调成糊状,鸡蛋打匀。锅置火上倒入清水适量,水沸后倒入燕麦糊、鸡蛋,搅匀后起锅,冲入牛奶即可。适用于更年期综合征、老年人多汗症及发汗过度致虚证。

灵芝

止咳平喘,养心安神

味淡、微苦,性温,入心经

灵芝,别名灵芝草、之秀、紫芝、赤芝、黑芝、菌灵芝。一年生附生真菌,子实体伞状,木栓质。菌盖半圆形或肾形,宽 5 ~ 12 厘米,厚 1 ~ 2 厘米,盖面黄褐色或红褐色,有光泽,有不明显的环状棱纹和放射状皱纹,边缘较薄,全缘或波状。管口面乳白色,后变为浅褐色或红褐色;管口圆形,每 1 毫米约 5 个;孢子褐色,卵形,极细小,粉末状。菌柄侧生,长 8 ~ 10 厘米,呈扁圆形,粗 1 ~ 1.5 厘米,红褐色或黄褐色。子实体于夏、秋季采收,晒干或晾干备用。

对老年人的好处

灵芝具有补虚安神之功,为养心安神之佳品,常用于心气虚、心脾两虚、气血不足等所致的心神失养证。症见神疲体倦、心悸、失眠、多梦、健忘、食欲不振者,老年人可单用本品研末吞服,或与当归、酸枣仁、龙眼肉等同用。

老年人养生药膳

灵芝桑葚饮:灵芝9克,桑葚子15克。煎服。养血安神。主治老年人失眠多梦,精神疲倦,心悸怔忡,健忘呆滞,舌淡,脉细。

灵芝酒:灵芝50克,白酒500毫升。将灵芝粉碎后加入白酒中,常温下浸泡1个月,酒呈棕红色即可。每日3次,每次10毫升,饭后服。止咳平喘。主治老年人心悸,痰白如沫,咳吐不利。

第二节　肝脏——排毒不添堵,身体不受苦

膳食、经络双疗法,有效对抗脂肪肝

脂肪肝属于中医学"积证"、"积聚"、"痰浊"、"肥气"等范畴,是因脂质在肝内的堆积所致。造成脂肪肝的原因很多,肥胖是一个重要原因,营养素摄入不足也会引起脂肪肝,酗酒、糖尿病、肝炎患者吃糖过多等原因都会引起脂肪肝。临床许多药物可影响肝内合成运输脂肪的载脂蛋白,以致中性脂肪在肝内聚集形成脂肪肝。脂肪肝通常无症状,往往在体检时因无触痛性肝肿大而被发现,但也可因右上腹痛、触痛及黄疸而被发现。常有肝区疼痛或不适,食欲减退,脘腹痞胀,溏便,少数可有轻度黄疸。

需要特别说明的是,脂肪肝不仅仅是吃出来的,也不是人们通常所认为的那样,只有喝酒才会有脂肪肝。事实上,脂肪肝也可能"饿"出来,过度饥饿也会造成肝脏代谢障碍,导致脂肪大量堆积在肝部,目前盛行减肥,因此必须引起高度重视。

分型论治

肝郁气滞型:常见症状为胁肋胀痛,胸脘不舒,时欲太息,恶心纳呆,腹胀乏力,大便不畅,舌质淡红,苔白,脉弦。治疗宜疏肝理气,健脾和胃。方用柴胡香附汤加减,柴胡、白芍、山楂各12克,枳壳、香附、虎杖、陈皮、川楝子、郁金、莱菔子各10克,甘草6克,水煎服,每日1剂。

痰湿内阻型:常见症状为右胁隐痛,脘腹胀满,恶心欲吐,痰涎壅盛,头困身重,舌胖

大、苔白腻,脉象弦滑。治疗宜化痰祛湿、理气和中。方用苍术陈皮汤加减,苍术、陈皮、皂角刺、胆南星、香附、草决明各10克,半夏、茯苓、柴胡、白芍、枳实各12克,水煎服,每日1剂。

气虚血瘀型:常见症状为胁下刺痛,腹部胀满,气短乏力,神疲脚倦,舌质淡紫、边有瘀斑,脉象细涩无力。治疗宜健脾益气,疏肝化瘀。方用枳实茯苓汤加减,枳实、茯苓、三棱、赤芍、丹参、虎杖各10克,白术、党参、黄芪各15克,柴胡12克,三七粉、山楂各30克,水煎服,每日1剂。

推荐食谱

山楂首乌汤

【原料】生山楂、何首乌、泽泻、黄精各30克,丹参、虎杖、草决明各20克,柴胡10克,生大黄3克(后下),荷叶15克。

【做法】每日1剂,水煎服。1个月为1个疗程,治疗3个疗程。

【功效】泻热祛瘀,消食化积,养肝健脾。主治脂肪肝。玉米须麦芽汤

【原料】玉米须、麦芽、丹参、茯苓各30克,生山楂、何首乌、赤芍、当归、白术各15克,丹皮、青皮、陈皮、柴胡、黄芩、甘草各10克。

【做法】每日1剂,水煎服;20剂为1个疗程。

【功效】降脂利湿,疏肝理气,活血化瘀。主治脂肪肝。

山楂泽泻汤

【原料】生山楂、泽泻各20～30克,丹参、生何首乌、草决明、黄精、虎杖备15～20克,白芍、醋柴胡各10～15克。恶心者,加法半夏10克;腹胀者,加炒莱菔子15克;吐酸水者,减山楂剂量,加乌贼骨20克。

【做法】每日1剂,水煎,分2～3次服。1个月为1个疗程。

【功效】主治脂肪肝。

生活宜忌

调整饮食:调整饮食是治疗脂肪肝很重要的一环。特别是营养失调性脂肪肝,不可营养过度,也应避免营养缺乏。饮食需高蛋白质、少量脂肪和糖类。摄入过多的糖类会增加胰岛素分泌,促使糖转化为脂肪。应选择富含不饱和脂肪酸的植物油。

少饮酒:乙醇(酒精)对肝脏的损害超过任何一种食物,当过量的乙醇进入肝中时,肝脏就会失去其功能。乙醇可以引起肝细胞的急性损伤,使血清氨基转移酶上升,导致脂肪肝、酒精性肝炎和肝硬化。

青入肝，老人养肝多挑青食

为什么青色的食物能养肝？中医学认为"肝主青色，青色如肝经"。也就是说青色的食物可以起到养肝的作用。之所以说少吃油炸食品实际上也是在给肝"减负"。因为辛辣、刺激、荤腥、油炸的食物会增加肝的负担，人干的活多了，就会被累倒，肝也是一样，也会出问题。从现代医学的角度来看，肝脏需要不断地用青色微酸的食物来滋养它，青入肝，青色食物可养肝、舒肝。

很多有养生经验的饮酒者，一般会配一点青梅子，这样青色和酸味就会对喝酒者的肝脏起到双重保护作用，从而减少乙醇（酒精）对肝脏的损害。

从致病的因素来看，气候是一个很重要的自然因素，春季的气候特点与人体的肝脏有着密切的关系。传统养生学理论认为"春与肝相应"，所以，春季的养生保健方法应以保养肝脏为主。如果肝的功能正常，人体的气机就会通畅，气血就会和谐，各个脏腑的功能也能维持正常工作。"清肝"则是其中非常重要的方法之一。所谓"清肝"是指清泄肝火以预防肝气升发太过或肝火上炎，可多吃一些青色食物如香菜、香椿、芹菜等，还有如青苹果等水果也能滋养肝脏。

（1）香菜

香菜又名芫荽。中医学认为香菜辛温香窜，内通心脾，外达四肢，辟一切不正之气，有温中健胃的作用。但因香菜味辛能散，多食或久食，会耗气、损精神，进而会引发或加重气虚。做汤加上香菜可增加汤的清香；烹制畜肉类菜肴时加些香菜，能除腥膻气味。这里推荐一道来自成都的美食，当地人名为"饭遭殃"的小菜。所谓的"饭遭殃"就是说这道菜很适合下饭之意。

取香菜1把，葱1段，小辣椒10只（不喜辣的可以不放，也可以用尖椒），蒜2瓣，生抽1大匙，糖1匙，盐1匙，香油1大匙，醋1匙，鸡精少许。将香菜去根洗净，切成碎末以便能调匀，然后拌均匀即可。这道小菜不仅口感好，解油腻，还能很好地温中健胃，补肝益气。需要说明的是服用补药或中药白术、丹皮时不宜食用香菜。

（2）芹菜

芹菜，性凉，味甘辛，无毒；入肺、胃、肝经，具有清热除烦、平肝以及凉血止血的作用。从现代医学的角度来看，芹菜含铁量较高，能补充妇女经血的损失，食之能避免皮肤苍白、干燥、面色无华，而且可使目光有神，头发黑亮。春季气候干燥，常吃些芹菜有助于清热解毒，预防肝火过旺。皮肤粗糙及经常失眠、头痛的人可适当多吃些。

取芹菜250克，豆腐干300克，葱、姜、蒜及调料各适量。先将芹菜洗净切丝，豆腐干切丝，将锅置武火上，倒入花生油，烧至七成热，下姜、葱、蒜炒出香味后，加入芹菜丝和豆腐干丝翻炒至熟即可食用。即可起到清肝降火、降压调脂的功效,对高血压病及高脂血症患者也有很好的辅助治疗的作用。

(3)香椿

香椿,味苦、涩,性平,入肝、胃、肾经。具有清热解毒、健胃理气、润肤明目、杀虫、涩血止痢、止崩的功效。香椿芽以谷雨前为佳,应吃早、吃鲜,谷雨后,其膳食纤维老化,口感乏味,营养价值也会大大降低。在做菜前,将洗净的香椿用沸水略焯一下,香椿就会浓香四溢,又脆又嫩,再用来拌豆腐、炒鸡蛋就会更具特色。

最后说说青苹果,"一天一苹果,疾病远离我"是人们熟知的健康口号。中医学认为苹果具有润肠、生津止渴、健脾益胃、止泻、解暑、醒酒等功效。而现代医学也认为苹果含有丰富的纤维素、维生素、糖类、有机酸、矿物质、多酚及黄酮类营养物质,被科学家称为"全方位的健康水果"。这其中青的果酸含量高,更加有利于美容。青苹果生吃即可,最重要的就是清洗掉表面的残留物,尤其是农药等。清洗的方法是:苹果过水浸湿后,在表皮放一点盐,然后双手握着苹果来回轻轻地搓,表面的脏东西很快就能搓干净,然后再用水冲干净,就可以放心吃了。或将牙膏涂在苹果表面当清洁剂,清洗的效果也很好。再就是淀粉清洗法,即用淀粉或面粉放入加水的小盆中,然后洗苹果。三种方法都可以让你将苹果清洗之后,吃得舒心、安心。

对症食单

天麻

平肝息风,镇痛安神

味甘,性平,归肝经

天麻又名赤箭、明天麻,是兰科植物天麻的干燥块茎。质坚硬,不易折断。冬季茎枯时挖出者为"冬麻",质量较好;春季植株出芽时挖出者为"春麻",质量较差。天麻主要产于中国的华中及华南地区。中医学认为天麻具有息风、止痉、祛风除痹的功效,可以有效缓解各种肢体麻木、头痛等症状,是中医治疗大脑及神经系统疾病的常用药物。另外注意,气虚甚者慎服。天麻不可与御风草根同用,否则有患机械性肠梗阻的危险。

对老年人的好处

中医学认为,天麻润而不燥,主入肝经,长于平肝息风,具有息风止痉、平肝潜阳、祛风通络的功效。可用于老年人因为风痰引起的眩晕、偏正头痛、肢体麻木、半身不遂等。

老年人养生药膳

白术天麻汤:天麻、橘红、茯苓各6克,制半夏9克,白术15克,甘草3克。水煎服。

燥湿化痰,平肝息风。

附方:

方1:天麻6克。水煎服。主治老年人头痛眩晕、肢体麻木。

方2:天麻20克,羌活、独活各5克,低度白酒800毫升。将以上方几味药物放入酒瓶中,密封浸泡7日即可温服。主治老年人风蚀痹痛、手足麻木。

方3:天麻、防风、附子各4.5克,酸枣仁7.5克,羌活、官桂、羚羊角各3克,甘草1.5克。水煎服。主治老年人舌强不语,半身不遂。

方4:天麻、牛膝、杜仲、附子各60克。共研细末,温服。主治中老年女性风痹。

木瓜

平肝舒筋,消暑解渴

味酸,性温,归肝、脾经

木瓜,别名楙木。木瓜处处都有,尤以宣城为佳。树木的形状像柰,叶子光且厚。春末开深红色花,果实如小瓜而有鼻,鼻悬花脱落之处,瓜皮呈黄色。治肌肤麻木,关节肿痛,脚气,霍乱大吐,转筋不止。治脚气剧痒难忍,用嫩木瓜一个,去籽煎服。另外作饮汤喝,可以止呕逆,心膈痰唾,消食,止水痢后口渴不止。止水肿冷热痢,心腹痛。

对老年人的好处

木瓜具有平肝舒筋、消暑解渴的功效,老年人食用木瓜可以防治高血压、肾炎、胃病、便秘等,还具有促进新陈代谢和延缓衰老的作用。

老年人养生药膳

木瓜粥:木瓜30克,粳米100克。加适量水熬成粥,再加红糖适量,稍煮溶化即食。小腿抽筋,脚气,水肿。

木瓜汤:番木瓜片100克,蜂蜜30毫升,生姜2克。加水适量共煮沸,改文火再煮10分钟。主治银屑病。

木瓜羹:木瓜100克,银耳15克,北杏10克,银杏12克,冰糖适量。共入锅炖煲20分钟,即可食用。延缓衰老,还可以治疗肝郁所致的咳嗽、痰多带血等症。

木瓜蜜:木瓜4个,白沙蜜1000克。木瓜蒸熟捣烂成泥,兑入白沙蜜和匀装罐内备用。适合老年人治疗关节痛。

第三节　脾脏——气血生化方,养生益脾脏

子夺母气,脾消化不了心兜着走

很多人都担心自己会有心脏病,其原因之一就在于自己吃饱喝足之后,总感觉喘不过气来,感觉心里憋得慌,心跳明显比平常加快了很多。所以,总有挥之不去的阴影,担心心脏是不是有问题。事实上,上述情况如果不是长期的,往往原因还在于脾脏。为什么这么说呢? 这涉及中医一种最为通常的说法:"子夺母气。"

所谓的子夺母气,是从五行相生相克的角度来说的,结合上面的现象来看,心属火,脾属土,火能化生土,所以,火与土有"母子关系",也因此,其对应的心与脾也就有"母子"关系。母子关系,大家最为明白,从生命的角度,没有母就没有子,从精神依赖的角度来看,母亲是子女的港湾,是子女闯祸惹了麻烦的"避难所"。其实,心和脾也是一样。人吃得过饱,脾根本没能力消化那些食物时,就会借心气来帮助消化,这是夺心气,所以很容易诱发心脏病,这就是"子夺母气"。

《针灸大成》中讲道:"人惟饮食不节,劳倦过甚,则脾气受伤矣。脾胃一伤,则饮食不化,口不知味,四肢困倦;心腹痞满,为吐泄,为肠欹。"又说:"举要言之,食必以时,饮必以节,不饱不饥是也。人能饮食如是,不惟脾胃清纯,而五脏六腑,亦调和矣。"

忌大鱼大肉,有钱难买老来瘦

民以食为天,吃吃喝喝天经地义,并没有什么雅俗之分。但就美食而言,长期以来,人们一直有一个错误的观念,即美食就是色香味俱全的食物,其中很多是从嗅觉和视觉的角度来认定的。这里,很多人的健康观念本身就错了。食物美不美并非仅仅是外在的,还有一个内在的,而且美不美是相对每个人的健康状况而言的。套一句最简单的话说,适合你的就是你的美食,否则,不仅不是什么美食,还可能是伤害你健康的毒药。最典型的就是一些本是大补的山珍佳品,但在很多人虚弱的时候服用,往往会要了一些人的命,这在历史上已经有了很多的印证。

现在生活好了,很多人都觉得过去吃那些粗粮的时代也该过去了,整天都能在餐桌上见到大鱼大肉,感觉是一种富足,看到丰盛的美味佳肴甚至有一种自我欣赏的满足。毫不客气地说:"想法很糟糕,后果很严重。"事实上,现在人的生活稍加调节,基本上没有必要担心体质虚弱、营养不够,而今天这鱼明天那肉的,吃得好身体就好吗? 不,吃得太好也是一种偏食。

偏食有宏观的也有微观的。从微观上看,缺乏某一类营养物质或者是维生素就是偏食,这主要是从菜品上来说的。而从宏观上看,荤素不搭配同样是一种偏食,这是从食物的品类上来看的。整天鱼肉,表面上享受了"口福"之乐,但却没有真正让身体享受到"口腹"之乐。再说得明确点,就是食物过了口瘾,但却让肚子承受了偏食的繁重负荷。餐餐大鱼大肉,令脾部不堪重负,脾的工作量增加了,就会出现腰酸背痛等身体表现,就会出现"怠工"现象。表现在身体上,就会有消化不好的情况,对于儿童和老年人,表现会更明显,而在青壮年的话,可能没有明显的异常表现,出现最多的情况就是"光吃不长肉"。所以,这种情况应该考虑的是脾部有问题。

人体消瘦跟脾有关系,这是因为脾的功能不好,因为脾主肌肉。有人以为,消瘦就应该大量补充营养,其实反而不妙,因为脾出问题了,吃进去的营养根本无法吸收而堆积成无用的垃圾,就会变成湿气。这时候,人体自然不能"坐视不管",就会从整体与全局的角度出发,调动元气去化湿,更多地消耗人的能量,所以,接下来就是越来越能吃却越来越虚弱。因此,即使是进补也要先健脾。否则,脾脏力不从心时就可能消极怠工,不将食物精华往上送,反而往下走,让营养随着尿液大量流失。这不但不壮身,反而还会引起疾病,糖尿病又称为脾病,道理就在于此。

光吃不长肉是脾的问题,那么,吃得多还能较好地消化是不是就没有问题呢? 也有,最大的问题就是肥胖。肥胖对人体的危害就可想而知了,什么高血压、高血脂、糖尿病等诸多疾病都跟肥胖有关系,而且"肥胖是疾病的根源"已经达成了共识。胖是吃的问题,归结到底还是脾的问题。当然,再进一步追究"责任"的话,则跟一个人的饮食偏好和生活习惯等诸多因素有关。

健、醒、护、暖,养脾四法

夏天由于天气炎热难熬,人们一般会大量食用冷饮和瓜果以解热消暑。但由于过食冷饮和瓜果,很多人常常会随即出现不思饮食、全身乏力,甚至消瘦等现象。为什么会出现这种现象呢? 因为瓜果和冷饮性寒,虽能解一时炎热,却极易损伤脾胃,出现上述症状。

下面养脾"四法",交替使用,对脾胃很有益处。

1. 健脾

选用各种药粥健脾祛湿,如莲子、白扁豆、薏苡仁煮粥食用,或银耳、百合、糯米煮粥食用,或山药、土茯苓、炒焦粳米煮粥食用。

2. 醒脾

取生蒜泥10克,以糖醋少许拌食,不仅有醒脾健胃之功,而且还可以预防肠道疾病。

也可常取山楂条 20 克,生姜丝 50 克,以糖、醋少许拌食,有开胃健脾之功。

3. 护脾

老年人宜常按摩腹部,可仰卧于床,以脐为中心,沿顺时针方向用手掌旋转按摩 20 次。同时,散步亦能养脾健胃,可使食欲增加、气血畅通。

4. 暖脾

因食生冷过多,容易寒积脾胃,影响日后的消化功效。此时可用较厚的纱布袋,内装炒热的食盐 100 克,置于脐上三横指处,有温中散寒止痛之功。

在夏季,全国大部分地区均见持续炎热,雨水偏多,暑湿偏盛,故极易造成脾胃功效下降而厌食困倦。因此,不仅在酷暑的夏季,乃至日常调理好脾胃功效,对饮食养生都很有必要。

黄入脾,小米、玉米最能补益脾脏

黄入脾,四时皆养,能起到健脾益胃的功效。那么,黄色食物吃点什么好呢?这里首先为你推荐的就是小米。

小米,又称粟米,通称谷子。谷子去壳即为小米。其味甘、咸,性凉;入肾、脾、胃经;具有健脾和胃、补益虚损、和中益肾、除热、解毒之功效;主治脾胃虚热、反胃呕吐、消渴、泄泻。《本草纲目》中讲到,小米"治反胃热痢,煮粥食,益丹田,补虚损,开肠胃"。从现代医学的角度来看,每 100 克小米含蛋白质 9.7 克,比粳米高,脂肪 1.7 克,碳水化合物 76.1 克,都不低于稻、麦。一般粮食中不含有的胡萝卜素,小米每 100 克含量达 0.12 毫克,维生素 B_1 的含量位居所有粮食之首。

那么,怎么吃小米呢? 取小米 30 ~ 50 克,红糖适量。然后将小米如常法煮粥,加糖,可作为自己或者孩子的早餐食用。具有补中益气、和脾益肾的功效,尤其是对那些消化不良、食欲不佳、小儿疳积及病后、产后体弱者更为适用。

此外,较为常用的还有一种做法,即将小米和绿豆、玉米等放在一起,最好还可以放些红枣、花生等。比如南瓜小米粥。先取绿豆、小米、玉米渣(和小米大小差不多的)、南瓜、红枣、花生各适量。然后将南瓜洗净去皮,切成小块(到最后都熬烂了);把其他材料也洗干净,入锅,加水,点火,等水开;除绿豆之外其他的材料都放入锅内,防止溢出可以在锅里滴一点食用油;熬大概 10 分钟,再加入绿豆,继续熬,熬到南瓜烂掉,绿豆快要开花就可以了。

除了小米之外,再就是玉米,玉米又称玉高粱、御米、御麦、玉麦、包谷、包米。其味甘,性平。能调中健胃、利尿。常用于治疗脾胃不健,食欲不振,饮食减少;水湿停滞,小便不利或水肿;高脂血症、冠心病等症。相对于小米而言,玉米的做法更多。比如,常见的就有鸡蛋玉米羹,做这道菜的时候,先取罐头玉米160克,鸡蛋2个,罐头蘑菇40克,淀粉5克,牛奶100毫升,净冬菇25克,料酒25毫升,鲜豌豆粒20克,精盐4克,葱、姜各1克。然后将鲜豌豆放入热碱水中泡一下,捞入凉水中泡凉;炒锅烧热,加油用葱、姜、料酒煸炒;倒入豌豆、蘑菇、冬笋,稍烩后,加水,倒入玉米、鸡蛋、牛奶和盐,开锅后加入淀粉勾芡即可。

此外,还有一道奶香玉米饼,做的时候,先要准备鸡蛋黄2只、面粉100克、新鲜玉米2条、奶油40克(室温放软)及适量的水、盐或糖(吃咸的加盐,吃甜的加糖)。然后将这些材料放在一起,拌均匀成糊状就可以了。可以用平底锅煎或烤箱烤,如果是用烤箱,盘子要铺锡纸或涂层牛油。

对症食单

薏苡仁

清热排脓,健脾益胃
味甘、淡,性凉,归脾、肺、肾经

薏苡仁又名苡米、薏米苡仁、薏仁、米仁、六谷米、药玉米、菩提珠、回回米和裕米等,是禾本科植物薏苡的种仁。薏苡仁属多年生植物,茎直立,叶披针形,其子实卵形,白色或灰白色,既可食用,又可药用,性凉,味甘甜。由于薏苡仁的营养价值很高,被誉为"世界禾本科植物之王",在欧洲,它被称为"生命健康之禾"。

对老年人的好处

薏苡仁具有健脾益胃、除痹胜湿、利水消肿、清热排脓的功效。中医学认为薏苡仁和薏苡仁根有健脾、补肺、清热、利湿的作用。近年来经试验和临床观察,薏苡仁对癌细胞有抑制作用,将它煎水代茶饮用,对黄疸肝炎、急性和慢性肾炎以及泌尿系结石者有良效。尤其适宜于肠、胃、肾、肺部老年癌患者。

老年人养生药膳

百合薏苡仁粥:薏苡仁50克,百合15克,蜂蜜。将薏苡仁、百合洗净,放入锅中,加水适量,煮至薏米熟烂,加入蜂蜜调匀,出锅即成。健脾益胃、泽肤祛斑,可用于治疗妇女面部雀斑、痤疮、湿疹等症。

木瓜薏苡仁玉竹汤:木瓜500克,生熟薏苡仁、玉竹、怀山药各15克,炖肉(3块),水(10碗)木瓜去皮切块,将材料洗净放进煲内,水滚转文火煲2小时,加盐即可。利水去湿,健脾胃,还可润肠通便。

薏苡仁杏仁粥:薏苡仁粉20克,杏仁粉5克。熟薏苡仁粉,杏仁粉。用温开水冲服。

饭后服用。强健脾胃,润泽肌肤,行气活血。

粳米

补脾胃,养五脏,壮气力

味甘,性平,归脾、胃经

粳米是禾本科草本植物稻(粳稻)的种子。又称大米、硬米。是稻米中谷粒较短圆、黏性较强、胀性小的品种。我国各地均有栽培。有早、中、晚三收。即在六七、八九或十月采收成熟果实,晒干,碾去皮壳用。

对老年人的好处

具有健脾养胃、止渴除烦的功效,适宜一切体虚之人、高热之人,久病初愈、消化力弱的老年人尤为适用,但糖尿病病人不宜多吃。

老年人养生药膳

生姜大枣粥:苏叶10克,生姜3片,粳米50克,大枣10克,盐少许。将米放入锅中,简单干炒一下,再放入水,用勺子将米搅拌均匀后,放入大枣和生姜片,文火慢煮,直到粥煮熟,放入少许盐。具有祛寒、祛痰、补气、除痘、平喘的作用。

杏仁粥:杏仁(去皮)20个左右,粳米50克。将粳米洗净,加工,先煮粥,快熟时加入杏仁继续煮至熟,然后加少许白糖或食盐。可以止咳定喘、健脾润燥。

防风粥:防风15克,葱白2根,生姜3片,粳米50克。先将粳米煮熟,快熟时加入防风、葱白和生姜,可适量加盐。清热祛风,散寒止痛,适用于老年人风寒感冒引起的肠鸣泻泄、畏寒发热、骨节酸痛、鼻塞声重等病症。

牛肉

补中益气,滋补脾胃

味甘,性平,归脾、肾经

牛肉是中国人的第二大肉类食品,仅次于猪肉,牛肉以菜牛肉和黄牛肉为佳,蛋白质含量特别高,达到20%左右,比猪肉、羊肉都要多,而脂肪含量低,所以味道鲜美,受人喜爱,享有"肉中骄子"的美称。

对老年人的好处

中医学认为,牛肉有补中益气、滋养脾胃、强健筋骨、化痰熄风、止渴止涎的功效。牛肉含有丰富的蛋白质,氨基酸组成比猪肉更接近人体需要,所以能够提高机体抗病能力,对手术后、病后调养的老年人特别补益。

老年人养生药膳

牛肉返本汤:牛肉 250 克,山药、莲子、茯苓、小茴香(布包)、大枣各 30 克。牛肉切块,加上料加水适量,小火炖至烂熟,酌加食盐调味,饮汤吃肉。药物除小茴香外,均可食用。适用于老年人脾胃虚弱,气血不足,虚损羸瘦,体倦乏力。

温中开胃牛肉脯:牛肉 500 克,以胡椒、砂仁各 3 克,荜茇、橘皮、草果、高良姜、生姜各 6 克。共研成细末;姜汁、葱汁、食盐和水适量。一同将肉拌匀,腌二日,煮熟收汁。取出切片食,或切片后烘干食。用于老年人脾胃虚寒,脘腹隐痛有冷感,不思饮食。

牛肉浓汁:牛肉 500~1000 克。将牛肉切成小块,加水适量,用小火煮成浓汤,少加食盐调味,时时饮用。适用于老年人脾胃虚弱,营养不良,面浮足肿,小便短少,或脾胃阴虚,消渴多饮。

荸荠

解热止渴,开胃消食

味甘,性微寒,归肺、脾、胃经

荸荠,俗称马蹄,又称地栗,荸荠为扁圆形,直径约为 4 厘米,表面平滑有光泽,紫红色或者黑褐色,产于沙质土壤的黑泥中。因它形如马蹄,又像栗子而得名。称它马蹄,仅指其外表;说它像栗子,不仅是形状。连性味、成分、功用都与栗子相似,又因它是在泥中结果,所以有地栗之称。荸荠皮色紫黑,肉质洁白,味甜多汁,清脆可口,自古有"地下雪梨"之美誉,北方人视之为"江南人参"。荸荠通常用做水果生吃,又可做蔬菜食用,是大众喜爱的时令之品。

对老年人的好处

荸荠具有清热止渴、解热止渴、开胃消食、温中益气的功效。可用于老年人痢疾、便秘等疾病。现代医学研究发现,荸荠中含有的"荸荠英",对金黄色葡萄球菌、大肠挨希菌、产气杆菌及铜绿假单胞菌均有一定的抑制作用,对降低血压也有一定效果。这种物质还对癌肿有防治作用。

老年人养生药膳

荸荠酒:荸荠 60 克,米酒 1 杯。荸荠捣烂绞取汁液,加入米酒 1 杯煎热。荸荠能凉血而止血;米酒可助药力,其性温,可使全方药性趋于平和。用于大便下血。

荸荠梨汤:荸荠 10 个,梨 2 个。去皮切块,加适量水煮开后饮用。止渴解毒,温中益气。

荸荠柽柳汤:荸荠 90 克,柽柳叶 15 克(鲜枝叶 30 克)。将荸荠、柽柳叶一同水煎。温中益气,消风毒。适用于老年人麻疹透发不快。

荸荠麦冬莱菔汤:鲜荸荠 120 克,鲜萝卜 250 克,麦冬 15 克。荸荠和萝卜捣烂,绞取汁液,加入麦冬。用于阴虚肺热,咳嗽痰多。

白术

燥湿利水,健脾益气

味苦甘,性温,归脾、胃经

白术,别名山蓟、马蓟、山姜、山连等,春天开始生苗,青色没有枝丫,茎好像蒿干状,青红色。夏天开花紫绿色,也有黄白色的,根的形状像姜,皮是黑色的,心是黄白色,中间有紫色的膏液。它的根可以吃,嫩苗也可以吃。主产于浙江、安徽、江西、湖北、湖南等地。

对老年人的好处.

止汗除热,暖胃消食。主要治疗老年人心腹胀满痛、胃虚不利等症。

老年人养生药膳

白术半夏天麻汤:白术 15 克,半夏 9 克,茯苓、天麻、橘红各 5 克,生姜 1 片,大枣 2 枚。水煎服。健脾平肝,燥湿化痰。

玉屏风散:白术、黄芪各 12 克,防风 5 克,大枣 1 枚。水煎服。健脾益气,固表止汗。主治老年人面色苍白、舌淡苔薄白、脉浮虚。脾胃阳虚者忌用。

白术参苓散:白术、陈皮、山药、人参、茯苓各 1000 克,桔梗、炒薏苡仁、砂仁、莲子肉各 250 克。水煎服。渗湿止泻,健脾益气。主治脾虚生湿、饮食减少、形体消瘦、面色萎黄等症。

附方:

方 1:白术末。水服方寸匕(约等于 2.74 毫升)。主治老年人胸膈烦闷。

方 2:白术 200 克,酒 30000 毫升(3 升)。合煮,分顿服。主治老年人胳卒中(中风)口噤。

方 3:白术末。饮用(约等于 2.74 毫升),每日 2 次。主治老年人自汗不止。

方 4:白术 250 克,白芍 50 克。用米饭做成梧子大的丸,每次用米汤饮下 50 丸,每日 2 次。主治老年人脾虚泄泻。

第四节　肺脏——人活一口气，必先养肺气

肺主气，气调则营卫脏腑无所不治

《素问·五脏生成篇》说："诸气者，皆属于肺。"这也就是中医学上常说的"肺主气"，从其本身的含义来看，指的是肺有化生、调节人体宗气、营卫之气、清阳之气等后天之气的功能，在人体生命活动中发挥着重要的作用。而从所主的具体"气"来看，则有主宗气以及宗气的运行，主营卫之气的生成以及营卫之气的运行，再就是主清阳之气以及清阳之气的运行三个基本的方面。

第一，主宗气及宗气运行

何谓宗气？《灵枢·邪客》中说："宗气者，积于胸中，出于喉咙，以贯心脉而行呼吸焉。"就其生成来看，肺具有关键性的作用，因为生成宗气的清气和谷气要由肺气化合生成。肺气之强弱直接影响宗气生成量的多少。很显然，一个人如果总好像气上不来，供应不上，那么，这个人多有肺气虚的现象，因为肺虚，所以宗气生成不足，自然就会出现语言低微、身倦乏力等气虚不足的症状。如《灵枢·本神》说："肺气虚……少气。"《灵枢·海论》云："气海不足，则气少不足以言。"所以，凡是说话都有气无力的人，一定是肺脏有病。也正是缘于此，所以，《素问·通评虚实论篇》指出："气虚者肺虚也。"

第二，主营卫及营卫运行

《灵枢·营卫生会》云："人受气于谷，谷入于胃，以传于肺，五脏六腑，皆以受气，其清者为营，浊者为卫。"所谓的"清者为营，浊者为卫"，指的是水谷精微在与肺气结合后的一种分化。具体说来，食物"入于胃"，在脾的参与之下，尽管有水谷精微化生，但终未分出气、血、津液之形。说得通俗一点，此时还是"一锅粥"的状态。而如何对食物化生的精微进行分化呢？这时候就要依靠肺气的参与。精微之清与清气相合就成为了营气，而精微之浊与清气相合就成为了卫气。从这一生成关系来看，如果营气亏虚，为肺气虚弱，生成不足，发汗之品，其味多辛。《素问·宣明五气篇》认为"气病勿多食辛"。在肺气亏虚的情况下，再用辛温发汗之品，则肺气更虚，营气生成更加不足。所以，很多病的调理都要从肺的角度出发，因为只有肺气通畅，卫气正行无阻，病才能自除。

第三，主清阳之气及运行

所谓的清阳，指的是轻清阳和之气。《素问·阴阳应象大论篇》云："清阳出上窍。"

由此可见,清阳之气的功能主要是温润头面诸窍,以帮助人能看得清、听得清等。《灵枢·邪气脏腑病形》说:"其精阳之气上走于目而为睛,其别气走于耳而为听。"那么,这跟肺气有什么关系呢? 很简单,清阳之气要温运,需要依靠肺气的宣发。若肺气虚弱,或邪扰于肺,不能宣发清阳于头面清窍,可见鼻塞、耳鸣耳聋、头晕目眩或目赤、鼻干、咽痛等症。

说了这么多,呼吸什么样的空气,从表面上看,我们自身无力控制。比如,你在广州,你呼吸的就是广州的空气,你在北京,你吸进去的就是北京的空气;而在城市里的人呼吸的是城市繁华下的空气,在农村的人享受的是田园风光带给人们的空气。

如何养生呢? 尽管空气的质量人们多无法选择,但呼吸的方式却可以改变。这里为你推荐腹式呼吸法,具体做法:伸开双臂,尽量扩张胸部,然后用腹部带动来呼吸,能增加肺容量,尤其有利于慢性阻塞性肺部疾病(慢阻肺)和肺气肿病患者病情的恢复。腹式呼吸很简单也很好判断。需要掌握的是,在采用腹式吸气的时候,人的腹部是胀大鼓出来的,而在呼气的时候,则是凹进去的。与日常很多人进行的肺式呼吸正好相反。腹式呼吸的时候,要尽可能吸进更多的空气,以便能将肺部及腹部充满,随着腹部鼓起的同时,依然不能停止,仍然要使尽力气来持续吸气,不管有没有吸进空气,只管吸气再吸气。然后屏住气息4秒,此时身体会感到紧张,接着利用8秒的时间缓缓地将气吐出。

此外,快速吸满一口气,吐气时像吹口哨一样慢慢"吹"出,目的是让空气在肺里停留的时间长一些,让肺部气体交换更充分,支气管炎病患者可常做。再就是戒烟,并避免二手烟的危害,不要在空气污浊的地方长期逗留。

猪肺、羊肺、牛肺,老人补肺有别!

"吃啥补啥"是人们常说的补养原则,也就是中医书上说的"以脏补脏"。中医学认为,动物脏器属"血肉有情之品",自然"同气相求"。而从生物学观点看,兽类与人在长期演变、发展过程中,其脏腑的组织结构、化学成分与生理功能等方面,都有共同的特点。这里的"补"并非是狭义的,而是具有更为广泛的概念,即是通过动物内脏所含的物质调控人体有关脏器的生理功能,最终达到治疗疾病的目的。临床上,就有采取服用鸡内金的方法治好不少结石患者的病例。道理很简单,鸡吃了沙石都能消化掉,说明其胃具有这种功能,所以,服用鸡内金(鸡胗子)能助消化、治结石。

从补肺气的角度来看,农村家中的牲畜就有很好的补肺作用,但各又补益不同。具体说来,可以选用猪、羊、牛的肺脏,猪肺可清补肺经,适用于虚烦咳嗽、吐血、咯血,最好与青萝卜同煮服用;羊肺适用于肺虚、小便不利等症,可与杏仁、柿霜、白蜜等同煮食用;牛肺适合肺虚气逆等症。那么,怎么搭配吃才能更好发挥其补益作用呢?

猪肺,味甘,性平,归肺经。这里为你推荐一道补肺的猪肺食疗方——猪肺杏仁白菜汤。先取猪肺、白菜各500克,再取杏仁40克,姜4克。将清洗干净的猪肺控干水,置锅中干煎至水分略干,取出切小块,与白菜、杏仁、姜同入煲约煮2小时。汤成,加入调味即可。

羊肺,味甘,性平,归肺经,具有补肺、止咳、利水的功效,可以主治肺痿、咳嗽气喘、消渴、水肿、小便不利或频数等症。羊肺最简单的做法就是煎汤内服。此外,比较经典的就是蛤蚧羊肺汤。具体做法是,先将把蛤蚧眼去除(有毒不能使用),清洗干净,烘干,研成粉末,待用。然后将羊肺洗干净后切片,将净锅置于中火上,加水适量,放入羊肺,烧沸后,撇净浮沫,加绍酒、花椒、生姜末、蛤蚧粉,炖至羊肺熟透,点入精盐、味精,调好口味,即可食用。每天1次服食,连用3~5天,再改为2~3天1次。此法适用于肺肾阳虚引起的咳喘者,不仅如此,对壮阳还有很好的效果。

牛肺,即牛科动物黄牛或水牛的肺。用牛肺补肺该怎么做呢?建议先取500克萝卜切块、约15克去皮杏仁,将250克牛肺用沸水烫过,再以姜汁、料酒旺火炒透。锅内加水适量,放入牛肺、萝卜、杏仁,煮熟即成。吃肺饮汤,每周2~3次。即可补肺,清肺,降气,除痰,适用于肺虚体弱、慢性支气管炎等症。

以牲畜肺做食,之前的清洗很重要,不但影响到洁净卫生,还会影响到肺部的补益作用。清洗的时候,肺之气管口套于水龙头,一面放水,一面以手轻挤压肺叶,肺内之秽物便流出。至肺尖扩大,颜色渐渐变白而无血水时为止。

需要在此特别声明的是,用家畜之肺与野生动物的肺脏是有区别的。相比之下,前者更为安全,这里不仅有自然环境的因素,同时还有人为的因素。比如,野生动物的生存环境更恶劣,除了携带野外大量的微生物和寄生虫外,有的野生动物还是被不法商贩用下毒等手段猎捕到的,血液中毒素含量很高。人吃了这些动物后,可能会引起慢性中毒。再就是一定要辨证用药。例如,痛风病患者如果食用了过多的动物内脏,则其病情可能会更加严重。而肝脏除含有对人体有利的物质外,还有大量的胆固醇及一些有毒物质,这些物质会增加肝脏的负担,造成不利影响。因此,脂肪肝病患者就不宜进食肝脏了。

辛入肺,多吃生姜薄荷助肺宣气

《黄帝内经》说:"酸入肝,辛入肺,苦入心,咸入肾,甘入脾。"这是古人对食物的性味所归纳出的五脏。因此,人们在不同的季节要选用不同的食物制作饮膳。辛味食物,如生姜、薄荷,能发散、行气等,此类食物具有助肺宣发的功效,能发散外邪,避免和防治肺部疾患。这里要说明的是"辛"并非就一定是辣。在中医学上,不仅和人体的味觉有关,有时候还与人的嗅觉有关。比如,一般治疗表证的药物,如麻黄、薄荷,治疗气血阻滞的药物木香、红花都有辛味。一些具有芳香气味的药物往往也标上"辛",亦称辛香之气。而这些"辛"味食物,作为五味之一的"辛",不仅具有发散、行气的作用,还有行血等功效。

吃生姜又有哪些讲究呢?比较常用的是生姜水可以防治感冒。即将生姜5片切细丝用凉水煮,煮沸后再用文火煮5分钟,加冰糖调味就好了。需要说明的是,生姜性辛温,不宜一次食入过多,烂姜更是不能食用,因为其中含有黄樟素,可使肝细胞变性、坏死,诱发肝癌、食管癌等。

薄荷,很多人对它的了解,或许还是从薄荷型的口香糖认识的。从中医用药来看,薄荷性辛、凉,归肺、肝经,有发散风热、清利咽喉、透疹解毒、疏肝解郁和止痒等功效。尽管全草都可以入药,但其侧重点各不相同。比如其叶长于发汗,梗则偏于理气。所以,本品芳香辛散,发汗耗气,故体虚多汗者不宜使用。因此,作为理气之用,建议用薄荷的根入药为佳,下面简要介绍一款薄荷药膳。

将150克鸡脯肉切成细丝,加蛋清、淀粉、精盐拌匀待用。然后将150克薄荷梗洗净,切同样长的段。这时候,将拌好的鸡丝倒入五成热的油锅过一下油。另起锅,加底油,下葱、姜末,加料酒、薄荷梗、鸡丝、盐、味精略炒,淋上花椒油即可。本品具有很好的清火解暑的功效。

利用薄荷还可以治疗鼻塞、打喷嚏、流鼻涕等病症,具体做法是取50克鲜薄荷叶、豆腐2块、鲜葱3段加2碗水煎,待煎至水减半时即乘热食用。对伤风所致的疾患问题有很好的效果。

白入肺,老人润肺多吃白色食物

《素问·金匮真言论篇》记载:"西方色白入肺,开窍于鼻,其味辛,病在皮毛……"也就是说,多吃白色食物,具有养肺的功效。平时肠胃脆弱但又容易发胖的人、肤色不佳的人,要多吃一些白色的食物。对此,西医也有类似的提倡。西医认为,白色食物多属于类黄酮的丰富来源,能够帮人扩张血管,帮助血液疏通,如芋头等,不仅营养价值高,而且消化率可达98.8%。

例如,白萝卜、白菜、高丽菜、花椰菜、洋菇、白木耳、甘蔗,中药材有杏仁、怀山药、茯苓、白芝麻、百合、白芍、洋葱、芹菜、梨等,但过敏性体质者摄食某些白色食品则要遵从医生的指导选用。

第一,白萝卜

"萝卜响,咯嘣脆,吃了能活百来岁。"白萝卜有"赛人参"之美称。中医学认为,白萝卜色白,属金,入肺,甘辛性平,归肺、脾经,具有下气、消食、除疾润肺、解毒生津、利尿通便的功效。主治肺痿、肺热、便秘、吐血、气胀、食滞、消化不良、痰多、大小便不通畅、酒精中毒等。这里为你推荐一道关于白萝卜的美食——白萝卜炖大排。

取猪排1000克,白萝卜500克,葱段、姜片、料酒、花椒、胡椒面、盐各适量。先将猪排剁成小块,入沸水锅中焯一下,捞出用凉水冲洗干净,重新入沸水锅中,然后放葱、姜、料酒、花椒面,用中火煮炖90分钟,捞出去骨。再将白萝卜去皮,切条,用沸水焯一下,去生味。将排骨和切好备用的萝卜条放入锅内炖煮的排骨汤,炖15分钟后肉烂、萝卜软即成。此菜有通气活血之功效,对小儿因为肺部问题出现的咳嗽吐痰、伤风感冒等都有很好的疗效。在不超量的情况下,建议吃菜的同时喝汤。

对于萝卜,还有一种吃法就是喝空心菜萝卜汁,取空心菜、白萝卜各 100 克,然后将空心菜、白萝卜一同捣烂,取汁 1 杯,加蜂蜜调味饮用即可。可润肺平喘,适宜于肺热咳嗽、发热有汗、口干欲饮、伴有喘息的患儿。

第二,白木耳

白木耳,即常说的银耳,质量上乘者称万雪耳。其性甘,味平、无毒。具有滋阴、润肺、养胃、生津的功效,能治虚劳咳嗽,痰中带血,虚热口渴。被人们誉为"菌中之冠",既是名贵的营养滋补佳品,又是扶正强壮之补药。历代皇家贵族将银耳看做是"延年益寿之品"、"长生不老良药"。

这里推荐一道以两种白色食物做成的菜谱,即杏仁白木耳。先取干白木耳 15 克,糯米浆 50 毫升,甜杏仁 15 克,冰糖 200 克。然后将白木耳用清水泡发 1 小时,去蒂洗净。冰糖加清水 500 毫升,下锅用微火煮成冰糖水,用净纱布过滤装碗。杏仁用温水泡 5 分钟后,去膜切末,加清水 100 毫升磨成浆,用净纱布过滤,另装 1 碗。糯米浆盛小盆,加清水 100 毫升调稀。将水发白木耳放碗里,冲入冰糖水,上笼屉蒸 20 分钟取出,冰糖水放在小碗内。最后将冰糖水下锅煮沸,慢慢倒入杏仁浆、糯米浆,不断搅动(防止沉淀)煮成浓浆时,加入白木耳稍煮,起锅装入汤碗即成。杏仁、白木耳颜色皆白,入肺经,滋阴润燥,止咳平喘,对虚劳久嗽、秋燥伤肺皆有效。

对症食单

沙参

清热养阴,润肺止咳

性甘,微寒,归脾、肺经

沙参,别名南沙参、泡参、泡沙参,以根入药。秋季刨采,除去地上部分及须根,刮去粗皮,即时晒干。清热养阴,润肺止咳。主治气管炎、百日咳、肺热咳嗽、咳痰黄稠。李时珍曰:沙参处处山原有之。二月生苗,叶如初生小葵叶,而团扁不光。八九月抽茎,高一二尺。茎上之叶,则尖长如枸杞叶,而小有细齿。秋月叶间开小紫花,长二三分,状如铃铎,五出,白蕊,亦有白花者。并结实,大如冬青实,中有细子。霜后苗枯。其根生沙地者,长尺余,大一虎口;黄土地者则短而小。根茎皆有白汁。八九月采者,白而实;春月采者,微黄而虚。

对老年人的好处

沙参具有清肺化痰、养阴润燥、益胃生津的功效;主治阴虚发热,肺燥干咳,肺痿痨

老年人养生药膳

沙参麦冬汤:北沙参、麦冬各 10 克,凤凰衣(鸡蛋壳内膜)5 克,蜂蜜 1 匙。将上述中药置入锅中,加入适量清水,隔水蒸熟(水开约 20 分钟),去渣稍冷后服用。其间禁烟酒,忌食辛辣食物及强刺激调味品,多饮淡盐开水。具有润肺清心、抗菌消炎功效。

沙参玉竹老鸭汤:北沙参 60 克,玉竹 50 克,芡实 20 克,生姜 2 片,老鸭 1 只(约 800克)。将北沙参、玉竹、芡实、生姜洗净,老鸭杀后去毛及内脏,斩件。全部用料放入沙锅内,加清水适量,武火煮沸后,文火煲 2 小时,调味即可。分数次饮汤,吃鸭肉。滋阴润肺清补。用于干咳痰少、劳热、消渴、肠燥便秘者。

麦冬

滋阴润肺,清心除烦

味微甘、涩,性微寒,归心、肺、胃经

麦冬,别名麦门冬、川麦冬、土麦冬等。麦冬块根纺锤形,两端略尖。表面土黄色或黄白色,有较深的不规则细纵纹。以肥大、淡黄白色、丰透明、质柔、嚼之有黏性者为佳。贮于有盖容器内,防潮,防蛀。主产于四川、贵州、云南、福建、安徽等地。

对老年人的好处

有益胃生津、养阴润肺之功效。麦冬可以治疗老年人肺燥干咳、虚劳烦热、热病津伤、咽干口燥、便秘等症。

老年人养生药膳

养阴清肺汤:麦冬、玄参各 9 克,丹皮、贝母、炒白芍各 5 克,大生地 12 克,生甘草、薄荷各 3 克。水煎服。解表利咽,养阴清肺。主治白喉,用于急性咽喉炎、鼻咽癌等阴虚燥热者。

增液汤:麦冬、细生地各 24 克,玄参 30 克,水煎服。清热通便,增液润煤。主治大便秘结证,阳明温病。

附方:

方 1:麦冬 12 克,半夏 6 克,北沙参 9 克,甘草 3 克,大枣 10 枚,粳米 20 克。水煎服。主治老年人慢性胃炎。

方 2:麦冬 10 克,枸杞子 15 克,白糖适量。枸杞子和麦冬用水煮沸 15 分钟,取汁加白糖频频饮用。主治老年人肾阴虚损所致牙痛。

方 3:麦冬 25 克。水煎服。主治老年人心肌缺血。

方 4:麦冬 15 克,木蝴蝶 3 克。泡茶含漱或饮服。主治老年人声音嘶哑。

第五节　肾脏——肾气闭藏够，终身不发愁

肾气藏得够，不愁健康和长寿

中医学的"肾"和西医解剖学上的肾是完全不同的。西医的肾是解剖学上的一对器官，主要功能是排出代谢产物（尿液）。中医学则认为：肾为先天之本，藏精，开窍于耳及二阴，对五脏六腑起着极为重要的温煦、滋润、濡养、激发等作用，人体的生长、生殖、衰老过程就是肾中精气盛衰的反映。"肾气盛则寿长，肾气虚则早衰。"

俗话说："三岁看老。"通俗地讲，就是一个人到底有没有出息，到了 3 岁就能通过孩子的秉性看出来。同样的道理，一个人长寿与否，从这个人的肾气里就可以"读"出来。中医学认为，肾乃先天之本，受之父母，后天只能保养和减少耗损。所以，一个人的生命长短，不仅仅是心脏跳不跳的问题，还跟肾气藏得够不够有密切的关系。一个人气血足，则这个人就会血脉调和，反应能力会更快，不仅会更加聪明，而且身体也很壮实，从健康的角度来看，也就属于长寿者。

宜食咸，海产品有助补益肾脏

咸入肾——指咸味的药物或食物最容易作用于肾，咸味适度可以养肾，增强肾功能，过咸则伤肾。中医学认为"肾主水"，即肾有调节水液代谢的作用。而咸味食物能调节人体细胞和血液渗透压平衡及水盐代谢，可增强体力和食欲，防止痉挛。因此，在呕吐、腹泻及大汗后，适量喝点淡盐水，可防止体内微量元素的缺乏。

咸味的食物大多是海产品，这里为你推荐御寒温补肾气的海带。海带，又名昆布，有"长寿菜"、"海上之蔬"、"含碘冠军"的美誉。据说，当年秦始皇派人找回的长生药中就有海带。海带通体呈橄榄褐色，干燥后变为深褐色、黑褐色，上附白色粉状物。其叶片似宽带，梢部渐窄，一般长 2~4 米，宽 20~30 厘米（在海底生长的海带较小，长 1~2 米，宽 15~20 厘米）。

从中医学角度来说，海水性属阴冷寒凉，生长于此的海带本身就具有极强的抗寒能力。海带味咸，长期食用还有温补肾气的作用。具有咸味的食物，多为海产品及某些肉类。它们还有消肿散结的作用，如海蜇味咸，有清热化痰、消积润肠的作用，对痰热咳嗽、小儿积滞、大便燥结者很合适；海带适宜甲状腺结节、痰火结核者；猪肉味咸，除能滋阴外，也能润肺，适宜热病津伤、燥咳、便秘者食用。从现代营养学的角度来看，海带含有丰富的碳水化合物、较少的蛋白质和脂肪。与菠菜、油菜相比，除含维生素 C 外，其蛋白质、糖、钙、铁的含量均高出几倍至几十倍。海带中还含有大量的多不饱和脂肪酸二十碳五

烯酸（EPA），能使血液的黏度降低，减少血管硬化，常吃能够预防心血管方面的疾病。

日本盛行海带与豆腐配吃，认为这是"长生不老的妙药"。科学研究证实，日本某些高龄老年人眼不花、背不驼、头脑清醒，其原因之一是他们常以豆腐与海带等海藻类食物合吃的结果。干海带60克，水豆腐250克。海带用水浸发后切成长条，与豆腐共煮，再加入油、盐等调料即可。此外，海带多用于炖汤、制作凉菜，素食或与肉同食均可，清洗时注意不要将表面的白色粉末洗净，以免损失营养。

这里为你推荐一道冬瓜海带减肥汤——

取冬瓜500克，海带100克，陈皮一块，瘦猪肉200克。先将冬瓜去皮，洗净。海带浸水去泥，切断。瘦猪肉、陈皮洗净，连同其他材料同放煲内。加水6碗，煲约2小时。加适量盐调味即可饮用。

这款冬瓜海带汤除了对治疗肥胖人的糖尿病有一定的效果之外，还对肾炎水肿有消除水肿之功效。

特别要说明的是，吃海带之前需要先泡一泡，可用淘米水泡发海带；也可在煮海带时加少许食用碱或小苏打，但不可过多，煮软后，将海带放在凉水中泡凉，清洗干净，然后捞出即可食用了。另一种方法是把成团的干海带打开放在笼屉里隔水干蒸半小时左右，然后用清水浸泡一夜。用这样的方法处理后的海带又脆又嫩，用它来炖、炒、凉拌都柔软可口。再就是，吃海带后不要马上喝茶（茶含鞣酸），也不要立刻吃酸涩的水果（酸涩水果含植物酸）。因为海带中含有丰富的铁，以上两种食物都会阻碍体内铁的吸收。孕妇和乳母不要多吃海带。这是因为海带中的碘可随血液循环进入胎儿和婴儿体内，引起甲状腺功能障碍。

咸味的海产品多补肾，以海参、海虾为代表。另外，猪肾、核桃、韭菜也是补肾佳品。中医学讲"肾主骨生髓"，即人身的骨骼都与肾的功能相关。因此，过咸的东西会损坏骨头。一般成人每天吃6克盐左右已足够，味过于咸反而伤肾。因此，所有的肾脏病病人不是要多吃咸食，而是要以低盐饮食为原则。

黑入肾，老人饮食多挑"黑"

一到冬天，有许多人感觉全身发冷，手脚尤其冰凉。从中医学的观点来看，手脚容易冰冷，多是属于气血的毛病，其中肾气虚弱就是一个主要的方面。古代医家称肾为"先天之本"，早在数千年前的《黄帝内经》也有"藏精之所，主骨生髓"，意即为生命的发动机，故冬季养生，重在闭藏，需要养肾。按照五行养生学说，肾色黑，主生殖，能化育无数生命（精子、卵子）。中医学认为，黑色入肾，归属于肾水系统。所以，多吃黑色食物对肾的保养很有好处。因为肾藏精，主生殖系统，如果男性生殖系统出现问题，比如说出现前列腺肥大，那就说明肾的精气不足了，要赶快补充精气。

这一点，现代医学也有所证实。食物是身体很重要的热量来源，如果你因减肥等导致俄过了头,血糖太低时,都会有手脚冰冷的现象。黑色食物的黑色素学名为"花色苷",具有较强的抗氧化作用,可清除体内的活性氧,能补肾暖身、防衰老。如黑芝麻、紫菜、黑米等。

第一,黑芝麻

黑芝麻,扁卵圆形,长约 3 毫米,宽约 2 毫米。表面黑色,平滑或有网状皱纹。味甘,性平,归肝、肾、大肠经。具有补肝肾,益精血,润肠燥。用于肾气亏损所致的耳鸣耳聋、须发早白、病后脱发、肠燥便秘等症。现代医学研究表明,黑芝麻含蛋白质、脂肪、维生素 E、维生素 B_1、维生素 B_2、多种氨基酸及钙、磷、铁等微量元素,有延缓衰老的作用,这与中医学上说的肾气决定人体寿命短长是相一致的。日常生活中,对于芝麻有几种常用的做法:

方一:芝麻杏仁蜜

取黑芝麻 500 克,炒香研末,甜杏仁 100 克,捣烂成泥,与白糖、蜂蜜各 125 克,共置瓷盆内,上锅隔水蒸 2 个小时,离火,冷却。每日 2 次,每次 2～4 匙,温开水配服。能补肝益肾,润肺止咳。

方二:黑芝麻枣粥

粳米 500 克;黑芝麻炒香,碾成粉,锅内水烧热后,将粳米、黑芝麻粉、红枣同入锅,先用大火烧沸后,再改用小火熬煮成粥,食用时加糖调味即可。特点:芳香扑鼻,甜润可口,具有补肝肾、乌发等食疗效果。

方三:芝麻五味葛根露

葛根 250 克,五味子 125 克,共入锅内水煎 2 次,去渣合汁,同炒香的黑芝麻、蜂蜜各 250 克,共置瓷盆内,加盖,隔水蒸 2 个小时,离火,冷却,装瓶。每日 3 次,每次服 1 匙。有补肾养心、凉血止血、润燥生津之功。血热、津枯、便秘的动脉硬化病人常食有益。

第二,紫菜

紫菜味甘咸,性寒,入肺经;具有化痰软坚、清热利水、补肾养心的功效。中国古代已开始食用紫菜,始见载于晋代左思《吴都赋》的"纶组紫绛",据吕延济注其中之"紫"乃"北海中草"。唐代《集异记》有采紫菜的记载。元代时,"南澳紫菜"已开始出口外销。明代《五杂俎》指出人们将荔枝、蛎房、子鱼、紫菜作为福建的"四美",《随息居饮食谱》载"和血养心"。因为其有补肾气的作用,所以,不仅有治疗妇女儿童贫血功效,而且可以促进儿童和老年人的骨骼、牙齿生长和保健。

紫菜也是人们的一道佳品,紫菜每 100 克可食部含水分 10.3 克,蛋白质 28.2 克,脂肪 0.2 克,碳水化合物 48.3 克,钙 343 毫克,磷 457 毫克,铁 33.2 毫克,胡萝卜素 1.23 毫克,维生素 B_1 0.44 毫克,维生素 B_2 2.07 毫克,烟酸 5.1 毫克,维生素 C 1 毫克,碘 1.8 毫克。尽管如此,紫菜不可多食,《本草拾遗》说:"多食令人腹痛,发气,吐白沫,饮热醋少许即消。"故本品非久服之物。

方一：紫菜蛋花汤

取鸡蛋1个，紫菜2张，虾米少许，葱1段，盐、香油各1匙。先将紫菜洗净撕碎放入碗中，加入适量虾米，在锅中放入适量的水烧沸，然后淋入拌匀的鸡蛋液，等鸡蛋花浮起时，加盐、味精然后将汤倒入紫菜碗中、淋些香油即可。紫菜易熟，煮一下即可，蛋液在倒的时候可先倒在漏勺中，这样做出的蛋花比较漂亮。

方二：紫菜汤

取干紫菜25克，精盐、味精、葱花、麻油各少许。将干紫菜泡发，用清水洗去泥沙。锅内加适量水烧沸，放入紫菜烧一会儿，加入精盐、味精、葱花调好，淋入麻油，出锅即成。可以起到化痰软坚、清热利水、补肾养心的功效，健康人食用能增强智力，精力充沛，养颜明目，乌发。

需要提醒的是，烹饪前应用清水泡发，并换一两次水，以充分清洁。多用于煲汤或制作寿司类食物，味道鲜美。

第三，黑米

黑米，俗称"药米"、"长寿米"。是一种药、食兼用的大米，米质佳，是我国古老而名贵的水稻品种。黑米味甘性温，有益气补血、暖胃健脾、滋补肝肾、缩小便、止咳喘等作用，特别适合脾胃虚弱、体虚乏力、贫血失血、心悸气短、咳嗽喘逆、早泄、滑精、小便频等病人食用。古农医书记载：黑米有"滋阴补肾，健身暖胃，明目活血"，"清肝润肠"，"滑湿益精，补肺缓筋"等功效；可入药入膳，对头昏目眩、贫血白发、腰膝酸软、夜盲耳鸣症疗效尤佳，长期食用可延年益寿。

现代营养学研究表明，黑米含有18种氨基酸及硒、铁、锌等微量元素，维生素B_1、维生素B_2，以及丰富的蛋白质、淀粉、脂肪、多种维生素及钙、磷、铁、镁、锌等矿物质和天然黑色素，是谷类食物中的佼佼者。

方一：南瓜黑米粥

取南瓜200克，黑米150克，大枣60克，先将南瓜洗净去柄切开，取出种子切片，将黑米、大枣洗净，一起放入锅内，加水1000毫升，先用武火煮沸，后改用文火，煮至米烂即可。能起到很好的补肾益气的作用，对日常保健也有很好作用。

方二：黑米糕

先把黑米洗干净用清水浸泡，然后用粉碎机打碎，用筛子筛一下，越细越好。然后放少量比较容易拌匀的绵白糖，再加入少量的水，然后拌匀，不能结块。在蒸格里铺一块纱布，然后把拌好的黑米粉一层一层地铺上去，千万不能按压，水沸后蒸上去，25分钟到30分钟即可出锅。糯米用于脾胃虚弱，体倦乏力，少食腹泻；黑米具有滋阴补肾、健脾暖肝、补益脾胃、益气活血、养肝明目等疗效。两者结合，在补益肾的基础上，还能很好地起到保健功效。

要提醒的是,在用黑米的时候,用冷水淘米,不要揉搓,且泡米水要与米同煮,以充分保存其营养成分。

对症食单

黑芝麻

补肝肾,益精血

味甘,性平,归肝、肾、大肠经

黑芝麻,胡麻科、胡麻属植物脂麻的干燥成熟种子。芝麻有黑、白两种,黑芝麻常常用来补益身体,白芝麻的含油量比黑芝麻要高,白芝麻可以磨香油。日常生活中,人们除了食用芝麻油外,还用芝麻来制作成芝麻酱。黑芝麻含有丰富的维生素,对身体虚弱、早衰而导致的脱发效果最好,对药物性脱发、某些疾病引起的脱发也会有一定疗效。

对老年人的好处

中医学认为,黑芝麻具有补肝肾、润五脏、生津、润肠、通乳,延缓衰老等功效。适宜身体虚弱、贫血、高脂血症、高血压病、老年哮喘、肺结核,以及荨麻疹、习惯性便秘、视物不清、耳鸣耳聋、头发枯白的老年人食用。

老年人养生药膳

芝麻丸:黑芝麻、核桃仁、枸杞子、五味子、杭菊花各等份,蜂蜜适量。共捣烂,研为细末,炼蜜为丸,每丸重15克。每次1丸,每日3次,空腹服。补肝虚痛,滋阴,清热。治疗老年人头晕、眼花、失眠。

芝麻丸:黑芝麻适量,黄酒少许。将芝麻洗净,重蒸3次;晒干,炒热研细,用焙蜜或枣泥为丸,每丸约10克。温黄酒送服。滋阴养肾,养血祛风。还可调治中风偏瘫、便秘。

核桃仁

益血补肾,健脑益智

味甘,性温,归肾、肺、大肠经

核桃,又称胡桃、羌桃,原产我国西北,汉代张骞出使西域带到中原栽培,因当时西北称为胡羌,故此得名。核桃春季开花,秋季结果,果实如乒乓球大小,晒干后有壳,壳内有果仁,可以生食、炒食,也可以榨油、配制糕点、糖果等,不仅味美,而且营养价值也很高,所以又被称做"万岁子"、"长寿果",并与扁桃、腰果、榛子并称为世界著名的"四大干果"。

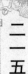

对老年人的好处

中医学认为，核桃有补肾固精、温肺止咳、益气养血、补脑益智、润肠通便、润燥化痰、补肝乌发之功。

核桃仁对于动脉硬化、高血压和冠心病病人有很好的作用。核桃仁是人体理想的肌肤美容品，经常食用可以乌须发，使肌肤细腻光润，有很好的美容效果。核桃含有的磷脂等对脑神经细胞有营养作用，尤其对于老年人而言，常食核桃仁可健脑益智、缓解疲劳和压力。

老年人养生药膳

核桃粥：核桃肉 30 克，黑芝麻 20 克，熟马铃薯泥 500 克，豆沙馅 100 克，山楂泥、白糖各 50 克。核桃肉切碎，黑芝麻一并下锅，炒后取出，与马铃薯泥、豆沙泥、山楂泥、白糖加水淀粉聚合切成方块，上蒸笼蒸熟即可食用。温补肾阳，养血润燥。

核桃山楂菊花茶：核桃仁 125 克，山楂 60 克，菊花 12 克，白糖 150 克。将核桃仁洗净后用石磨磨成浆汁，倒入瓷盆中，加清水稀释调匀待用。山楂、菊花洗净后，水煎 2 次，去渣合汁 1000 毫升。将山楂、菊花汁同核桃仁浆汁一块倒入锅中，加入白糖搅匀，置火上烧至微沸即成。益肾明目，滑肠润燥，通利血脉。

杜仲

补肝降压，益肾壮腰

味甘，性温，归肝、肾经

杜仲，别名木棉、石思仙、丝楝树皮、扯丝皮、丝棉皮，落叶乔木，高可达 20 米左右。小枝光滑，黄褐色或较淡，具片状髓。皮、枝及叶均含胶质。单叶互生；椭圆形或卵形，先端渐尖，基部广楔形，边缘有锯齿，幼叶上面疏被柔皮，下面毛较密，老叶上面光滑，下面叶脉处疏被毛；4～5 月开花，花单性，雌雄异株，与叶同时开放，或先叶开放，生于一年生枝基部苞片的腋内，有花柄；无花被；雄蕊 5～10 枚。6～9 月结果，果实偏平，长椭圆形，长 2～3.5 厘米，周边有膜质状翅，内含种子 1 粒。树皮于 4～6 月剥取为佳，趁鲜刮去粗皮，刷去泥土，鲜用或堆放，内皮呈紫褐色后晒干备用。多生于低山坡地疏林中或栽培。

对老年人的好处

杜仲有补肝肾、强筋骨的作用。对老年人尤为适用，可以治腰脊酸疼，足膝痿弱，小便余沥，阴下湿痒等病症。

老年人养生药膳

杜仲酒：杜仲 240 克，羌活 120 克，石楠 60 克，大附子 5 枚。以上四味药，切碎，以酒

3000 毫升(3 升),渍三宿,每次 10～20 毫升,日服 2 次。祛风湿,补肝肾。主治老年人风湿外侵,腰脚疼痛不遂,肝肾不足。

杜仲三七猪腰汤:杜仲50 克,三七 10 克,鲜猪腰 2 个。补肾壮腰,活血止痛。主治老年人肾虚腰痛,腿膝无力,遇劳更甚,卧则减轻,常反复发作。

杜仲煎:杜仲 12 克,姜汁 5 毫升,烧酒 3 毫升。煎服。温肾,祛湿,止痛。杜仲用酒和姜汁一起炒能加强温肾散寒祛湿之效。临床用于现代医学腰肌劳损、慢性肾炎等疾病。

豇豆

和五脏,补肾健胃

性平,味甘咸。归脾、胃经

豇豆,俗称角豆、姜豆、带豆。豇豆分为长豇豆和饭豇豆两种。长豇豆一般作为蔬菜食用,既可热炒,又可焯水后凉拌。饭豇豆一般作为粮食煮粥、制作豆沙馅食用。李时珍称"此豆可菜、可果、可谷,备用最好,乃豆中之上品"。豇豆子老后呈肾脏形,有黑、白、红、紫、褐等颜色。

对老年人的好处

中医学认为,豇豆有健胃补肾、理中益气的功效。豇豆中含有易为人体所吸收的优质蛋白质,一定量的碳水化合物、维生素以及钙、磷、铁等矿物质,有利于人体新陈代谢。

豇豆所含维生素 B,能使机体保持正常的消化腺分泌和胃肠道蠕动的功效,平衡胆碱酯酶活性,有帮助老年人消化和增进食欲的功效;豇豆的磷脂有促进胰岛素分泌,参与糖代谢的作用,是老年糖尿病病人的理想食品。

老年人养生药膳

麻酱豆角:鲜豆角 500 克,精盐、麻酱、香油各适量。将鲜豆角择净并在开水中焯熟后,放一容器内自然冷却后拌入适量精盐。然后将麻酱与香油调拌成稀汁浇在豆角上即可食用。益肾,暖脾胃。

核桃芝麻糊:核桃仁泥、黑芝麻粉各 1 匙,牛奶或豆浆 1 杯,蜂蜜 1 匙。核桃 1500 克去壳及衣,放在铁锅内,用文火炒,至微黄色取出待冷,捣烂成泥。黑芝麻 500 克,清水洗净,取出,放在铁锅内,用文火炒,炒干后取出并研细。核桃泥仁与黑芝麻粉各 1 匙,冲入煮沸过之牛奶或豆浆内,并加蜂蜜 1 匙,调匀后服,每日 1 次,可当早点。健脑补肾,益气生肌,益寿延年。

南瓜子

滋补肾气,益智安神

味甘咸,性微寒,归脾、肾经

南瓜子,即白瓜子,又称南瓜仁,生吃、熟吃都可以。白瓜子是内蒙古出口的土特产品,内蒙古人们有用倭瓜做菜的习惯,其中凉城县的雪白瓜子,片大、仁足、色白,曾荣获1983年外贸部颁发的基地产品优质奖。它可以驱除人体内的寄生虫,并且对于治疗前列腺疾病有特殊的作用,是一种价值极高的保健佳品。

对老年人的好处

中医学认为,白瓜子有驱虫、消肿、催乳的功效。南瓜子有很强的杀虫(如蛲虫、钩虫等)作用,可以用做杀虫剂,驱除人体内的各种寄生虫,是血吸虫病的首选食疗之品。

现代医学研究还发现,南瓜子中富含的脂肪酸,可以使男性的前列腺保持良好功效。南瓜子含有特殊的泛酸,可以缓解静止性心绞痛、降低血压、净化血液,有利于老年心脏病病人的康复。白瓜子还可以防止神经性脱发。

老年人养生药膳

南瓜子汤:南瓜子20克,薏苡仁30克。南瓜子去壳和薏苡仁加水煎服。温阳补肾,健脾利水,消肿作用。

南瓜子泥:南瓜子仁15克,白糖适量。南瓜子捣烂成泥状,冲入适量沸水,或再加白糖调味。滋补肾气,益智安神。

南瓜子散:南瓜子60~120克,蜂蜜或白糖。南瓜子炒熟,研为细末。用蜂蜜或白糖开水一次送服,益肾,驱虫。

第六节　五脏保养本草药膳

一、护肠养胃

反酸烧心、食欲不振

烧心和反酸是消化道疾病比较常见的一组症状;食欲不振是指进食的欲望降低,严重者甚至会厌食。引起这一症状的原因有:暴饮暴食、精神紧张、饥饱不均、酗酒吸烟等。

首选药材:霍香

【属性】味辛,性微温。

【功效】化湿和胃,祛暑解表。

【存放】晒干后置于干燥阴凉处。

【挑选】气味芳香,须黄。

【对症药材】红枣、黑枣、沙参、莲子、新鲜山药、茯苓、芡实、薏仁

【对症食材】莲藕、排骨、猪肚

饮食宜忌

①食欲不振,容易反酸烧心的人一定要忌烟、酒、咖啡、茶及生冷、辛辣食物。

②少吃含淀粉类的食物如:土豆、芋头、粉丝、粉条、红薯、凉粉等。

③少食多餐,定时进餐,不要吃过于坚硬和不消化的食物。

④多食清淡、易于消化的食物。

⑤养成良好的饮食习惯,不使肠胃过度疲劳。

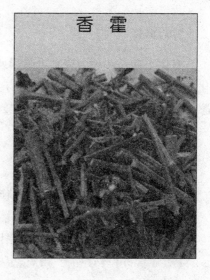

香 霍

推荐药膳

双枣莲藕炖排骨

【功效】补血、补肾、清热凉血、开胃消食、散瘀止泻。

【功效详解】本药膳的主要功效是健胃消食。莲藕具有清热凉血、散瘀止泻、健脾生肌、开胃消食等功效。可用于治疗咳嗽、烦躁口渴、脾虚腹泻、食欲不振等症状。

【药材】红枣、黑枣各10颗。

【食材】莲藕2节(约600克)、排骨250克、盐2小匙。

【做法】①排骨洗净,在沸水中氽烫一下,去除血水。②将莲藕冲洗一下,削皮,再切成块;红枣、黑枣洗净,去掉核,备用。③将所有的材料放入煮锅中,加适量的清水至盖过所有的材料(约6碗水左右),煮沸后转小火炖约40分钟左右,快起锅前加入盐调味即可。

四神沙参猪肚汤

【功效】补虚、健脾胃、助消化

【功效详解】本药膳适合脾胃不好的人,常服可以适当地改善体质、增加食欲。猪肚具有补虚损、健脾胃的良好功效,可以补充体力,改善消化功能。

【食材】猪肚半个、盐2小匙。

【药材】沙参25克、莲子200克、新鲜山药200克、茯苓100克、芡实100克、薏仁100克。

【做法】①猪肚洗净氽烫,切成大块;芡实、薏仁淘洗干净,清水浸泡1小时沥干;山药削皮、洗净;切块;莲子、沙参冲净。②将除莲子和山药外的材料放入锅中,煮沸后再转小火炖30分钟,加入莲子和山药,再续炖30分钟,煮熟烂后加盐调味即可。

帮助消化

消化不良是一种由胃动力障碍所引起的疾病,主要分为功能性消化不良和器质性消化不良。症状表现为断断续续地有上腹部不适或疼痛、饱胀、嗳气等。常因胸闷、早饱感、腹胀等不适而不愿进食或进食较少。

首选药材:山楂

【属性】酸甘,微温。

【功效】消食健脾,行气散瘀。

【存放】通风处冷藏,保持温度稳定。

【挑选】酸味浓而纯正,肉质柔糯。

【对症药材】莲子、柴胡、生姜、甘草、山楂、天门冬、蒲公英

【对症食材】乌骨鸡腿、田鸡、金橘、话梅、红茶

饮食宜忌

①忌食荤腥、油腻、海味等不易消化食物。

②少食刺激性食物、生冷食物以及咖啡、巧克力、土豆、红薯和酸性食物。

③不宜吃较多的甜品或冰淇淋等食物。

④应以清淡食物为主。

⑤宜吃易消化的粥类加点开胃小菜,少食多餐,忌烟戒酒。

推荐药膳

白果莲子乌鸡汤

【功效】促消化、清火、宁神、消除疲劳、缓解紧张情绪。

【功效详解】本药膳可促进消化、清心宁神、消除疲劳、倦怠和紧张情绪,常食用消脂效果明显,适宜减肥食用。本品除一般食用外,还可用于带下量多、白浊、频尿或遗尿、肾气虚等症状。

【药材】新鲜莲子150克。

【食材】罐头装白果30克、乌骨鸡腿1只、盐5克。

【做法】①鸡腿洗净、剁块,氽烫后捞起,用清水冲净。②盛入煮锅加水至盖过材料,以大火煮开转小火煮20分钟。③莲子洗净放入煮锅中续煮15分钟,再加入白果煮开,加盐调味即可。

清心莲子田鸡汤

【功效】健脾开胃、助消化、补益、增进食欲、消除疳积。

【功效详解】此汤选用健脾而且易于消化吸收的田鸡肉为主,可以补益脾胃、增进食欲。莲子肉补而不燥,可以健脾胃、止泻。生姜则能够和胃调中,与田鸡一起煮汤食用可健脾开胃以助消化。

【食材】田鸡3只、鲜莲子150克、棉布袋1个。

【药材】人参、黄芪、茯苓、柴胡各10克,生姜、地骨皮、麦门冬、车前子、甘草各5克。

【做法】①将莲子淘洗干净,所有药材放入棉布包中扎紧;两者都放入锅中,加6碗水以大火煮开,再转小火熬煮约30分钟。②将田鸡用清水冲洗干净。剁成块,放入汤中一起煮沸。③捞出装材料的棉布包,加盐调味即可。

草莓小虾球

【功效】明目、养肝、补血、润肠道、增强免疫力、增强性功能。

【功效详解】本药膳具有润肠道、补血的功效。草莓中所含的果胶和丰富的膳食纤维,可以帮助消化,通畅大便。其中草莓的营养成分容易被人体消化、吸收,是老少皆宜的健康食品。

【药材】芍药10克、当归5克。

【食材】草莓3个、虾仁300克、鲜山药50克、土司3片、莲藕粉1小勺、水1大勺、米酒1小匙。

【做法】①芍药、当归洗净,和水煮滚,适时取汁备用;土司切小丁;草莓去蒂洗净,切4片。②虾仁洗净和米酒同腌20分钟,拭干,同山药一同剁碎,加调味料,拍打成泥。用虾泥、土司丁包裹草莓,炸至金黄色起锅备用,最后用准备好的浆汁勾芡即可。

消脂金橘茶

【功效】补血、理气、解郁、化痰、止渴、健脾消食。

【功效详解】本药膳具有消食健胃,行气散瘀的功效.应用于治疗胃肠消化不良等症。药膳中金橘果的药用价值很高,具有补脾健胃,化痰消气。通筋活络。清热去寒的功效。

【药材】山楂2钱、决明子3钱、红枣5钱。

【食材】金橘5颗、话梅2颗、红茶包1包、冰糖适量。

【做法】①将决明子、山楂、话梅、红枣、金橘皆洗净备用。②决明子、红枣加水,以大火煮开后。加入山楂、话梅、冰糖后煮15分钟。将所有药材捞起丢弃,放入红茶包稍微泡过拿起。③将切半的金橘挤汁带皮丢入稍浸,捞起丢掉,装壶与茶匙,饭后食用。

杨桃紫苏梅甜汤

【功效】散寒、理气、生津、助消化、润心肺、滋阴。

【功效详解】本药膳具有生津、润心肺、助消化的功效。新鲜杨桃碳水化合物的含量丰富,所含脂肪、蛋白质等营养成分,对人体有助消化、滋养、保健的功能,还可以解渴消暑、润喉顺气。

【药材】麦门冬15克、天门冬10克。

【食材】杨桃1颗、紫苏梅4颗、紫苏梅汁1大匙、冰糖1大匙、棉布袋1个。

【做法】①全部药材放入棉布袋;杨桃表皮以少量的盐搓洗,切除头尾,再切成片状。②药材与全部材料放入锅中,以小火煮沸,加入冰糖搅拌溶化。③取出药材,加入紫苏梅汁拌匀,待降温后即可食用。

蒲公英银花茶

【功效】清热、解毒、消暑、利尿、助消化、抗癌。

【功效详解】本药膳具有清热解毒、消暑、助消化的功效。蒲公英是较常用的药材,具有增进食欲,治疗胃炎,利尿,缓泻,退黄疸,利胆,助消化等功效。

【药材】蒲公英1两、金银花(银花)1两。

【食材】清水1000毫升、白糖适量。

【做法】①将蒲公英、金银花冲净、沥干,备用。②砂锅洗净,倒入清水至盖满材料,以大火煮开转小火慢煮20分钟。③在熬煮的过程中,需定时搅拌,以免黏锅。最后,起锅前,加入少量白糖,拌匀,去渣取汁当茶饮。

便秘

便秘是多种疾病的一种症状,而不是一种病。便秘的主要表现是大便次数减少,间隔时间延长,或正常,但粪质干燥,排出困难;或粪质不干,排出不畅。有时伴见腹胀,腹痛,食欲减退,暖气反胃,大便带血等症状。

首选药材:火麻仁

【属性】味甘,性平。

【功效】润肠通便。

【存放】阴凉干燥处,防热、防蛀。

【挑选】色黄、无皮、果实饱满者为佳。

【对症药材】百合、黑木耳、红枣、松仁、柏子仁、火麻仁、郁李仁

【对症食材】雪梨、豌豆荚、玉米粒、青红椒、南瓜、柠檬

饮食宜忌

①便秘人群宜少吃精白米和精白面粉。

②多食用糙米和胚牙精米,以及玉米、小米、大麦、小麦皮和麦粉等杂粮,以及根菜类和海藻类中含食物纤维较多的,如牛蒡、胡萝卜、四季豆、红豆、豌豆、薯类和裙带菜等。

③适当地服用蜂蜜可起到润肠的功效。

推荐药膳

雪梨豌豆炒百合

【功效】生津、润煤、益气、定神、养阴清热。

【功效详解】此药膳中雪梨具有生津、润燥、清热、化痰的功效,可治热病、津伤、烦渴、热咳、便秘等症。百合主治邪气所致的心痛腹胀、胸腹间积热胀满,此外还有养阴清热、润肺止渴等功效。

【药材】鲜百合30克。

【食材】雪梨1个,豌豆荚、南瓜、柠檬、油、盐、味精、太白粉各适量。

【做法】①雪梨削皮切块,豌豆洗净、鲜百合剥开洗净,南瓜切薄片,柠檬挤汁备用。②雪梨、豌豆、鲜百合、南瓜过水后捞出,锅中油烧热,放入所有材料和药材炒 1 ~ 2 秒。③用太白粉勾芡后起锅即可。

人参蜂蜜粥

【功效】补气、清肠通便、润泽肌肤、止痛、解毒。

【功效详解】此粥有调中补气、清肠通便、润泽肌肤的作用,适用于因气虚而导致的面色苍白,以及由气血两虚而导致的大便秘结等患者食用。蜂蜜具有补中、润燥、止痛、解毒等功效,可治疗肺燥咳嗽、肠燥便秘、胃肠疼痛、喉痛、口疮等症状。

【药材】鲜百合 30 克。

【食材】蜂蜜 50 克、生姜 5 克、韭菜 5 克、蓬莱米 100 克。

【做法】①将人参放入清水中泡一夜,生姜切片,韭菜切末。②将泡好的人参连同泡参水,与洗净的蓬莱米一起放入砂锅中,中火煨粥。③待粥将熟的时候放入蜂蜜、生姜、韭菜末调匀,再煮片刻即可。

无花果木耳猪肠汤

【功效】凉血、止血、清热、化痰、消积、健胃清肠。

【功效详解】本药膳能健胃清肠,适用于高血压、大肠热所引起的便秘等症状。黑木耳是常见食材,具有凉血、止血的功效。荸荠的球茎具有清热、化痰、消积等功效。

【药材】黑木耳 20 克、红枣 3 颗。

【食材】无花果 50 克,荸荠 100 克,猪肠 400 克,花生油、太白粉、盐各适量。

【做法】①无花果、黑木耳和荸荠洗净,前两者浸泡 1 小时,荸荠去皮;猪肠用花生油、太白粉反复搓揉,去腥味和黏液,冲洗干净,过水。②取适量清水放入瓦煲内。煮沸后加入以上材料,煮沸后改用小火煲 3 小时,最后加盐调味即可。

松仁炒玉米

【功效】滋阴、润肠道、延缓衰老、滋润皮肤、益肺宁心、提高大脑功能。

【功效详解】本药膳具有治疗脾肺气虚、肺燥咳嗽、皮肤干燥、大便干结等症。可防治肥胖病、高血脂症、高血压、冠心病等。松仁有补虚益血、润肺滑肠之功效。可用于肺燥咳嗽。皮肤干燥,肠燥便秘等。

【药材】松仁 20 克。

【食材】玉米粒 200 克,青、红椒各 15 克,盐 5 克,味精 3 克。

【做法】①将青、红椒洗净,切成粒状。热锅后,放入松仁炒香后即可盛出,注意不要在锅内停留太久。②锅中加油烧热,加入青、红椒稍炒后,再加入玉米粒,炒至入味时,再加炒香的松仁和调味料即可。

红枣柏子小米粥

【功效】健胃脾、补血、养心、安神、润肠道、通便。

【功效详解】本药膳具有健脾胃、养心安神、润肠通便等功效。常用来治疗惊悸、失眠、遗精、盗汗、便秘等症。此药剂适用于长期便秘或老年性便秘等患者。

【药材】柏子仁 15 克、红枣 10 颗。

【食材】小米 100 克、白糖少许。

【做法】①将红枣、柏子仁、小米洗净,再将红枣、小米分别放入碗内,泡发,备用。②砂锅洗净置于火上,将红枣、柏子仁放入砂锅内,加清水煮熟后转入小火。③再加入小米,共煮成粥,至黏稠时,加入白糖,搅拌均匀即可。

柠檬蜂蜜汁

【功效】清热、化痰、健胃、抗菌、美容、润肠道。

【功效详解】本品具有清热,化痰,健胃,润肠道的功效。柠檬中含有柠檬酸,能促进胃液分泌,帮助消化;蜂蜜能起到滋润和营养作用,使皮肤细腻、光滑、富有弹性。

【药材】柠檬 1 个。

【食材】蜂蜜 1 匙(约 15 毫升)、白糖少许。

【做法】①将新鲜柠檬洗净,可根据个人口味,决定是否剥皮,然后榨出酸甜清香的柠檬原汁。②柠檬原汁与蜂蜜混合,加入温开水 500 毫升,用勺子顺时针地搅拌、调匀。③可在杯里插上吸管,在玻璃杯口沿上,插一块薄薄的柠檬片即可。

腹泻

腹泻是指排便次数明显超过平日习惯的频率,粪质稀薄,水分增加,每日排便量超过 200 克,或含未消化食物或脓血、黏液。腹泻常伴有排便急迫感、肛门不适、失禁等症状。

首选药材:五味子

【属性】味酸、甘,性温。

【功效】补脾止泻、固肾涩精。

【存放】阴凉、干燥处。

【挑选】颗粒饱满、无异味者佳。

【对症药材】土茯苓、赤芍、丁香、陈皮、党参、白术、红枣、莲子、车前草、薏仁、杏仁

【对症食材】鳝鱼、蘑菇、鸡腿、姜、紫米、桂圆、猪肚

饮食宜忌

①腹泻者忌食含有长纤维素的各种水果和蔬菜。

②忌食菠萝、柚子、柠檬、广柑、西瓜、橘子等;以及蔬菜青菜、菠菜、白菜、竹笋、洋葱、茭白、辣椒等,因为纤维质、半纤维质均有促进肠道蠕动作用,会加重腹泻。

③腹泻者宜吃苹果、草莓等。如腹泻发生在白天,还可以饮茶。

④小米等温性食物可起到保养和温暖肠胃的作用。

推荐药膳

土茯苓鳝鱼汤

【功效】解毒、补虚损、祛风湿、强筋骨。

【功效详解】本药膳具有利湿解毒、补虚损、祛风湿、强筋骨的功效。患有脾虚血亏、腹冷肠鸣、下痢脓血、身体羸瘦、中气下陷、脱肛、内痔出血、子宫脱垂等病症的人可适当食用。

【药材】当归 8 克、土茯苓 10 克、赤芍 10 克。

【食材】鳝鱼 100 克、蘑菇 100 克、清水 800 毫升、盐 2 小匙、米酒 1/2 大匙。

【做法】①鳝鱼洗净,切小段,可适当撒些细盐腌渍 10 分钟,再用清水洗净;再将剩余材料用清水洗净。②全部材料、药材与清水共置锅中,以大火煮沸,再转小火续煮 20 分钟。③加入盐、米酒搅拌均匀,即可食用。

丁香多味鸡腿

【功效】健胃、促消化、壮阳、补肾、抗菌消炎。

【功效详解】本药膳既芳香又健胃,具有促进消化系统的功能,可治疗肠胃虚寒所导致的腹部冷痛、呕吐或拉肚子等症。此外,孕妇因早孕反应所引起的不适,也可选择本菜品调治。

【药材】丁香、陈皮各 2 钱,党参、白术各 3 钱。

【食材】鸡腿 2 只、姜 3 片。

【做法】①将药材、鸡腿分别洗净,将陈皮泡发,鸡腿汆烫,去血丝,备用。②把药材放于锅底,再将鸡腿放在药材上,水盖过药材和肉,再放入姜片,上方封一层保鲜膜,使其药味及肉味能够保存。③在电饭锅中加放 1 杯水,等电饭锅跳起即可。

车前草猪肚汤

【功效】利尿、清热、明目、健脾胃、益肾、止泻。

【药材】鲜车前草 150 克、薏仁 30 克、杏仁 10 克、红枣 3 颗。

【食材】猪肚 2 副,猪瘦肉 250 克,盐 5 克,花生油、太白粉各适量。

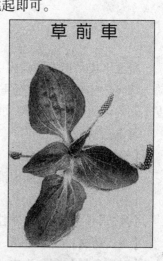

草前車

【功效详解】本药膳具有清热利水通淋、渗湿止泻之效。薏米性凉,味甘淡,入脾、胃、肺经,具有利水渗湿、健脾胃、清肺热、止泄泻等作用。车前草对胃有抑制作用,可暂时性增加肠液分泌,对肠运动则无明显影响。

【做法】①猪肚用花生油、太白粉反复搓揉,除去黏液和异味,洗净,稍汆烫后,取出切块。②鲜车前草、薏仁、红枣等分别洗净。③将 1600 毫升清水放入瓦煲内,煮沸后加入所有材料,大火煲滚后改用小火煲 2 小时,加盐调味即可。

莲子紫米粥

【功效】养心、益肾、补脾、补气血、润肺。

【功效详解】莲子具有养心补肾、安和五脏的功效；紫米具有补血益气、补肾、健脾暖肝、收宫滋阴之功效，特别是孕产妇和康复病人保健食用，具有非常好的效果；本药膳将二者结合，可以养心、润肺。

【药材】莲子5钱、红枣5颗。

【食材】紫米2两、桂圆8钱、白糖适量。

【做法】①莲子洗净、去心；紫米洗净后以热水泡1小时。红枣洗净，泡发，待用。②砂锅洗净，倒入泡发的紫米，加约4碗水量，用中火煮滚后转小火，再放进莲子、红枣、桂圆续煮40～50分钟，直至粥变黏稠，最后加入白糖调味即可。

莲子红枣糯米粥

【功效】补气、养血、补脾、止泻、益肾、固精、安神。

【功效详解】此粥具有健脾补气养血的功效，适合体质较弱者，尤其女性；红枣中铁的含量丰富，有益于贫血者；莲子补中养神，补虚止泻，除寒湿，具有滋阴补血，润肺养心，延年益寿的功能。

【药材】红枣10颗、莲子150克。

【食材】圆糯米1杯、冰糖适量。

【做法】①莲子洗净、去莲心。糯米淘净，加6杯水以大火煮开，转小火慢煮20分钟。②红枣洗净、泡软，与莲子一同加入已煮开的糯米中续煮20分钟。③等莲子熟软，米粒呈糜状，加冰糖调味，搅拌均匀即可。

慢性胃病

慢性胃炎系指不同病因引起的各种慢性胃黏膜炎性病变，是一种常见病。慢性胃炎缺乏特异性症状，症状的轻重与胃粘膜的病变程度并不一致。很多病人没有症状或有程度不同的消化不良等症状，如上腹隐痛、食欲减退、餐后饱胀、反酸等。

首选药材：白扁豆

【属性】性微温、味甘。

【功效】健脾化湿、和中消暑、调脾胃、促进食欲。

【存放】干燥阴凉处。

【挑选】色泽光亮者、颗粒饱满者为佳。

【对症药材】山楂、甘草、人参、红枣

【对症食材】菠萝、牛肉、甜椒、洋菇、冰糖

饮食宜忌

①少吃油炸和腌制食物。

②少吃生冷食物和刺激性食物。

③有规律地进餐，定时定量，细嚼慢咽。要注意胃部保暖，多吃富含维生素C的蔬菜

和水果。

④选择饮水的时间,最佳的饮水时间是晨起空腹时及每次进餐前 1 小时,餐后立即饮水会稀释胃液,用汤泡饭也会影响食物的消化。

推荐药膳

山楂牛肉盅

【功效】开胃、补脾、活血化瘀、平喘化痰、防衰老、抗癌。

【功效详解】本药膳具有开胃、平喘化痰的功效。牛肉含有蛋白质、脂肪、矿物质及维生素等,其功效为补脾胃、益血气、强筋骨。山楂性味酸、甘、温,有消食健胃、活血化瘀的功效。

【药材】山楂 5 克、甘草 2 克。

【食材】菠萝 1 个、牛肉 80 克、竹笋 10 克、甜椒 5 克、洋菇 5 克、姜末 3 克、西红柿酱适量。

【做法】①菠萝洗净,切成两半,挖出果肉,做成容器备用;山楂、甘草熬煮后,滤取汤汁备用。②菠萝果肉榨成汁,加西红柿酱、汤汁,煮成醋汁,最后淋在炸熟的牛肉上。③另起油锅,将备好的姜末、竹笋、甜椒等与牛肉拌炒,装入菠萝盅即可。

人参红枣粥

【功效】补气、养血、健胃脾、安神、生津。

【功效详解】本药膳的功效是健脾胃、生津、补气养血。人参可治劳伤虚损,食少,倦怠,反胃吐食,大便滑泄,虚咳喘促及久虚不复,一切气血津液不足之证。大枣治脾虚腹泻,乏力。

【药材】人参 1 钱、红枣 10 克。

【食材】白米 50 克、冰糖适量。

【做法】①将买来的所有材料洗净,白米盛碗放水泡软,红枣同样泡发。②将砂锅洗净,放入人参,再倒入适量的清水,用大锅煮沸,转入小火煎煮,滤去残渣,保留人参的汤汁备用。③随后,加入白米和红枣,续煮,待汤汁变稠即可熄火。起锅前,加入适量冰糖。

二、养心疏肝

心悸气促

发生心悸,除查出有器质性病变外,可认为是单纯的功能差异。心悸多半是阵发性的,心率逐渐增加,然后逐渐恢复,不过较易变动。心悸发生时,很多人无明显自觉症状,有些人则感觉心慌,气促及胸骨后疼痛。植物神经功能紊乱的人,特别容易有心率的变动,症状亦较明显,但常伴有其他植物神经功能紊乱现象。如头痛、失眠、心烦等。

首选药材:黄精

【属性】味甘、性平。

【功效】补中益气、润心肺、强筋骨。

【存放】低温保存、制后晒干保存。

【挑选】形状呈姜形、有香味者为佳。

【对症药材】黄精、冬虫夏草、海马、黄芪、甘草、桂圆、防风

【对症食材】猪心、松仁、松糕、鱼、莲藕

饮食宜忌

①脂肪的摄入不超过总热量的 30%，少吃或不吃蔗糖、葡萄糖等精糖类食品。

②少吃含饱和脂肪酸和胆固醇高的食物，如肥肉、蛋黄、动物油、动物内脏等。

③多食富含维生素 C 的食物，如水果、新鲜蔬菜、植物油。

④适当摄入纤维素食物(包括谷类、淀粉类)。

⑤西红柿等食物对镇定神经系统、缓解病症能起到积极作用。

推荐药膳

松仁雪花粥

【功效】养心、安神、润肠道、通便、补肾益气、养血。

【药材】松仁 15 克、柏子仁 15 克、红枣(去核)6 颗。

【食材】糯米 150 克、蛋白 2 个(约 60 克)、冰糖 2 大匙、棉布袋 1 个。

【做法】①松仁、红枣分别用清水洗净;柏子仁用棉布袋包起备用。②糯米洗净泡水 2 小时后,将做法 1 及水 1500 毫升一起放入锅中,熬煮成粥状,取出药材包后,加入冰糖拌至溶化。③再将打散的蛋白淋入,搅拌均匀即可。

茯苓杏片松糕

【功效】补肝肾、益精血、宁心、安神、利尿。

【药材】红枣 8 颗、茯苓 5 克、杏仁 10 克。

【食材】白米 5 杯. 米酒、白糖、热水各适量。

【做法】①把白米放在水中泡 8 小时,捞出后磨成粉。按白糖 10%、米酒 15%、水量 45% 的比率混合,再在 30℃ 的温度下发酵 8 小时。②将红枣去核切成丝、茯苓用水煮熟、杏仁切成碎粒,撒在面团上。③把和好的面团放在松糕框或蒸锅里,加盖蒸 20 分钟以上。凉后切成菱形和四角形。

桂圆煲猪心

【功效】补气养血、安神、补心、祛斑。

【药材】桂圆 35 克、党参 10 克、红枣 15 克。

【食材】猪心 1 个,姜片 15 克,精盐、鸡精、香油各适量。

【做法】①猪心洗净,去肥油,切小片,红枣洗净去核,党参洗净切段备用。②净锅上

火,放入适量清水,待水沸放入切好的猪心氽烫去除血水,捞出沥干水分。③砂锅上火,加入清水2000毫升,将猪心及备好的材料放入锅内,大火煮沸后改用小火煲约2小时,最后再加调味料即可。

玉竹煮猪心

【功效】安神、宁心、养阴、生津、润燥、止渴。

【药材】玉竹50克。

【食材】猪心500克,生姜、葱、花椒、味精、白糖、香油、食盐、卤汁各适量。

【功效详解】此药膳能安神宁心、养阴生津。主治冠心病,以及由热病伤阴引起的干渴烦躁。具有养阴、生津润燥、除烦、止渴等功效,可治热病阴伤、咳嗽烦渴、虚劳发热、消渴易饥、频尿等症。

【做法】①将玉竹洗净切成段,用水稍润。将猪心剖开洗净,与生姜、葱、花椒同置锅内,用中火煮到猪心六分熟时捞出晾凉。②将猪心、玉竹放在卤汁锅内,用文火煮,熟后捞起。③猪心切片后与玉竹一起放入碗内,在锅内加适量卤汁,再放入食盐、白糖、味精和香油加热成浓汁,将浓汁均匀地淋在猪心里外。

虫草海马汤

【功效】健脾、补肝肾、益气、壮阳、抗疲劳、改善性功能。

【功效详解】此汤能健脾补肾、益气壮阳。凡有病久体虚、肢冷自汗、阳痿遗精、腰膝酸痛、心悸气短、失眠多梦、盗汗等症状的人,均可服食此汤进行治疗。另外,此汤对于肾脏、肝脏、心脏也有很好的保护作用。而且,此汤对心血管疾病、呼吸系统疾病、性功能障碍、肾功能衰竭、肝脏疾病、肿瘤等疾病均有很好的治疗作用。

【药材】冬虫夏草2克、海马4只。

【食材】新鲜大鲍鱼1个、鸡肉500克、猪瘦肉200克、金华火腿30克、生姜2片、花雕酒3克、食盐2克、鸡精粉2克、味精3克、浓缩鸡汁2克。

【做法】①将海马洗净,用瓦煲煸去异味;鸡肉洗净剁成块;猪瘦肉切成大粒;金华火腿切成粒。②将切好的材料过水去掉杂质。③把所有的材料放入炖盅,放入锅中隔水炖4小时后,放入调味料调味即成。

黄芪甘草鱼汤

【功效】益气、补血、壮阳、增强抵抗力。

【功效详解】此汤适合平时虚弱无力、呼吸短促、畏寒怕风、体型瘦弱、容易感冒的人食用。除此之外,还有延缓衰老、增强免疫功能的功效,老人可用来作为日常保健菜肴。白术、黄芪的结合,还可补气血、壮元阳。适用于气虚、血虚、阳痿不举、早泄、梦遗等男性常见病症。

【药材】防风5克、甘草5克、白术10克、红枣3颗、黄芪3钱。

【食材】虱目鱼肚1片,芹菜少许、盐、味精、太白粉适量。

【做法】①将虱目鱼肚洗净,切成薄片,放少许太白粉,轻轻搅拌均匀,腌渍20分钟,备用。药材洗净、沥干,备用。②锅置火上,倒入清水,将药材与虱目鱼肚一起煮,用大火煮沸,再转入小火续熬至味出时,放适量盐、味精调味,起锅前加入适量芹菜即可。

黄疸

黄疸是消化系统肝胆疾病的一个症状。由于出现黄疸的原发病各不相同,所以临床表现多种多样,既有原发病所引起的,也有黄疸本身所产生的。突发性黄疸是胆结石和胆道蛔虫症发作以及误输不合血型溶血的特点;轻中度黄疸是胆系感染和急性肝炎的表现;缓慢发生的黄疸是胆道肿瘤的征象,服用某些药物(如异烟肼、磺胺、硫氧嘧啶、氯丙嗪、他巴唑、呋喃旦啶和氯噻嗪等)后发生的黄疸,是中毒性肝损害或急性肝内瘀胆综合征(后者是机体对某些药物产生变态反应,致肝内胆管发炎,胆汁排泄不畅和药物干扰肝细胞对胆红素的排泌作用造成)所致的。

首选药材:茵陈

【属性】味辛、苦,性微寒。

【功效】清湿热,退黄疸。

【存放】干燥、阴凉处。

【挑选】质脆,易折断,叶柄具有纵纹。

【对症药材】山药、生姜、鸡内金

【对症食材】黄鳝、鸡肉、河鳗

饮食宜忌

①肝炎病人在急性期应少吃肉类食物。

②急性黄疸型肝炎患者,发病初期更不宜吃肉食。因为急性肝炎病人的肠胃消化功能低下,若摄入不易消化的肉类食物,会加重病情,有碍康复。

推荐药膳

山药炖鸡汤

【功效】健脾、补肺、益肾、祛邪、美容。

【功效详解】此汤具有健脾、厚肠胃、补肺、益肾、补虚、祛邪等功效,适用于治疗脾虚腹泻、久痢、虚劳咳嗽、遗精带下、频尿等症,但不可多吃,因它能引发旧病。更重要的是,山药鸡汤还具有美容的功效,爱美的女性不妨试试。

【药材】山药 250 克。

【食材】胡萝卜 1 根、鸡腿 1 只、盐 5 克。

【做法】①山药削皮,洗净,切块;胡萝卜削皮,冲净,切块;鸡腿剁块,放入沸水中滚烫,捞出冲净。②鸡肉、胡萝卜先下锅,加水至盖过材料,以大火煮开后转小火慢炖 15 分钟。③加入山药转大火煮沸,转小火续煮 10 分钟,加盐调味即可。

黄芪豆芽牛肉汤

【功效】益气、补血、壮阳、明目、护肝。

【功效详解】此汤清甜滋补,有祛湿开胃,护肝、明目、除痰健肺等温和清凉的功效,特别适宜身体瘦弱者食用。患黄疸的人可以多食黄豆和金针菜。

【药材】黄芪3钱。

【食材】牛肉600克、黄豆芽200克、胡萝卜1条、盐2小匙。

【做法】①牛肉洗净切块,余烫后捞起。胡萝卜削皮、洗净、切块;黄豆芽掐去根须、冲净。②将以上备好的材料和黄芪及8碗水一起炖煮,煮沸后转小火炖约50分钟,加盐调味即成。

三、滋阴补肾

肾阴虚

肾阴虚,是肾脏阴液不足表现的证候,现代说法为:肾阴虚——供给中枢神经、泌尿生殖系统的营养物质不足造成。临床表现:腰膝酸疼,眩晕耳鸣,失眠多梦,男子阳强易举,遗精,妇女经少经闭,或见崩漏,形体消瘦,潮热盗汗,五心烦热,咽干颧红,溲黄便干,舌红少津,脉细数。

首选药材:枸杞

【属性】味甘、性平。

【功效】滋补肝肾、益精明目。

【存放】置于干燥、通风处。

【挑选】宜选颜色暗红,手握之后能迅速散开的。

【对症药材】枸杞、鱼腥草、何首乌、甘草、熟地黄

【对症食材】乌鸡、黑豆、豆奶、牛肉

饮食宜忌

①肾阴虚者,饮食中应多吃清凉食品。

②宜经常食用绿豆、银耳、莲子、决明子、鱼汤、蛤蜊、雀肉、鹿肉等等进行滋补。

③狗肉、鸽肉等能有效地起到补肾阴虚的功效。

④动物内脏也是补肾阴虚的佳品。

推荐药膳

养生黑豆奶

【功效】润肺、生津、滋阴、补肾、清热。

【功效详解】本道药膳中的黑豆是一种有效的补肾品,主治肾虚、阴虚盗汗等,具有健脾利水、消肿下气、滋肾阴、润肺燥的功效。此外,本饮品还搭配了生地、玄参及麦门冬,

对于肾阴虚有很好的疗效。

【药材】生地 8 克、玄参 10 克、麦门冬 10 克。

【食材】黑豆 200 克、清水 1800 毫升、细砂糖 30 克、棉布袋 1 个。

【做法】①黑豆洗净，浸泡约 4 小时至豆子膨胀，沥干水分备用。②全部药材放入棉布袋，置入锅中，以小火加热至沸腾约 5 分钟后，滤取药汁备用。③将黑豆与药汁混合，放入果汁机内搅拌均匀，过滤出黑豆浆倒入锅中，以中火边煮边搅拌至沸腾，最后加糖即成养生黑豆奶。

当归羊肉汤

【功效】补血、祛寒、止痛、活血。

【功效详解】本药膳将羊肉这一补阳的佳品与当归相结合，具有补血、祛寒的功效。羊肉能助元阳、补精血、治疗肺虚、益劳损等，是滋补强壮药的一种，又是大众喜爱的美味食品。

【药材】当归 15 克。

【食材】羊肉 500 克，姜、米酒、盐各适量。

【做法】①羊肉放入沸水汆烫、捞起、冲净。②姜冲净，以刀背拍裂、切段。将羊肉、姜、当归一起盛锅，加水至盖过材料，煮沸转小火续炖 40 分钟。③起锅前加盐、米酒调味即可食用。

板栗香菇焖鸡翅

【功效】补肾、消渴、益气、减轻严重的腹泻。

【药材】板栗 300 克。

【食材】香菇 6 朵，鸡翅 50 克，姜 4 片，香菜适量，料酒、太白粉各 2 小匙，蚝油 1 大匙，盐 1 小匙。

【功效详解】本道菜品将香菇与板栗共用，又加入了鸡翅，不失为补肾佳品。香菇性味甘平，具有补肝肾、健脾胃的功效；而板栗具有补肾强筋的功效；适用于肾虚所致的腰膝酸软、腰肢不遂等症。

【做法】①板栗用水烫过冲凉，剥壳备用；香菇去蒂后，泡水；将鸡翅剔除骨头，冲洗掉血水，剁成块，然后加入太白粉、蚝油、盐腌渍 25 分钟左右。②开火，加油至锅中烧热，加入备好的板栗肉翻炒，然后加入备好的香菇、鸡翅一起炒熟透。③加入适量开水、蚝油、盐，焖 10 分钟起锅。

鱼腥草乌鸡汤

【功效】清热解毒、消肿、健胃消食、利尿。

【功效详解】鱼腥草是一味常用的清热解毒的中草药，其味辛，性微寒，能清热解毒、排脓、消肿、疗疮、利尿除湿，还能帮助肠胃消化、健胃消食，治疗实热、热毒、湿邪、疮疡肿毒、痔疮便血、脾胃积胀等病症，十分有效。近年来，它的用途越来越广，广泛地用于呼吸道、尿道和肠道等感染性疾病。

【药材】鱼腥草 30 克、蜜枣 5 颗。

【食材】乌骨鸡半只,盐、味精各适量。

【做法】①鱼腥草洗净,乌骨鸡洗净切块,红枣洗净备用。②锅中加水煮沸,放入鸡块焯烫去血水后捞出。③将清水 1000 毫升放入锅内煮沸后,加入以上所有材料,大火煲开后,改用小火煲 2 小时加调味料即可。

何首乌黑豆煲鸡脚

【功效】补肾、益阴、健脾、利湿、除热解毒。

【功效详解】这道菜具有补肾益阴、健脾利湿、除热解毒等功效,可以治疗肾虚阴亏、消渴多饮、频尿、肝肾阴虚、头晕目眩、视物昏暗或须发早白、脚气水肿等症状,同时对湿痹拘挛、腰痛、腹中挛急作痛、泻痢腹痛、服药中毒和饮酒过多等都有很好疗效。

【药材】何首乌 10 克、黑豆 20 克、红枣 5 颗。

【食材】鸡脚 8 只、猪瘦肉 100 克。

【做法】①鸡脚剁去趾甲洗净备用;红枣、何首乌洗净备用。②猪瘦肉洗净,黑豆洗净放锅中炒至豆壳裂开。③全部用料放入煲内,加适量清水煲 3 小时,加盐调味即可。

肾阳虚

肾阳虚,即肾脏阳气虚衰,是肾脏阳气衰竭表现表现的症候,一般由素体阳虚或久病伤肾等因素引起。临床表现为:阳痿、不育、多尿、夜遗、虚喘、腰膝酸软、畏寒肢冷等。

首选药材:附子

【属性】味辛、甘,性大热,有毒。

【功效】回阳救逆,补火助阳。

【存放】阴凉、干燥处,防霉、防蛀。

【挑选】个大、均匀。

【对症药材】人参、菟丝子、党参、黄芪、丁香

【对症食材】鸽蛋、鸡肉、鳝鱼、甲鱼

饮食宜忌

①忌吃生冷之物,忌吃各种冷饮,以及生冷瓜果。

②宜温补忌清补,宜食性属温热的食物和温阳散寒的食物,热量较高而富有营养的食物。

③温性食物如鸡肉、羊肉等可补肾阳虚。

④海产肉类食物如虾肉等也是补肾阳虚的佳品。

推荐药膳

冬虫夏草鸡

【功效】补肾、益阳、改善睡眠、增强抵抗力、治疗男性阳痿。

【功效详解】本品对于补肾益阳有很大的疗效,可以改善身体虚冷、四肢无力,失眠盗汗等病症,特别是对于男性的阳痿,以及由遗精所引起的腰酸腿软、心悸气短等症状有很好的治疗效果。长期服食还可以提高机体免疫力,是极好的补肾药膳。

【药材】冬虫夏草5~10枚。

【食材】公鸡1只,姜、葱、精盐、味精各适量。

【做法】①将公鸡烫洗、退毛,内脏去除干净,并剁成若干块,备用。②将切好的鸡块汆烫,可以去除鸡肉上残留的血丝,然后将汆烫好的鸡块放在锅中,添入适量水,用大火煮开。③水开时,加入冬虫夏草和各种调味料;然后添加少量水,用小火将鸡肉煮熟。

虫草红枣炖甲鱼

【功效】益气、补血、调补阴阳、助生精髓、补肾气。

【功效详解】这道菜可以益气补血、调补阴阳,对久病体虚所导致的气血不足者,是极好的滋补佳品,对于增强身体免疫力更是效果显著。男性食之可以温补肾气、助生精髓、改善精气衰弱、治疗阳痿早泄、四肢无力、遗精、虚软、气虚体乏等症状。

【药材】冬虫夏草10枚,红枣10颗。

【食材】甲鱼1只,料酒、精盐、味精、葱、姜片、蒜瓣、鸡汤各适量。

【做法】①将甲鱼切成若干块,备用;冬虫夏草洗净,红枣用开水浸泡透后备用。②将备好的甲鱼放入砂锅中,添水煮沸,然后捞出备用。③在锅中放入甲鱼、冬虫夏草、红枣,然后加入料酒、盐、味精、葱姜、蒜、鸡汤炖2小时左右,取出即可。

人参黄芪蒸甲鱼

【功效】壮阳、改善遗精阳痿等症状、提升精子质量、抬高受孕率。

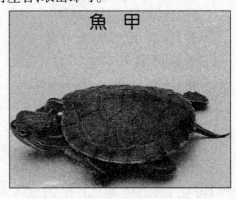

魚甲

【功效详解】这道菜是壮阳的佳肴,能有效改善遗精、阳痿、四肢发冷、腰膝酸软等症状。更重要的是本菜品还可以提升精子质量、提高受孕率,对增进夫妻生活很有帮助。另外,体质虚弱的人服用本菜品也可以改善身体状况,可提高身体免疫力。

【药材】人参3克、黄芪10克。

【食材】甲鱼1只,生姜、盐各5克,味精2克,鸡精粉3克,料酒5克。

【做法】①甲鱼宰杀洗净,人参切段,黄芪洗净,生姜切片备用。②将备好的甲鱼放入砂锅中,添水煮至七分熟,然后捞出备用。③将所有的调味料在碗中拌匀,然后淋在甲鱼上,使其浸透,再上锅蒸13分钟即可。

党参枸杞红枣汤

【功效】滋肾、固精、益气、和脾胃、补血、治疗阳痿、早泄、滑精等症。

【功效详解】此汤可以滋肾固精,能够治疗阳痿、早泄、滑精等不禁之症,对于体虚滑脱等症状疗效显著。党参可以补中益气、和脾胃、补血、降压。对于各种原因引起的衰弱症、缺铁性贫血、营养不良性贫血等病症有显著疗效。此外。党参还可以治疗肾炎,减轻尿蛋白排出。

【药材】党参20克、枸杞12克、红枣12克

【食材】白糖适量(或盐,视个人口味调整)。

【做法】①将党参洗净切成段备用。再将红枣、枸杞放入清水中浸泡5分钟后再捞出备用。②将所有的材料放入砂锅中,然后放入适量的清水,一起煮沸。3煮沸后改用小火再煲10分钟左右,将党参挑出,喝汤时只吃枸杞、红枣。

苁蓉海参鸽蛋

【功效】滋阴、补阳、益肾、防止神经衰弱。

【功效详解】本品是补阳滋阴的上品,对于肾虚所引起的神经衰弱、体倦、腰酸、健忘、听力减退等症状都有相当显著的疗效。本品虽药性温和,但对于肾虚、阳痿、早泄、汗虚等病症疗效显著。需要注意的是,大便溏泄、湿热便秘者不宜食用。

【药材】肉苁蓉15克。

【食材】水发海参2个,鸽蛋12颗,猪油50毫升,花生油、葱、蒜、胡椒粉、味精、太白粉、鸡汁适量。

【做法】①将海参处理,汆熟;鸽蛋煮熟,去壳;肉苁蓉煎汁备用。鸽蛋沾太白粉,炸至金黄色,备用。②锅中放猪油。投下葱、蒜爆香,加鸡汁稍煮,再加调味料和海参,煮沸后用小火煮40分钟,再加鸽蛋、苁蓉汁,煨煮。③将余下的汤汁做成芡汁,淋上即成。

菟丝子烩鳝鱼

【功效】滋补肝肾、固精缩尿、明目、止泻。

【功效详解】这道菜具有滋补肝肾、固精缩尿、明目、止泻的作用,适用于阳痿遗精、遗尿、频尿、腰膝酸软、目昏耳鸣、肾脾虚弱等症状。鳝鱼味美且有药用价值,《名医别录》中记载它有补五脏、疗虚损的功效,是药膳中常用的滋补食材。

【药材】干地黄12克、菟丝子12克。

【食材】鳝鱼250克,肉250克,竹笋10克,黄瓜10克,木耳3克,酱油、味精、盐、太白粉、米酒、胡椒粉、姜末、蒜末、香油、白糖各适量,蛋清1个,高汤少许。

【做法】①将菟丝子、干地黄煎两次,过滤取汁;鳝鱼肉切成片,加水、太白粉、蛋清、盐煨好。②将鳝鱼片放入碗内,放温油中划开,待鱼片泛起,将鱼捞起,再放入所有材料调味即可。

温肾固精

肾寒者多表现出如下症状:小便频数、遗尿、阳痿、遗精、腰膝冷痛、辨证属肾虚、命门火衰。现代人压力很大,平时生活中,应多注意保养身体,缓解紧张和焦虑的状态,多采用一些优良的温肾固精方法,以此来保证我们的身体健康,增强体质。

首选药材:鹿茸

【属性】味甘、咸、性微温。

【功效】温肾壮阳、强筋健胃、生精益血、调理冲任。

【存放】置于干燥、通风处。

【挑选】选鹿茸顶端部分较好。

【对症药材】鹿茸、蒺藜子、覆盆子、车前子、菟丝子、芜蔚子、肉苁蓉

【对症食材】鲑鱼头、鸡内脏(心、肝、肺)、骶骨、羊肉

饮食宜忌

①忌食寒凉食物。

②可食用芡实,具有健脾止泻、固肾涩精的功效,为收敛性强壮食物。

③还可多食芝麻,其味咸,性温,有温肾固精、益气补虚的功效。

④还可多食海鲜食品。

⑤注意饮食中时令蔬果的搭配。

推荐药膳

三味羊肉汤

【功效】补益肝肾、延缓衰老、温经祛寒、通气血。

【药材】杜仲5钱、熟附子6钱、熟地3钱。

【食材】250克,葱、姜、盐各适量。

【做法】①将羊肉洗净,切成小块,备用;将杜仲、附子、熟地放入事先备好的棉布包中,用细线绑好。②将所有的材料放入锅中,加入适量的水,大约盖过所有材料。③用大火煮沸,再转成小火慢慢炖煮至熟烂,起锅前拣去药材包,加入调味料调味即可。

鹿茸煲鸡汤

【功效】补肾、益精、祛风、止痛、调经、消肿、排脓。

【药材】川芎3克、白芷3克、西洋参12克、枸杞12克。

【食材】鲑鱼头1/2个、姜4片、盐适量。

【做法】①西洋参、川芎、白芷、枸杞分别洗净,放入锅中,加适量水于火上炖,先用沸水煮开,转入小火慢熬,总共需3小时。②将鲑鱼头洗净,沥干水分,放入放有草药的锅内。③再放入姜片,炖30分钟,用盐调味即可。

黑芝麻山药糊

【功效】补肝、益肾、益精血、润肠、健脾补肺、固精。

【药材】山药250克、何首乌250克。

【食材】黑芝麻250克、白糖适量。

【做法】①将黑芝麻、山药、何首乌均洗净、晒干、炒熟,研成细粉,分别装瓶备用。(剩下的材料需放于阴凉、干燥处)②再将三种粉末一同盛入碗内,加入开水调匀。可根据个

人口味,调成黏状或是稍微稀点的糊汁,最后调入白糖,调匀即可。

五子下水汤

【功效】调理肾气、温肾、固精、清热、缓和体虚发热。

【药材】蒺藜子、覆盆子、车前子、菟丝子、芜蔚子各10克。

【食材】鸡内脏(含鸡肺、鸡心、鸡肝)适量。

【功效详解】此汤能调理肾气,治疗阳痿遗精、腰酸体冷等病症,对温肾固精、强健筋骨有很好的效果。另外,此汤还可以通利小便、清热化湿,从根本上调整肾脏功能,滋补元气,刺激性激素分泌,对于刺激传达机能、提振活力、防止疲劳及维持中枢神经的正常机能都大有帮助。

【做法】①将所有鸡内脏洗净、切片备用;姜洗净、切丝;葱去根须,洗净,切丝。②将药材放入纱布包中,扎紧,放入锅中;锅中加适量水,至水盖住所有材料,用大火煮沸,再转成文火继续炖煮约20分钟。③转中火。放入鸡内脏、姜丝、葱丝等调味,待汤沸后,加入盐调味即可。

苁蓉黄精骶汤

【功效】补肾、益气、强精、改善性功能、刺激精液分泌和精子的产生。

【功效详解】此汤可以补肾健脾、益气强精,适用于阳痿早泄、性欲减退、风湿酸痛、筋骨无力等症状。肉苁蓉可促进性欲、刺激精子生长和精液分泌,并可调节男性生殖系统的神经内分泌,还可使人体保持正常的荷尔蒙分泌,从而帮助其他药物发挥作用。黄精则可以补气养阴、补肾益精,润心肺、强筋骨。

【药材】肉苁蓉15克、黄精15克。

【食材】猪尾骶骨1副、罐头白果1大匙、胡萝卜1段、盐1小匙。

【做法】①猪尾骶骨洗净,放入沸水中氽烫,去掉血水,备用;胡萝卜削皮、冲净、切块备用。②将所有材料一起放入锅中,加水至盖过所有材料。火煮沸。再转用小火续煮约30分钟,加入白果再煮5分钟,加盐调味即可。

附子蒸羊肉

【功效】温肾、壮阳、利尿、消肿、祛寒除湿。

【功效详解】温肾壮阳,适用于肾阳不足、阳痿滑精或阳虚水泛、尿少水肿等症状。附子具有回阳救逆、补火助阳、散寒祛湿的功效,主治虚脱、四肢厥冷、胃腹冷痛、肾虚水肿等。与羊肉同食,其补益的效果更为显著。

【药材】附子30克。

【食材】鲜羊肉1000克,葱、姜、料酒、葱段、肉清汤、食盐、熟猪油、味精、胡椒粉各适量。

【做法】①将羊肉洗净,放入锅中,加适量清水将其煮至七分熟,捞出。②取一个大碗依次放入羊肉、附子、姜片、料酒、熟猪油、葱段、肉清汤、胡椒粉、食盐等调味料。③再放入沸水锅中隔水蒸熟即可。

腰膝酸软

腰膝酸软是中医所说肝肾亏损的一种症状。症状现于四肢五官,病存于五脏六腑。肾虚的症状在情志方面表现为:情绪不佳,情绪常难以自控,头晕,易怒,烦躁,焦虑,抑郁等。

首选药材:熟地黄

【属性】味甘,性温。

【功效】补血滋润、益精填髓。

【存放】置容器内密封。

【挑选】内外均成漆黑色,有光泽,外表皱宿不平。

【对症药材】鹿茸、枸杞、党参、山药、当归

【对症食材】板栗、香菇、排骨、羊肉、虾

饮食宜忌

①少食偏凉性的食物。

②宜多食芝麻、核桃仁,芝麻中含有人体所需的多种营养,氨基酸的含量丰富,其中有较多的卵磷脂。

③山药、枸杞等为对本症进行食疗的首选。

④水产品如鱼类也可起到食疗腰膝酸软的效果。

推荐药膳

三仙烩猪腰

【功效】补肾、强筋健骨、健脾补肺、延年益寿。

【功效详解】本菜品的主要功效是补肾、强健筋骨。党参具有补中益气,健脾益肺的功效。猪腰具有补肾气、通膀胱、消积滞之功效,具有补肾、强腰、益气的作用。因此,本药膳适宜肾虚之人腰酸腰痛或遗精、盗汗者食用。

【药材】当归、党参、山药各10克。

【食材】猪腰500克,酱油、葱丝、蒜末、醋、姜丝、香油各适量。

【做法】①将猪腰洗净切开,去除筋膜和腺线,处理干净放入锅中,加当归、党参、山药,再加适量清水直到盖过所有材料。②将猪腰炖煮至熟透为止,捞出猪腰,待冷却后分切成薄片,摆放在盘中。③在猪腰中浇上酱油、醋、葱丝、姜丝、蒜末、香油等调味料调味即可。

板栗排骨汤

【功效】补肾、除消渴、减轻腹泻、滋补肾气、预防体虚乏力。

【功效详解】此药膳具有滋补肾气的功效,是气血双补的佳品。适宜老人肾虚者食用,对中老年人腰膝酸软、腿脚无力有很好的疗效,但糖尿病人、消化不良者以及患有风

湿病的人不宜多食。

【药材】板栗 250 克。

【食材】排骨 500 克、胡萝卜 1 根、盐 1 小匙。

【做法】①将板栗剥去壳放入沸水中煮熟,备用。②排骨洗净放入沸水氽烫,捞出备用。③胡萝卜削去皮、冲净,切成小方块。④将所有的材料放入锅中,加水至水盖过材料,大火煮开后,再改用小火煮约 30 分钟左右。⑤煮好后加入适当的调味料即可。

鹿茸枸杞蒸虾

【功效】温肾、壮阳、强筋健胃、生精益血、提升精子质量。

【药材】鹿茸 10 克、枸杞 10 克。

【食材】大虾 500 克、米酒 50 毫升。

【功效详解】鹿茸可温肾壮阳、强筋健胃、生精益血、调理冲任,可用于改善性机能,治疗男子阳痿、女性虚寒白带、久不受孕、精血两亏等病症。此外,鹿茸还可以与补肾壮阳的虾子同食,以更有效地发挥其补肾益阳的效果。本菜品可有效地改善遗精、阳痿、腰酸腿软、虚寒怕冷的症状,对于提升精子质量、增进夫妻情趣很有效果。

【做法】①大虾剪去须脚,在虾背上划开,以挑去泥肠,用清水冲洗干净,备用。②鹿茸去除绒毛(也可用鹿茸切片代替),与枸杞一起用米酒泡 20 分钟左右。③将备好的大虾放入盘中,浇入鹿茸、枸杞和酒汁。④将盘子放入沸水锅中,隔水蒸 8 分钟即成。

锁阳羊肉汤

【功效】补肾阳、益精血、润燥、养筋、防癌、延缓衰老。

【功效详解】羊肉味甘、性温,入脾、胃、肾、心经;温补脾胃,用于治疗脾胃虚寒所致的反胃、身体瘦弱、畏寒等症;温补肝肾,用于治疗肾阳虚所致的腰膝酸软冷痛、阳痿等症;补血温经,用于产后血虚经寒所致的腹冷痛。中国古代医学认为,羊肉是助元阳、补精血、疗肺虚、益劳损、暖中胃之佳品,是一种优良的温补强壮剂。

【药材】锁阳 3 钱。

【食材】生姜 3 片、羊肉半斤、香菇 5 朵。

【做法】①将羊肉洗净切块,放入沸水中氽烫一下,捞出,备用;香菇洗净,切丝;锁阳、生姜洗净备用。②将所有的材料放入锅中,加适量水。③大火煮沸后,再用小火慢慢炖煮至软烂,大约 50 分钟左右,起锅前加入适当的调味料即可。

强精党参牛尾汤

【功效】补肾、养血、益气、固精、改善性功能、强壮腰肾。

【功效详解】此汤可补肾养血,益气固精,对于男子阳痿不举等性功能障碍或腰膝酸软等症状都有一定的疗效。而且。此汤还可以提升体力、增强机体免疫力,从根本上调理元气,促进性激素分泌。牛尾具有强壮腰肾、补中益气的功效,是不可多得的滋补食材。

【药材】黄芪 2 两、党参 8 钱,当归 6 钱、红枣 1 两、枸杞 6 钱。

【食材】牛尾 1 个、牛肉半斤、牛筋 2 两。

【做法】①将牛筋用清水浸泡 30 分钟左右,再下水清煮 15 分钟左右。②牛肉洗净,切块;牛尾剁成寸段,备用。③将所有的材料放入锅中,加适量的水,大约盖过所有的材料,用大火煮沸后,转小火煮 2 小时,调味即可。

肾气虚

肾虚一般分为三种:肾气虚、肾阴虚和肾阳虚。肾气虚的表现症状为夜尿增多,小便不畅;肾阴虚的表现症状为腰酸耳鸣、口干,容易午后出现低热;肾阳虚的表现症状则为腰膝酸软、四肢畏寒等。

首选药材:海马

【属性】味甘、性温。

【功效】补肾壮阳、调气活血。

【存放】将尾盘卷、晒干即可。

【挑选】海马尾较粗,且为卷尾者质量较好。

【对症药材】枸杞、海马、巴戟天

【对症食材】大米、板栗、鸡肉、虾、白菜、花椰菜

饮食宜忌

①平时的食物可以多吃核桃、灵芝、韭菜、羊肉、狗肉、猪腰、牛肉、枸杞叶、板栗、鸡肉等。

②避免吃寒凉的食物,如冰冻的食物或香蕉、火龙果、海带等。

③山药等可作为对症食物经常食用。

④韭菜这种常见的食物对肾气虚有不错的食疗效果。

推荐药膳

海鲜山药饼

【功效】健脾胃、滋肾益精、延年益寿、补虚劳。

【功效详解】山药中含有消化酶,能促进蛋白质和淀粉的分解,是消化不良者的保健品。它还具有补脾益肾、养肺、止泻、敛汗之功效,是很好的进补"食物药"。此外,海鲜更有滋补之功效,海鲜和山药同食,可以更有效地发挥其补肾益阳的效果。

【药材】黄精 15 克、枸杞 10 克。

【食材】虾仁 35 克、鲜干贝 2 颗、花枝 50 克、花椰菜 1 朵、玉米粒 3 大匙、玉米粉 1/3匙、奶粉 1 大匙、山药粉 2/3 杯、盐适量、色拉油 1 大匙。

【做法】①黄精洗净,用水煮滚,转小火熬出汤汁备用;虾仁洗净去泥肠;枸杞、干贝、花枝、花椰菜分别洗净切小丁。②药汤与备好的菜丁,以及奶粉、色拉油等材料一起搅匀,做成面糊,煎成金黄色即可。

板栗枸杞粥

【功效】滋补肾气、增强体力、刺激性激素分泌、防止性功能衰减、提高生育能力。

【功效详解】此粥可以滋补肾气、改善体虚气短、腰酸腿软等症状,对于刺激性激素分泌、防止性功能衰退、提高生育能力有很大帮助。正常人服用也可以起到补充体力、增强体质、提高抗病能力的作用。

【药材】枸杞100克。

【食材】板栗200克、盐6克、大米100克。

【做法】①将大米用清水淘洗干净;板栗用水烫过冲凉,剥壳备用。②在砂锅中加入清水,投入备好的板栗和大米,用小火一起熬煮成粥。大约需要70分钟左右。③快煮好时撒上枸杞,加入调味料,然后再煲煮入味即可。

海马虾仁童子鸡

【功效】益气、补肾、增强抵抗力、补充体力。

【功效详解】体力明显衰退、性欲降低者可常食这道菜,肾虚、阳痿患者食用此菜品也会有显著的疗效。此菜品可以促进精子的生成与活力,更可增进性腺机能、增强抵抗力、补充体力与活力,对肾气虚弱所导致的性功能衰退有明显的治疗效果。

馬 海

【药材】海马10克。

【食材】虾仁15克,童子鸡1只,米酒、葱段、蒜、味精、盐、生姜、太白粉、清汤各适量。

【做法】①将童子鸡处理干净,洗去血水,然后放入沸水中汆烫煮熟,剁成小块备用。②将海马、虾仁用温水洗净,泡10分钟,放在鸡肉上。③加入白葱段、生姜、蒜及鸡汤适量,上笼蒸烂,把鸡肉扣入碗中,加入调味料后,再淋上太白粉水勾芡即成。

巴戟天海参煲

【功效】补阳、助性、调理肾亏、改善生殖、促进生长发育。

【功效详解】巴戟天为补阳助性的重要药材,专治肾虚阳痿、遗精早泄、腰膝酸软、下肢寒湿等病症。巴戟天的一些成分还能刺激性腺机能,且其性温而不燥热、补而不滞腻,能有效地治疗肾亏病症。与海参同食更可以增强其助阳的功效,可以起到改善生殖功能的作用。

【药材】巴戟天15克、白果10克。

【食材】海参300克、绞肉150克、胡萝卜80克、白菜1棵、盐5克、酱油3克、白胡椒粉少量、醋6克、糖适量、太白粉5克。

【做法】①海参洗净,去掉海参腔肠,汆烫后捞起,切大块;胡萝卜切片;绞肉加盐和胡椒粉拌均匀,然后捏成小肉丸。②锅内加一碗水,将巴戟天、胡萝卜、肉丸等加入并煮开,加盐、酱油、醋、糖调味。③再加入海参、白果煮沸,然后加入洗净的白菜,再煮沸时用太白粉水勾芡后即可起锅。

参麦五味乌鸡汤

【功效】补气强心、利尿、安神、促进性腺功能、提升精子质量、提高睡眠治疗。

【功效详解】现代医学认为麦门冬具有强心、利尿、抗菌的作用，主治热病伤津、口渴、咽干、肺热燥咳、肺结核咯血、咽喉痛等病症。人参可以补充能量、促进性腺功能的发育、提升精子质量。五味子则具有安神宁心、改善睡眠的疗效。

【药材】人参片 15 克、麦门冬 25 克、五味子 10 克。

【食材】乌骨鸡腿 1 只、盐 1 匙。

【做法】①将乌骨鸡腿洗净，剁块，放入沸水汆烫，去除血水，备用。②将乌骨鸡腿及人参片、麦门冬、五味子盛入煮锅中，加适量水（大约 7 碗水左右）直至盖过所有的材料。③以大火煮沸，然后转小火续煮 30 分钟左右，快熟前加盐调味即成。

枸杞鱼片粥

【功效】提神醒脑、消除疲劳、美容、抗衰老、补脾肾、益精血。

【功效详解】中医认为，枸杞具有降低胆固醇、兴奋大脑神经、增强免疫功能、抗衰老和美容、补脾肾、益精血等功效，因此吃枸杞可以消除疲劳。本药膳适宜体倦乏力、头晕眼花、腰膝酸软等患者食用，也是中老年人常用的滋补、长寿佳品。

【药材】枸杞 5 克。

【食材】鲷鱼 30 克、白饭 100 克、香菇丝 10 克、笋丝 10 克、高汤 5 克。

【做法】①鲷鱼去内脏，剖解、洗净，切薄片；枸杞泡温水备用。②香菇丝、高汤、笋丝、白饭放入煮锅，倒入适量清水，熬成粥状。③最后加入枸杞、鲷鱼片煮熟即可食用。调味料可根据个人口味适当添加。

脱发

精神压力过度是导致脱发的常见病因。精神紧张、忧郁、恐惧或严重失眠等均能致使神经功能紊乱，毛细血管持续处于收缩状态，毛囊得不到充足的血液供应，而头皮位于人体的最上端，因而头发最易脱落。如果压力持续，再加上心理素质较弱，就易发生断发（毛）癣、食发（毛）癣、拔毛癣等。头部外伤、脊髓、延髓、中脑和脑干的病变，均可以引起头发脱落。

首选药材：黑芝麻

【属性】味甘，性平。

【功效】补肝肾、益精血、润肠燥、治须发早白、病后脱发等。

【存放】干燥、通风存放。

【挑选】挑选色泽光亮、气味芳香者。

【对症药材】黑芝麻、何首乌、黄芪、红参须

【对症食材】猪脑、白砂糖

饮食宜忌

①首先,应少吃过于油腻和燥热的食物,特别是对于患脂溢性脱发的男性,更是不宜吃油炸、动物性脂肪过多的食物。

②平时可多食何首乌、芝麻、大枣等。

③忌烟酒等辛辣之物。

④含骨胶质多的食物对治疗脱发有很好的功效。

推荐药膳

何首乌猪脑汤

【功效】滋养肝肾、安神、益智、补益精血、补脑。

【功效详解】这道菜具有滋养肝肾、补益精血、安神益智的功效,对慢性肝炎、失眠症、晕眩症、贫血、腰肌劳损等病症十分有效。何首乌具有治疗脱发的神奇疗效;猪脑可以滋肾补脑。故本菜同样适用于肾虚脱发者长期食用,直至新发长出为止。

【药材】何首乌30克、黄芪10克、红参须3克、红枣4颗。

【食材】猪脑2副、盐少许。

【做法】①将猪脑浸于清水中,撕去表面薄膜,放入滚水中稍滚取出;清水洗净各种药材,红参须去皮切片,红枣去核,备用。②全部材料放入炖盅内,加入适量清水,盖上盅盖,放入锅内,隔水炖1小时,加盐调味即可。

何首乌芝麻茶

【功效】补肝肾、益精血、润肠、解毒、乌发。

【功效详解】此汤具有促进造血功能,增强免疫功能,降血脂与抗动脉粥样硬化,延缓衰老、防止脱发的功效,现代调查显示,黑芝麻含有维生素E,可制止皱纹再生,常食可以帮助发色乌黑亮丽。

【药材】何首乌(已制过,熟的)15克。

【食材】黑芝麻粉10克、白砂糖少许、清水适量。

【做法】①何首乌洗净,沥干,备用。②砂锅洗净,放入何首乌,加清水750毫升,用大火煮滚后,转小火再煮20分钟,直到药味熬出。③当熬出药味后,用滤网滤净残渣后,加入黑芝麻粉搅拌均匀后,加入适量白砂糖,即可饮用。

第三章　四季本草养生

第一节　春季——春主生发，宜辛甘发散之品

古人常说"春捂秋冻"，虽然阳春三月，天气回暖，阳气初升，草木复苏，但乍暖还寒，气候也多有变化，是易发百病的时候。俗话说"一年之计在于春"，老年人们更要在此时做好养生保健工作，一方面要护阳，注意保暖防寒，使阳气生发、畅通无阻；另一方面养肝，调养情志、放松心情，在进补上，注意摄取性味甘平的药膳，保证肝气舒畅。

春季养生，贵在养肝调脾胃

第一，春季养生贵在养肝

春季阳气升发，养生者应顺时而养，要注重保护萌生的阳气，使之在体内逐渐充沛旺盛。春应养肝，肝性喜条达，因此要使精神愉快、气血顺畅，初春暖凉交错，宜随气候变化而加减衣服等等。这些原则主要是从强化肝的功能着手的，所以，一切有关补益肝脏、强化肝脏、养护肝脏的养生方法，都可能成为中老年人春季养生的主要内容和第一选择。从中医学来看，肝藏血的"血"，是指体内一切营养物质而言。体内大多数营养物质都以糖原形式储存于肝中，而且肝本身也有一定的红细胞生成功能。中医学还认为肝和小便有关联，如小便滞涩要从肝的角度来治疗。血中某些分解产物如氨类是有毒的，但肝可以使之集中并形成无毒的尿素而排出体外。如果肝有病，合成尿素功能低下，氨类物质进入肾和膀胱，可以直接损害这些脏器，严重时会发生氨中毒。

第二，春季养生益理脾胃

《千金方》载，春季饮食宜"省酸增甘，以养脾气"。中医学认为，脾胃是后天之本，人体气血化生之源，脾胃之气健壮，人可延年益寿。而春天是肝旺之时，多食酸性食物会使肝火偏亢，损伤脾胃。应多吃一些味甘性平，且富含蛋白质、糖类、维生素和矿物质的食物，如瘦肉、禽蛋、牛奶、蜂蜜、豆制品，新鲜蔬菜、水果等，有利于发寒散邪、扶助阳气。此

外,春季应多吃大枣,大枣性平味甘,含有大量蛋白质、糖类、有机酸、维生素等,是春季滋补的上等食品。中老年人体弱及脾胃不足的人,应经常服用焦枣茶,可以起到补中益气、健脾生津的作用。俗话说:"一日吃三枣,终身不显老。"当属养生经验之谈。

春天风多雨水少,要注意排毒

春天风多雨少,气候干燥,人体的水分容易通过出汗、呼吸而大量丢失,再加上天气变化反复无常,人体不容易保持新陈代谢的平衡和稳定。春节期间,鸡鸭鱼肉等动物性食品又成了餐桌上的"主角",各式菜肴琳琅满目,却难觅主食的身影,会导致生理功能失调而致使毒素在人体内部作祟。

随着生活环境的改变和物质的进化,我们每天呼吸了太多被污染的空气,接受了太多辐射,吃了太多加工过的防腐剂食品,承受了太多情绪上的压力,这些都是毒素的来源。当身体内的毒素"超载",我们很难做到靠自然的方式来排出毒素,会让你出现找不到原因的头痛、体重大幅增加、便秘、口气难闻、脸上出现色斑、下腹部鼓胀、皮肤失去光泽、失眠、注意力不集中、无缘故的抑郁、生暗疮等问题。因此,在春季定期有目的地减轻毒素对身体的伤害显得尤为重要。

多喝水排泄是人体排毒的重要方法之一,每天喝够2000毫升两公升水,可以通过水分冲洗体内的毒素,减轻肾脏的负担,是排毒最简便的方法。记住,一天喝足八大杯水,你就能从充满光泽的皮肤看出体质的改变。但水不等于甜饮料,喝饮料会使身体摄取大量的糖分和热量,对身体没有好处。

此外,还有以下排毒方法:

(1)定期去除角质。肌肤表面的老化角质会阻碍毛孔代谢毒素,定期去除角质,可帮助肌肤的代谢功能维持正常运作。

(2)每周进行一次蒸汽浴或桑拿浴也能帮助加快新陈代谢,排毒养颜。但是,蒸桑拿时要注意饮水。浴前喝一杯水可帮助加速排毒,浴后喝一杯水能补充水分,同时排出剩下的毒素。另外,蒸桑拿时不要在皮肤上涂抹润肤油,免得阻塞张开的毛孔,影响排毒效果。

(3)改变饮食习惯以天然食品取代精加工食物,新鲜水果是强力净化食物,菠萝、木瓜、奇异果、梨都是不错的选择。此外,宿便就是因为肠道的蠕动不够,如果平时多吃富含纤维的食物,比如糙米、蔬菜、水果等,都能增加肠道蠕动,减少便秘的发生。

对症食单

芦笋

增进食欲,帮助消化

味甘,性寒,归肺、胃经

芦笋,又名露笋、龙须菜、青芦笋等。因其状如春笋而得名。它具有味道鲜关芳香,纤维柔软可口,能增进食欲,帮助消化。中国栽培芦笋从清代开始,仅有100余年的历史,在沿海地区各大城市郊区零星栽培,当地鲜销。从1984年开始,中国福建、河南、陕西、安徽、四川、天津等地市大规模地发展芦笋生产。在西方,芦笋被誉为"十大名菜之一",是一种高档而名贵的蔬菜,营养学家和素食界人士均认为它是健康食品和全面的抗癌食品。

对老年人的好处

芦笋含有多种微量元素,经常食用芦笋可以预防心脏病、高血压、心动过速、疲劳症、水肿、膀胱炎、排尿困难等症。国际癌症病友协会研究认为,它对膀胱癌、肺癌、皮肤癌和肾结石等有益。

老年人经常食用芦笋,可以减低心血管病疾病、肾炎、胆结石、肝功能障碍和肥胖症的发病概率。

老年人养生药膳

芦笋鸡丝:芦笋500克,鸡胸肉200克。将芦笋洗净,用微波炉小火加热至微熟,切成细丝。鸡胸肉也切成丝,和芦笋一起下锅炒熟即可。有助于增进食欲,促进消化。

芦笋粥:芦笋30克,粳米50克。先煎芦笋,去渣。后入米煮为稀粥。补中益气,除烦去燥。

竹笋

养阳敛阴,益气和胃

味甘,性微寒,入肺、胃经

竹笋,别名笋或闽笋,为多年生常绿草本植物,食用部分为初生、嫩肥、短壮的芽或鞭。竹原产中国,类型众多,适应性强,分布极广。中国是世界上产竹最多的国家之一,分布全国各地,以珠江流域和长江流域最多,秦岭以北雨量少、气温低,仅有少数矮小竹类生长。竹笋是禾本科中竹亚科竹类植物的嫩茎芽,分冬笋、鞭笋和春笋三类。竹笋一年四季皆有,但唯有春笋、冬笋味道最佳。烹调时无论是凉拌、煎炒还是熬汤,均鲜嫩清香,是人们喜欢的佳肴之一。

对老年人的好处

中医学认为竹笋无毒,具有清热化痰、益气和胃、治消渴、利水道、清热消痰、利膈爽胃、消温益气的功效。

竹笋富含B族维生素及烟酸等招牌营养素,具有低脂肪、低糖、多纤维的特点,本身可吸附大量的油脂来增加味道。所以肥胖的老年人，如果经常吃竹笋，可以达到减肥目的，并能减少与高脂有关的疾病。

老年人养生药膳

凉拌竹笋：鲜竹笋 60 克，生姜粒 10 克，香油 5 毫升，香醋适量，食盐少许。取鲜竹笋煮熟切片，加生姜粒、香油、香醋、食盐拌食。本菜清香鲜美，益气和胃。

竹笋银耳汤：干竹笋（心白色者为佳）10 克，银耳 5 克，冰糖 20 克。用冷水将竹笋、银耳分开泡发，择脚去泥洗净；将竹笋切成长段，混合银耳用开水氽洗；将冰糖置锅中用水溶化，撇去浮沫，倒入竹笋、银耳煮熟，装碗即成。汤汁清亮。清心明目，滋阴养肾，止咳润肺，提神益气，润肤，恢复肌肉疲劳。主治肾虚。

桑葚

滋阴养血，生津润燥

味甘、酸，性寒，归肝、肾经

桑葚，又名桑果、桑枣，为桑科落叶乔木桑树的果实，每年的 4～6 月是果实的成熟期。成熟的桑葚肉质油润，酸甜适口，桑葚既可入食，又可入药，早在两千多年前，桑葚已是中国皇帝御用的补品。人们喜欢其成熟的鲜果食用，味甜汁多，是人们常食的水果之一。

对老年人的好处

桑葚具有滋补肝肾、养血祛风、生津止渴、润肠通便等功效，是老年人滋补身体、养心益智的佳品，可以辅助治疗老年人因阴血不足而引起的头晕目眩、烦躁失眠、须发早白、消渴口干、大便干结等症。

老年人养生药膳

桑葚粥：鲜桑葚（干品减半）、糯米各 60 克，冰糖适量。桑葚洗净；糯米淘洗干净，一同下锅，加适量水煮粥，大火烧沸，小火慢煮，待煮熟后加入冰糖，搅匀即可食用。补肝养血，明目益智，可以治疗肝肾亏虚引起的头晕眼花、失眠多梦、耳鸣腰酸、须发早白等症。

桑葚膏：新鲜桑葚、蜂蜜各适量。将新鲜桑葚去柄和杂质，洗净，榨汁并过滤。将滤后的桑葚汁放入锅内，用小火浓缩成膏。然后加入等量的蜂蜜，调匀储存。每次服 9～15 克（约一羹匙），每天 2 次，温开水送服。滋阴补肝，调养气血，有健体安神之功，适用于老年人神经衰弱、气虚血少者，也可以治疗大便秘结。

桑葚杞枣膏：桑葚、枸杞子、红枣（去核）各 250 克，白糖 500 克。桑葚、枸杞子、红枣都放入锅中，加适量清水煎成膏，再加白糖搅拌溶化而成。每日服 10～15 克，温水冲服，连续服完。可用于治疗肝肾阴虚、头晕目眩、腰酸腿软等症。

荠菜

养肝明目,止血抗癌

味甘,性平,归心、肺、肝经

荠菜为十字化科植物,是一种人们喜爱的可食用野菜,遍布世界各地。其营养价值很高,食用方法多种多样,营养价值比其他蔬菜高,民间有"有了荠菜鲜,不吃白菜馅"的说法。

对老年人的好处

荠菜具有利尿、明目、和肝、强筋健骨、清热止血、降压、消炎等功效。荠菜是肥胖者和老年心脑血管疾病患者的保健食品。荠菜中含有丰富的乙酰胆碱、芥菜酸钾等成分,具有降低血压的功能,是老年人改善高血压病、冠心病的健康保健食品。

老年人养生药膳

荠菜粥:新鲜荠菜 250 克,粳米 100 克。新鲜荠菜和粳米洗净,同入锅,加水煮成菜粥。每天早晚温服,服用时间不少于 15 天。荠菜粥可治疗夜盲症、白内障、结膜炎等眼科疾病。《现代实用中药》中提及荠菜:"止血,治肺出血、子宫出血、流产出血、月经过多或视网膜出血。"因此,此粥也适用于老年人治疗乳糜血尿、水肿、便血、咯血、呕血、尿血及眼底出血等症,对血友病及慢性肾炎也有治疗作用。

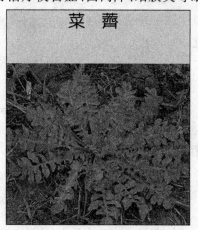

菜薺

荠菜豆腐汤:嫩豆腐 200 克,荠菜 100 克,胡萝卜 25 克,水发香菇、素鲜汤、生姜末、麻油各适量。嫩豆腐,水发香菇分别切成小丁;荠菜去杂,洗净,切成细末。胡萝卜洗净,放入沸水锅中焯熟,捞出晾凉,切小丁;炒锅上火,加油烧热,加入素鲜汤、豆腐丁、香菇丁、胡萝卜、荠菜末、精盐、生姜末,烧沸后加入味精,淋上麻油即成。补虚益气,健脑益智,清热降压。

第二节　夏季——夏主长,宜吃生长之物

古人常常会把"养心"作为入夏以后养生的重点,夏季是阳气生发最旺盛的时候,自然界的植物、动物生长活跃,人体功能也处于旺盛时期。老年人的养生侧重使身体的阳气得到充分的宣泄和舒展,在药膳进补上,以清补、健脾、祛暑化湿为原则,注意保护身体

的阳气。

夏季养生，重在养心醒脾

夏季气候由温转热，是万物茂盛秀丽的季节，艳阳普照，地气蒸腾，天地之气交合，这种气候环境对生物的生长发育非常有利，如能适应夏季气候，正确调养，就可使机体积蓄充足的阳气，从而提高人的抵抗能力，以适应秋冬之季气候的变化。

《养生论》上说："夏季称作蕃秀，天地之气相交，万物开花结果，人们应夜卧早起，沐浴朝阳，使心情平静，不要恼怒，使花成果，使气得泄，这就顺应夏季之气候，符合养生的规律。否则就伤心，到秋季就发生疾病，由于夏季养生之气储备不足，冬天到了病就会加重。"书中还说："夏季天气炎热，应当吃豆类消暑，不可一味地饮用热食。不要饮温汤，不要吃得太饱，不要在湿处睡觉，不要穿湿衣服。"

农历四月是夏季的第一个月，又称孟夏。这个月是天地交泰、万物开花的季节，应当晚卧早起，来接受天地之精气。不要大怒大泄，愤怒与发泄都会伤元气。衣服应当穿暖和。这个月肝脏功能渐渐减衰，心脏功能渐渐增生，应当增加酸味，减少苦味，来补肾助肝，调养胃气。要节制房事来壮肾水，应当静养来平息心火。

夏天喝水多，胃液易被冲淡，从而降低了胃液的杀菌能力，易使细菌进入肠道。湿热的气候环境适合细菌的生长繁殖，食物极易腐烂变质。因此，夏季更要把好病从口入关。夏季炎热，不能只图一时之快，过于避热趋凉。《颐身集》指出："夏季心旺肾衰，虽大热，但不宜吃冷淘冰雪、蜜水、凉粉、冷粥。"否则，饮冷无度会使腹中受寒，导致腹痛、呕吐、下痢等胃肠道疾病，这对中老年体弱者尤为重要。此外，还应注意不在室外露宿，睡眠时不要用电扇直吹，避免在树荫下、水亭中及过堂风很大的过道久停，因老年人气血虚弱，加之夏天人体腠理开疏，如不注意防寒，很容易受风而患瘫，手足麻木，甚则半身不遂等。

从小暑至立秋，人们俗称"伏夏"，是全年气温最高、阳气最旺盛的时候。根据"春夏养阳"的原则，中医养生家发现，一些冬季常发生的慢性疾病及一些阳虚阴盛的疾病，往往可以通过伏夏的调养，使病情好转甚至痊愈。

夏养生，老人吃"苦"去火

夏目酷热潮湿，各种疾病易乘虚而入。专家建议，夏日不妨多吃点"苦"，对人体健康有好处。

医书《本草备要》记载："苦能泻热而益肾，泻中有补也。"生活中，一般人很难把"苦"和"补"联系起来，其实苦味食物中含有氨基酸、维生素、生物碱、苷类、微量元素等，具有抗菌消炎、解热祛暑、提神醒脑、消除疲劳等多种医疗、保健功能。

苦味食品还有以下特性：

（1）苦味食品防癌抗癌科学研究发现，苦味食品中含有丰富的维生素 B_{12}，它具有强大的杀伤癌细胞的能力。中医学也发现，癌症病人尤以阴虚多见，这与饮食上嗜辛辣而恶苦味，导致人体阴有余而阳不足不无关系。

（2）苦味食品增加食欲现代营养学家认为，苦味食品可促进胃酸的分泌，增加胃酸浓度，从而增加食欲。

（3）苦味食品醒脑提神，带苦味的食品中均有一定的可可碱和咖啡因，食用后醒脑，有舒适轻松的感觉，可使人们从夏日热烦的心理状态中松弛下来，从而恢复精力。

对症食单

绿茶

清心除烦，清热解暑

味苦甘，性凉，归心、脾经

绿茶，是指采取茶树新叶，经杀青、揉捻、干燥等工艺制成的饮品，冲泡后茶汤以鲜茶叶的绿色为主调。茶叶发源于中国，是大众化饮品，深受人们的喜爱，中国人饮茶历史已有上千年之久，各种的花色品种已达上千种。若按照发酵程度和外观，一般可分为六类：乌龙茶、红茶、绿茶、花茶、砖茶和茶末等类。其中绿茶在日本、韩国、印度等亚洲国家较普及；西方国家更习惯于饮红茶。茶叶兼具营养和药用价值，其药用价值早在 4000 年前就已得到肯定，有"万病之药"的称谓。

对老年人的好处

中医学认为，绿茶具有提神醒脑、振奋精神、消除疲劳、增强记忆的功效。绿茶被誉为"国饮"，具有多重保健功效，经常饮用能够抗氧化、防辐射、止血杀菌、强心利尿。现代科学研究也证实，茶叶不仅具有提神清心、清热解暑、生津止渴、降火明目、止痢除湿等药理作用，对现代老年人常见的疾病，如辐射病、心脑血管病、癌症等疾病，也有一定的药理功效。

老年人养生药膳

茶叶煮鸡蛋：鸡蛋 10 只，茶叶（乌龙茶）50 克，盐 1 汤匙，花椒 1 茶匙。将原料全部放入水中煮，微火炖 3 小时，可做点心食。清心宁志，爽神补体，通利水道。

茶叶乌梅汤：茶叶 6 克，乌梅 12 克。煎汤取汁，加适量蜂蜜服。解毒利尿，收敛止泻。主治痢疾腹泻不止。

苦瓜

清热安神，聪耳明目

味苦,性寒,归心、脾、胃经

苦瓜,又叫癞瓜、凉瓜,具有特殊的苦味,一般绿色和浓绿色的苦味较浓,绿白色的次之。它是受人们喜爱的一种蔬菜。它还有一种神奇的特性,就是其味虽苦,却从不会把苦味传给同炒的菜,如用苦瓜烧鱼,鱼块绝不沾苦味,所以苦瓜又有"君子菜"的雅称,这是一般蔬菜不可比拟的。苦瓜的特点是维生素 C、维生素 B,以及苦瓜苷的含量较一般蔬菜多,其次是半乳糖醛酸和果胶的含量也较多。

对老年人的好处

中医学认为,苦瓜具有清热解毒、滋肝养血、益气壮阳、清心明目等功效。老年人食用苦瓜,有增进食欲、利尿、活血、消炎、提神的效果,并且对癌细胞有较强的杀伤力;苦瓜中含有铬和胰岛素等物质,能促进糖分分解,具有使过剩的糖分转化为热量的作用,能改善体内的脂肪平衡,是糖尿病患者理想的食疗食物;现代的科技研究表明,苦瓜还具有一种独特的苦味成分——金鸡纳霜(奎宁),能抑制过度兴奋的体温中枢,起到消暑解热、清心开胃的作用。

老年人养生药膳

苦瓜白糖汁:苦瓜、白糖各 50 克。将苦瓜捣烂如泥,然后加入白糖搅匀,2 小时后将汁滤出,一次饮服。可以治疗老年人痢疾。

苦瓜木贼草汤:苦瓜 250 克,木贼草 15 克。将苦瓜洗净剖开去瓤,切成小片;木贼草切成 3~5 厘米长的短节,然后将两味药一同放入锅内,加清水 4 碗,小火煎至 2 碗,去渣服用。早晚各一次,3 天一个疗程。可以治疗老年人红眼病。

苦瓜茶:苦瓜、开水各适量。将苦瓜切片,晒干研末,用温开水冲服。每日 2 次,每次 20 克。降血糖,治疗老年糖尿病。

豆腐

补中益气,生津止渴
味甘,性凉,归脾、胃、大肠经

豆腐品种齐全,花样繁多,具有风味独特、制作工艺简单食用方便的特点。有高蛋白质、低脂肪、降血压、降血脂、降胆固醇的功效。是生熟皆可、老幼皆宜、养生摄生、益寿延年的美食佳品。

对老年人的好处

豆腐具有益气和中、生津润燥、健脾利湿、清热解毒的功效。老年人吃豆腐可以降血压,降血脂,降胆固醇。吃豆腐对更年期女性有帮助。

老年人养生药膳

豆腐粥:粳米 100 克,豆腐 150 克,调味品适量。将豆腐切细;粳米淘净,放入锅中,加清水适量,浸泡 5 ~ 10 分钟后,文火煮粥,待沸后,下豆腐、调味品等,煮至粥熟即成,每日 1 剂。可清热解毒。适用于脾胃积热、痤疮粉刺、口干咽燥、肺热及肺燥咳嗽、脘腹胀满、痢疾等症。

魔芋豆腐粥:豆腐、粳米各 100 克,魔芋 50 克,调味品适量。将魔芋择净,切细备用;粳米淘净,加清水适量煮粥,待沸后调入魔芋、豆腐、食盐等调味品等,煮至粥熟即成,每日 1 剂。可降脂减肥。适用于老年人肥胖症、高脂血症、高血压病、糖尿病等。

芡实莲米鱼头汤:豆腐 250 克,芡实、莲米各 10 克,鲢鱼头 1 个,调味品适量。将芡实、莲米、鲢鱼头同置锅中,加清水适量煮沸后,调入豆腐及葱、姜、椒、料酒、米醋、食盐等,煮熟服食,每日 1 剂。安神健脑,益气养血。适用于老年人贫血、头昏耳鸣、视物昏花、心悸失眠等。

番茄

生津止渴,健胃消食

味甘酸,性微寒,归肝、胃、肺经

番茄,俗称西红柿、洋柿子,属于茄科一年生或多年生草本植物,其浆果可以食用。番茄原产南美洲,因其色彩娇艳人们不敢食用,称其为"狐狸的果实",只供观赏。因为色彩艳丽,番茄还被称为"爱情果"。番茄含有丰富的胡萝卜素、维生素 B 和维生素 C,尤其是维生素 P 的含量是蔬菜中最多的,被称作"维生素仓库"。

对老年人的好处

中医学认为,番茄有清热解毒、凉血平肝、健胃消食、生津止渴、补血养血以及增进食欲的功效。它含有的维生素和矿物质元素对心血管具有保护作用,能够减少心脏病的发作,含有的维生素 C 有补血养血、降低血压之功效,对高血压、贫血、头昏、肾脏病病人有良好的辅助治疗作用。番茄多汁,故有利尿之效,肾炎病病人也宜食用。它还富含营养物质,具有养颜、延缓衰老作用,可使皮肤白皙且富有光泽。另外,番茄还能有效减少各种癌症的发病危险。

老年人养生药膳

番茄豆花:番茄 2 个,豆花 100 克,葱花、盐、鸡精各适量,食用油、水淀粉各少许。将番茄用开水烫一下,去蒂、切大块备用。锅里放油,将番茄块微炒出汁;然后倒入豆花,调入盐和鸡精,用中火将豆花煮开,勾芡即可,起锅前撒上葱花。此菜清淡,生津止渴,最适合夏天食用,可以预防中暑。

番茄炒西蓝花:番茄2个,西蓝花100克。锅里倒入少量油,待油热后,将番茄和西蓝花切块并放入锅中翻炒,放入少量盐,炒熟即可。番茄中的番茄红素能够预防癌症;西蓝花含有类黄酮、花青素等天然的抗氧化剂,可以抑制癌细胞。

第三节　秋季——秋主收,宜吃收敛之物

正所谓"多事之秋",秋季处于寒热、燥湿交替的季节,天地间阳气日收,阴寒渐长,加之秋季草木凋谢,老年人更易引起悲愁之感,给他们的身心健康带来一定影响。所以,入秋的老年人宜早睡早起,安神宁志,调摄精神,收敛阳气,滋阴润肺以防秋凉。

秋季养生,养肺滋阴是关键

中医学的五行理论中,秋与肺同属金,且秋季气候干燥,燥邪易伤肺,因此,秋季养肺尤为重要。下面介绍几种养肺的方法。

(1)喝水益肺:秋季养肺最简便的一招是积极补充水分。秋季气候干燥,使人体大量丢失水分。要及时补足这些损失,秋天每日至少要比其他季节多喝水500毫升以上,以保持肺脏与呼吸道的正常湿润度。也可直接从呼吸道"摄"入水分。肺"开窍于鼻",通过吸入水蒸气而使肺脏得到水的满足,每次10分钟左右,早晚各一次即够。

秋季还要强化洗澡措施,因为肺主皮毛,秋燥最易伤皮,进而伤肺。洗浴有利于血液循环,使肺脏与皮肤气血流畅,发挥润肤、养肺之作用。

(2)药膳养肺:进入秋天后,一日三餐之食物宜以养阴生津之品为主,如芝麻、蜂蜜、梨、莲子、银耳、葡萄、萝卜、蔬菜等柔润食物,少吃辛辣燥热之品,必要时可服补品,但应清补,不可大补。下面推荐几款效果较好的药膳方。

银耳粳米粥:银耳50克,泡发后加入粳米50~100克淘净同煮。然后加蜂蜜适量,搅匀即可。

莲藕粳米粥:莲藕100克,洗净切碎,粳米50克左右同煮。煮成后可加蜂蜜。

山药粳米粥:山药100克,粳米50克。山药洗净切块,粳米淘净煮粥,一日两次分食。

大枣银耳羹:银耳50克,泡发,加入大枣10枚,加入适量水煮一两个小时,然后调入白糖或冰糖食用。

药膏润肺:秋令燥邪较盛,老毛病容易复发,最常见的是咳喘和腹泻,针对性地服用中药有一定的预防功效。

威灵仙丸:威灵仙、薄荷各60克,皂荚20克,研末水调为丸,每日用姜汤送服3~5克,主要用于咳喘复发。

黄芪膏:黄芪100克,水煎3次,过滤去渣,再用小火煎熬,浓缩成膏状,加入蜂蜜500

克,日服 2 次,每次 1 匙。适用于气虚自汗、四肢乏力的痰咳虚喘者。

（3）常笑宣肺:笑能促进体内器官健康,对肺特别有益。笑时胸肌伸展,胸廓扩张,肺活量增大,可以消除疲劳,驱除抑郁,解除胸闷,恢复体力。发自内心的微笑,可使肺气布散全身,使面部、胸部及四肢肌群得到充分放松。另外,肺气的下布还可使肝气平和,从而保持情绪稳定。自心灵深处,笑而无声,可使肺气下降与肾气相通,收到强肾之功;开怀大笑,可生发肺气,使肺吸入足量的"清气",呼出废气,加快血液循环,达到心肺气血调和之目的。

（4）运动健肺:强健肺脏的最佳方法是体育锻炼,如散步、体操、气功等。

（5）呼吸功:晚餐后两小时,选择室外空气清新之地,先慢步走 10 分钟,然后站定,面对明月,两脚分开与肩平,两手掌相搭,掌心向上,放于脐下 3 厘米处,双目平视,全身放松,吸气于两乳之间,收腹,再缓缓呼气放松,持续半小时即可。

（6）拍肺功:每晚临睡前,坐在椅子上,身体直立,两膝自然分开,双手放在大腿上,头正目闭,全身放松,意守丹田,吸气于胸中,同时抬手用掌从两侧胸部由上至下轻拍;呼气时从下向上轻拍,持续约 10 分钟,最后用手背随呼吸轻叩背部肺俞穴数十下。

另外,老年人还要注意保持心情舒畅,生活规律,家务劳动要适度,身体如有不适要及时到医院检查治疗。

秋季进补,营养素食少不了

随着天气的渐渐转凉,大多数人都喜食肉类食物以增加营养,滋补身体,维持身体内部的平衡,以抵抗将来严冬的寒冷。这时多吃一些能够增强人体免疫力和抵抗力的食品,对于身体是大有好处的。可是,经过一夏的"折磨",有些人脾胃虚寒,消受不了大鱼大肉,是不是该选用些素食进补呢?答案是肯定的,以下素食就是秋季进补的宝贝,它们价格虽然便宜,但在营养上却有许多独到之处,是不少动物性食品所无法比拟的。

（1）芋头:芋头富含淀粉,营养丰富。每 100 克鲜品中含有热量 380.74 焦（91 卡）,蛋白质 2.4 克,脂肪 0.2 克,碳水化合物 20.5 克,钙 14 毫克,磷 43 毫克,铁 0.5 毫克,维生素 C10 毫克,维生素 $B_1$0.09 毫克,维生素 $B_2$0.04 毫克。并含乳聚糖,质地软滑,容易消化,有健胃作用,特别适宜脾胃虚弱、患肠道疾病、结核病和正处恢复期的患者食用。

（2）红薯:红薯（特别是黄心的红薯）系粮食中营养较为丰富的食品。由于红薯能供给人体大量的黏液蛋白、糖、维生素 A 和维生素 C,因此具有补虚乏、益气力、健脾胃、强肾阴以及和胃、暖胃、益肺等功效。因此,常吃红薯能防止肝脏和肾脏中结缔组织萎缩,防止胶原病的发生。

（3）包心菜:包心菜其维生素 C 的含量是番茄的 3.5 倍,钙的含量是黄瓜的 2 倍。包心菜还含有较多的微量元素钼和锰,是人体制造酶、激素等活性物质所必不可少的原料。它能促进人体物质代谢,十分有利于儿童生长发育。其多量维生素 C 能增强机体抗癌能力。

(4)白萝卜：白萝卜含有较多的水分、维生素 C，一定量的钙、磷、碳水化合物及少量的蛋白质、铁及其他维生素，还含有木质素、胆碱、氧化酶素、苷酶、淀粉酶、芥子油等有益成分。中医学认为，萝卜性凉味辛甘，入肺、胃经，可消积滞、化痰热、下气贯中、解毒，用于食积胀满、小便不利等症。可见白萝卜对调理脾胃作用非小，所以有"秋后萝卜赛人参"之说，对秋季常见的消化不良、风热型感冒、扁桃体炎、咳喘多痰、咽喉痛等疾病也有辅助治疗作用。

对症食单

丝瓜

清凉利尿，活血通经

味甘，性凉，归肝、胃经

丝瓜又称为天丝瓜、天罗瓜、布瓜、绵瓜、天吊瓜、倒阳菜、絮瓜等。原产于印度尼西亚，大约在唐宋时期传入我国，成为人们常用的蔬菜之一。丝瓜的药用价值很高，全身都可入药。丝瓜所含各类营养在瓜类食物中较高，具有较高的营养价值。特别是所含皂苷类物质、丝瓜苦味质、黏液质、木胶、瓜氨酸、木聚糖和干扰素等特殊物质具有一定的特殊作用。

对老年人的好处

丝瓜有清暑凉血、解毒通便、祛风化痰、通经络、行血脉、生津止渴等功效。丝瓜中维生素 C 含量较高，可用于抗坏血病及预防各种维生素 C 缺乏症，防止皮肤的老化。由于丝瓜中 B 族维生素等含量高，老年人经常食用有利于保持大脑健康。

老年人养生药膳

蒸丝瓜：经霜老丝瓜 1 条，冰糖适量。将老丝瓜洗净，切取 1 节约 20 克，然后把皮、瓤和籽一起切碎，装入碗内，加水适量，上锅蒸 20 分钟左右，加冰糖调匀，取其汁，趁热慢慢咽下。清热，消肿，降火，止痛，可以治疗慢性咽炎。

附方：

方 1：老丝瓜 2 条（去皮），米酒适量。放瓦上焙干存性研末，用米酒调服，每次 10 克，每日 3 次。主治肺痈、疝气疼痛。

方 2：生小丝瓜 2 条。切断，放沙锅内煮烂，取浓汁 150 毫升服，每日 3 次。主治哮喘。

石榴

生津止渴,收敛固涩

味甘、酸,性温,归肺、肾、大肠经

石榴,原名安石榴,原产于西域,由汉代时传入我国,主要有玉石子、玛瑙石榴、粉皮石榴、青皮石榴、白皮石榴等不同品种。成熟的石榴皮色鲜红或粉红,常会裂开,露出晶莹如宝石般的子粒,内含糖、苹果酸、枸橼酸以及维生素 C 和磷、钙等矿物质,其汁酸甜,回味无穷。因其色彩鲜艳、子多饱满,具有象征多子多福、子孙满堂的含义,常被用作为喜庆水果。

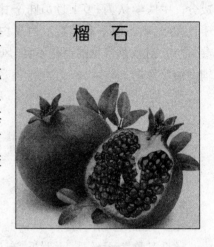

榴石

对老年人的好处

中医学认为,石榴味甘酸性温,具有生津解渴、解酒排毒、涩肠止泻的功效。石榴中含的维生素 C 等营养物质能减缓氧化过程,并可减少已沉积的氧化胆固醇。因此,石榴汁在抵抗心血管疾病中表现非凡,是一种可以和红酒、番茄汁、维生素 E 等相媲美的效果更佳的抗氧化果汁。

石榴中含有大量鞣质、生物碱、果酸等物质,有收敛、止血、驱虫的作用,加之具有良好的抑菌作用,所以是久痢久泻、出血的疗效佳品。

石榴中含有较多的多酚,是抗衰老和防治癌瘤的良好物质,是老年人保健防病的佳品。

老年人养生药膳

甜石榴汁:鲜甜石榴 2 个。将鲜甜石榴剥去外皮,捣烂其肉,以开水浸泡过滤取汁,代茶频饮。可生津止渴,润燥利咽。

石榴汁:石榴 1 个。石榴剥皮取籽,捣烂加水煎汁,含后咽下,每日服 3 剂。可治口臭。

石榴糖水:连皮石榴、白砂糖各适量。连皮石榴煅炭,研成细末,加适量白砂糖拌匀,每次用开水送服 6~9 克,每日 1~2 次。可治痔疮。

莲藕

益胃健脾,养血朴虚

味甘,生藕性寒,熟藕性温,归心、脾、胃经

莲藕,又名莲菜、果藕、荷藕等,生于水中的泥土层里,是睡莲科多年生水生植物莲的

地下茎,藕原产于印度,后来引入中国。在南北朝时期,藕的种植就已相当普遍,迄今已有三千余年的栽培历史。早在清朝咸丰年间,莲藕就被钦定为御膳贡品了。生藕性偏凉,味道微甜而脆,十分爽口,可生食也可做菜,不但营养价值高,而且药用价值相当高。是老幼妇孺、体弱多病者上好的食品和滋补佳珍。

对老年人的好处

中医学认为,莲藕有清热润肺、消瘀凉血、开胃止呕、除烦解渴、健脾补胃、益血止泻、补心补虚的功效,藕结可用于止血,莲子对于贫血、肝病等疾病有防治效果。莲藕含铁量较高,对老年人常见的缺铁性贫血很适宜。莲藕的含糖量不高,含有大量的维生素 C 和膳食纤维,对于老年人常见的肝病、便秘、糖尿病等都十分有益。藕中还含有丰富的维生素 K,具有收缩血管和止血的作用。藕汁有明显的止血、止渴和醒酒作用。

老年人养生药膳

蜂蜜藕汁:鲜藕 500 克,蜂蜜 20 克。将鲜藕洗净后绞汁,加蜂蜜搅拌即成。在口中含 1~2 分钟后慢慢咽下。不拘时饮。具有清热凉血、利咽通便之功,可缓解慢性咽喉炎。

藕节荷叶汁:藕节和荷叶蒂各 7 个,蜂蜜适量。将藕节和荷叶蒂洗净,水煎去渣取汁,加入适量蜂蜜调服。可治吐血。

榨藕汁:鲜藕 400 克,白糖适量。将藕洗净放入榨汁机中,加适量白糖、白开水榨汁饮用。可清心润肺,治热病烦渴不止。

甘蔗

益胃生津,润肺佳品

味甘,性寒,归肺、脾、胃经

甘蔗,属于禾本科甘蔗属植物,原产于热带、亚热带地区。甘蔗是一种高光效的植物,光饱和点高,二氧化碳补偿点低,光呼吸率低,光合强度大,因此甘蔗生物产量高,收益大。甘蔗是中国制糖的主要原料。

对老年人的好处

甘蔗具有清热生津、润煤和中、消痰镇咳的功效,老年人食用甘蔗能滋养补益身体,甘蔗汁还可以润燥清肠热。

老年人养生药膳

甘蔗萝卜汤:甘蔗 200 克,鲜萝卜 150 克。切碎,加水煮至萝卜烂熟,去渣取汁,随量服用。具有清热除烦、解酒毒和化食下气之效。

甘蔗生姜汁:甘蔗 250~500 克,生姜 15~30 克。分别切碎,略捣绞汁,和匀服用,或煎热服。用于阴液不足,胃气上逆,反胃呕吐,或噎嗝饮食不下。

蔗浆粟米粥:甘蔗 500 克,粟米(青粱米)60 克。甘蔗切碎略捣,绞取汁液,加粟米和适量水,煮成稀粥食用。用于脾肺不足,阴虚肺燥,烦热咳嗽,咽喉不利。

白菜

润肠通便,养颜护肤

味甘,性平,微寒,归肠、胃经

大白菜被古人称为菘,有"菜中之王"的美名,据说这是齐白石老先生对大白菜的赞赏,齐老作有一幅写意的大白菜图,并题句:"牡丹为花中之王,荔枝为百果之先,独不论白菜为蔬之王,何也?"于是"菜中之王"的美名不胫而走,便逐渐流传开来。大白菜是我国北方地区主要的冬季蔬菜,故有"冬日白菜美如笋"之说,更有"百菜不如白菜"的说法。可见,大白菜的养生功效不可小视。

对老年人的好处

中医学认为白菜有通利肠胃、解除热烦,下气消食之功效。民间也常说:"鱼生火,肉生痰,白菜豆腐保平安"。

白菜中含有丰富的维生素 C、维生素 E,老年人多吃白菜,可以起到很好的护肤效果。白菜中有一些微量元素,它们能帮助分解同乳腺癌相联系的雌激素,使女性患乳腺癌的概率大大降低,这也是东方女性比西方女性乳腺癌发病率低得多的原因。

白菜中的纤维素不但能起到润肠、促进排毒的作用,还促进人体对动物蛋白的吸收。

老年人养生药膳

菜根豆芽茶:鲜白菜根 1 个,绿豆芽 30 克。将白菜根洗净切片,与绿豆芽煎水代茶饮。可以治疗风热感冒。

菜干豆皮红枣汤:白菜干 100 克,豆腐皮 50 克,红枣 10 枚,盐适量。三者加水适量炖汤,用盐调味佐膳。每日 2 次。可以治疗秋冬肺燥咳嗽。

第四节 冬季——冬主藏,宜吃收藏之物

冬季是阴盛阳衰之时,气候寒冷,万物生机潜伏闭藏,阳气作为生命之源,不能损耗。明朝医家张景岳主张"以冬寒之气养肾"。肾为先天之本,是人生命的原动力,保持肾精的闭藏,对于促进老年人的健康长寿意义重大。因此,老年人冬季养生提倡进食收藏阳气、养肾御寒的药膳。

冬季养生，养肾御寒防感冒

冬三月草木凋零，冰冻虫伏，是自然界万物闭藏的季节，人的阳气也要潜藏于内。因此，冬季养生的基本原则也当讲"藏"。中医养生学认为，适应四季阴阳才能维持生命活动，并总结出"春天养肝，夏天养心，秋天养肺，冬天养肾"的理论。冬季是阴气极盛、万物收藏之季，生物处于冬眠阶段，以养精蓄锐，适应明春之生机。故中医素有"春夏养阳，秋冬养阴"之说。

由于人体阳气闭藏后，人体新陈代谢相应较低，因而要依靠生命的原动力——"肾"来发挥作用，以保证生命活动适应自然界变化。冬季时节，肾脏功能正常，则可调节机体适应严冬的变化，否则，即会使新陈代谢失调而产生疾病。因此，冬季养生很重要的一点是"养肾防寒"，以下几点是贯彻这一原则的要点：

（1）精神调养：除了重视保持精神上的安静以外，在神藏于内时还要学会及时调养不良情绪，当处于紧张、激动、焦虑、抑郁等状态时，应尽快恢复心理平静。同时，在冬季还要防止季节性情感失调症的发生。所谓季节性情感失调症，是指一些人在冬季易发生情绪抑郁、懒散嗜睡、昏昏沉沉等现象，并且年复一年地出现。这种现象多见于青年，尤其是女性。预防的方法是多晒太阳以延长光照时间，这是调养情绪的天然疗法。

（2）饮食调养：冬季饮食养生的基本原则应该是以"藏热量"为主，因此，冬季宜多食的食物有羊肉、狗肉、鹅肉、鸭肉、萝卜、核桃、栗子、白薯等。同时，还要遵循"少食咸，多食苦"的原则：冬季为肾经旺盛之时，而肾主咸，心主苦，当咸味吃多了，就会使本来就偏亢的肾水更亢，从而使心阳的力量减弱。所以，应多食些苦味的食物，以助心阳。冬季饮食切忌黏硬、生冷食物，因为此类食物属"饮"，易使脾胃之阳气受损。

（3）起居保健：《黄帝内经》里指出："早卧晚起，以待日光。"意思是，冬天要早睡、晚起，起床的时间最好在太阳出来后为益（尤其对于老年人而言）。冬季起居养生应注意以下几点：首先，穿衣要讲"衣服气候"，指衣服里层与皮肤间的温度应始终保持在 32～33℃，这种理想的"衣服气候"，可缓冲外界寒冷气候对人体的侵袭。其次，要注重双脚的保暖。由于脚离心脏最远，血液供应少且慢，因此脚的皮肤温度最低。中医认为，足部受寒，势必影响内脏，可引致腹泻、月经不调、阳痿、腰腿痛等病症。其三，冬季定时开窗换气有利于身体健康。其四，蒙头睡觉不可取。冬天蒙头睡觉极宜造成缺氧而致胸闷气短。其五，夜间忌憋尿。由于冬夜较长，长时间憋尿，会使有毒物质积存而引起膀胱炎、尿道炎等。

（4）锻炼强身：中医素有"食补不如气补"之说。"冬天动一动，少闹一场病；冬天懒一懒，多喝药一碗。""气补"或"动一动"就是运动。简便易行的方法是：晨起或睡前叩齿50 下左右，舌在口内左右转动各 5 圈，鼓漱 40 次左右，分两三次咽津液入丹田。调息入静后，再练"吹"字功 40 次左右。吸气时两手经腰后上提至胸前、耸肩，呼气时念"吹"字

(不出声),提肛收腹,脚趾抓地,两手由胸前落至膝,屈膝半蹲。然后,双手攀足,站立或直腿,双手下按足背或抓脚趾,稍停,反复慢做 10 次左右。再搓腰 50～100 次,最后倒退走半小时左右。也可学打太极拳或拍打功、疏通经络功等;或做慢跑、散步、滑水、跳绳、球类等运动项目。

冬季昼短夜长,阳光微弱,应多在室外锻炼,以补阳光照射不足。在冷空气中活动可增强神经调节功能,提高造血功能和抵抗力,但锻炼不宜出大汗,以防感冒。避免在大风、大雾、雨雪等恶劣天气中锻炼。

寒冷的冬季,老年人很容易感受风寒,引起感冒、鼻炎等上呼吸道感染疾病。现介绍五种抗寒防病的方法:

(1)常喝白开水:冬天气候干燥,人体极易缺水。常饮白开水,不但能保证机体的需要,还可起到利尿排毒、消除废物之功效。

(2)常喝姜枣汤:用大枣 10 枚、生姜 5 片煎茶,每晚服用一次,能起到增强人体抗寒能力、减少感冒及其他疾患的作用。

(3)冷水洗脸:坚持每天早上用冷水洗脸可增强人体耐寒能力,起到预防疾病之目的。

(4)床头常放柑橘或薄荷油:柑橘性温,散发出来的强烈气味可祛除病毒。床头摆柑橘,可预防鼻炎;睡前剥几瓣橘子吃,能化痰止咳。将薄荷油一小瓶,置于枕头边,用漏气的瓶塞盖好,让薄荷气体慢慢散发,也有治头痛、鼻塞之功效。

(5)夜卧桑菊枕:冬桑叶和秋菊可醒脑清目、治感冒,以其作枕芯,会使人头脑清新、愉快入眠,也能防治感冒。

老年人过冷冬,食补有讲究

冬季气候寒冷,阴盛阳衰。人体受寒冷气温的影响,机体的生理功能和食欲等均会发生变化。因此,合理地调整饮食,保证人体必需营养素的充足,对提高老年人的耐寒能力和免疫功能,使之安全、顺利地越冬,是十分必要的。

首先应保证热能的供给。冬天的寒冷气候影响人体的内分泌系统,使人体的甲状腺素、肾上腺素等分泌增加,从而促进和加速蛋白质、脂肪、碳水化合物三大类热源营养素的分解,以增加机体的御寒能力,这样就造成人体热量散失过多。因此,冬天营养应以增加热能为主,可适当多摄入富含碳水化合物和脂肪的食物。对于老年人来说,脂肪摄入量不能过多,以免诱发老年人的其他疾病,但应摄入充足的蛋白质,因为蛋白质的分解代谢增强,人体易出现负氮平衡。蛋白质的供给量以占总热量的 15%～17% 为好,所供给的蛋白质应以优质蛋白质为主,如瘦肉、鸡蛋、鱼类、乳类、豆类及其制品等,这些食物所含的蛋白质,不仅便于人体消化吸收,而且富含必需氨基酸,营养价值较高,可增加人体的耐寒和抗病能力。

冬天，又是蔬菜的淡季，蔬菜的数量既少，品种也较单调，尤其是在我国北方，这一现象更为突出。因此，往往一个冬季过后，人体出现维生素不足，如缺乏维生素 C，并因此导致不少老年人发生口腔溃疡、牙龈肿痛、出血、大便秘结等症状。其防治方法首先应扩大食物来源，冬天绿叶菜相对减少，可适当吃些薯类，如红薯、马铃薯等。它们均富含维生素 C、维生素 B，特别是维生素 A，红心甘薯还含较多的胡萝卜素。多吃薯类，不仅可补充维生素，还有清内热、去瘟毒作用。此外，在冬季上市的大路菜中，除大白菜外，还应选择圆白菜、心里美萝卜、白萝卜、胡萝卜、黄豆芽、绿豆芽、油菜等。这些蔬菜中维生素含量均较丰富。只要经常调换蔬菜品种，合理搭配，还是可以补足人体对维生素的需要。冬季的寒冷，还可影响人体的营养代谢，使各种营养素的消耗量均有不同程度的增加。老年人由于消化吸收和体内代谢因素的影响，往往缺乏钾、钙、钠、铁等元素，再加上冬季人体尿量增多，使上述无机盐随尿液排出的量也增多，因此，应及时予以补充。可多吃些含钙、铁、钠、钾等丰富的食物，如虾米、虾皮、芝麻酱、猪肝、香蕉等。如有钠低者，做菜时，口味稍偏咸即可补充。

对症食单

黑豆

明目健脾，补肾益阴

味甘，性平，归心、脾、肾经

黑豆，又名橹豆、料豆、乌豆，为豆科植物大豆的种子。民间多称黑小豆和马科豆，是因它色黑形小，能作猪马的精饲料之故，与黄豆同属大豆类。素有"豆中之王"的美称。黑豆防老抗衰，药食俱佳。黑豆具有高蛋白、低热量的特性。表面黑色或灰黑色，光滑或有皱纹，具光泽，一侧有淡黄白色长椭圆形种脐，质坚硬。种皮薄而脆，子叶二，肥厚，黄绿色或淡黄色。气微，味淡，嚼之有豆腥气味。

对老年人的好处

黑豆具有调中下气、滋阴补肾、补血明目、利水消肿、乌须黑发的功效。黑豆基本不含胆固醇，只含植物固醇，而植物固醇不被人体吸收利用，又有抑制人体吸收胆固醇、降低胆固醇在血液中含量的作用。故十分适宜于老年人食用。

老年人养生药膳

黑豆炖狗肉：黑豆 100 克、狗肉 500 克。将狗肉洗净，切成块，和黑豆一起加水煮沸后，炖至烂熟，加五香粉、盐、糖、姜调味服食。本方适用于防治老年人肾虚耳鸣耳聋。

天冬黑豆粥：黑豆、天冬、黑芝麻各 30 克，糯米 60 克，冰糖适量。将天冬、黑豆、黑芝麻及糯米洗干净,放入沙锅,加水适量,同煮成粥。待粥将熟时,加入冰糖,再煮一二沸即可。也可随意食,温热服。滋阴养血,益肝补肾,固齿乌发,延年益寿。适用于老年人目暗耳鸣、发白枯落、面色早枯、头晕目眩、腰酸腿软、神经衰弱以及肠燥便秘等症。

枸杞

延缓衰老,朴肾益气

味甘,性平,归肝、肾经

枸杞,又称枸杞子、红耳坠,通常称呼的枸杞是落叶小灌木枸杞的成熟子实,既可作为坚果食用,又是一味传统中药材,自古就是滋补强身的佳品,有延衰抗老的功效,所以又名"却老子"。枸杞的嫩茎梢及嫩叶叫枸杞头,既可当做蔬菜,也可当做是营养丰富的保健品。枸杞中含有14种氨基酸,并含有甜菜碱、玉蜀黄素、酸浆果红素等特殊营养成分,具有不同凡响的保健功效。

对老年人的好处

中医学认为,枸杞具有滋补肝肾、养肝明目、养血益精的功效。常吃枸杞能"坚筋骨,轻身不老,耐寒暑"。是中老年人常用的滋补佳品,与人参、何首乌并称"益寿中草药三宝"。历代医家治疗肝血不足、肾阴亏虚引起的视物昏花和夜盲症,常常使用枸杞。

枸杞含有多种营养物质,不仅具有降低血压的作用,而且可以降低血糖和血脂,能防止动脉粥样硬化,保护肝脏,抑制脂肪肝,促进肝细胞再生。还能提高人体的免疫力,延缓衰老,缓解各类疾病的侵犯。

老年人养生药膳

枸杞菊花绿豆汤:枸杞叶100克,菊花15克,绿豆30克。将绿豆洗净,用清水浸约半小时。枸杞叶、菊花洗净;把绿豆放入锅内,加清水适量,武火煮沸后,文火煮至绿豆烂,然后加入菊花、枸杞叶,再煮15分钟,调味即可。枸杞能补虚益精,清热止渴,祛风明目。绿豆有清热解暑、利尿除烦之功效。两味合用,本汤有疏散风邪、清热止痛的功效。适用于老年人感冒头痛属风热者。

生姜

驱寒除湿,暖胃御寒

味辛,性微温,归脾、胃、肺经

生姜又称姜、姜根,是人们餐桌上一种极为重要的调味品。它可将自身的辛辣味和特殊芳香渗入到菜肴中,使之鲜美可口,味道清香。吃饭不香或饭量减少时吃上几片姜或者在菜里放上一点嫩姜,都能改善食欲,增加饭量,所以俗话说:"饭不香,吃生姜。"姜有生发的作用,也是心血管系统的有益保健品。而且还是一味重要的中药材,它是传统的治疗恶心、呕吐的中药,有"呕家圣药"之誉。

对老年人的好处

中医学认为,姜具有解表发汗、和胃散饮、活血、止呕、除湿、解毒的功效,医学研究还发现姜中含有的挥发油能够增强和加速血液循环,刺激胃液的分泌,兴奋肠胃,促进消化。姜可以辟腥臭、消水肿、降血脂。

姜还具有促进血行、驱散寒邪的作用。着凉、感冒时不妨熬些姜汤,能起到很好的预防、治疗作用。姜中含有的姜辣素对人体心血管中枢、心脏以及呼吸中枢等均有兴奋的作用,能使心跳加快,血管扩张、血流量加大,有利于改善老年人的心肌供血。

老年人养生药膳

生姜大枣汤:大枣 10 个,生姜 5 片,红糖适量。煎汤代茶饮,每日 1 次。暖胃,祛寒气,特别适合手脚发凉的老年人食用。

生姜紫苏叶汤:生姜、紫苏叶各 30 克,红糖适量。水煎,加红糖适量,每日分 2 次服用。食鱼、蟹后,若出现呕吐、腹泻、腹痛等症状,可用生姜紫苏叶汤来缓解食物中毒。

山药

益肾强阴,强健机体

味甘,性温、平,归脾、肺、肾经

山药,又称山芋、怀山药等,在我国已经有几千年的历史,原产山西平遥、介休,现分布于我国华北、西北及长江流域各省区。山药外皮呈黄褐、红褐或者紫褐色,有长形棒状、扁形掌状及块状等,其肉质白嫩细腻,有大量的黏液,因其营养丰富,自古以来就被视为物美价廉的补虚佳品,既可作主粮,又可作蔬菜,还可以制成糖葫芦之类的小吃。

对老年人的好处

中医非常重视山药的药性功效,认为山药有健脾胃、补肺气、益肾精、滋养强壮的功效,能除寒热邪气、长志安神、助五脏、长肌肉、止泄痢、化痰涎。

山药中含有多种微量元素,且含量较为丰富,具有滋补作用,为病后康复食补之佳品。

山药中含有大量的黏液蛋白,能预防脂肪沉淀,保持血管弹性,避免肥胖。而且黏多糖物质与无机盐类相结合,可以形成骨质,使软骨具有一定弹性。

山药含有丰富的维生素和矿物质,所含热量又相对较低,所以有很好的减肥、健美功效。

老年人养生药膳

山药糕补虚:鲜山药 100 克,白糖适量。鲜山药洗净后蒸 30 分钟,去皮食用,或蘸一点白糖食用。适用于老年人肺、脾、肾虚损证的调理和预防。对老年人脾虚所致的食欲不振、消化不良、体虚无力,肺虚所致的虚劳乏力、气短咳喘,肾虚所致的腰膝酸软无力等,都可经常吃点山药糕。

第四章 本草体质养生

第一节 阳虚体质——阳气不足，怕冷喜暖

辨清体质：阳虚则生外寒

李阿姨是被人看做有怪癖的一个人，一年四季总是很怕冷。这不又到了夏天，家里人又开始吹空调了。李阿姨则坐到了离空调最远的旮旯里，其实，平时这里是不坐人的，但李阿姨怕吹冷风。即使这样还不够，她每天还穿着长袖的秋衣，下身也是长裤里面加一条秋裤，脚上厚袜子和厚皮鞋更显得与季节不符。但她即使天天被孙子笑，仍然不放弃长衣长裤。

家人聚在一起其乐融融地吃西瓜，孙子很懂事，也给了奶奶一块。西瓜是冰镇过的，吃完没过多久，李阿姨就感觉肚子不舒服了，无奈之中，只好放下手中的话，一次次跑卫生间。李阿姨的体质就是典型的阳虚体质，只是她最初没有意识到这是一种体质偏颇，还以为是天生就怕冷呢。因此，在生活中，如若有这种现象出现，一定要找医生看看，以便及时纠正已经偏颇的体质，减少疾病的发生。

阳虚体质就是由于体内阳气不足，不能充分发挥其温煦、激发、推动作用，而使身体出现虚寒现象、使脏腑功能低下的一种体质状态。

阳虚体质的人一般表现为疲倦怕冷、四肢冰冷，或胃部、背部、腰膝等局部有冷感；喜温热饮食，耐受温热药物；少气懒言，嗜睡乏力，稍一活动即容易出虚汗；肌肉不壮，甚或松弛；面色苍白或黄，没有光泽；嗜睡乏力，唇色苍白；舌淡白而胖大，有齿印，舌苔白；脉细无力或偏慢；男性遗精，女性白带清稀，性欲衰退；大便常稀，小便清长，易腹泻，排尿次数频繁；性格内向，喜静少动等。

阳气，就是人体的太阳，是生命的根本。阳气是受于父母的先天之气和后天的呼吸之气，以及脾胃运化而来的水谷之气结合而成的。它具有温养全身组织、维护脏腑功能的作用。阳气要是不够就会出现生理活动减弱和衰退，导致身体御寒能力下降。所以说"阳虚生外寒"，在火力不够的情况下，身体就会出现畏寒怕冷的现象，有点凉风袭过，身

体马上就有反应。有句俗语说得好："傻小子睡凉炕,全凭火力壮。"火力壮,就是火力足,阳气旺盛,抵御外邪的能力就强,在寒凉的情况下则不容易得病,不容易感冒。

假如只是冬天怕冷也不一定就是阳虚体质,这一点要跟阳虚体质的表现区分开。大多数人,在寒冷的冬天都懒得出屋活动,即使不是阳虚的人也同样不愿意受严寒之气。阳虚体质的人,一年四季手脚都冷,且"手冷过肘,足冷过膝",而且浑身都怕冷。如果只是冬天怕冷,那也不算是阳虚。

饮食调养:多吃温热食物,少吃寒食

阳虚体质的人平时要多食用具有壮阳作用的食物,以补充身体的热量与阳气。少吃寒凉的食物,更要忌讳吃冰冻食品。如可多吃下列食物:

羊肉:性温,味甘,为温补佳品,有温中暖下、益气补虚的作用。阳虚之人宜在秋冬以后常食之,可以收到助元阳、补精血、益虚劳的温补强壮效果。

狗肉:性温,味咸,能温补阳气,无论脾阳虚或是肾阳虚都可以吃。对平时总感四肢欠温、腰膝冷痛者,入冬以后多吃狗肉,最为适宜。

雀肉:性温,味甘,有壮阳益精、暖腰膝、缩小便的作用。凡阳虚赢弱、小便频数、腰膝怕冷、四肢不温者,食之最宜。

干姜:将生姜晒干或烘干后即为干姜。生姜偏于散寒,干姜更有温中回阳,尤其是有温暖脾阳的作用。凡阳虚怕冷、脘腹冷痛、四肢不温者皆宜用之。

胡椒:性热,味辛。凡治疗胃冷呕逆、心腹冷痛、大肠虚寒、四肢如冰等,诚为要品。阳虚之人,寒邪易犯,故食之亦宜。

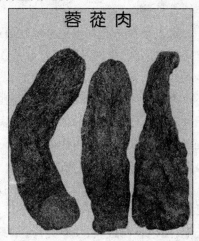

蓉苁肉

肉桂:性热,味辛甘,是最为常用的调味食品,有补元阳、暖脾胃、通血脉、散寒气的功用。凡阳虚怕冷、四肢不温、腰膝冷痛之人,最宜食之。

荔枝:性温,味甘酸,为一种温补果品。暖补脾精,温滋肝血。阳虚又兼气血不足之人,宜经常吃些荔枝。

茴香:性温,味甘辛。有大茴香与小茴香之分,两者均有温阳补火与散寒理气作用。阳虚火衰和寒凝气滞者,食之皆宜。

肉苁蓉:性温,味甘酸咸,有温补肾阳的作用,中医多用以治疗阳虚便秘,或阳虚怕冷、腰膝冷痛。阳虚之人,可常用肉苁蓉同山药、羊肉做羹服食。

冬虫夏草:善壮命门之火,益精髓,补肺气,故阳虚体弱者食之最宜。

獐肉:性温,味甘,能补益五脏。獐肉属温补性食物,性同羊肉、狗肉,故阳虚怕冷之人,食之尤宜。

鹿肉：性温，味甘，为温补性食品。中老年人阳虚怕冷、四肢欠温者，食之尤宜。鹿肾、鹿胎，功同鹿肉，阳虚之人食之亦宜。

此外，羊骨、牛鞭、狗鞭、海虾、淡菜、韭菜、鲜生姜、大葱、丁香、豆蔻、桂圆等，阳虚体质之人皆可食用。

推荐食谱

当归生姜羊肉汤

【原料】羊腿肉 500 克，当归 90 克，生姜 100 克，精盐 10 克，黄酒 20 毫升，味精 3 克。

【做法】将羊腿肉洗干净，放入沸水锅内煮净血水，捞出洗净血沫，改刀切成 1 厘米方丁；姜洗净切片；当归切片。把锅置火上，加水约 2000 毫升，放入羊肉丁、姜片、当归、黄酒，大火烧开，撇去浮沫，改小火煮 30 分钟左右，放入精盐，再煮 10 分钟左右；待羊肉熟烂时放入味精调好口味即成。

【功效】温中补血，祛寒止痛。特别适宜阳虚体质者冬季食用。

砂仁胡椒肚

【原料】砂仁 20 克，猪肚 1000 克，胡椒粉、味精、辣椒油各适量。

【做法】将猪肚放入沸水中汆透，去内膜，备用。清汤倒入锅中，放入猪肚，加生姜同煮，熟后捞出晾凉，切片。砂仁研末，与胡椒粉调匀，再加味精、辣椒油少许，与熟肚片拌匀即可。

【功效】主治脾阳不足、食欲不振及胃寒引起的脘腹痛。胃火重者禁用。

杜仲腰花

【原料】猪腰 2 个，炒黑杜仲 25 克，食用油 1 大匙，葱、姜、盐各适量。

【做法】猪腰剖开，剔除筋膜后，入清水中浸泡；杜仲加两碗半水煮 20 分钟后沥汁，1 大匙油（麻油或菜籽油）爆香葱、姜，下腰花炒匀，淋入杜仲水及少许盐，烧开即可。

【功效】此膳对腰虚无力、眩晕、尿频等症均有效用，产妇坐月子食用此膳可防日后腰酸背痛。

核桃仁炒韭菜

【原料】韭菜 100 克，核桃 2 个，花生油、调味料各适量。

【做法】核桃仁切厚片，韭菜洗净切断；核桃仁用花生油炸熟，捞出备用；炒锅放大火上，倒入花生油，等烧热后倒入韭菜加调味料急炒，倒入核桃仁拌匀、调味即可食用。

【功效】核桃仁，性温味甘，有补肾养血、润肠、止带功能；与韭菜合用，有补肾壮阳固精作用。

附子粥

【原料】附子 10 克,粳米 150 克。

【做法】将附子先煎 30 分钟,再加入粳米,同煮至熟。

【功效】温肾壮阳。

对症食单

大蒜

温中消食,散寒通阳

味辛辣,性温,归脾、肺、胃经

大蒜,又名蒜、独头蒜。它不仅是上成的调味品,也是很好的食用品,营养丰富。大蒜是一种药食同源的食物,不仅可供食用而且自古以来即作为药用,经科学分析,大蒜除含有多种营养物质外,还含有一种可贵的植物杀菌素——大蒜素,它有强烈的杀菌作用,对伤寒、真菌等均有良好的作用,还可以抗癌防癌。

对老年人的好处

中医学认为,蒜有通五脏、过诸窍、消痈肿、化积食以及杀菌消食之功。

大蒜能保护肝脏,诱导肝细胞脱毒酶的活性,可以阻断亚硝胺致癌物质的合成,从而预防癌症的发生。

蒜中含有一种"蒜胺",可促进葡萄糖转化成为更多的能量以满足大脑的需要,所以大蒜有健脑的作用。

大蒜中含有的某些物质,能抑制高脂肪饮食引起的高血脂、高血压病,清除血管内部的脂质,有抗血管硬化、缓解心脏冠状动脉栓塞所引起的心绞痛,并防止血栓的形成。

大蒜还可以放慢人体细胞的老化过程,增强机体的免疫功效,所以常食大蒜能延缓衰老。它的抗氧化活性优于人参。

老年人养生药膳

大蒜粥:大蒜头 30 克,去皮,先放入开水中煮一分钟后捞出;取粳米 100 克放水中煮至将熟时,将大蒜头放入粥中,熟后可加适量猪油、食盐调味食用。散寒通阳,有止痢疾,降血压,抗结核作用。适用于急慢性痢疾、肺结核,中老年人高血压,动脉硬化症。

韭菜

止汗固涩,补肾壮阳

味辛,性微温,归脾、胃、肺经

韭菜,又称起阳草,在北方是过年包饺子的主角。其颜色碧绿,味道浓郁,无论用于制作荤菜还是素菜,都十分提味。韭菜自古以来我国人民就有在初春之时食鲜味、尝春盘的"尝春"习俗,此时的韭菜特别的鲜嫩爽口,其次是晚秋韭菜的品质也比较好,夏天的最为差劲。所以有"春食则香,夏食则臭"的说法。

对老年人的好处

中医学认为韭菜具有温中行气、健胃提神、益肾壮阳、暖腰膝、散瘀解毒、活血止血、止泻和调和脏腑等功效。可治胸痹心痛,噎嗝,反胃,各种出血,腰膝疼痛,痔疮脱肛。

现代医学研究表明,韭菜富含食物纤维,能增强肠胃蠕动,对预防肠癌有积极意义,可有效预防习惯性便秘和肠癌。这些纤维还可以把消化道中的头发、沙砾、金属屑甚至是针包裹起来,随大便排出体外,有"洗肠草"之称。

另外,韭菜为辛温补阳之品,能温补肝肾,因此在药典上有"起阳草"之称。现代研究发现,韭菜含有挥发性精油及含硫化合物,具有促进食欲和降低血脂的作用,对高血压、冠心病、高血脂等有一定疗效。含硫化合物还具有一定杀菌消炎的作用。

老年人养生药膳

韭菜粥:粳米 100 克,新鲜韭菜 30~60 克,细盐少许。将新鲜韭菜洗净,切细备用;先将粳米淘净,加适量清水煮粥,待熟时,调入韭菜、细盐等,煮为稀粥服食,每日 1 剂。补肾助阳,固精止遗,健脾暖胃,适用于老年人脾肾阳虚所致的腹中冷痛、泄泻或便秘、虚寒久痢、噎嗝反胃、腰膝酸冷等症。

龙眼

壮阳益气,补益心脾

味甘,性温,归心、脾经

龙眼有桂圆、益智、骊珠等别称,因其种子圆黑光泽,种脐突起呈白色,看似传说中"龙"的眼睛,所以得名。龙眼对生长环境比较挑剔,世界上能种植龙眼的地方有限,一般在亚热带,偏温和气候无严重霜冻地区为合适。龙眼树春季开花,终年长绿,秋季结果,桂月(农历八月)成熟,故又称桂圆。龙眼大小似荔枝,剥去外壳后即可见到乳白色的果肉,透明,多汁,味甜。新鲜的龙眼肉质极嫩,汁多甜蜜,美味可口,实为其他果品所不及。

对老年人的好处

中医学认为,龙眼有补血、安神、益脑力、养心脾之功效,古人有"食品以荔枝为贵,智益以龙眼为良"的说法,为补血益心之佳果,益脾长智之要药,对因思虑过度引起的失眠、惊悸有较好的疗效。

现代医学研究发现,龙眼对子宫癌细胞的抑制率超过90%,妇女更年期是妇科肿瘤高发的阶段,适当吃些龙眼有利健康。

龙眼肉的养血之力比大枣更强,对补养气血大有益处,特别是对病后需要调养及体质虚弱的老年人有很好的调治效果。

老年人养生药膳

龙眼肉粥:龙眼肉、红枣各15克,粳米100克,白糖适量。将粳米和桂圆肉、红枣放入清水,大火煮沸后再用小火熬30分钟,再加适量白糖拌匀即成。每日早晚各热服1次,不宜过量。补血益气,健脾养心,可调治阳气不足引起的倦怠、失眠、健忘等症。

龙眼黑木耳汤:龙眼干10粒,黑木耳3克,白糖适量。煨汤,加糖内服。助阳,可治疗白发、脱发。

第二节　阴虚体质——手足发热,性急易渴

阴虚体质的人性情急躁、外向好动,不论冬夏都特别怕热,还总是觉得哪儿都干,口舌干、皮肤干、大便干,并且光吃不长肉。阴虚体质在人群中所占的比例为8.98%,也是一种常见的体质类型。

针对这种阴虚导致的虚火,最根本的是要滋阴,比如说多吃一些银耳、甲鱼、莴笋、黑芝麻等滋阴的食物。此外,最好每天坚持推腹,双手相叠在肚脐上顺时针按揉,或是从上到下推,由于腹部有很多的经脉,尤其是任脉在腹部正中线上,它是"阴脉之海",所以阴虚体质的人群,通过推任脉和腹部的一些穴位,效果会很明显。

辨清体质:津液不能上承

阴虚体质是由于体内津液精血等阴液亏少,人体阴液不足,滋润、制约阳热的功能减退,致使阴不制阳,而出现燥、热等阴虚内热表现。人体内的体液不足,机体就会失去相应的濡润滋养,所以阴虚体质的人表现出阴虚内热、阴虚阳亢,一派干燥不润的征象,比如消瘦、面色偏红、口干舌燥,喝水多但还是口渴等症状都是因为体内阴液不足出现的燥象。

中医讲究阴阳平衡,而阴虚是一种非平衡状态,就是说你的身体出现了问题。阴是指体内的体液,包括血液、唾液、泪水、精液、内分泌及油脂分泌等。阴虚者表现为阴津不足,身体呈缺水状态,以致眼干、鼻干、口干、皮肤粗糙、头发干枯等。其典型症状是头晕耳鸣、失眠多梦、健忘、腰膝酸软、性欲亢奋、遗精、女子经少或闭经,或崩漏、形体消瘦、咽干口燥、潮热、五心烦热、盗汗、颧红、舌红少苔或无苔、脉细数。

马大爷有个特点——双手总是握着个特大号的饮水杯,什么时候都可以听到他咕咚咕咚喝水的声音。也因此,马大爷总被孩子们称为"水桶"。当孩子们问起他为什么如此爱喝水时,他总会调侃一句:"我的前世长期居住于沙漠地带!"不仅如此,马大爷的手心总莫名其妙地感到发热、发烫,还冒汗,把手心贴在冰凉的桌面、椅面上,他才稍微感觉到舒服一些。

一天天过去了,马大爷都没有在意,总以为是年纪大了。可是,没过多久,他开始出现了便秘的情况,经过药物的几番折腾以后,还是不见好转,停药后还是便秘。而且当晚上人们早已进入了梦乡时,他还在床上辗转反侧睡不着。脾气也见长,绿豆大点小事也要大吼一番,害得大家都避而远之。马大爷自己也很苦恼。随着时光的流逝,马大爷经受不住煎熬,终于忍无可忍,到了中医门诊处,才得知都是由于自己的阴虚体质导致的。马大爷属于典型的阴虚体质。女性阴虚严重者还可导致亡阴症,症状为:汗热而黏、呼吸短促、身畏热、手足温、躁妄不安、渴喜冷饮,或面色潮红、舌红而干、脉细数无力。此属体液大量消耗而表现出的阴津枯涸的病变,为危重证候,应及时予以滋阴补津。

阴虚的人还会"五心烦热":手心、脚心、胸中发热,但是体温正常。为什么叫烦热?因为热得心烦不安,甚至影响到工作、思考、学习、睡眠。而且阴虚之人常见眼睛、关节、皮肤干燥涩滞,口唇又红又干,口唇红,像涂了口红一样,舌头伸出来也是红红的,舌苔少,脉象又细又快。这种体质的人情绪波动大,容易心烦,或压抑而又敏感,睡眠时间短,眼睛比较有神。

这里我们打个比方:如果我们将人体比作大自然的话,津液就好比江河中的水。江河中的水少了,那么船只就得搁浅,就行驶不了了。土地得不到水的滋养,就会皲裂,植物也不能生长,树木干枯了,草木枯萎了。那么再回到人体上来,则是津液不能输于体表,此时就见皮肤干燥了,甚至有些人皮肤会干燥得出血;津液不能上承,口里得不到滋润,就会口干舌燥,出现口渴的现象;而津液不能输入大肠,则大便排不出来,形成了便秘。精血津液少了,经过我们五脏六腑的时候,滋养也就少了,就会影响五脏六腑,各个地方都可能会出现相应的疾病。

饮食调养:宜食滋阴补益之物

凡阴虚体质者,宜多吃些清补类食物,宜食甘凉滋润、生津养阴的食品,如芝麻、糯米、蜂蜜、乳品、甘蔗、蔬菜、水果、豆腐、鱼类等清淡食物,还可多食用沙参粥、百合粥、枸杞粥、桑葚粥、山药粥等粥品。另外,还可食用燕窝、银耳、海参、淡菜、龟肉、蟹肉、冬虫夏草、老雄鸭等。对于辛辣燥烈之品,如葱、姜、蒜、韭、薤、椒等要少吃。像下列食品阴虚之人要适量多吃:

牛奶:性平,味甘,不仅营养丰富,更具有滋阴养液、生津润燥的功效。历代医家对牛奶的滋阴作用颇多赞誉,或称牛奶"润肌止渴","润皮肤","润大肠",或曰"滋润五脏",

"滋润补液"。凡体质属阴虚者,宜常食之,裨益颇多。

鸡蛋:性平,味甘,不仅能益气养血,而且无论鸡蛋白或鸡蛋黄,均有滋阴润燥的作用。鸡蛋被医学界认为是很好的蛋白质食品,其中卵白蛋白、卵球蛋白和卵黄磷蛋白,是很完全的蛋白质。凡阴虚之人食之颇宜。

猪肉:性平,味甘咸,有滋阴和润燥的作用,所以也适宜阴虚体质者食用。

鸭肉:性平,味甘咸,能滋阴养胃,是最理想的清补之物,阴虚体质者宜食之。

甲鱼:性平,味甘,有滋阴凉血作用,为清补佳品,对阴虚之人,食之最宜。并且甲鱼对阴虚血热或阴虚火旺、虚劳骨蒸者,更为适宜。甲鱼的背壳,又称鳖甲,也有滋阴补血作用,阴虚之人食之亦宜。

海参:有滋阴、补血、益精、润燥的作用。海参是一种高蛋白低脂肪的海味珍品,既能补益,又能滋阴,阴虚体质者宜常食之。

干贝:又称江珧柱、马甲柱,为一种海鲜食品。性平,味甘咸,能滋阴补肾。干贝肉质细嫩,味道鲜美,属高蛋白食品,故阴虚之人宜常用干贝炖汤,最为有益。

蛤蜊:性寒,味咸,能滋阴、化痰、软坚。阴虚体质或阴虚患者,包括糖尿病、干燥综合征、结核病以及肿瘤等患者,食之颇宜。

蚌肉:含有丰富的蛋白质和维生素,有滋阴、清热、明目的功效。阴虚之人常用蚌肉煨汤食用,最为适宜。

乌贼鱼:性平,味咸,既能补血,又善滋阴。肝肾阴虚者,食之最宜。

梨:有生津、润燥、清热的作用,对肺阴虚、或热病后阴伤者最宜。

桑葚:性寒,味甘,有滋阴补血之功,最能补肝肾之阴。尤其是肝肾阴虚体质之人出现消渴、目暗、耳鸣者,食之最宜。

枸杞:性平,味甘,有滋阴益寿之功,尤其是对肝肾阴虚的腰膝酸软、头晕目眩、视物昏花、耳鸣耳聋,或是肺阴虚的结核病盗汗、虚劳咳嗽,糖尿病的阴虚消渴等,食之更佳。

燕窝:性平,味甘,有补气阴的功用,尤其能益肺阴,为清补佳品。凡阴虚体质,尤其是肺阴虚者,如支气管扩张、肺结核、老年慢性支气管炎等患者,最宜食之。

银耳:性平,味甘淡,有滋阴养胃、生津润燥的作用。银耳含有丰富的胶质、多种维生素和17种氨基酸、银耳多糖和蛋白质等营养物质,为民间最常用的清补食品,尤其是对肺阴虚和胃阴虚者,最为适宜。

西洋参:性凉,味甘、微苦,能益气养阴,对气阴两伤之人最宜。

阿胶:性平,味甘,既能补血,又能滋阴。肺肾阴虚之人,食之尤宜。

推荐食谱

海参粥

【原料】海参 15 克,粳米 60 克,葱、姜末、盐各适量。

【做法】将海参用温水泡发后洗净切成小块,粳米洗净,入锅中加入海参、葱、姜末、盐及水熬成粥即可。

【功效】滋阴养血,清泻虚火。

淡菜薏仁墨鱼汤

【原料】淡菜 60 克,干墨鱼 100 克,薏仁 30 克,枸杞 15 克,猪瘦肉 100 克。

【做法】将墨鱼浸软,洗净,连其内壳切成 4～5 段;淡菜浸软后,洗净;猪瘦肉亦洗净切块。把三者一齐入沙锅,加清水适量,大火煮沸后,文火煮 3 小时,最后调味即可。

【功效】滋阴补肾。

沙参山药粥

【原料】沙参、山药、莲子、葡萄干各 20 克,粳米 50 克,糖适量。

【做法】先将山药切成小片,与莲子、沙参一起泡透后,再加入所有材料,放入沙锅内加水用火煮沸后,再用小火熬成粥。

【功效】益气养阴,健脾养胃,清心安神。

沙参老鸭汤

【原料】老鸭 1 只,沙参 50 克,油、料酒、调料各适量。

【做法】老鸭剁块,飞水,油锅爆炒入料酒,炒出香味,将浸泡好的沙参,入净布包起,放入沙锅内同老鸭一同小火微煲,直至酥软,加入调料上桌即可食之。

【功效】益气养阴,补中安脏,清火解热。

养阴祛湿消暑汤

【原料】白扁豆、赤小豆、生熟薏米、沙参、生白术、莲子各 30 克,盐适量。

【做法】将上述材料加入沙锅内,加开水 10 碗慢火煲约 2 小时,加瘦肉类煲亦宜,用盐调味食用。

【功效】养阴清热,祛暑利湿。

山药炖兔肉

【原料】鲜山药 150 克,兔肉 120 克,葱、姜各 10 克,五香粉、味精、精盐各 3 克,料酒

15毫升,花生油40毫升。

【做法】将鲜山药去皮、洗净,切小块;姜、葱洗净,姜切片,葱切段;兔肉切小块。先把油在锅中烧至六成热,放入兔肉块,用武火烧至兔肉变色;再入山药块、姜、葱同炒,加清汤、五香粉、料酒,以文火烧煮,肉熟山药变软后,加入精盐、味精调味即可。

【功效】养阴生津,润肠通便。适用于阴虚津液不足之大便秘结、消渴者食用。

对症食单

百合

养阴润肺,宁心安神

性温,味辛、苦,入心、肝经

百合也称夜合、中蓬花、野百合等。因其鳞茎有数十片相累,状如白莲花,因而得名"百合"。百合具有团结友好、和睦合作的美好象征。人们习惯于在喜庆节日互赠百合以示庆贺和祝愿。在有客人来访之时,会用由百合做成的食品来款待客人。百合是著名的保健食品和常用中药。广东人更喜欢用百合、莲子同煲糖水,以润肺补气。

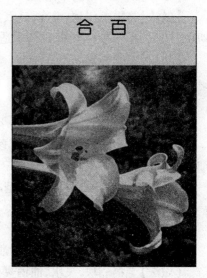

对老年人的好处

百合所含的各种营养物质,除了具有良好的滋补作用外,对病后体弱、结核病、神经官能症也大有裨益。有更年期综合征、各种胃炎、支气管不好的人食用百合,有助病情改善,皆因百合可以解渴润燥。常食有润肺、清心调中之效,可止咳、止血、开胃、安神。

百合中的硒、铜等微量元素能抗氧化、促进维生素C吸收,可显著抑制黄曲霉素的致突变作用,临床上常用于癌症的辅助治疗,有助于增强体质,缓解放疗反应。特别是它所含的特别物质秋水碱等,具有良好的抗肿瘤的效果。

老年人养生药膳

百合银耳羹:百合、去芯莲子各50克,银耳25克,冰糖50克。百合与莲子加水适量煮沸,再加银耳,文火煨至汤汁稍黏,加冰糖。本羹清心安神,润肺止咳,补肾强身。适用于老年人失眠多梦、焦虑健忘等症。

百合大枣鸡蛋汤:鲜百合60克(干品20克),鸡蛋1个,大枣4枚,白糖50克。干百合温开水浸泡2小时,捞出备用;百合、大枣放入水中共煮30分钟后加糖,再煮10分钟后打入鸡蛋后稍煮即可。补气补血,清心安神益智,调治健忘、失眠等症。

银耳

润肺清肠,滋阴佳品

味甘、淡,性平,归心、肺、肾、胃经

银耳,又叫白木耳、白耳子和雪耳,质量上乘者称作雪耳,因其形似人耳并呈银色而得名。分布于我国浙江、福建、江苏、江西等地区。它既是名贵的营养滋补佳品,又是扶正强壮之补药,其药用的价值历来与人参、鹿茸齐名,被人们誉为"菌中之冠"、"山珍"。历代皇家贵族将银耳看做是嫩肤美容、"延年益寿"之上品。

对老年人的好处

中医学认为,银耳具有补脾开胃、益气清肠、安眠健胃、补脑、养阴清热、润燥之功效,对阴虚火旺不受参茸温补的病人是一种良好的补品。

银耳富含维生素 D,能够补充人体钙质,促进生长发育。银耳因富含硒等微量元素,它可以增强机体抗肿瘤的免疫能力,对肿瘤具有抑制的作用,还能增强肿瘤患者对放疗、化疗的耐受力。银耳滋润而不腻滞,是一味滋补良药。

老年人养生药膳

银耳粥:银耳 10 克,粳米 50 克。将银耳泡发、切碎,与粳米 50 克一同煮粥食用。滋阴润肺,养胃强身,适用于中老年人身体虚弱及患有高血压、高血脂及慢性支气管炎疾病的人调养。

银耳茶:银耳 20 克,青果、菊花各 10 克,绿茶 5 克,冰糖少许。银耳水发泡软,和青果一起下锅,用小火煮约 10 分钟,再加入菊花、绿茶、冰糖少许,代茶饮。此茶清热利咽,适用于老年人因上焦虚热引起的口干舌燥、喉咙肿痛等症。

鳖甲

滋阴清热,潜阳熄风

味咸,性微寒,归肝、肾经

鳖甲,别名水鱼甲、团鱼甲、上甲,形态特征原动物体呈椭圆形,腹背均有甲。背甲长10～15 厘米,宽9～14 厘米,正中微拱成嵴棱,皮肤革质,布满长短不一的疣粒,前缘无一排明显疣粒;腹甲光滑平坦;体的边缘部分柔软。头呈三角形,两眼间相距很窄,吻突较长,约等于眼径;颈甚长,两侧无大瘰疣团。头和颈能完全缩入甲内。四肢扁平,各有 3爪,外侧 2 指、趾隐没在发达的蹼间。背面橄榄绿色,间或有黑斑;腹面肉黄色,有浅绿色斑。四季可捕,置沸水中烫使其背甲剥落,去残肉,晒干备用。生长环境我国大部分省区均有分布。多生于江河、湖泊、水库、池塘、水田中，或人工养殖，喜阴凉环境。

对老年人的好处

鳖甲具有滋阴潜阳、软坚散结、退热除蒸的功效。主治肾阴不足，潮热盗汗，阴虚阳亢，升火头晕，热病伤阴，阴虚风动，胸胁作痛，癥瘕积聚等。

老年人养生药膳

甲鱼定痫汤：活鳖1只，天竺黄5克，胆南星6克。冲服。化痰定痫，益气养血。主要用于咳痰不爽、舌淡苔黄腻的老年人。

附方：

方1：鳖甲适量。焙干，制成细粉，防潮湿，取0.5克放入烟斗内烟叶的表面上，点燃当烟吸。主治老年人牙痛。

方2：鳖甲适量。研细粉，鸡蛋清（鸡蛋白、鸡子白）调敷患处。主治老年人痈疽久不敛口。

方3：鳖甲、先煎、青蒿、银柴胡各10克。水煎服。主治老年人阴虚发热，热病伤阴，结核病，潮热，盗汗。

第三节　气虚体质——气力不足，精神不振

辨清体质：上气不接下气

气虚体质是一身之气不足，以气息低弱、脏腑功能状态低下为主要特征的体质状态。

气虚体质主要表现为面色萎黄或淡白、目光少神、口淡，唇色不是很红，白白的，头发不太有光泽，不是很黑。头晕、健忘、肌肉松软，平时不太爱说话，说话声音比较低，不洪亮，精神不是很振作，身体容易疲劳，容易出汗。舌淡红、胖嫩、舌下面的边上有牙齿痕迹，脉象虚缓。大便不正常，或虽便秘但不结硬，或大便不成形，便后仍觉未尽，小便正常或偏多。性格内向，情绪不稳定，胆子小，不喜欢冒险。平时体质虚弱，易患感冒；或病后抗病能力弱，不容易康复；易患内脏下垂、虚劳等病。在寒冷、多风、暑热季节，容易患感冒等疾病。

李大妈最近一段时间，总感觉浑身无力，想一整天都躺在床上休息，饭也不想吃，话也不想说，甚至嘴都懒得张。李大妈一直没有在意，总以为是家务事忙得体力有些不支。但过了一段时间，情况还是没有好转，最后，李大妈去看了医生，想了解自己到底是生了什么病。

给李大妈看病的是一位老中医，他告诉李大妈，她之所以出现以上的症状表现主要是因为她气虚。经过一段时间的合理调补是可以纠正这一偏颇体质的。

原来，除了家务事之外，李大妈平时也很少运动，即使偶尔去一次菜市场，也是不到一会儿就大汗淋漓，气喘吁吁。并且，每次流感来袭，她是必逃不掉的。这一点也早已给她的生活带来了麻烦。本来，李大妈是一直将这些毛病归罪于家务的辛苦的，想多休息一下就会缓解的，但过了很长时间之后，感冒不仅没有改善，还说话上气不接下气的。直到听到医生说到气虚的时候，她才恍然大悟。李大妈就属于典型的气虚体质。

"气"是构成和维持人体生命活动的最基本物质，是不断运动的具有很强活力的极细微的精微物质。人体的"气"来源于父母先天之精气、饮食中的水谷精微之气和自然界之清气，通过肺、脾、胃和肾等脏腑生理功能的综合作用而生成。人体体内存在着很多种"气"，有元气、宗气、营气、卫气、精气……五脏六腑之气等，它是生命的能量，对人体起着推动、温煦、防御、固摄和气化的作用。

如果气虚，身体就会出现许多相应的症状：若肾气不足，气就不能向上贯注于喉，说话声音就会轻微，而且说不上几句就气喘吁吁，甚至到最后都没音了。脾气不足，则全身肌肉无力，就像梁女士那样整天都想躺在床上休息。心气不足，心跳就失去了秩序，偶尔就会出现心跳加速的现象。卫气不足，就好像杀毒软件的防火墙没有装，病毒不停地入侵，最终导致网络瘫痪，反映在身体上，就会反复感冒；这种感冒多半都会表现出一种低热、缠绵的症状，不会高热，感觉也不是很重，最多是咳嗽、打喷嚏、流鼻涕、吃饭不香、活动怕累，但会持续很长时间，几星期不好；或者刚好一阵，淋了场小雨，就又病了。

饮食调养：首选健脾益气之食

对于气虚体质者，可以通过饮食的方法进行调解。一般来说，应选择补气的食品，如小米、粳米、糯米、莜麦、扁豆、菜花、胡萝卜、香菇、豆腐、马铃薯、红薯、牛肉、兔肉、猪肚、鸡肉、鸡蛋、鲢鱼、鲨鱼、黄鱼、比目鱼等。这些食物有很好的健脾益气的作用。

粳米：性平，味甘，能补中益气。气虚者宜常食之。

牛肉：性平，味甘，有益气血、补脾胃、强筋骨的作用。牛肉补气之力尤为显著，故气虚者宜常食之。

狗肉：性温，味咸，能补中益气，对气虚兼有脾虚、肾虚、肺虚、阳虚者更宜。狗肉"补肺气，固肾气"。尤以秋冬季食之为佳。

鸡肉：性温，味甘，有温中、益气、补精、养血的功效。无论气虚、血虚、肾虚，皆宜食之。民间对气虚之人，有用黄芪煨老母鸡的习惯，更能增加补气作用。

鲢鱼：性温，味甘，能入脾肺而补气。气虚者宜食。

鳝鱼：性温，味甘，有补虚损、益气力、强筋骨的作用，气虚者宜常食之。

鳜鱼：俗称桂鱼。可以补气血、益脾胃。尤以气虚兼脾虚者最宜。

大枣:性温,味甘,为常食之物,有益气补血的功效,历代医家常用之于气虚患者。煨烂服食为佳。

樱桃:性温,味甘,既能补气补血,又能补脾补肾。

葡萄:性平,味甘酸,是一种补气血果品,除有益气作用外,古代医药文献还认为葡萄有健脾胃、益肝肾、强筋骨的作用。凡气虚伴有肾虚、肺虚和脾虚者,皆宜食之。

花生:性平,味甘,有补脾和补肺的作用,对气虚而兼有肺虚或脾虚者更宜,且以水煮花生食用为妥。

山药:为补气食品,凡气虚体质或久病气虚者,宜常食之,最为有益。山药可以补肺气、补脾气、补肾气,故凡肺气虚或肾气虚或脾气虚的方药中,都常用到它。

燕窝:性平,味甘,有益气补虚、养阴补肺的作用,对气虚又兼肺虚者尤宜。凡脾肺虚弱,及一切虚在气分者宜之,又能固表,表虚漏汗畏风者,服之最佳。

推荐食谱

大枣粥

【原料】粳米、糯米、燕麦片、大枣各适量。

【做法】将上料清洗干净后加水煮成粥即可。

【功效】健脾和胃,补中益气。

玉米粥

【原料】玉米粒 80 克,糯米、红砂糖各 40 克。

【做法】将玉米和糯米用清水浸泡两个小时后,加水适量,倒入锅中用大火煮沸,然后,小火煮至软熟后,加入糖再煮 5 分钟即可。

【功效】玉米中含有抗氧化等成分,对人体健康有益,并且有补气强身的作用。

山药粥

【原料】山药 30 克,粳米 180 克。

【做法】将上两料清洗后加水适量,煮粥。

【功效】补中益气,益肺固精,壮筋强骨,生长肌肉。山药中含有的淀粉酶等营养成分,对气虚体质者有益处。

茯苓粥

【原料】粳米 100 克,茯苓末 30 克。

【做法】将上两料一起煮粥。

【功效】健脾安神,可以增强人体的免疫功能。

对症食单

莲子

葬心安神,健脾益气

味甘涩,性平,归心、脾、肾经

莲子,又名莲实、蓬莲子、藕实,大小如弹子,呈青色或青褐色,含有蛋白质、碳水化合物,并含有丰富的维生素和钙、磷、铁等矿物质,它有很好的滋补作用,是常见的滋补之品,对它的品评是"享清芳之气,得稼穑之味,乃脾之果也"。用它制成的冰糖莲子汤、银耳莲子羹,或者八宝粥,有很好的补养效果。莲子自古以来被视为补益的佳品,古人认为经常服食,百病可祛。

对老年人的好处

中医学认为,莲子味甘涩性平。具有养心安神、益肾固精、补脾止泻的作用。莲子的养心安神作用,表现在可以健脑,增强记忆力,提高工作效率,并能预防老年痴呆的发生。是用脑较多的中老年人的保健食品。

莲子芯味道极苦,却有显著的强心镇静作用,能扩张外周血管,降低血压。适用于老年人高血压、头晕脑涨、心悸失眠、烦躁不安等症。

老年人养生药膳

莲子糕:莲子肉、糯米(或粳米)各200克,白糖适量,茯苓100克(去皮)。莲子肉、糯米(或粳米)炒香;茯苓共研为细末,白糖适量,一同拌匀,加水使之成泥状,蒸熟,待冷后压平切块即成。补脾益胃。

莲子百合麦冬汤:莲子15克(带心),百合30克,麦冬12克。莲子、百合、麦冬加水煎服。用于病后余热未尽、心阴不足、心烦口干、心悸不眠、清心宁神等。

黄芪

补肺健脾,滋补元气

味甘,性微温,归脾、肺经

黄芪,别名东北黄芪、北芪、白芪,多年生草本。主根肥厚圆柱形,外皮土黄色或棕红色,稍带木质,不易折断。嫩枝有细棱,有柔毛。叶互生,单数羽状复叶,小叶片椭圆形或长圆状卵形,顶端钝圆或微凹,叶面绿色,无毛,叶背有伏贴的白色柔毛;托叶离生,卵形;无小托叶。6~8月开花,花黄色或淡黄色,组成总状花序生于枝顶或叶腋;萼筒顶端有5

齿,花冠蝶形,雄蕊 10 枚,其中 9 枚花丝合生。7~9 月结果,果为荚果,半椭圆形,稍扁,半透明膀胱状鼓起,顶端有刺尖,内有几粒黑色种子。根于春秋二季挖,晒干备用。

对老年人的好处

黄芪具有补气固表、利尿托毒、敛疮生肌的功效。主要用于治疗老年人气虚乏力、中气下陷、血虚萎黄、慢性肾炎、糖尿病等症状。

老年人养生药膳

黄芪丹参汤:黄芪 20 克,仙灵脾 10 克,丹参 15 克。水煎服,分 2~3 次服,每日 1 剂。活血化瘀,健脾补肾。主要治疗老年人体倦神疲、腰痛、尿少等症,常用于慢性肾炎、肾病综合征。

黄芪鳖甲散:黄芪、鳖甲各 15 克,茯苓、秦艽各 9 克,人参、肉桂、桔梗各 5 克。水煎服。除劳热骨蒸,补阴阳气血。主要治疗老年人虚劳骨蒸、自汗盗汗、日晡嘲热、咳嗽咽干、食少无力等症,用于阴阳气血俱虚导致的虚劳骨蒸证最为适宜。